"十二五"普通高等教育本科国家级规划教材

新世纪全国高等中医药院校规划教材

生物药剂学与药物动力学

（供药学类专业用）

主　编　林　宁（湖北中医药大学）

副主编　李秋红（黑龙江中医药大学）

　　　　贺福元（湖南中医药大学）

　　　　孙　波（长春中医药大学）

　　　　杨　帆（广东药学院）

　　　　龚慕辛（首都医科大学）

中国中医药出版社
·北京·

图书在版编目（CIP）数据

生物药剂学与药物动力学/林宁主编 . —北京：中国中医药出版社，2011.3（2015.5重印）

ISBN 978 - 7 - 5132 - 0352 - 4

Ⅰ.①生… Ⅱ.①林… Ⅲ.①生物药剂学 - 医学院校 - 教材 ②药物代谢动力学 - 医学院校 - 教材 Ⅳ.①R945 ②R969.1

中国版本图书馆 CIP 数据核字（2011）第 022860 号

中 国 中 医 药 出 版 社 出 版
北京市朝阳区北三环东路 28 号易亨大厦 16 层
邮政编码　100013
传真　010 64405750
北京市卫顺印刷厂印刷
各地新华书店经销

＊

开本 850×1168　1/16　印张 27.75　字数 650 千字
2011 年 3 月第 1 版　2015 年 5 月第 5 次印刷
书　号　ISBN 978 - 7 - 5132 - 0352 - 4

＊

定价　36.00 元
网址　www.cptcm.com

全国高等中医药教材建设
专家指导委员会

前　言

　　"新世纪全国高等中医药院校规划教材"是依据教育部有关普通高等教育教材建设与改革的文件精神，在国家中医药管理局宏观指导下，由全国中医药高等教育学会、全国高等中医药教材建设研究会组织，全国高等中医药院校学科专家联合编写，中国中医药出版社出版的高等中医药院校本科规划教材。

　　自 2001 年以来，全国高等中医药教材建设研究会组织编写、出版了一批中药学类专业的中医药行业规划教材，这些教材在全国各高等中医药院校教学中广泛使用，产生了良好的影响。随着学科的发展，目前各学院的中药学院大部分都已改为药学院，所设专业大大增加，这些专业除部分课程与中药专业相同外，还有许多具有专业特色的课程，由于这些课程多采用自编教材或综合性院校编写的教材，所以一直没有统一的教学计划，在教学上难以体现高等中医药教育的特色。基于以上现状，全国高等中医药教材建设研究会在进行充分调研的基础上，应各高等中医药院校一线教师以及教学主管部门的呼吁，于 2006 年开始了编写全国中医药院校药学类专业规划教材的准备工作。

　　按照国家中医药管理局关于行业规划教材建设的精神，本套教材的编写组织工作采用了"政府指导，学会主办，院校联办，出版社协办"的运作机制。全国高等中医药教材建设研究会于 2007 年 5 月在北京召开了"全国高等中医药院校药学类专业教材建设研讨会"，会前共收到 23 所院校提供的药学类相关专业教学计划，全国高等中医药教材建设研究会秘书处对这些材料进行了分析汇总，并将专业和课程设置情况汇总表提交会议讨论。会上来自 20 所院校的专家对药学类专业的教学情况进行了交流，并对需编写教材的专业、课程名称进行了讨论。从研讨会专家讨论情况和分析汇总各院校调研情况来看，目前高等中医药院校所开设的药学类专业和专业方向已达 12 个以上，其中"制药工程专业"、"中药学专业"、"药物制剂专业"、"药学专业"开设的院校达75%以上，其余专业和方向较为分散。上述四个专业除中药学专业已出版规划教材外，制药工程专业、药物制剂专业、药学专业尚无规划教材，故全国高等中医药教材建设研究会决定先期启动这三个专业规划教材的编写工作，并按照各院校申报的专业（除外中药学专业）课程设置情况，汇总后再次征求各院校药学院的意见，根据各院校的反馈意见，除外与中药学专业相同课程、合并上述三个专业的相同课程，初步提出22门课程的教材目录。全国高等中医药教材建设研究会于2007年9月发出"关于申报、推荐全国高等中医药院校药学类专业规划教材主编、副主编、编委的通知"，共有24所院校踊跃参加申报推荐工作。之后全国高等中医药教材建设研究会又组织有关专家对申报情况进行全面分析，最终确定首先编写13门全国高等中医药院校药学类专业规划教材，具体书目为《分子生物学》《工业药剂学》《生物药剂学与药物动力学》《生药学》《天然药物化学》《物理药剂学》《药剂学》《药物分析学》《药物合成》《药学文献检索》《药学专业英语》《制药工艺学》《中成药学》。

　　本套教材在组织编写过程中，严格贯彻国家中医药管理局提出的"精品战略"精神，从教材规划到教材编写、专家论证、编辑加工、出版，都有计划、有步骤地实施，层层把关，步步强化，使"精品意识"、"质量意识"贯彻全过程。每种材料均经历了编写会、审稿会、定稿会的反复论证，不断完善，重在提高内在质量。注意体现素质教育和创新能力、实践能力的培养，为学生知识、能力、素质协调发展创造条件；同时在编写过程中始终强调突出中医药人才的培养目标，在教材中尽量体现中医药特色。

　　本套教材从开始论证到最后编写工作的完成，始终得到了全国各高等中医药院校各级领导和教学管理部门的高度重视，各校在人力、物力和财力上均给予了大力支持。广大从事药学类专业教学的一线教师在这套教材的编写工作中倾注了大量心血，充分体现了扎实的工作作风和严谨的治学态度。在此一并致以诚挚的谢意！

　　新世纪全国高等中医药院校规划教材的编写是一项全新的工作，所有参与工作的教师都充分发挥了智慧和能力，通过教材建设工作对教学水平进行总结和提高，并进行了积极的探索。但是，一项创新性的工作难免存在不足之处，希望各位教学人员在使用过程中及时发现问题并提出宝贵意见，以便我们重印或再版时予以修改和提高，使教材质量不断提高，逐步完善，更好地适应新世纪中医药人才培养的需要。

全国中医药高等教育学会
全国高等中医药教材建设研究会
2009 年 7 月

编写说明

　　生物药剂学与药物动力学是20世纪60年代以来逐步形成、发展的新兴药学分支学科，它对于新药的研究与开发、药品质量评价与控制以及临床合理用药都有着非常重要的理论与实践意义，其应用日益广泛，现已成为药学类专业的重要专业课程。

　　本书由5篇20章组成。第一篇为生物药剂学，共6章，介绍了药物吸收、分布、代谢与排泄的基本规律，阐述了药物的剂型因素、机体生物因素与药物效应之间的关系；并介绍了药物传递系统的设计及其体内过程。第二篇为药物动力学基本理论，共6章，重点论述了药物动力学的基本概念、原理及方法。第三篇为药物动力学的进展与应用，共4章，主要介绍了药物动力学的研究进展，如生理药物动力学模型、药物动力学-药效动力学结合模型、群体药物动力学、时辰药物动力学；中药药物动力学；还介绍了药物动力学在新药研究与临床药学方面的应用及其进展。第四篇为生物利用度与生物等效性，共2章，介绍了生物利用度、生物药剂学分类系统、体外溶出（释放）试验、生物等效性的基本原理与应用方法。第五篇为生物药剂学与药物动力学实验与习题，共2章。在附录中编入了拉普拉斯变换、常用药物的药物动力学参数等内容。

　　本书在编写过程中首先坚持"理论与实践相结合"的原则。除比较全面、系统地介绍了生物药剂学与药物动力学的基本理论和研究方法外，还加强了与实际应用相关内容的编写；包含了教学各个环节所需资料，内容丰富。其次坚持"突出学科前沿"的原则，对该学科的一些新进展及发展趋势进行了简明、扼要、易懂的介绍，提供了较新的资讯，以适应培养创新人才的需要。第三，坚持"突出中医药研究特色"的原则，对研究十分活跃的中药药物动力学领域中的理论、方法和主要研究进展进行了介绍，除特设"中药药物动力学"一章外，在其他章节中也编入了有关中药药物动力学及生物药剂学的研究内容及进展。

　　本书第一篇由林宁、王柏、林晓、陈军、张桂芝、王少兵、李会芳编写，第二篇由龚慕辛、孙波、林宁、魏颖慧、贾永艳、王阳、黄群编写，第三篇由李秋红、贺福元、龚慕辛、杨帆、魏颖慧、吕佳、郭东艳、王少兵、冯亮编写，第四篇由杨帆、杜士明、关志宇、王振华编写，第五篇由杜士明、戴俊东、储晓琴编写，附录由孙波、李会芳、陈卫卫编写。

·　本书在编写过程中得到了各编委所在院校领导的大力支持；在编写及校对过程中，龚慕辛、杜士明、王少兵、林晓、李会芳等同志作了大量工作；屈勇、张怡同志为本书绘制了图形；兄弟院校同行提出了许多宝贵意见；教材中还引用了一些药学工作者的研究成果，限于体例原因未予一一标注；在此一并表示感谢。本教材的出版得到了中国中医药出版社领导及责任编辑的大力支持与帮助，也表示衷心的感谢。

　　本书供全国高等中医药院校药学专业、中药学专业及相关专业使用，也可供其他院校相关专业使用，并可作为医院药师、临床医师、医药生产及科研单位技术人员的参考书。由于时间仓促，亦限于编者水平，书中难免有不当甚至错误之处，殷切地希望在使用过程中提出宝贵意见，以便再版时修订提高。

林　宁

2010 年 11 月 1 日于武汉

目　录

第一篇　生物药剂学

第二篇　药物动力学基本理论

第三篇　药物动力学的进展与应用

第四篇　生物利用度与生物等效性

第五篇　生物药剂学与药物动力学实验与习题

第一篇　生物药剂学

第一章
生物药剂学概述

第一节　生物药剂学的基本概念

一、生物药剂学的定义

生物药剂学（biopharmaceutics）是研究药物及其制剂在体内的吸收、分布、代谢与排泄过程，阐明药物的剂型因素、用药对象的生物因素与药物效应间相互关系的一门科学。生物药剂学的研究目的是为了正确评价药物制剂质量、设计合理的剂型及制剂工艺、指导临床合理用药提供科学依据，以确保用药的安全与有效。

生物药剂学是20世纪60年代发展起来的一门新兴学科。"biopharmaceutics"一词最早见于1961年J. G. Wagner的综述。生物药剂学的产生，改变了唯有药物结构决定药物疗效的传统观念。以往人们对药品质量和疗效的认识存在一些误区，片面地认为药品的疗效只取决于药物的化学结构，而将药物制成不同的剂型只是为了改善外观、掩盖臭味或便于服用。"化学结构决定药效"的观点长时间影响着药学学科的发展，尤其制约了药剂学理论的发展。随着生物药剂学的产生和发展，人们越来越清醒地认识到，药物在一定剂型中所产生的效应除了与药物本身的化学结构有关外，还受到剂型因素与生物因素的影响，甚至在某些情况下，这种影响对药物疗效的发挥起着至关重要的作用。因此，生物药剂学的产生积极地影响着药学工作者的研究思路与工作方法，其研究方法与结果也为药物及其剂型的设计、药物及其制剂质量的控制与评价、临床用药方法的选择与评价等提供了理论与实践依据，从而为提高药物研究与临床用药的水平起到了积极的推动作用。

对生物药剂学的理解，应该从剂型因素、生物因素与药物效应三个方面加以认识。

生物药剂学所指的剂型因素是一个广义的概念，是指药物及其制剂所表现出的各种性质。它既包括注射剂、片剂、胶囊剂等狭义的剂型概念，也包括药物的某些化学性质（如酸、碱、盐、酯、络合物、立体结构、前体药物等，即药物存在的化学形式及化学稳定性等），药物的某些物理性质（如粒径、晶型、溶出速度及溶解度等），制剂处方（如处方中辅料的种类、性质及用量），配伍药物在处方及体内的相互作用，以及制备工艺、贮存条件和给药方法等。

生物因素包括种属差异（如狗、兔、鼠等实验动物和人的差异）、种族差异（同一种生物体在不同生活环境和生活习惯等条件下形成的差异等）、性别差异、年龄差异、生理和病理条件的差异以及遗传因素等。

药物效应是指药物作用的结果，是机体对药物作用的反应。由于药物的两重性特征，药物效应包括治疗作用和不良反应两部分，表现为药物临床应用的有效性与安全性问题，这也是所有药学学科共同关注的焦点。

二、药物的体内过程

生物药剂学主要研究药物及其制剂给药后的体内过程，即吸收、分布、代谢和排泄过程。吸收（absorption）是指药物从用药部位进入体循环的过程，除了血管内给药以外，药物应用后，都要经过吸收过程。分布（distribution）是指药物被吸收进入体循环后透过细胞膜向机体组织、器官或体液转运的过程。代谢（metabolism）是指药物在吸收过程中或进入体循环后，受体液环境、肠道菌丛或体内酶系统等的作用导致结构发生转变的过程，也称为生物转化（biotransformation）。排泄（excretion）是指药物或其代谢产物排出体外的过程。药物的吸收、分布和排泄过程统称为转运（transport），而分布、代谢和排泄过程称为处置（disposition）。药物的代谢与排泄过程合称为消除（elimination）。一般情况下，药物的体内过程是一个动态过程，而且同一化学药物，其剂型或给药方法不同，则其体内过程也不尽相同。药物在体内的吸收、分布、代谢和排泄等过程如图 1-1 所示。

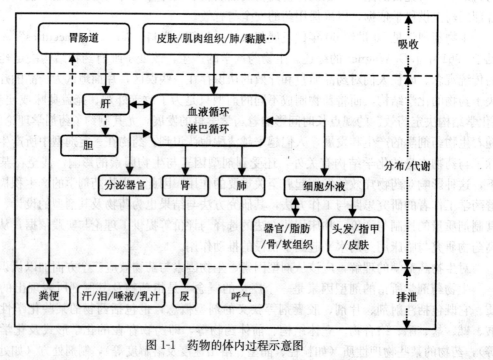

图 1-1　药物的体内过程示意图

　　药物的疗效多数情况下取决于药物在血液和靶部位的浓度，而药物在血液和靶部位的浓度则由药物在体内的吸收、分布、代谢和排泄过程共同决定。药物的吸收过程决定药物进入体循环的速度与程度，药物的分布过程决定药物是否能及时到达病变组织或器官，药物的代谢与排泄过程则关系到药物在体内的存在时间。因此，研究各种剂型给药后体内过程规律及其影响因素是生物药剂学的重要任务。

第二节　生物药剂学的研究内容

一、生物药剂学与相关学科的关系

　　经过几十年的发展，生物药剂学已经成为了一门以多学科为基础的"综合"学科，与诸多基础学科以及药物学科有着密切的关系。

　　数学、物理、化学、生理学、微生物学、酶学、细胞生物学、生物化学等基础学科的相关理论与技术已成为生物药剂学研究中的重要方法与手段。在生物药剂学与其他药物学科的关系中，最为直接的是生物药剂学与药剂学科的关系，药物制剂则是生物药剂学研究的最主要对象，而生物药剂学研究为制剂处方筛选、工艺优化及制剂质量的认识与评价提供了理论与实践依据，两个学科相互促进，密不可分。生物药剂学与药理学在内容上亦相互渗透，共同研究生理有效物质与机体的关系。然而，两者在研究重点上有原则区别，药理学主要研究药物对机体某部位的作用方法与机制；而生物药剂学主要研究药理学上已证明有效的药物以某种剂型和途径给药后的体内过程，以探讨药物制剂的剂型因素、机体的生物因素与药效之间的关系。值得注意的是，不能依据生物药剂学研究测得的指标直接判断某药在临床上的有效或无效，必须综合考虑各种药理学指标，特别是临床疗效观察的指标。

　　此外，生物药剂学还与许多交叉学科紧密联系，如与物理药学、药物动力学和临床药学等。生物药剂学的主要研究对象是药物制剂，而药物制剂的制备是以物理药学为重要基础，因此生物药剂学研究也需要物理药学知识（如溶解性、多晶型、亲水/亲脂性、pK_a等）加以指导和解释。生物药剂学与药物动力学有着更为密切的关系，两者的研究方法类似，共同为揭示药物体内过程及其规律发挥着积极作用。生物药剂学侧重于药物体内过程各环节的规律研究，重点考察剂型因素、生物因素对这些过程的影响及其与药物效应间的关系；而药物动力学侧重于药物体内过程动态变化规律的研究，重点考察不同部位、不同时间药物的量变规律。

二、生物药剂学的研究内容

　　生物药剂学经过 40 多年的发展已成为了一门完整的学科。生物药剂学在药品质量的控制与评价，新药及新制剂、新剂型的研究与开发以及临床合理用药等方面已显示出重要作用。生物药剂学主要的研究工作包括以下几方面。

　　（一）药物剂型因素的研究

　　1. 研究剂型、制剂处方和工艺对药物体内过程的影响　　生物药剂学对剂型选择、处方设计、工艺优化、制剂质量评价等都具有积极的指导意义。难溶性药物由于从固体制剂中溶出速度慢，往往会影响药物的吸收，进而影响药效。因此，如何采用合理剂型与制剂处方改善难溶性药物溶出速度是制剂研究开发时应重点考虑的问题。同时，药物溶出度也是制剂的处方筛选、工艺优化、质量控制等环节的重要考察指标。为解决这些问题，对于一些新剂型与新技术进行了研究，如将药物制备成微乳、亚微乳、纳米粒等以改善其体内吸收特性，采用微粉化与固体分散技术提高固体制剂中药物的溶出度等。此外，同一剂型的不同制剂处方也可能引起药物疗效的显著差异，如在透皮吸收制剂中加入渗透促进剂，能明显改善药物的透膜吸收从而增强药物疗效。因此，制剂处方及工艺对药物体内过程的影响是制剂研究的主要内容之一。

2. 研究新的给药途径与给药方法 传统剂型与给药方法已经不能满足现代医疗需要，一些独具优点的新的给药途径与方法正在迅速发展，如黏膜给药和经皮给药等。开发新的给药途径与方法需要深入研究药物的体内过程，如转运机制以及影响药物吸收的因素等。如鼻腔给药要研究鼻黏膜中酶对药物的降解作用，以及药物或辅料对鼻黏膜纤毛运动的毒性作用。经皮给药需研究皮肤角质层的成分对药物转运的影响，以及各种药剂或物理方法对皮肤通透性的影响，如离子导入和电穿孔等技术可以改变角质层中类脂的排列，为药物渗透提供可逆的通道。

3. 研究药物理化性质与体内转运之间的关系 药物的体内转运特征与药物的化学结构及理化性质有关，药物疗效可以通过改变药物的理化性质而改变。难溶性药物溶出速度小、吸收往往较差，而将其制成前体药物可大大提高药物的溶解度，从而改善药物吸收，这是提高生物利用度的重要手段。前体药物是指由活性物质衍生成的药理惰性物质，该惰性物质在体内通过代谢又转化为原来的母体药物而发挥治疗作用。如将治疗丙型肝炎的反义核苷酸与胆酸连接，增强反义核苷酸的亲脂性和肝靶向性，可提高肝细胞的有效摄取，增强治疗效果。

药物的生物活性也受药物理化性质的影响，如药物的粒径、晶型和溶解度会影响药物的体内溶出速度和吸收程度，因而药物的理化性质研究是制剂处方前研究的重要内容。药物的晶型不同可引起药物溶出度和生物利用度的差异，影响药物在体内的吸收过程，从而使药物疗效产生差异。例如，利福平有 Ⅰ 型、Ⅱ 型、SV 型三种晶型和无定型，受试者进行血药浓度和尿药排出量的测定结果表明，利福平 Ⅰ 型、Ⅱ 型结晶的溶出度及生物利用度稳定，而SV 型则仅为前两者的 1/3 左右。

通过药物的理化性质与体内转运关系的研究，可指导药物制剂处方的设计，其过程如图1-2 所示。

4. 根据机体的生理功能设计控释制剂 人体内各部位的生理环境不同，对药物的吸收会产生很大影响，因此可以根据机体部位的生理功能设计相应的控释制剂。例如，根据消化道各段的 pH 值、药物在肠道的转运时间、消化道中酶与细菌对药物及辅料的作用来设计胃肠道定位给药系统；根据胃内容物比重设计胃内漂浮制剂；根据黏膜性质设计生物黏附制剂，以延长药物在胃肠道的滞留时间；根据结肠的特定 pH 值（6.5～7.5），可利用 pH 敏感的高分子材料设计结肠给药制剂。此外，结肠有些细菌能产生独特的酶系，降解某些高分

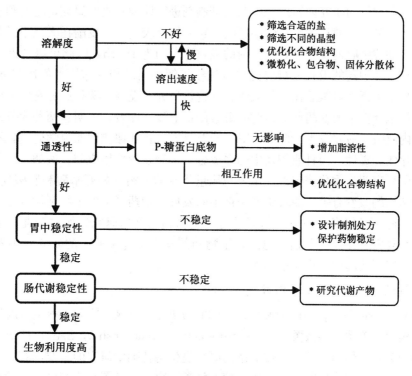

图 1-2　根据药物理化性质与体内过程优化制剂设计

子材料，因此可以利用这些高分子材料作为载体使药物在结肠定位释放。

5. 靶向给药系统的研究与设计　靶向给药系统（targeted drug delivery system，TDDS）具有能将药物定向输送到靶区，使靶区药物浓度增加，减少药物在正常组织中的分布，提高疗效，降低毒副作用等优点，近年来一直是药学领域的研究热点。根据机体不同组织或器官的生理学特性不同，具有不同性质与粒径的微粒在其中的滞留性或通透性不同，可使靶向制剂所载药物选择性地聚集于不同部位发挥疗效，由此产生和发展了微粒给药系统等靶向制剂，如复合乳剂、脂质体、纳米粒等。此外，微粒表面的亲水性、亲脂性与表面电荷亦影响到微粒在体内的分布，用某种具有特殊亲和力的载体可以把药物定向输送到靶器官发挥作用。目前，药物的靶向研究正在由器官水平向细胞与分子水平发展，由靶向药物的构建研究向功能研究、机理研究、载体材料研究和体内过程研究发展，如有关胞内靶向纳米粒、脑靶向前体药物、肝靶向前体药物的靶向功能、机理和体内分布与代谢的研究正在日益增多。随着化学、分子生物学和细胞生物学等手段不断介入到药学研究中，药物靶向策略也日渐丰富。在不影响疗效前提下将药物进行化学结构修饰制成靶向前体药物，或利用化学结合法将药物与蛋白或连有靶向基团的聚合物制备成药物-蛋白或药物-聚合物结合物靶向制剂，已成为靶向给药的研究热点和趋势。

（二）中药及其制剂的体内研究

随着生物药剂学的不断发展，中药或中药制剂的体内吸收、分布、代谢与排泄等特征也逐渐成为生物药剂学的研究内容。对中药及其制剂进行体内吸收的研究，将有利于中药制剂的研制与设计。例如，通过大鼠在体小肠吸收实验研究表明，丹皮酚在大鼠小肠全长都有良好吸收，结肠部位吸收速度很小，丹皮酚的吸收半衰期为 $1\sim2h$，因此可以考虑将丹皮酚设计成缓释制剂。对中药的吸收进行研究也有利于了解中药的相互作用，如用 Caco-2 模型对叶黄素和 β-胡萝卜素经口服后在小肠吸收特征进行研究，发现这两种成分在细胞中是独立摄取的，而且细胞外液中的 β-胡萝卜素对叶黄素的摄取没有影响，证明这两种成分的相互作用主要在细胞内或吸收后才发生。此外，对中药及复方进行代谢或代谢组学研究，不仅有助于了解中药的疗效和毒性，而且能阐述中药多成分、多靶点的作用机制。例如，对雷公藤的代谢特征进行研究表明，雷公藤的毒性主要与能量代谢的失衡（如氨基酸和胆碱通路的代谢）以及肠道菌结构的改变有关。随着中药制剂不断发展，中药制剂的生物利用度已成为研究重点。在国内目前已对相当多的中药制剂进行了生物利用度的研究，如左金丸、穿心莲内酯片、银翘片、复方丹参片等制剂。总之，生物药剂学在中药领域中的研究对中药新药的研制、开发与合理用药起到了重要指导作用。

（三）药物的构动关系与构效关系研究

构动关系（structure-pharmacokinetics relationship，SPR）是指药物在体内的动力学特征与药物结构间的关系。构效关系（structure-activity relationship，SAR）是指药物效应与药物结构间的关系。构动关系与构效关系的研究是生物药剂学研究的重要内容。

药物设计是以药物作用靶点（受体、酶、核酸、离子通道等）为基础，寻找和设计合理的药物分子，以期发现选择性作用于靶点且具良好药理活性、较低毒副作用的先导化合物（lead compound）的过程。先导化合物的安全性和有效性不仅与其药效学性质有关，而且与其生物药剂学及药物动力学性质有关。因此，药物设计需要考虑先导化合物在体内的吸收、分布、代谢与排泄过程，并且同时考虑构动关系与构效关系。这种以构动关系与构效关系为重要基础的药物设计，可快速地设计和筛选目标化合物，有效地节省因化学合成和体内外实验而耗费的大量时间及资金，提高新药开发成功率，缩短开发进程。在药物设计中，往往要根据构动关系与构效关系的结果对先导化合物进行结构优化，如抗菌药氨苄西林，其口服仅约 40% 被吸收，口服给药剂量至少为注射给药的 2.5 倍才能获得与注射类似的治疗效果，而未被吸收的药物却会破坏肠道菌群的平衡，容易引起不良反应。若将其结构转变成具有双酯结构的巴氨西林，口服吸收率可达到 98% 以上，而且巴氨西林可以在体内分解生成氨苄西林发挥疗效。

（四）药物及其制剂质量评价研究

生物药剂学的产生使人们认识到药物体内评价比体外评价能更好地控制药物及其制剂的质量、保障临床用药安全。因此，对药物质量评价的研究也是生物药剂学研究的一个重点内容。从生物药剂学中药物体内过程的改变影响药物效应的角度出发，为口服固体制剂、缓释控释制剂、靶向制剂及手性药物制剂等多种剂型提供了新的、更为合理的评价方法，包括：①口服固体制剂溶出度与释放度测定方法研究（如测定方法、溶出装置的改进、释放介质等条件的控制）；②微粒靶向制剂的粒径及其分布的测定；③立体异构体的限量控制等。此外，对于仿制或移植品种的药物来说，人们关心的等效性已不再仅指药剂等效性，而是更加重视其是否具有生物等效性。

（五）探索生物药剂学研究方法

除了用于药物设计、制剂构建和质量评价之外，生物药剂学的研究内容还包括新实验方法的研究与开发。例如，建立可以预测人体血药水平的动物实验模型；建立鼻腔给药、口腔黏膜给药、经皮给药等各种新给药途径的体外实验方法；建立模拟体内吸收的体外模型（如以 Caco-2 细胞模型研究药物的小肠吸收）；开发以药物理化性质预测药物体内吸收的研究方法等。

第三节　生物药剂学的发展

一、生物药剂学的研究进展

新药的开发与药物的质量研究，离不开生物药剂学研究。新的给药系统与给药途径的研究，更需要对药物体内过程有详细的了解。生物药剂学已经在合理用药、正确评价药品质量与研究新剂型及新给药方法等方面发挥着越来越大的作用。有关生物药剂学的理论与研究方法、研究内容也在不断地发展与更新。

1. 生物药剂学分类系统　1995 年生物药剂学分类系统（biopharmaceutics classification system，BCS）的概念被提出后，人们对其有效性和适用性进行了广泛而深入的研究。经过十多年的发展，BCS 现已成为国内外药品管理中一个越来越重要的工具。近年来，由于组合化学与高通量筛选技术的发展，发现先导化合物的几率增大，然而很多化合物不能进入临床，因为它们缺乏合适的生物药剂学性质，如溶解度小和通过黏膜的渗透性差，引起口服生物利用度低。根据药物的溶解度和膜渗透性，将药物分成溶解度大渗透性好、溶解度小渗透性好、溶解度大渗透性差和溶解度小渗透性差 4 类，形成了生物药剂学分类系统，用于指导制剂研究。如对于溶解度大渗透性好的药物制成的速释制剂，可以不必做生物利用度研究；而对于溶解度小渗透性好的药物，为提高生物利用度，应进行制剂的溶出度研究。

2. 预测药物的吸收　据统计，新药开发过程中有近 40% 的化合物由于体内吸收等生物药剂学特性不佳而在临床阶段被淘汰。因此，在进入临床研究前建立合适的方法来预测药物的吸收，不仅可以节约药物开发费用，还可以提高药物开发的针对性和成功率。

药物在正辛醇和水中的分配系数的对数值（lgP）常用来预测药物的吸收，该法适用于同系物或结构差异不大的类似物。1997 年，Lipinski 等对 2287 个候选药物的结构特征进行了分析，如形成氢键能力、分子大小和脂溶性与药物通过生物膜的渗透性的关系，提出了"Rule of five"，即当化合物的以下理化参数中任意两项不符合时，其在小肠的吸收效果差：分子量小于 500；氢键给体数小于 5 个；氢键受体数小于 10 个；计算的 lgP 值小于 5.0。该法则非常适合于先导化合物的筛选。

在研究药物分子的体内特性时，模型必不可少，目前主要有生物模型和数学模型。在药物吸收的数学模型研究中，已对一些药物的经皮吸收进行了预测。这些研究从应用油/水分配系数和熔点等实验参数到量子化学参数等理论参数，从费时的实验过渡到应用计算机计算，对筛选经皮给药药物以及预测经皮渗透系数有一定的指导意义。生物模型主要指含各种生物屏障的细胞培养模型。这些模型被用于在体外研究药物的转运与代谢。目前常用的有：血脑屏障、胎盘屏障、小肠黏膜和肺部黏膜等体外生物模型。随着信息学的不断发展和对各学科的渗透，计算机模型及其数据库也逐渐成为生物药剂学研究的重要工具。通过研究药物或载体分子的化学结构、理化参数，通过构建合适的模型，一些简单方法（如计算氢键个数）与复杂计算（如回归或神经网络模型）都可以解释化合物结构特征与 ADME（吸收、分布、代谢、排泄）过程的关系，快速预测其 ADME 过程，高通量/高内涵筛选候选化合物，指导剂型的选择和设计。

3. 多肽与蛋白类药物非注射给药　随着生物技术的发展，生物大分子在药学领域的应用越来越广泛，随着大量多肽和蛋白类药物用于临床，给药剂学带来了新的机遇和挑战。注射给药是多肽及蛋白类药物主要的给药方式，多肽及蛋白类药物在体内生物半衰期很短，需长期反复给药，因此给病人带来了许多痛苦和不便。随着制剂工业的发展，近几年出现了多肽及蛋白类药物非注射给药的新剂型，主要包括口服给药新剂型、非胃肠道黏膜给药系统（如口腔黏膜给药、鼻黏膜给药、直肠黏膜给药、眼黏膜给药等）、肺部给药系统、透皮给药系统、皮下埋植系统等。与注射给药相比，多肽及蛋白类药物经非胃肠道黏膜给药后生物利用度仍然较低。目前人们将研究重点放在如何提高多肽的生物膜透过性和抵抗酶降解这两个方面，随着一些酶抑制剂、渗透促进剂的应用和某些剂型的发展，多肽及蛋白类药物的给药研究已取得一定成果。

4. 分子生物药剂学　分子生物药剂学（molecular biopharmaceutics）是在分子生物学、细胞生物学和材料学等学科基础之上发展起来的一门新兴的分支学科。药剂学是从物理学、化学和生物学角度研究药物的剂型设计与制备，而分子生物药剂学是从分子与细胞水平解释制剂特性和体内处置过程，研究剂型因素对药物作用的影响。随着基因工程和多肽合成技术的发展，药物产生了许多新的品种。疫苗、人源化单克隆抗体、细胞因子、活性多肽、寡核苷酸等生物技术药物具有水溶性大、稳定性差、半衰期短、作用靶点的特异性等特点，这些生物药物的特点需要有相应的给药新技术，因此推动了分子生物药剂学的发展。

分子生物药剂学是在分子与细胞水平研究生物药剂学问题，其研究的主要内容包括：①阐明药物或给药系统与生物大分子的相互作用；②设计、制备、评价药物给药的新策略、新方法和新剂型；③阐明药物在给药系统中的分子状态对药物吸收、分布、代谢与排泄的影响及药物分子发挥活性的体内过程；④评价药物靶向机理及治疗药物到达有关作用位点的能力；⑤建立分子生物药剂学研究方法等。

二、新技术与新方法在生物药剂学研究中的应用

1. 分子生物学与细胞生物学技术　分子生物学技术与细胞生物学技术的发展大大促进了生物药剂学的研究。细胞模型在生物药剂学中的应用使药物吸收的研究取得重要进展，其最早被用于筛选抗微生物药物，随着高通量药物筛选的需要，细胞模型迅速发展成熟起来。

利用细胞模型，不仅可以高通量筛选药物的透膜性能，研究药物的转运途径和代谢情况，还可以预测药物是否具有优良的体内药物动力学特性。

Caco-2 细胞模型是近 20 年来广泛采用的一种研究药物肠吸收的体外模型。作为药物吸收研究的快速筛选方法，Caco-2 细胞模型能够在细胞水平提供药物分子通过小肠黏膜吸收、代谢、转运的信息，较之经典的翻转囊、肠襻实验及在体肠吸收模型更适合药物的黏膜吸收研究。此外，还能提供药物可能具有的黏膜毒性以及药物结构-转运性质等信息，对于组合化学药物库的高通量筛选（high-throughput screening）是一个很好的工具。Caco-2 细胞来源于人体，不存在上皮细胞的形态学和生理学性质上的种属差异，也不会像其他体外小肠吸收模型一样要求使用实验动物，其结果具有较好的重现性和预测性。Caco-2 细胞模型的缺点在于缺乏小肠上皮的黏液层，不能说明生理参数如小肠流动性或运送时间在药物吸收中的作用，以及细胞培养时间和代系对于药物转运结果的影响。尽管 Caco-2 细胞模型存在许多限制，但是在阐明药物吸收机制、预测体内吸收和药物相互作用、设计口服药物制剂、评价制剂的安全性等方面仍然是一个很好的工具。随着新一代细胞模型的建立，如加速的 Caco-2 细胞穿透模型、TC-7 细胞模型，原有的 Caco-2 细胞单层模型的一些缺点将得到克服，细胞模型在药物开发研究中将发挥愈来愈大的作用，Caco-2 细胞模型的研究与应用则为其他细胞模型的建立奠定了良好的基础。

除 Caco-2 细胞应用于药物肠吸收的研究外，肺上皮细胞 A549、支气管细胞 HBE4、HBE6、HBE7 和 Calu-3 等已经用于肺部吸收机制研究。另外，转基因细胞系在药物生物转化试验中的应用为确定药物代谢酶、考察单一酶对药物的作用、考察药物代谢过程可能的相互作用及明确药物转化途径等研究提供了方便。

P-糖蛋白（P-glycoprotein，P-gp）是由 1280 个氨基酸组成的糖蛋白，其相对分子质量约为 1.70×10^5。P-gp 选择性表达于多数肿瘤细胞和许多正常组织细胞中，特别是胃肠道下段的柱状上皮细胞，脑与睾丸毛细血管内皮细胞，肝细胞的胆管侧膜与肾近曲小管刷状缘等药物吸收、分布、消除的关键部位的细胞中，由于其对药物的外排功能，使得 P-gp 对药物吸收、分布、代谢与排泄等体内过程具有重要意义。外翻小肠囊吸收实验、离体小肠吸收实验与在体肠灌流实验都是研究 P-gp 转运与 P-gp 抑制的经典方法，使用基因敲除动物模型则是 P-gp 研究的有效研究手段。

2. 生物物理实验技术　近代物理学实验技术的发展及其与生物科学的结合和相互渗透，使得生物药剂学的研究进入细胞与分子水平。例如，电子显微技术以及近年研制成功的扫描隧道显微技术，使人们能直观地观察亚细胞的构造，甚至可以得到生物大分子的形象，可用来研究大分子药物和靶细胞的相互作用。中子衍射方法可用来研究药物分子在磷脂双分子层中的位置，将小分子药物进行氘氢交换，可以给出它们在生物膜中的精确位置。振动光谱可用来研究生物膜与药物及其他膜外分子的相互作用，包括膜脂、膜蛋白与药物的相互作用等。

红外光谱（IR）技术用于研究药物对脂质体相行为影响及其分子机理，拉曼和红外光谱技术用于研究抗体与脂质体相互作用机理。另外利用 DSC、IR、NMR 等方法能研究药物和脂质体相互作用的分子机理，用拉曼光谱技术可以研究脂质体的结构，通过原子力显微镜可研究脂质体膜结构及对药物转运的影响。

正电子发射断层显像术（positron emission tomography，PET）是将正电子发射体作为示踪剂标记药物，被标记药物注射入动物体内参与代谢反应，同时释放出正电子，正电子与体内负电子相撞释放能量，并以两个光子的形式发出。探测器记录下发出光子的时间、位置、数量和方向；计算机则将上述信息进行存取、运算，并把数据转换成代谢图像，然后对图像进行定性、半定量和定量分析。小动物 PET 成像技术能够无创伤地、动态地、定量地显像正电子标记的放射性药物在活体内的分布，可以大大提高生物药剂学研究效率与研究结果的准确性和有效性。

3. 在体取样技术　微透析技术是应用于生物药剂学领域中的一种在体取样技术。它以透析原理作为基础，在非平衡条件下（即流出的透析液中待测化合物的浓度低于它在探针膜周围样品基质中的浓度），对埋在组织中的微透析探针进行灌注，组织中待测化合物沿浓度梯度逆向扩散进入透析液，被连续不断地带出，从而达到从活体组织中取样的目的。这是一种动态连续的取样方法，具有以下几方面的显著特点：①时间分辨性：可连续跟踪体内多种化合物量随时间的变化；②空间分辨性：取样无需匀浆过程，可真实代表取样位点目标化合物的浓度，同时在体内不同部位插入探针可研究目标化合物的体内分布；③样品因不含蛋白质、酶等大分子物质，可不经预处理直接用于测定。微透析技术的这些特点使其在生物药剂学研究中的应用备受关注。应用微透析技术研究药物分布，无须处死动物和制备组织匀浆，可完整提供每只动物在考察部位的药物浓度-时间资料，改善统计精密度，并可减少实验动物数和个体差异。研究药物代谢，不影响机体完整性，可维持实际生理条件，避免了组织匀浆制备过程中细胞隔室破坏对代谢研究结果的影响，并可获得有关药物代谢中间过程的信息，而传统方法对血清、尿或粪便中代谢物浓度测定只能了解代谢的最终产物，而不能反映中间过程。采用微透析技术研究药物动力学无须采血，即可从同一动物收集大量样本而不损失体液量，避免了传统研究方法中因采血后血容量减少所造成对药物分布及消除的影响，其时间分辨性可使药物动力学资料更准确。

微透析技术最早主要用于研究药物向中枢神经系统分布，最近报道的大量文献反映了微透析探针埋入其他各种不同组织应用的可行性。同时利用多个微透析探针可以在不同器官及同一器官的不同部位取样，研究药物的组织分布；与传统方法相比，可以减少研究所需要的动物数量。工程科学、聚合物技术、理论药物动力学和体内药物分析等的不断发展加快了微透析技术在生物药剂学领域应用的发展。微透析技术除用于动物模型研究外，在人体的研究特别是临床应用方面正以较快的速度发展。利用组织微透析直接测定靶组织中药物浓度，为给药个体化提供了一种更有价值的方法。微透析技术对于研究化疗药物向靶组织和产生毒性组织的释药动力学也是一种极为有效的方法。但校正微透析探针和建立微透析少量样品的分析方法，仍是需要继续研究和改进的问题，随着这些问题的解决，微透析技术在生物药剂学研究领域中的应用将会得到更快的发展。

4. 人工神经网络技术　人工神经网络（artificial neural network，ANN）是一种由大量简单处理单元以某种方式相互连接而成，对连续的输入作出状态响应的动态信息处理系统。自从 20 世纪 80 年代初兴起的二次神经网络热潮以来，人工神经网络以其独特的模拟、学习、分类能力，在制剂设计、构效关系研究、体内外相关性研究、生物药剂学与药物动力学以及临床药学等方面得到了广泛的应用。

人工神经网络可模拟生物利用度与剂型体外特征之间的非线性关系，即体内外相关性，对剂型的生物利用度进行预测。同时，由于人工神经网络可以逆向运行，为达到理想的药物体内过程，将人工神经网络中的输入与输出参数进行对调，即可获得体外释放度的控制方法。如以实测生物利用度数据训练后的人工神经网络系统，可用于对未知人群的生物利用度进行预测，其结果与传统的 NONMEN 法无显著差别。曾有人利用患者的生理数据对氨基糖苷类药物的血浆药物浓度进行预测，对比了人工神经网络和多元线性回归分析两种方法得到的预测值，结果表明，人工神经网络能辨别数据间的复杂关系，对抗生素血浆药物浓度的预测优于标准统计方法。又有人对比了人工神经网络的回归模型和多元线性回归方程在预测分析上的差别，指出人工神经网络的预测模型比多元线性回归方程预测效果好，不仅相关系数大于多元线性回归方程，而且无需考虑协变量间是否独立、应变量是否满足正态分布等条件。

人工神经网络对生物活性物质的体内过程与药效学相关性进行统计分析，可获得药物一般测量值与药物效应之间的关系，亦可以根据药物动力学和药效学相关关系数据相互预测。如以瑞格列奈（repaglinide，一种口服降糖药）剂量、葡萄糖浓度和人口统计数据对人工神经网络系统进行训练，获取人口统计因素对药物体内过程和药效学的影响。研究结果表明，药物体内过程受到剂量、性别、种族、年龄和体重的影响，而降糖效应只受剂量、性别和体重的影响。

第二章 药物的吸收

药物的吸收（absorption）是指药物从给药部位向血液循环转运的过程。除血管内给药不存在吸收外，非血管内给药（如胃肠道给药、肌内注射、经皮给药等）都存在着吸收过程。给药对象与给药部位的生理因素、药物的理化性质和剂型因素等均会影响药物的吸收与体内过程。

第一节　药物的跨膜转运

细胞是机体结构和生命活动的最基本单位，由一层细胞膜与外界环境相隔离，因此药物要经过细胞转运则必须要通过细胞膜。药物在体内的吸收、分布、代谢与排泄等过程建立在各种组织器官中的跨细胞膜转运基础之上，是药物在体内一系列跨膜转运的综合效果。因此掌握药物跨膜转运的特点和机制就显得非常重要。本节将主要介绍细胞膜的结构和特点、跨膜转运机制以及药物转运中主要的细胞膜。

一、细胞膜的结构与特点

细胞膜（cell membrane）是细胞的外壁，又称为质膜（plasma membrane）。细胞膜的主要成分为磷脂（phospholipids）、蛋白质（protein），以及少量以糖蛋白（glycoprotein）和糖脂（glycolipid）形式存在的碳水化合物。细胞浆中围绕各种细胞器的膜，称为细胞内膜。细胞外膜和内膜在起源、结构和化学组成等方面具有相似性。故总称为生物膜（biomembrane）。它不仅是隔离细胞内部与周围环境的动态屏障，更是细胞物质交换和信息传递的通道。所有物质在体内的转运都要通过这种具有复杂分子结构与生理功能的生物膜。

（一）细胞膜的结构

细胞膜主要由脂质分子、蛋白质分子和糖类分子以非共价结合的方式组成，脂质分子排成厚约5nm的连续双层，组成膜的骨架，蛋白质分子分布在脂质双层内或吸附于膜表面，不同的蛋白质分子其功能各不相同。糖类分子大多分布在膜的外表面，参与膜的重要功能。

1953年Danielli与Davson提出细胞膜经典模型，认为细胞膜的骨架是由连续的双层脂质分子组成。膜脂质主要包括磷脂、胆固醇和糖脂，其中以磷脂为最多。磷脂分子以甘油（即丙三醇）为中心，其1位和2位上的羟基分别与高级脂肪酸形成酯，构成磷脂分子的疏水部分，其3位上的羟基则与带有一个极性有机小分子的磷酸根相连，构成磷脂分子的亲水部分。在膜中磷脂分子的亲水部分朝向细胞外液或胞质，而脂肪酸烃链则两两相对形成膜内部的疏水区。膜蛋白分布在脂质层的两侧或镶嵌于膜内，膜上分布有许多带电荷的小孔，水分子能自由通过。在膜结构中还存在许多特殊载体和酶促系统，能与某些物质特异结合，进行物质转运。

1972 年 Singer 和 Nicholson 提出了"流动镶嵌模型"（fluid mosaic model）。流动镶嵌模型侧重突出了膜的流动性和不对称性。该模型认为膜的双分子层具有液晶态的特性，它既具有晶体分子排列的有序性，又有液体的流动性。膜蛋白以各种镶嵌形式结合于脂质双分子层中，有的附在内外表面，称为外在蛋白，有的全部或部分嵌入膜中，有的贯穿膜的全层，称为内在蛋白，是膜的功能蛋白。糖类位于膜的外侧，并与细胞膜层的脂质或蛋白通过共价键相结合，构成糖脂和糖蛋白（图 2-1）。目前"液态镶嵌模型"的基本观点已为人们普遍接受。

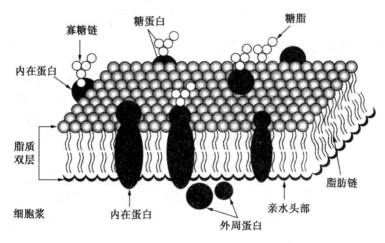

图 2-1 细胞膜液态镶嵌模型示意图

1975 年 Wallach 提出了晶格镶嵌模型（lattice mosaic model），进一步解释了膜的流动性和完整性特征。该学说指出生物膜中流动的脂质在可逆地进行无序（液态）和有序（晶态）的相变。膜的内在蛋白对脂质分子的活动有控制作用，内在蛋白可使周围的脂质分子不能产生单独活动，因而形成界面脂质，界面脂质和内在蛋白一起构成膜中的晶格，致使流动的脂质仅呈小片的点状分布。因此脂质的流动性是局部的，并不是整个脂质双分子层都在流动。该模型在一定条件下反映了一些细胞膜的真实情况，但并不能代表所有生物膜的结构特点。

（二）细胞膜的性质

1. 不对称性 细胞膜的不对称性是指膜两侧的组分和功能有着明显的不同。各种脂质、蛋白和糖类在膜上的不对称分布，导致了膜功能的不对称性和方向性，同时使得膜内外两侧的流动性不同，物质的转运及信号的接受与传导均具有一定的方向性。

2. 流动性 细胞膜的流动性是指膜脂质和膜蛋白的分子运动性，它不仅是膜的基本特征之一，而且也是维持细胞生命活动的必要条件之一。例如当膜的流动性低于一定的阈值时，许多酶的活动和物质的跨膜转运将停止；反之如果流动性过高，又会造成膜的溶解。

膜本身的组成是影响膜流动性的主要因素。包括：①胆固醇：胆固醇可双相调节脂质双分子层的流动性，因此称胆固醇为膜流动性的缓冲剂。通常胆固醇含量的增加会增加膜的有序性，从而降低膜的流动性。②脂肪酸链的饱和度：脂肪酸链所含双键越多越不饱和，由于相变温度低且双键构象的弯曲等使膜流动性增强。③脂肪酸链的链长：由于长链脂肪酸相变温度高，使膜流动性降低。④卵磷脂/鞘磷脂：由于鞘磷脂黏度高于卵磷脂，因此卵磷脂/鞘磷脂比例升高有利于提高膜流动性。⑤其他因素：膜蛋白与膜脂质的结合方式、温度、酸碱度、离子强度等均可能影响膜的流动性。

3. 半透性 有的物质能顺利通过细胞膜，而另一些物质却很难通过，这称为膜结构的半透性或选择性。细胞膜的半透性可以保障细胞内特定微环境的化学物质稳定，为生物分子间的相互作用提供最佳的微环境，并保证细胞正常的新陈代谢。

二、药物的跨膜转运途径与机制

药物在体内的转运与转化，或从给药部位到达药理效应产生部位，往往需要通过体内的各种上皮组织。有的上皮组织是单层的，如小肠上皮；有的是多层的，如皮肤。尽管构成上皮组织的各种细胞结构不尽相同，但药物在体内转运的基本屏障都是细胞膜。药物跨膜转运的方式有被动转运、转运蛋白介导转运和膜动转运（见表2-1）。

表 2-1   药物跨膜转运机制及特点

转运机制	转运形式	转运蛋白	机体能量	膜变形
被动转运	简单扩散	无	不需要	无
	限制转运	无	不需要	无
转运蛋白介导转运	促进扩散	有	不需要	无
	主动转运	有	需要	无
膜动转运	胞饮作用	无	需要	有
	吞噬作用	无	需要	有

（一）被动转运

被动转运（passive transport）是指存在于膜两侧的药物顺浓度梯度，从浓度高的一侧向浓度低的一侧扩散的过程，分为简单扩散和限制扩散两种形式。被动转运的速度与浓度梯度成正比，还取决于药物分子大小、药物在脂质中的相对可溶解性以及膜的通透性。

1. 简单扩散 简单扩散（simple diffusion）又称脂溶扩散（lipid diffusion），指脂溶性的小分子物质通过细胞膜由高浓度侧向低浓度侧扩散的过程。人体体液中的脂溶性物质，如氧气、二氧化碳、氨、尿素和类固醇激素等均能以简单扩散的方式进行跨细胞膜转运。大多数药物对于机体来说是外源性物质（xenobiotics），分子量常在250~500Da范围内，且具有一定的脂溶性，因此大多数药物的膜转运机制是被动转运中的简单扩散，其中分子脂溶性是扩散速度的一个决定性因素。但由于药物必须先溶解于体液才能抵达细胞膜，水溶性太低同样不利于通过生物膜，故药物在具备脂溶性的同时，仍需具有一定的水溶性才能迅速通过细胞膜。

简单扩散的速度可用 Fick's 扩散定律（Fick's first law of diffusion）描述：

$$-\frac{\mathrm{d}C}{\mathrm{d}t}=\frac{DAk(C_{\mathrm{GI}}-C)}{h} \tag{2-1}$$

式中，$-\dfrac{\mathrm{d}C}{\mathrm{d}t}$ 为扩散速度；D 为扩散系数；A 为扩散表面积；k 为分配系数；h 为膜厚度，C_{GI} 为胃肠道中药物浓度；C 为血药浓度。扩散速度中负号表示扩散方向，即药物分子扩散朝浓度降低的方向进行。在给予某一药物于某一个体的吸收过程中，其 D、A、h、k 都为定值，可用透过系数 P 来表示，即 $P=\dfrac{DAk}{h}$。

当药物口服后，吸收进入血液循环中的药物，随血液迅速地分布于全身。故胃肠道中的药物浓度远大于血中药物浓度，则 C 可忽略不计，则式 2-1 可简化为：

$$-\frac{\mathrm{d}C}{\mathrm{d}t}=PC_{\mathrm{GI}} \tag{2-2}$$

上式表明药物通过被动转运（简单扩散）透过细胞膜的速度与吸收部位药物浓度的一次方成正比，表明被动转运速度符合表观一级速度过程。

2. 限制扩散　被动扩散的另一种途径是限制扩散（restricted diffusion），又称为膜孔转运（membrane pore transport）。大多数细胞膜上存在着很多由内在蛋白或膜脂质分子运动所产生的微孔，这些贯穿细胞膜且充满水的小孔，称为水性细孔，孔径为 0.4～1nm，它们为水溶性小分子物质（如尿素、水和甘油等）的膜转运提供了转运途径，称为限制扩散或膜孔扩散。膜孔转运的速度主要受到分子体积大小和荷电的限制，其中药物分子体积大小与其分子量平方根成正比。只有小于微孔的小分子物质和水可由此扩散通过，而大分子药物或与蛋白质结合的药物不能通过含水小孔吸收。由于膜孔内含有带正电荷的蛋白质，因此有利于阴离子的通过。

被动转运的特点：①顺浓度梯度转运，即自高浓度侧向低浓度侧转运，当膜两侧药物浓度达到平衡状态时，转运即停止；②扩散过程不消耗能量，因而与细胞代谢无关；③不需要载体，膜对通过的物质无特殊选择性；④不受共存的类似物的影响，无饱和现象和竞争性抑制现象，无部位特异性。

（二）转运蛋白介导的转运

借助细胞膜上的转运蛋白（或称载体蛋白）作用，使药物透过细胞膜的过程称为转运蛋白介导的转运（transporter-mediated transport）或载体中介转运，可分为促进扩散和主动转运两种形式。

1. 促进扩散　某些物质，如氨基酸、糖和金属离子等亲水性物质，借助细胞膜结构中的一些特殊蛋白的帮助，顺浓度梯度或电化学梯度差，不消耗 ATP 能量而进入膜内的转运方式，称为促进扩散（facilitated transport）。膜蛋白在转运中起着加快转运的催化作用，它们都是内在蛋白。促进扩散不消耗能量，但它必须由对被转运物质（底物）具有专属性的转运蛋白（transporter）介导转运。转运蛋白具有底物的高度特异性，只能与某些物质进行暂时性的可逆结合。

促进扩散的特点：①顺生物膜内外浓度梯度或电化学梯度差进行扩散，不需要能量；②由于转运过程需要转运蛋白介导，因此具有饱和性；③若同时存在化学结构相似的物质，可能出现膜转运的竞争性抑制现象。现已知在小肠上皮细胞基底侧膜、红细胞、骨骼肌、脂肪细胞以及血脑屏障血液侧细胞膜中，氨基酸、D-葡萄糖、D-木糖和季胺盐类药物的转运就属于促进扩散。

2. 主动转运（active transport）　主动转运是指细胞膜通过本身的某种耗能过程，将某种物质的分子或离子逆化学梯度或电位梯度进行跨膜转运的过程。一些生命必需物质（如K^+、Na^+、I^-、单糖、氨基酸、水溶性维生素等）以及一些有机酸、碱等弱电解质的离子型物质均以主动转运方式通过细胞膜。

主动转运有两种方式：①原发性主动转运（primary active transport），即转运过程与细胞的能量代谢（ATP 的分解）直接关联，是一种直接利用 ATP 而实现的主动转运，与细胞膜上具有特殊转运功能的 ATP 酶系统有关。介导这一过程的膜蛋白称为离子泵（ion pump），如 Na^+-K^+ 泵、Ca^{2+} 泵等。在这种转运方式中，载体本身为非对称性，它将酶反应与离子转运相结合，单向转运离子。②继发性主动转运（secondary active transport），即转运物质与原发性主动转运中的转运离子相偶合，间接利用细胞代谢的能量而进行转运。继发性主动转运在细胞中单糖类和氨基酸等重要营养物质的吸收方面很常见，如肠上皮细胞和肾小管细胞对葡萄糖的吸收或重吸收过程。

主动转运的特点：①逆浓度梯度转运；②需消耗能量，与细胞内代谢产生的 ATP 有关；③受代谢抑制剂的影响，可被代谢抑制剂阻断，如 2-硝基苯酚、氟化物等可抑制细胞代谢，影响主动转运过程；④需要载体参与；⑤载体对转运物质有结构特异性要求，具高度选择性；⑥结构类似物可产生竞争性抑制作用；⑦有饱和现象，主动转运的速度及转运量与载体的量及其活性有关，当药物浓度较低时，药物转运速度随药物浓度的增大而加快。当药物浓度较高时，载体趋于饱和，药物转运速度渐达最大值；⑧有部位特异性，某些药物只是在某一部位被吸收，如维生素 B_{12} 只在回肠末端以主动转运的方式吸收。

图 2-2 揭示了转运蛋白介导的转运和简单扩散的跨膜转运速度与浓度间关系的异同。简单扩散符合一级动力学过程。而促进扩散与主动转运均由转运蛋白介导，它们的转运过程都符合米氏（Michealis-Menten）动力学方程，即当药物浓度低时，吸收速度与药物浓度的一次方成正比，为表观一级速度过程。但由于体内载体数量有限，当药物浓度高时，透过量并不与药物浓度成正比，即透过有"饱和"现象。这种速度过程称之为容量限制过程（capacity limited process）。因此，对于以主动转运或促进扩散吸收的药物可能存在某一最适剂量，超过此剂量不会有更高

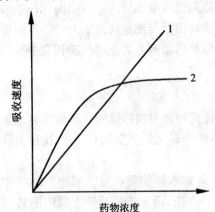

1. 被动转运；2. 转运蛋白介导转运

图 2-2　药物的被动转运与转运蛋白介导转运速度的比较

的治疗效应。对于转运蛋白介导的过程，它们都具有饱和性与竞争性抑制现象，而需要能量为主动转运所特有的性质。

（三）膜动转运

上述几种跨膜转运方式主要是转运小分子物质或离子，而对大分子物质或颗粒状物质的转运通常需要膜主动变形将物质或药物摄入细胞内或从细胞内释放到细胞外，这个过程称为膜动转运（membrane mobile transport）。其中向内摄入称为入胞作用（endocytosis），向外释放称为出胞作用（exocytosis），见图2-3。膜动转运可分为胞饮和吞噬作用两种方式。摄取的物质为溶解物或液体称为胞饮作用（pinocytosis）。某些高分子物质，如蛋白质、多肽类、脂溶性维生素和重金属等可按胞饮方式吸收。胞饮作用对蛋白质和多肽的吸收非常重要，但对一般药物的吸收意义不大。胞饮作用有一定的部位特异性，如蛋白质在小肠下段的吸收最为明显。膜动转运的另外一种方式是吞噬作用（phagocytosis），其摄取的物质为大分子或颗粒状物质。胰岛细胞分泌胰岛素的过程则是出胞作用的典型例子。

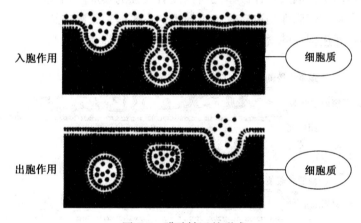

图 2-3　膜动转运的形式

总之，药物的膜转运是相当复杂的过程，特定药物具体的膜转运机制取决于药物本身的性质和吸收部位的生理、病理特征。特定药物可以一种转运方式进行膜转运，也可以多种转运方式来完成膜转运过程。但是对于外源性药物来说，一般首先考虑其经被动扩散的膜转运，其次在特定情况下根据药物的结构特征和转运部位，考虑是否有转运蛋白介导的转运或细胞旁路转运，最后要考虑的是药物膜转运是几种转运方式的共同作用结果，还是其中的一种转运方式处于主导地位。

三、药物体内转运中重要的细胞膜

在药物体内动态过程中，主要参与药物膜转运的细胞有肠黏膜上皮细胞和肾小管上皮细胞（epithelial cell）以及血管内皮细胞（endothelial cell）。

1. 肠和肾小管的上皮细胞　上皮细胞相邻细胞间存在紧密连接、间隙连接和桥粒连接，其中紧密连接的存在使得细胞间隙非常小，表现出与完整细胞膜相类似的渗透性，是细胞间隙旁路转运的主要屏障，间隙连接和桥粒连接主要起细胞间支持和连接作用，对物质渗透性影响不大。上皮细胞为极化的细胞，其生物膜由具有不同结构和功能的膜组成，可分为腔道侧膜（又称为顶侧膜）和血液侧的基底侧膜，基底侧膜又具体分为基底膜和侧膜。小肠和肾小管的上皮细胞顶侧有突起的微绒，具有这种结构的膜又称为刷状缘膜。有时将面向腔道，且表面有一层黏液的顶侧膜称为黏膜侧，将接触血液侧的基底侧膜称为浆膜侧。顶侧膜和基底侧膜的生物学形态和功能是不同的，是药物经上皮细胞转运必须跨过的两层生物膜。

2. 血管内皮细胞　毛细血管内皮细胞层一般有四种类型：不连续型血管内皮（肝脏、脾脏）、连续型有窗血管内皮（小肠、肾脏）、连续型无窗血管内皮（肺、皮肤、肌肉）和组成血脑屏障的血管内皮（图 2-4）。肝脏的内皮细胞为不连续型内皮细胞，存在较大的间隙，称为窦状隙（sinusoid）。除了血浆蛋白、血细胞，一般物质都可以自由通过；小肠和肾脏的连续型有窗内皮细胞有一定的膜屏障功能，内皮细胞之间存在比较紧密的结合，窗为内皮细胞双层膜融合而成的一层薄薄的胞膜结构，而且窗上有小孔的存在，药物的分子流体动力学体积是决定其渗透的主要因素；连续型无窗内皮有较强的膜屏障功能，内皮细胞之间为紧密结合，药物的分子量和亲脂性是决定其跨膜转运的主要因素；脑连续型无窗内皮细胞间存在由众多带状阻碍物连接构成的紧密连接，多数物质的渗透都受到限制。

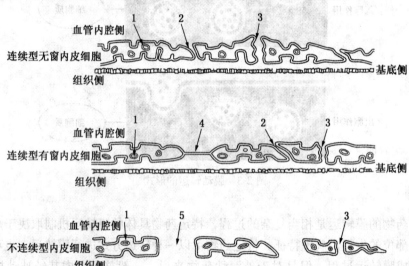

1. 吞噬小胞；2. 细胞间隙；3. 贯穿细胞通路；4. 窗；5. 不连续内皮的开口部

图 2-4　毛细血管内皮细胞层的类型

第二节　口服药物的胃肠道吸收

口服给药是目前临床上应用最多的给药途径。胃肠道吸收是指药物跨胃肠道上皮细胞进入血液循环的转运过程，是口服药物发挥药效的重要前提。药物的吸收可以在胃、小肠、大肠、直肠等部位进行，但以小肠吸收最为重要。为了进行药物吸收的研究，必须了解胃肠道的结构及其功能。

一、胃肠道的解剖结构与生理功能

胃肠道是非常复杂的系统，包括胃、小肠、大肠三大部分（图 2-5），具有分泌、消化、吸收和储存的功能。了解其结构和功能以及与吸收有关的生理特征，有利于掌握口服药物吸收的规律。

1. 胃（stomach） 胃是消化道中膨大的袋状器官，连接食道和小肠。传统解剖学将胃分成三部分，即胃底、胃体和胃窦，与食管相连的部分为贲门，与十二指肠相连的为幽门，中间为胃体部。主要功能是贮存、混合和在胃液帮助下使内容物拌成浆状，并控制内容物进入十二指肠的速度。胃的表面积有限，药物口服后首先接触的是胃，胃的 pH 值变化很大，纯胃液的 pH 值<1.5，受到稀释与食物的影响后，其 pH 值即改变为 1～3。一般空腹时 pH 值可降低到 1.2～1.8，进食后，正常人的胃液 pH 值可上升到 3～5。某些药物和食物对胃液的分泌影响特别大，如抗胆碱药阿托品和普鲁本辛、脂肪及脂肪酸等均能抑制胃液分泌。一般口服药物在胃内停留过程中大部分崩解、分散和溶解。但因胃吸收表面积小，且药物在胃中的滞留时间较短，所以除一些弱酸性药物外，许多药物在胃中的吸收均非常有限。

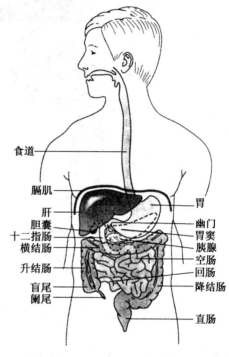

食道
膈肌
肝
胆囊
十二指肠
横结肠
升结肠
盲尾
阑尾

胃
幽门
胃窦
胰腺
空肠
回肠
降结肠
直肠

图 2-5 人体胃肠道解剖图

2. 小肠（small intestine） 小肠呈迂曲管状盘曲在腹部中部，为食物消化和药物吸收的主要部位。小肠由十二指肠、空肠和回肠组成，占整个消化道长度的 60% 以上。十二指肠与胃相连，胆管和胰腺管开口于此，分别排出胆汁和胰液，帮助消化与中和部分胃酸，使消化液 pH 值发生突变升高。小肠液的 pH 值约为 5～7，是弱碱性药物的主要吸收部位。

小肠黏膜具有环形皱襞，并拥有大量的绒毛。绒毛是小肠黏膜的微小突出构造，其长度约 0.5～1.5mm。每一条绒毛的外面是一层柱状上皮细胞。在显微镜下观察，可见柱状上皮细胞顶端有明显的纵纹。电子显微镜下的观察进一步表明，纵纹乃是柱状细胞顶端细胞膜的突起，被称为微绒毛。人的肠绒毛上，每一柱状上皮细胞的顶端约有 1700 条微绒毛。由于环状皱襞、绒毛和微绒毛的存在，最终使小肠的吸收面积比同样长度的简单圆筒面积增加约 600 倍，达到 200m² 左右（图 2-6）。小肠除了具有巨大的吸收面积外，食物在小肠内停留的时间较长（3～8h），这些都是小肠在吸收中的有利条件。小肠是药物和营养物质的主要吸收部位，也是药物主动转运吸收的特异性部位。

3. 大肠（large intestine） 大肠由盲肠、结肠和直肠组成。大肠的主要功能是储存食

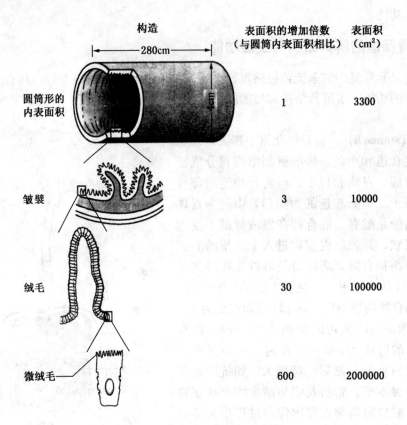

构造	表面积的增加倍数 （与圆筒内表面积相比）	表面积 （cm^2）
圆筒形的 内表面积	1	3300
皱襞	3	10000
绒毛	30	100000
微绒毛	600	2000000

图 2-6　小肠表面积增加示意图

物糟粕、吸收水分、无机盐及形成粪便。大肠比小肠粗而短（约1.7m），黏膜上有皱褶但没有绒毛，故有效吸收表面积比小肠小得多，仅约0.3m²，因此不是药物和营养成分的主要吸收场所。但对缓控释制剂、肠溶制剂、结肠定位释药系统、溶解度小的药物以及直肠给药剂型有一定的吸收作用。

二、药物胃肠转运机制

通常认为弱酸性药物在胃中易吸收，而弱碱性药物在小肠中易吸收。但由于小肠有很大的吸收表面积，因此，几乎所有药物的吸收均以小肠为主。多数药物主要是以被动扩散方式被吸收的，其吸收程度取决于药物的分子量大小、离子化程度以及脂溶性。但一些与营养成分相似的药物，如氨基酸衍生物、嘧啶碱衍生物和嘌呤碱衍生物等，则是通过相对应的载体主动转运吸收的。如β-内酰胺类抗生素是通过肠上皮的二肽转运载体转运而吸收的，左旋多巴是通过氨基酸载体转运吸收的。尽管有一些实验表明，少量的某些蛋白质或多肽通过胞饮等方式能够完整地吸收，但其吸收量很小，生物利用度极低。对于蛋白质是否能被人体上皮细胞吸收，还有待进一步证明。药物肠跨膜转运过程及机制见图2-7。

1. 通过不流动水层　肠腔与小肠上皮细胞交界处有一个不流动水层（unstirred water

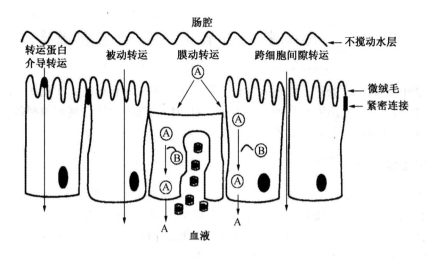

图 2-7　药物肠跨膜转运机制

layers，UWL)，其厚度大约 400nm，它成为脂溶性药物吸收的一个重要屏障。药物透过此层的流动速率（flux rate，J）服从 Fick 定律，即与肠腔内溶质浓度 C_1 与刷毛缘膜的水-脂质接口的药物浓度 C_2 差值及扩散系数 R 呈正比，而与 UWL 的厚度 d 呈反比：

$$J = \frac{(C_1 - C_2)R}{d} \tag{2-3}$$

若药物通过刷毛缘膜速度很快，则药物通过 UWL 扩散成为吸收的主要限制因素。因此，UWL 限制了某些脂溶性药物如长链脂肪酸和胆固醇类药物的吸收。增加肠蠕动，特别是绒毛膜的收缩，可以降低 UWL 的厚度，从而加速药物通过 UWL。

2. 通过肠上皮　药物通过肠上皮涉及通过刷毛缘膜、细胞间隙及细胞侧膜（basolateral membrane）。若药物透过生物膜是被动扩散的，则取决于药物的脂溶性，刷毛缘膜是药物吸收的主要屏障。

3. 透过细胞间隙　药物透过细胞间隙的途径包括紧密连接（tight junction）和细胞侧通道（paracellular channels）。相邻细胞在接近刷毛缘处紧密相连，称之为紧密连接，在功能上可以通过水、电解质及某些小分子物质。与近曲小管、胆囊及脉络丛上皮一样，小肠上皮细胞属于"漏孔上皮"（leaky epithelia）。细胞间隙是有机碱通过漏孔上皮细胞的重要途径。可以认为弱碱性药物在小肠吸收时，非离子型通过刷毛缘膜和细胞脂质膜，而离子型主要是通过细胞侧通道途径吸收的。强心苷类药物的吸收也可能是通过细胞侧通道。

4. 通过淋巴吸收　药物吸收的途径可以通过毛细血管被血液带走，也可通过乳糜淋巴管到淋巴管，但小肠绒毛中的血流速度比淋巴液快 500～1000 倍，故在吸收过程中只要能有效透过血管壁，无论是脂溶性还是水溶性药物均主要吸收入血。仅当物质体积较大，不能有效通过血管壁时，才会显著地吸收入淋巴。

第三节　影响药物胃肠道吸收的生理因素

口服药物的吸收在胃肠道上皮细胞进行，胃肠道生理环境和功能的变化均可以影响药物的吸收。掌握和熟悉各种影响吸收的生理因素，对药物的剂型设计、制剂的制备、生物利用度的提高和使用安全性等具有重要的指导意义。

一、胃肠道的体液环境

胃液的 pH 通常为 1～3，空腹为 1.2～1.8，饮水或进食后可增至 3～5。某些疾病和药物会影响胃肠液的 pH 值，如十二指肠溃疡患者胃液的 pH 比正常人低，服用抑制胃酸分泌及中和胃酸的药物如西咪替丁、阿司匹林等能使胃液的 pH 值升高。由于胃液的 pH 值呈酸性，有利于弱酸性药物的吸收，而弱碱性药物吸收甚少。

小肠分泌液是 pH 值约为 7.6 的弱碱性液体，成人每天分泌量约 1～3L。小肠较高的 pH 环境（pH 值 5～7）是弱碱性药物的最佳吸收部位。小肠液分泌后又很快的被绒毛重吸收，这种液体的交流为小肠内物质的吸收起到媒介作用。大肠黏膜分泌的肠液 pH 值更高，约为 7～8。

吸收部位的 pH 值对药物的吸收有着重要的影响。首先，pH 值影响药物的溶解度，由于大部分的药物为弱酸弱碱性药物，其溶解受到 pH 值的影响；其次，pH 值还影响许多固体制剂的溶出度。此外，由于大多药物的吸收属于被动扩散过程，故只有以分子形式存在的药物才易透过生物膜吸收，而胃肠道的 pH 值和药物的 pK_a 决定了分子型药物的比例。

需要指出的是，胃肠道各区域的吸收与 pH 值之间虽有一定的规律性，但变动因素较多。胃肠道的 pH 值往往只影响被动扩散吸收，对在特定部位依赖于载体或酶系统作用的主动转运吸收的药物影响较小。

胃肠液中含有酶类、胆盐及黏蛋白等物质，它们对药物的吸收产生不同的影响。胃蛋白酶、胰酶等可以消化食物，也能分解多肽及蛋白质物质，故多肽与蛋白质药物口服易分解而失效。胆汁中含有胆酸盐，是一种表面活性剂，能增加难溶性药物的溶解度，提高这类药物的吸收速度和程度。黏液中的黏蛋白可能与药物产生结合而干扰药物的吸收。

胃肠道黏膜表面覆盖了一层黏性多糖-蛋白质复合物（glycocalyx），具有保护黏膜的作用，有利于药物的吸附及吸收，但某些药物可与其结合而使药物不能或不完全吸收。在复合物表面还存在着一层厚度约为 400nm 的不流动水层，是高脂溶性药物透膜吸收的屏障，因此，在制剂中加入适量的表面活性剂可促进高脂溶性药物的吸收。另有研究表明水分的吸收对药物跨膜转运有促进作用，被称之为溶媒牵引效应（solvent drag effect）。

二、胃肠道的运动

（一）胃的运动

胃运动的形式主要有两种，容受性舒张和胃蠕动。胃容受性舒张是指当咀嚼和吞咽时，进食对咽、食管等处感受器的刺激可引起胃头区肌肉的舒张，可使胃腔容量由空腹时的约50ml增加到进食后的1.5L。胃内容物从胃幽门排入十二指肠的过程称为胃排空，该过程是通过胃蠕动来完成的。胃蠕动开始于食物进入胃后大约5min，以每分钟3次的频率，有节律地向胃窦部推进，抵达幽门部约需1min。胃蠕动的意义在于形成胃排空的动力，还可使药物和食物充分混合，同时有分散和搅拌作用，使胃黏膜与药物充分接触，有利于药物的吸收。

（二）胃空速率

胃排空按照一级速度过程进行，可用胃空速率常数或胃空半衰期来表达，服从下式：

$$\lg V = \lg V_0 - \frac{K_{em}}{2.303} \cdot t \qquad (2-4)$$

式中，V 为 t 时间胃内容物体积；V_0 为初始时胃内容物体积；K_{em} 为胃空速率常数。由式2-4可知，胃空速率与胃内容物体积成正比，当胃中充满内容物时，对胃壁产生较大的压力，胃张力增大，从而促进胃排空。胃空速率决定了药物到达肠道的速度，对药物的起效快慢、药效强弱及持续时间有显著的影响。当胃空速率增大时，药物吸收加快，需要立即产生作用的药物（如止泻药），胃空速率会影响药效的及时发挥。少数在特定部位吸收的药物，胃空速率大，吸收反而较差，如维生素 B_2 在十二指肠主动吸收，胃排空速度快时，大量的维生素 B_2 同时到达吸收部位，吸收达到饱和，因而只有小部分药物被吸收。若饭后服用，维生素 B_2 连续不断缓慢地通过十二指肠，主动转运不会产生饱和，使吸收增多。对于一些会被胃酸或酶降解的药物，胃排空迟缓将增加药物的降解程度。

影响胃空速率的因素主要有：①食物的组成和性质：固体食物的排空比液体食物慢，含大量脂肪的饮食能延迟胃排空 3～6h，而淀粉类食物胃排空时间约 1.5～3.5h。②胃内容物的黏度和渗透压：随着内容物的黏度和渗透压的增高，胃空速率减小。③胃内容物的体积：胃空速率随胃内容物体积的增大而增大，当胃中充满内容物时，对胃壁产生较大的压力，胃所产生的张力也大，因而促进胃排空，但是由于内容物的体积增大，全部排空所需的时间也要延长。④身体所处的姿势：右侧横卧位时胃空速率快，左侧横卧排空速率慢，走动时排空速率更快。⑤一些药物对胃空速率有很大的影响，如普鲁本辛抑制胃排空，而灭吐灵促进胃排空。

（三）小肠的运动

肠运动主要有三种形式：紧张性收缩、节律性分节运动和蠕动。混合运动是小肠紧张性收缩和节律性分节运动的结果，使内容物与分泌液充分混合，并为药物与肠上皮接触提供条件。肠皱壁上绒毛随混合运动产生"挤压作用"，可使淋巴液从中央乳糜淋巴管进入淋巴系统。混合运动有助于难溶性药物的溶出。蠕动决定肠内容物的行进速度，从而影响药物在肠中的滞留时间，行进速度越快，药物在肠内滞留时间越短，则制剂中药物溶出与吸收的时间越短。肠内的行进速度对于缓控释制剂的药物吸收有重要的影响。

三、胃肠道的代谢反应

消化道黏膜内存在着各种消化酶和肠内菌丛产生的酶，它们对食物有消化作用，也能使药物尚未吸收就在消化道内发生代谢反应而丧失活性。离胃越远，药物滞留时间越长，这种代谢反应就越易发生。这是一种肠首过作用，对药物疗效有一定（甚至很大）影响，应给予足够重视。除酶的作用外，胃肠道中的酸、碱性环境也可使药物分解，有些药物（红霉素、青霉素）在酸性环境中不稳定，易发生降解，降低了有效药物浓度。

整个胃肠道均存在代谢活性酶，而在小肠上部（十二指肠、空肠）则显示出最大的代谢活性。在肠道进行代谢的药物有阿司匹林、对乙酰氨基酚、水杨酰胺，对氨基苯甲酸、吗啡、戊唑星、异丙肾上腺素、左旋多巴、利多卡因以及一些甾体类药物。左旋多巴主要是在胃黏膜被脱羧酶代谢，因此，加快胃空速率将有利于左旋多巴原形药物的吸收。

在胃肠道内的各个部位均有药物代谢发生，如在肠液中、肠壁上及肠道下端的微生物引起的代谢。药物代谢酶 CYP3A4 在小肠细胞的微粒体中也有丰富表达，其活性接近肝脏 CYP3A4 活性的 50％。此外，肠道上皮细胞内还有葡萄糖醛酸结合酶、硫酸结合酶等。在胃内和小肠内含有少量的微生物，菌群的浓度向着大肠末端逐渐上升，其中大肠是细菌最多的区域，且主要为厌氧菌，相应的药物代谢反应主要为还原和水解反应。

四、胃肠道的血液和淋巴循环

1. 胃肠道血流速度　通常药物在消化道中的吸收主要通过毛细血管向循环系统转运，因此消化道黏膜血流与药物的吸收有关。血流速度下降，吸收部位运走药物的能力降低，膜两侧浓度梯度下降，药物吸收减慢。对于一些难吸收的药物，其膜透过速度比血流转运速度小，吸收为膜限速过程，血流速度对其影响较小；而对于一些高脂溶性和可自由通过膜孔的小分子药物，其膜透过速度比血流转运速度大，吸收为血流限速过程，血流速度对其影响较大。由于小肠血流丰富，药物转运能力较大，血流量的少量增减对吸收速度影响不大。但胃血流的改变对药物在胃中的吸收影响较大，如饮酒能加快胃黏膜的血流速度，从而增加对巴比妥酸等药物的吸收。

2. 首过效应　在胃中吸收的药物经胃冠状静脉、胃网膜左静脉等汇入门静脉；在小肠吸收的药物，由十二指肠静脉、小肠静脉、肠系膜上静脉汇入门静脉；而在大肠吸收的药物，经肠系膜上静脉和肠系膜下静脉也汇入门静脉。因此，口服药物在胃肠道被吸收后，首先要经过门静脉到肝脏，再进入体循环。有些药物在通过肠黏膜及肝脏时极易被代谢，这种现象称之为首过效应（first-pass effect）。在第一次通过肝脏时如大部分药物被破坏灭活，则进入体循环的有效药量大大减少，药效降低。药物的首过效应越大，药物被代谢得越多，药物的血药浓度也就越低，药效就会受到明显的影响。抗心绞痛药硝酸甘油的首过效应可使药物灭活约 90％，因此口服疗效差，需舌下给药。

3. 淋巴系统　淋巴液的流速很慢，远小于血液流速，故淋巴循环对一般药物的胃肠道吸收所起作用不大。但对大分子药物或脂肪类药物的吸收，淋巴系统可能发挥重要作用。大分子药物从上皮细胞中排出后，穿过基膜进入结缔组织间隙，由于毛细血管被一层不间断的基膜遮盖，如这些药物透过基膜的能力差，则进入毛细血管的速度慢；而毛细淋巴管没有基膜，加上肠组织不断蠕动及绒毛运动，使构成毛细淋巴管的内皮细胞不时分离，易于大分子药物进入。淋巴液由胸导管注入左锁骨下静脉进入全身循环，因此经淋巴系统转运的药物不经门静脉，故无肝脏的首过效应，这对易在肝脏中代谢的药物具有重大的临床意义。脂肪能加速淋巴循环，使药物的淋巴系统转运量增加。

五、食物

食物不仅能改变胃空速率而影响吸收，而且可以通过其他多种因素对药物的吸收产生不同程度、不同性质的影响。除了延缓或减少药物的吸收外，食物也可能促进药物的吸收或不影响吸收。

表 2-2 食物对药物吸收的影响

影响结果	相关药物
增加吸收量	维生素 C、头孢呋辛、维生素 B_2、异维 A 酸、对氯苯氧基异丁酸、普萘洛尔、更昔洛韦、地丙苯酮、三唑仑、咪达唑仑、特非拉汀
增加吸收量，不影响吸收速度	芬维 A 胺
降低吸收速度	非诺洛芬、吲哚美辛
降低吸收速度与吸收量	卡托普利、乙醇、齐多夫定、利福平、普伐他汀、林可霉素、异烟肼、溴苄铵托西酸盐、巯甲丙脯酸、头孢菌素、红霉素
降低吸收速度，不影响吸收量	阿司匹林、卡普脲、头孢拉定、克林霉素、氯巴占、地高辛、甲基地高辛、奎尼丁、西米替丁、格列本脲、氧氟沙星、环丙沙星、依诺沙星
降低吸收速度，增加吸收量	呋喃妥因、酮康唑
无影响	保泰松、甲基多巴、磺胺异二甲嘧啶、丙基硫氧嘧啶

1. 延缓或减少药物的吸收 食物除可以改变胃空速率而影响吸收外，还能消耗胃肠内水分，使胃肠黏液减少，导致固体制剂崩解、药物溶出变慢，从而延缓药物的吸收。食物的存在还可增加胃肠道内容物的黏度，使药物的扩散速度减慢而影响吸收。其结果有：①延缓吸收，使最大血药浓度 C_{max} 降低，达峰时间 t_{max} 延长，但对反映吸收总量的血药浓度-时间曲线下面积（AUC）和生物利用度无明显影响；②减少吸收，使 C_{max} 降低、t_{max} 延长，且药物吸收的速度和程度降低。例如，空腹服用对乙酰氨基酚在 20min 内就能达到最大血药浓度，而早饭后服用其达峰时间需 2h，而且禁食时的血药浓度峰值比非禁食时要高。由此看来，饮食延缓了对乙酰氨基酚的吸收速度，降低了生物利用度。又如，食物可减慢苯巴比妥的吸收而使其不能起到催眠作用。

2. 促进药物的吸收 脂肪类食物具有促进胆汁分泌的作用，由于胆汁中的胆酸离子具有表面活性作用，可增加难溶性药物的溶解度而促进其吸收。如服用灰黄霉素的同时进食高脂肪或高蛋白食物，前者的血药浓度为 $3\mu g/ml$，而后者仅为 $0.6\mu g/ml$。食物降低胃排空，可使溶出较慢的药物在胃内滞留时间延长，增加药物胃吸收，但减慢药物的肠内吸收。有部位特异性吸收的药物可因食物减慢胃空速率而增加吸收。如维生素 B_2 主要在十二指肠主动吸收，禁食后与非禁食服用维生素 B_2 的肾排泄率分别为 22％和 40％。此外，由于进食后组织器官的血流量增加，药物的生物利用度增大，如普萘洛尔、美托洛尔等。

一些食物和饮料能对药物吸收产生特殊的影响，如柚汁对口服药物的吸收有广泛影响，该果汁可使苯二氮䓬类药物、钙拮抗剂和抗组胺药特非那汀的吸收总量增加 3～6 倍以上。左旋多巴与香蕉汁并用时，其 AUC 约降至单用组的 50％，生物利用度降低。

六、P-糖蛋白

近十余年来，已发现在细胞膜上存在一种"药物溢出泵"（drug flux pump）。研究表明，存在于细胞膜上的 P-糖蛋白（P-glycoprotein，P-gp）可能量依赖性地将细胞内药物泵出到细胞外。P-gp 广泛存在于人体各组织细胞中，如肾小管上皮细胞、脑血管内皮细胞、肠上皮细胞等。在肠道内 P-gp 主要位于小肠黏膜成熟的上皮细胞的刷状缘，且由胃肠道近侧端到远侧端逐渐增加，发挥防止外源性物质及有害代谢物经肠吸收进入机体的重要作用，构成了药物经肠吸收进入机体的生化屏障，药物从浆膜侧泵回至黏膜侧而进入肠腔排出。这是一个逆吸收方向的主动过程，其结果会导致药物透膜吸收减少，血药浓度降低。

因为 P-gp 的底物种类范围很广，因此它在许多药物经肠道吸收过程中均发挥着重要作用，例如小肠中 P-gp 的表达水平和地高辛口服给药后的 AUC 有明显相关性，这说明肠上皮细胞中的 P-gp 表达水平决定了地高辛口服给药后的血药浓度。除此之外，免疫抑制剂他克莫司（tacrohmus）口服后的血药浓度与肠黏膜 P-gp 表达水平也呈良好线性关系。目前已发现很多药物都是 P-gp 的底物，如尼群地平、尼卡地平、非洛地平、维拉帕米、环孢素 A、雷帕霉素、依曲康唑、酮康唑、环丙沙星、依诺沙星、诺氟沙星、氢化可的松、地塞米松、阿霉素、柔红霉素、长春新碱、紫杉醇等。因此，抑制 P-gp 的表达可促进药物的吸收，提高药物的生物利用度。

七、病理学因素

病理学因素是影响药物胃肠道吸收的另一个重要因素。患者的疾病状态会导致体内环境发生改变，例如胃肠道血流、蠕动能力及代谢等，从而使疗效降低、毒副作用增加。因此，认识病理学因素对药物体内过程的影响，针对病人的具体情况制定用药方案，是合理用药的基础。

1. 胃肠道运行时间的改变　小肠是药物口服吸收的最关键部位，口服给药后，改变药物通过胃和小肠的运行时间，必然会影响药物的吸收。不同疾病可延长或缩短胃的排空时间。例如，偏头痛、帕金森病、胃溃疡、抑郁症、创伤或手术后，可使胃排空时间延长；甲亢、小肠憩室及焦虑、兴奋状态等则可使胃肠蠕动增快，缩短胃排空时间。延长胃排空时间，一般能减慢弱酸及弱碱类药物在小肠的吸收，延迟血药浓度达峰时间并降低峰浓度。口服阿司匹林及麦角胺时，药物的吸收延缓，疗效延迟或欠佳，因此，常需加大用量。如果同时服用甲氧氯普胺（胃复安）促进胃排空，则能增加阿司匹林的吸收。口服左旋多巴治疗帕金森病时，由于病人胃排空时间延长，药物在胃中停留时间增加，加大了药物的降解，从而影响疗效；因此，必须加用脱羧酶抑制剂卡比多巴，以减少左旋多巴的降解，或加用碳酸氢钠中和胃酸，以加速胃排空。但对于难溶性药物（如地高辛等），胃肠蠕动减慢，能使这些药物有更多的时间在胃肠道中溶解，使药物的吸收量增多。服用地高辛时，如增加肠蠕动，反会使其吸收减少，故需要加大用量，才能有效地控制心率。胃酸缺乏的病人，其胃液的pH 值与正常人不同，pH 值的变化将影响药物从剂型中的溶出与吸收。

腹泻病人由于肠内容物快速通过小肠而减少对药物的吸收，或由于肠绒毛生理功能改变而干扰药物的吸收。例如，乳糖与盐诱发的腹泻能使缓释剂型中的异烟肼、磺胺异噁唑和阿司匹林的吸收降低。因 X-射线疗法引起的慢性腹泻病人对地高辛的吸收减少。患脂肪痢的病人对苯氧基甲基青霉素的吸收率通常会降低。

2. 胃肠道吸收部位完整性的缺失　对于胃切除术后的病人，由于胃中缺乏内因子（一种糖蛋白），维生素 B_{12} 不能与之结合而会迅速地被破坏，于是出现维生素 B_{12} 吸收障碍，易出现神经系统症状。部分或全部胃切除可使药物立即进入十二指肠，一些药物（如乙醇与左旋多巴）的吸收由此而增加。然而，胃切除也可能导致药物的吸收减少，因为有些药物在胃液中溶解后才能在肠道中有较高的分散程度。幽门狭窄可能延缓固体制剂中药物的吸收，尤其是肠溶衣片，因为此时制剂的胃排空被阻止或延长。

3. 胆汁分泌减少　多种疾病可影响胆汁分泌，因为胆酸盐是脂肪的乳化剂，所以胆汁分泌减少，会使脂肪不能被有效地消化吸收而出现脂肪泻，造成多种物质的吸收障碍；如脂溶性维生素 A、维生素 D、维生素 E、维生素 K，维生素 B_{12}、叶酸及铁、钙等。此时，应补充钙、铁和一些维生素，尤其是维生素 A 和维生素 D，以免导致钙、磷代谢失调。此种病人对脂溶性高的药物（如地高辛）难以吸收，而对略溶于水的药物（如头孢拉定）则无影响。

4. 肝病及肝功能不良者　肝脏疾病常伴有其他脏器功能的变化，从而造成对药物体内过程的影响。如门脉高压症伴有小肠黏膜水肿或结肠异常，影响药物从消化道吸收。有研究表明，门脉高压时安替比林的吸收可延迟数小时。肝硬化患者由于肝细胞活性下降及门静脉旁路合并，使相当多的胃肠道血液通过门脉外循环直接进入体循环，而绕过肝门系统，引起药物口服生物利用度增加。有报道显示，某些首过代谢程度高的药物，此时其口服生物利用度可增加至 200%。

第四节　影响药物胃肠道吸收的物理化学因素

一、药物的解离度和脂溶性

（一）解离度

由于胃肠道上皮细胞膜的结构主体为脂质双分子层，对于以被动扩散机制吸收的药物来说，脂溶性大的易于穿透细胞膜，未解离的分子型药物比离子型药物易于穿透细胞膜，因此药物的吸收常受未解离型药物的比例及其脂溶性大小的影响，而未解离型药物的比例由吸收部位的 pH 值支配。这种药物吸收取决于其解离状况（随 pH 值而变）和油/水分配系数

（衡量脂溶性程度）的学说，称为 pH-分配假说（pH-partition hypothesis）。多数治疗药物为有机弱酸或弱碱，在胃肠液中未解离型和解离型药物的比例与吸收部位的 pH 值和药物的 pK_a 有关，可用 Henderson-Hasselbach 方程式来表示：

弱酸性药物：
$$pK_a - pH = \lg \frac{C_u}{C_i} \tag{2-5}$$

弱碱性药物：
$$pK_a - pH = \lg \frac{C_i}{C_u} \tag{2-6}$$

式中，C_u、C_i 分别为未解离型与解离型药物的浓度。从公式 2-5、2-6 中可知，无论是弱酸性还是弱碱性药物，当 pK_a 值与 pH 相等时（$pK_a = pH$），未解离型与解离型药物各占 50%，当 pH 变动一个单位值时，未解离型与解离型比例随之变动 10 倍。因此，理论上弱酸性药物在酸性溶液中（pH < pK_a）的吸收为最好；而弱碱性药物在碱性溶液中（pH > pK_a）的吸收为最好。表 2-3 的数据印证了该假说。

表 2-3　　　　　　　　　　不同 pH 值时药物从大鼠小肠吸收的比较

药物	pKa	吸收（%）			
		pH4*	pH5*	pH6*	pH7*
弱酸性药物：					
水杨酸	3.0	64	35	30	10
乙酰水杨酸	3.5	41	27	—	—
苯甲酸	4.2	62	36	35	5
弱碱性药物：					
氨基比林	5.0	21	35	48	52
奎宁	8.4	9	11	41	54

＊注入肠中溶液的 pH 值

如水杨酸的 pK_a = 3，在胃液中（pH = 1.0）按式 2-5 计算，$C_u : C_i$ = 100 : 1，即 99% 以上的药物为未解离型，故在胃中吸收良好。弱碱性药物奎宁的 pK_a = 8.4，在胃中的未解离型只有千万分之一，几乎全部呈解离状态，故在胃中不被吸收。随着胃肠道 pH 值的增加，未解离型的比例大大增加，在 pH = 7 的肠液中，未解离型和解离型药物的比例为 1 : 25，远远大于胃中的浓度，所以奎宁在小肠中有较好的吸收。

需要说明的是，由于药物在胃肠道的吸收机制极为复杂，pH-分配假说预测的结果有时与实际相差较大。如在小肠中大量解离的酸性药物也能较快地从小肠吸收，这可能是由于小肠的吸收表面积远大于胃。某些弱碱性药物在小肠内的未解离型比例虽然小于解离型比例，但由于小肠有丰富的血流和巨大的吸收面积，其吸收也很好。由于未解离型药物快速透膜吸收入血，解离型药物不断形成分子型，保持着解离-未解离的动态平衡，药物逐渐被吸收。其次，小肠吸收表面微环境的 pH 值（约 5.3）比肠腔内的低，因此弱酸性药物在小肠的实际吸收水平较按 pH-分配假说计算的要大。另外，解离型药物虽不能通过细胞膜吸收，但可以通过细胞膜上的含水微孔以及细胞旁路通道吸收。

（二）脂溶性

细胞膜是脂质性的，因而脂溶性药物易吸收。药物脂溶性大小通常可由药物的油/水分配系数（$K_{o/w}$）来衡量，$K_{o/w}$越大，则药物脂溶性越大。在一定范围内，药物$K_{o/w}$越大，吸收越好。但油/水分配系数与药物吸收并非简单的线性关系，药物过于亲脂，也会导致吸收下降。这可能有两方面原因：一是脂溶性过高的药物在胃肠道水性环境中难溶解，故影响吸收；二是药物以分子状态渗入细胞膜后与脂质强结合而滞留于膜内，不利于向水性环境的细胞质转移。因此，药物口服吸收的好坏，与其本身的油/水分配系数有关，一般认为，口服药物最佳$\lg K_{o/w}$值为1～3。药物油/水分配系数大小与药物化学结构密切相关，主要与化合物上基团的极性大小有关。

二、药物的溶出速度

口服固体药物制剂后，药物在胃肠道内经历崩解、分散、溶出过程才可通过上皮细胞膜吸收，如果药物为水溶性，其崩解后可立即进入分散、溶出过程，因此崩解是水溶性药物吸收的限速过程。而对于难溶性药物，药物从固体制剂中溶出的速度很慢，尽管崩解分散过程很快，其吸收过程往往受到药物溶出速度的限制，因此溶出是难溶性药物吸收的限速过程。在这种情况下，药物在胃肠道内的溶出速度直接影响药物的起效时间、药效强度和作用持续时间。

（一）药物溶出理论

药物的溶出过程发生在固体药物与液体溶媒接触的界面上，当药物与溶剂间的吸引力大于固体药物粒子间的内聚力时，溶出就会发生，药物在固-液界面之间形成溶解层，称之为扩散层或静流层（图2-8）。药物在扩散层中饱和浓度C_s与总体介质浓度C形成浓度差。由于浓度差$(C_s-C)>0$的存在，溶解的药物不断向总体介质中扩散。因此，药物的溶出速度取决于药物在溶剂中的溶解度和药物从溶出界面扩散进入总体溶液中的速度，可用Noyes-Whitney方程描述：

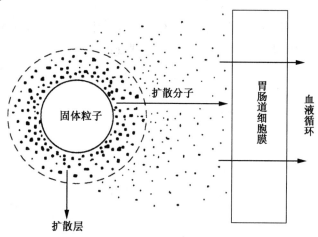

图 2-8　药物溶出原理示意图

$$\frac{\mathrm{d}C}{\mathrm{d}t} = \frac{DS}{h}(C_s - C) \qquad (2\text{-}7)$$

式中，$\frac{\mathrm{d}C}{\mathrm{d}t}$ 为药物的溶出速度；D 为溶解药物的扩散系数；S 为固体药物的表面积；h 为扩散层厚度。C_s 为药物在液体介质中的溶解度；C 为 t 时间药物在胃肠液或溶出介质中的浓度。

由于某一特定的药物在固定的溶出条件下，其 D 和 h 为一定值，可用该药的特定溶出速度常数 k 来表示，$k = \frac{D}{h}$。

则式 2-7 可简化为： $$\frac{\mathrm{d}C}{\mathrm{d}t} = kS(C_s - C) \qquad (2\text{-}8)$$

式 2-8 中（$C_s - C$）为扩散层与总体液体介质的浓度差。在胃肠道中，溶出的药物不断的透膜吸收入血，形成漏槽状态（sink state）。此时，与 C_s 相比，C 值是很小的，可忽略不计，则式 2-8 进一步简化为：

$$\frac{\mathrm{d}C}{\mathrm{d}t} = kSC_s \qquad (2\text{-}9)$$

从式 2-9 可知，溶出速度（$\frac{\mathrm{d}C}{\mathrm{d}t}$）与溶出速度常数（$k$）、固体药物颗粒的表面积（$S$）和药物溶解度（$C_s$）成正比。从上式可知增加药物的表面积或溶解度可促进药物的溶出速度。

（二）影响溶出的药物理化性质

1. 药物的溶解度 药物的溶解度与溶出速度直接相关，当药物在扩散层中的溶解度 C_s 增大，扩散层与总体液体可形成更大的浓度差，则药物溶出速度加快，见式 2-8。

弱酸或弱碱性化合物的溶解度与 pH 的关系甚为密切，因此它们在胃肠道不同部位的溶出速度是不同的。弱酸的总溶解度为：

$$C_s = [HA] + [A^-] \qquad (2\text{-}10)$$

式中，[HA] 是未解离的酸性药物的固有溶解度（用 C_0 表示）；[A^-] 是阴离子浓度。阴离子浓度可用解离常数 K_a 与 C_0 的乘积表示，则有：

$$C_s = C_0 + \frac{K_a C_0}{[H^+]} \qquad (2\text{-}11)$$

同理，弱碱性化合物的溶解度为：

$$C_s = C_0 + \frac{[H^+] \cdot C_0}{K_a} \qquad (2\text{-}12)$$

将上述两式分别代入式 2-9，则得出溶出速度方程。

弱酸性药物： $$\frac{\mathrm{d}C}{\mathrm{d}t} = kS\left\{C_0 + \frac{K_a C_0}{[H^+]}\right\} \qquad (2\text{-}13)$$

或 $$\frac{\mathrm{d}C}{\mathrm{d}t} = kSC_0\left\{1 + \frac{K_a}{[H^+]}\right\} \qquad (2\text{-}14)$$

弱碱性药物：

$$\frac{\mathrm{d}C}{\mathrm{d}t} = kSC_0\left\{1 + \frac{[\mathrm{H}^+]}{K_a}\right\}$$

(2-15)

式 2-14 和式 2-15 表明弱酸性药物的溶出速度随 pH 增加（[H$^+$] 的减少）而增加，弱碱性药物的溶出速度随 pH 增加（[H$^+$] 的减少）而降低。因此，在胃液中弱碱性药物的溶出速度最大，而弱酸性药物的溶出速度随 pH 上升而逐渐增大，见图 2-9。

2. 粒径大小 相同重量的药物粉末，其表面积随粉末粒子直径的减少而增加（表 2-4）。从式 2-9 可知，增加药物的表面积可以提高药物的溶出速度。

粒径与表面积的关系为：

$$S = \frac{6}{d} \times \frac{W}{D}$$

(2-16)

式中，d 为药物粉末颗粒的平均直径；D 为药物密度；W 为药物质量；药物颗粒的表面积与颗粒直径成反比。药物粒子越小，则与体液的接触面积越大，药物的溶出速度增大，吸收也加快。例如，以不同粒径的非那西丁混悬液给志愿者服用后得到不同的血药浓度，见图 2-10。因此，可采用微粉化（即将药物粉碎至 5 μm 以下）的技术，如研磨、机械粉碎、气流粉碎和制成固体分散体等方法，达到增加某些难溶性药物的溶出速度和吸收的目的。但并非所有难溶性药物都能采用这种策略。例如胃肠道刺激性大（如呋喃妥因）和胃内不稳定的药物均不宜以微粉的形式给药。

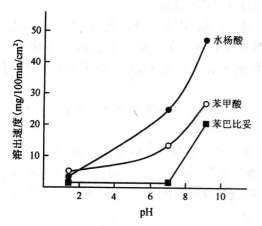

图 2-9 酸性药物的溶出速度与 pH 的关系

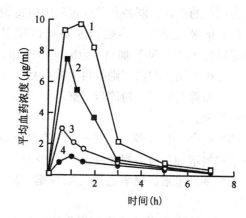

1. <75μm（加 0.1% 聚山梨酯 80）；2. <75μm；
3. 150～180μm；4. >750μm

图 2-10 非那西丁粒度大小与血药浓度的关系

表 2-4   **球形粒子的直径和 1g 粒子的总表面积（密度＝1）**

粒子直径（μm）	1g 粒子的总表面积（cm^2）
1000	60
100	600
10	6000
1	60000

3. 多晶型　同一化学结构的药物，由于结晶条件不同，可得到数种晶格排列不同的晶型（crystal form），这种现象称为同质多晶（polymorphism）。有机化合物中的多晶型现象极为普遍。同一化合物的不同晶型虽然化学性质相同，但它们的物理性质往往有所不同，如密度、熔点、溶解度与溶出速度、红外光谱、X-射线衍射光谱等，而且具有不同的生物活性及稳定性。多晶型中结晶熵值最小的称为稳定型（stable form），其熔点高、溶解度小、溶出速度慢。除稳定型以外的其他晶型称为亚稳定型（metastable form），其熔点较低，具有较高的溶解度和溶出速度。以非晶型形式存在的药物称为无定型（amorphous form），其溶解时不必克服晶格能，故溶出最快，但在贮存过程中甚至在体内可转化成稳定型或亚稳定型。亚稳定型也可以逐渐转变为稳定型，但这种转变速度在常温下往往比较缓慢。晶型能影响药物吸收速度，进而影响到药理活性，因此在药物制剂原料的选择上要注意这一性能。如果掌握了晶格转型条件，就能制成吸收性良好的药物制剂。

药物可因晶型不同而具有不同的溶解度和溶出速度，进而呈现不同的生物利用度。例如棕榈氯霉素有 A、B、C 三种晶型及无定型。其中 B 型和无定型有效，而 A 型和 C 型无效。由于棕榈氯霉素是难溶性药物，很难被消化道吸收，但可以被消化道酶水解成氯霉素而吸收。这种水解速度受溶解性支配，故主要依赖于药物的晶型。A 型熔点较高为 91℃～93℃，其结构中酯键的水解速度慢，会造成吸收不良而丧失药理活性。B 型熔点较低为 86℃～87℃，这种结晶型水解速度较快，能够释放出足量的氯霉素供机体吸收。

在制剂的设计、制备和贮存过程中应特别注意引起晶型转换和亚稳定型稳定化的因素：

（1）熔融和加热　熔融和加热可以使晶型发生转化，如配制棕榈氯霉素混悬液时，A 型原料经 87℃～89℃加热一定时间后冷却，可使晶型 A 转变成亚稳定的 B 型，临床治疗有效。如果采用冷配法，则制得无效产品。

（2）粉碎与研磨　粉碎与研磨亦可使晶型发生转变，如 II 型磺胺间甲氧嘧啶结晶经研磨可变成 III 型。

（3）贮存　具有多晶型现象的药物制成混悬剂，在贮存过程中可能发生晶型转变。加入高分子材料增加分散溶媒黏度或加入表面活性物质吸附在结晶上，可以阻滞或延缓晶型转变。如甲基纤维素、聚氧乙烯吡咯烷酮、阿拉伯胶和聚山梨酯 80 等都有延缓晶型转变的作用。

4. 溶剂化物　药物含有溶媒而构成的结晶称为溶剂化物（solvate）。溶剂为水的称为水合物，不含水的为无水物。在多数情况下，药物在水中的溶解度和溶解速度大小顺序是：有机溶剂化物＞无水物＞水合物。在原料药生产时，将药物制成无水物或有机溶剂化物，有利于其服用后的溶出和吸收。如无水氨苄西林比三水化物的溶解度大，因此吸收较多。又如氨茶碱、咖啡因、苯巴比妥的无水物也比其水合物溶解快。但也会出现水合物溶出快于无水物的情况，例如红霉素（图 2-11）。

三、药物在胃肠道中的稳定性

很多药物在胃肠道中不稳定。一方面是由于胃肠道的 pH 值，可促进某些药物的分解，如红霉素在酸性环境下迅速失活，在胃液中 5min 仅存 3.5% 的活性。另一方面则是由于药

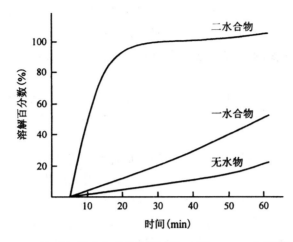

图 2-11　37℃时红霉素在磷酸盐缓冲液（pH＝7.5）中的溶解曲线

物不能耐受胃肠道中的各种酶，因酶解作用而使药物失活。消化道中存在很多酶系，如肠上皮细胞内的酶系、肠内菌丛产生的酶都能使药物产生代谢而影响药物吸收，如阿司匹林的脱乙酰化、水杨酰胺与葡萄糖醛酸的结合、左旋多巴的脱羧反应等。大分子药物如蛋白质、肽类极易被肠道酶系降解而失去药理活性。

　　有些药物如青霉素、奥美拉唑在胃的酸性条件下不稳定而降解，可考虑将其制成肠溶制剂或制成衍生物。如将青霉素衍生为氨苄青霉素，后者在胃酸中较稳定，可口服给药。还可将药物制成前体药物，以改善其在胃肠液中的稳定性，达到有效吸收后再在体内释放出母体药物而起效。由于结肠部位的蛋白水解酶活性较低，可将多肽和蛋白类药物设计成结肠定位释药系统或者将其包封于纳米粒、微米粒、脂质体等载药系统中以避免酶的水解作用。

第五节　影响口服药物吸收的剂型因素

一、剂型特点对药物吸收的影响

　　口服制剂中药物的吸收，要经过释放、溶解和跨膜转运三个过程。不同的制剂因药物释放速度和在胃肠中的溶解速度不同，药物被吸收的速度及程度可能不同，会对药物的起效时间、作用强度、作用持续时间、毒副作用等方面产生影响。口服给药各种剂型的生物利用度的大小顺序一般情况下为：溶液剂＞混悬剂＞颗粒剂＞胶囊剂＞片剂＞包衣片。

1. 液体剂型

（1）溶液剂　溶液剂药物以分子或离子形式分散在液体介质中，服用后没有溶出过程，所以药物吸收快而完全，在口服制剂中生物利用度最高。影响口服溶液中药物吸收的因素有：溶液的黏度、渗透压、络合作用、胶团增溶作用等。增加水溶液的黏度可以延缓药物的扩散，从而减慢药物的吸收。如给大鼠口服水杨酸钠水溶液，其血、脑药物浓度均比加 2%

羧甲基纤维素钠的同浓度药物溶液高。相反，对主动转运吸收的药物，由于增加黏度可以增加药物在肠内吸收部位的滞留时间而有利于吸收。一些高分子物质如纤维素类衍生物、天然树胶等在增加溶液剂黏度的同时，还可能与一些药物形成难溶性的络合物，阻碍药物的吸收。

含有增溶剂或助溶剂的液体药剂服用后，由于胃肠内容物的稀释作用，导致药物溶解度下降而析出，若析出的粒子极细，可以迅速溶解，不会影响吸收，但若析出粒子较大，则可能降低其吸收。

（2）乳剂　乳剂由于以下原因，往往可以增加难溶性药物的口服生物利用度：①药物分散度高，有效表面积大；②含有乳化剂，可增溶药物和改善肠膜透过性；③含油脂，其消化产物（如亚油酸）可以抑制胃肠道的蠕动；④油脂食后可促进胆汁分泌；⑤高度脂溶性药物可随油脂消化吸收过程，通过淋巴系统转运吸收。如果乳剂的黏度不是限制吸收的主要因素，则乳剂吸收较混悬剂快。如双甲氧苯吲哚属难溶性非甾体抗炎药，将之制备成胶囊或混悬剂，吸收不完全；而将其溶于油相，制备成 O/W 型乳剂后，其吸收程度比混悬剂增加了3倍，比胶囊增加9倍。

（3）混悬剂　混悬剂中药物在吸收前，药物颗粒必须先溶解；溶解过程是否为限速过程取决于药物的溶解度和溶出速度，以及剂型中的添加剂等。影响混悬剂生物利用度的因素有：药物粒子大小、晶型、添加剂、分散介质种类、黏度以及组分间的相互作用等。如果混悬剂中药物难溶于水，药物粒子的大小对药物的吸收会产生很大的影响。水性混悬液中药物的吸收比其水溶液慢，但比其胶囊剂和片剂为快。

多晶型药物的混悬剂在储存过程中，可能会发生晶型的转变。由无定型或亚稳定型转变为稳定型，从而影响药物的吸收，生物利用度降低。其他如添加剂、分散介质等都可能改变药物的吸收特性。

2. 固体剂型

（1）散剂　散剂口服后没有崩解和分散过程，所以吸收较片剂和胶囊剂等其他固体制剂快，生物利用度也较高。影响散剂吸收的因素有：药物的溶出速度、粒子大小、药物与辅料之间的相互作用、各种添加剂等。由于散剂的比表面积大，因此其吸湿性与风化性都较强，散剂吸湿后将失去流动性，产生结块、分解、变色等物理化学变化，从而影响药物的吸收。

（2）胶囊剂　硬胶囊剂的吸收比片剂稍佳或相同。由于装在胶囊中的药物未受黏合和冲压，因此胶囊壳破裂后药物的吸收速度应较片剂为快。影响胶囊剂吸收的因素有：药物颗粒的大小、晶型、湿润性、分散状态、辅料、药物与辅料间的相互作用、储存条件等。储存胶囊的相对湿度和温度对胶囊的崩解性有很大的影响。胶囊剂在高温高湿条件下不稳定，易于结块液化，且流动性差；制成的胶囊久置会使内容物发硬，继而胶囊发软、粘连，从而影响崩解及药物的溶出。对于胶囊剂，储存温度一般不要超过 25℃，相对湿度 45% 左右较为适宜。过分干燥的条件下胶囊剂易脆裂。

（3）片剂　片剂是广泛应用的剂型之一。片剂服用后在胃肠道经历崩解、分散和药物溶出过程，只有溶出的药物才能被机体有效地吸收。影响片剂药物吸收的因素有：药物的颗粒大小、晶型、脂溶性和 pK_a 等；片剂的崩解度、溶出度、处方组成、制备工艺和贮存条件等。

二、制剂处方和辅料对药物吸收的影响

（一）辅料

为增强主药的均匀性、有效性和稳定性，往往添加各种辅料（adjuvant）。以往把辅料看作无活性的物质，而忽视了它对制剂有效性影响的可能性。有时即使同一药物的同一剂型，由于所用的辅料不同往往吸收大不相同，尤其是对一些难溶性药物制剂的影响更为突出，辅料往往影响主药在体内的吸收速度和程度。例如苯妥英钠胶囊剂曾因赋形剂由 $CaSO_4 \cdot 2H_2O$ 改为乳糖后，导致有 80％的病人血药浓度高出治疗水平之上，剂量减低后中毒症状才得以解除。近年来各种新型辅料用于药剂，其功能与对药物疗效的影响为人们所关注。

对于固体口服剂型如片剂，所用的辅料种类包含：①稀释剂（如乳糖）；②崩解剂（如淀粉）；③润滑剂（如硬脂酸镁）；④其他，如黏合剂、稳定剂等。如果在制剂中使用不当，将会影响药物吸收的速度和程度。一些常用辅料对药物吸收参数的影响见表 2-5。

表 2-5 辅料对口服制剂药动学参数的影响

辅料	举例	k_a	t_{max}	AUC
崩解剂	微晶纤维素，羧甲基淀粉钠	↑	↓	↑／—
润滑剂	滑石粉，氢化植物油	↓	↑	↓／—
包衣材料	羟丙基纤维素	—	—	—
肠溶衣材料	邻苯二甲酸醋酸纤维素	↓	↑	↓／—
缓释剂	甲基纤维素，乙基纤维素	↓	↑	↓／—
缓释剂（蜡剂）	蓖麻蜡，聚乙二醇	↓	↑	↓／—
缓释剂（树脂/黏液）	维格姆，黄原胶	↓	↑	↓／—

备注：↑增加，↓减少，—没有作用；k_a 为吸收速度常数；t_{max} 为血药浓度达峰时间；AUC 为血药浓度-时间曲线下面积。

1. 促进药物吸收 亲水性的辅料能够增加药物的润湿性，通常可以增加药物的溶解速度和吸收。度米芬咽喉片用硬脂酸镁作润滑剂，最低抑菌浓度为 1∶3860，改用滑石粉后，最低抑菌浓度为 1∶100000，提高约 25 倍。前者具有疏水性，后者为水不溶性物质但具有亲水性。低浓度的表面活性剂会使固体药物与胃肠液的接触角变小，提高有效表面积，增加药物的湿润性，因而使药物的溶出速度和吸收增加。表面活性剂也有溶解消化道上皮细胞膜脂质的作用，从而改变上皮细胞的渗透性，使本来被动扩散难以吸收的药物吸收增加。

2. 延缓药物吸收 许多辅料会阻碍药物溶解而减少药物的吸收。制剂中过量的硬脂酸镁（疏水性润滑剂）会减缓药物的溶解并降低药物的吸收速度，药物的整体吸收也会减少（图2-12）。增黏剂的应用会使药物胃空速率或通过肠道的速度改变，或减缓药物分子到达吸收表面的扩散速度等，往往会影响药物的吸收。如苯巴比妥钠溶液中的蔗糖浓度增加时，大

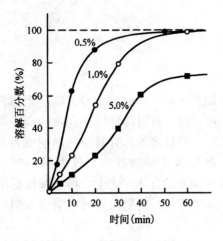

图 2-12　润滑剂硬脂酸镁对药物溶解的作用

鼠服用后可延长麻醉的诱导期。因为随着蔗糖浓度的增大，减小了药物分子在胃中的扩散速度，同时又因胃排空速度与黏度呈反比，这两个因素都导致了药物胃肠吸收速度的减慢，从而延缓了药物的疗效。高浓度的表面活性剂可形成胶束，将难溶性药物增溶于其中，降低了溶出速度，从而影响吸收。

（二）药物间及药物与辅料间的相互作用对吸收的影响

合并用药时，药物在给药部位的相互作用会影响药物的吸收。抗酸药可使许多药物的吸收受到影响，主要是因为抗酸药改变了胃肠道的 pH 值，从而影响药物的解离度与溶解度，或影响胃空速率，或吸附其他药物等；如长期应用 H_2 受体拮抗剂西米替丁、雷尼替丁，特别是质子泵抑制剂奥美拉唑、兰索拉唑等，能明显抑制胃酸的分泌，提高胃肠道的 pH 值，从而降低酮康唑的胃肠道吸收。抗酸药碳酸氢钠与阿司匹林合用时，可使阿司匹林的吸收量减少。四环素类或喹诺酮类药物与二价或三价金属离子（如 Ca^{2+}、Mg^{2+}、Al^{3+}、Fe^{3+} 等）可形成难以溶解的络合物，从而影响药物的吸收；某些代谢抑制剂可减少洋地黄毒苷的吸收；某些药物由同一载体转运，互相有竞争抑制等。

药物在制剂中可能与辅料发生相互作用，如形成络合物、产生吸附作用以及形成胶束等，都能使药物在吸收部位的浓度减小。许多辅料具有"活性"固体表面或吸附剂的作用，因此，可能会影响药物的吸收。若吸附物的解离趋势大，可能不影响药物的吸收，有的可能影响药物的吸收速度而不影响吸收程度。药物与载体、药物与包合材料的相互作用以及所用载体及包合材料的性质等都会对药物的释放速度产生影响，进而对药物的吸收产生影响。例如，药物以分子状态、胶体状态、微晶状态等形式分散于水溶性载体中，可形成一种均匀的高度分散体系，从而增加难溶性药物的溶出速度和吸收速度。如果用疏水性、脂溶性材料为载体制备成固体分散体，由于载体材料的阻滞作用，药物的释放将被延缓。

三、制备工艺对药物吸收的影响

除上述影响因素外，药物的粉碎、制粒、压片和包衣等过程也会对药物的吸收产生一定的影响。

1. 中药粉碎度　三七微粉、细粉和颗粒在 45min 时溶出物含量和三七总皂苷溶出量测定结果表明，粒度越小溶出度越大。对于由中药粉末制成的丸剂来说，粉末粒度对丸剂溶散时间和药物溶出度的影响恰好相反，粉末粗使丸剂溶散快，但成分溶出慢；粉末细，则丸剂的溶散慢，同样也影响成分溶出。对不同工艺生产的加味逍遥丸（水泛丸）的溶散与溶出的系统研究表明，用 100 目粉末泛制，经 80℃间歇干燥而成的丸剂，溶散时间较短，溶出度较大。

2. 压片时的压力　片剂成形，其中很重要的因素是压力。压片时的压力对片剂中主药的溶出速度有一定影响，一般来说，压力加大，导致微粒的总表面积减少，溶出量就小，但在增加到一定范围以后，由于颗粒被挤压破碎，表面积增加，溶出速度反而会加快。

3. 制粒操作　颗粒的质量对片剂的质量影响很大，制粒时黏合剂的用量、颗粒的大小、颗粒的致密度都会影响片剂的崩解、分散和药物的溶出速度。有人在制备水杨酸钠片时，比较了干法和湿法制粒对药物溶出的影响，处方中以喷雾干燥乳糖为填充剂，以 8min 的溶出量进行比较，结果表明以直接压片的成品溶出量最高，为 88.8%，比其他湿法制粒的成品质量都好。但湿法制粒的片剂含量均匀度较好，所以释放也比较均匀。制片颗粒的大小对溶出速度也有一定的影响，颗粒大，溶出速度小；反之亦然。

4. 包衣　包衣制剂中的药物要被吸收，首先需要包衣层被润湿溶解，因此包衣材料和衣层的厚度影响药物吸收的快慢及血药浓度的高低。

许多包衣材料为离子型聚合物，受胃肠道内盐类及 pH 值的影响很大，尤其是肠溶衣材料。一些肠溶衣片的疗效与胃肠道 pH 值及片剂在胃中的滞留时间有关，因此肠溶衣制剂个体间的血药浓度差异也较大，甚至同一个体不同时期服用，其血药浓度也有差异。如服用阿司匹林肠衣片和溶液剂，溶液剂的血药浓度波动比肠衣片要小得多。另外，肠衣片的衣层厚度也会影响制剂的崩解度，进而影响药物吸收。例如用不同厚度的邻苯二甲酸醋酸纤维素包衣的奎宁片，其崩解时间随包衣层厚度的增加而延长。

包衣片中药物的溶出速度也与包衣材料有关。一般来说，中药片剂中素片的溶出度优于糖衣片。如颅痛定糖衣片 T_{50}（主成分溶出 50% 时所需要的时间）为素片 T_{50} 的 2 倍以上。不同厂家的复方丹参片的累积释放量有显著性差异，其中 T_{50} 最快与最慢相差 10 倍，但如果除去糖衣后再作溶出速度试验，结果其溶出速度无明显差别，提示不包糖衣或改包薄膜衣，可提高产品质量和生物利用度。

第六节　促进口服药物吸收的方法

一、提高药物溶出速度

口服药物在体内的吸收，必须先溶解于胃肠道消化液中，然后才能以被动扩散或主动转运等吸收机制通过消化道黏膜，进入血液循环。难溶性药物在消化液中的溶出通常为其吸收的限速阶段。一般情况下，药物的溶出快，吸收就好。增加药物的溶出速度是提高药物生物利用度的主要方法。

1. 制成水溶性前体药物　亲水性大分子的前体药物，可增加难溶性药物的水溶性，有利于在胃肠道的吸收。前体药物在体内通过酶解或水解等作用转化为原形药物而发挥疗效。药物与无机酸成酯或成盐可显著改善其在水中的溶解性，进而改善生物利用度并提高疗效。如核酸类药物阿昔洛韦为一种难溶性的细胞内抗病毒药，临床上对病毒和癌症的治疗常受其吸收差的影响。Han 等制备了阿昔洛韦的 5-氨基酸酯类前药，实验证明这种水溶性前药可通过提高药物对胃肠道黏膜的通透性（3～10 倍）来促进药物的吸收，故将核酸类药物制备成 5-氨基酸酯类前药是改善其口服给药治疗效果的有效方法。依托泊苷为一抗癌药物，难溶于水，影响其临床应用，Chabot 等比较了其磷酸酯前药与原药在人体内的吸收，发现无论在高剂量（＞100mg/kg）或低剂量（＜100mg/kg）情况下，前药较之原药的生物利用度皆有约 20％的提高。

2. 制成盐类 制成盐类往往可增加药物的溶解度，从而改善难溶性药物的吸收。将难溶性的弱酸性药物制成碱金属盐、弱碱性药物制成强酸盐后，它们的溶解度往往会大幅度提高，吸收增强。例如降血糖药甲苯磺丁脲及其钠盐在 0.1mol/L HCl 的溶出速度分别为 0.21mg/(cm^2 • h) 和 1069mg/(cm^2 • h)；口服 500mg 甲苯磺丁脲钠盐，在 1h 内血糖迅速降到对照水平的 60％～70％，药理效应与静脉注射其钠盐相似，而口服同剂量难溶解的甲苯磺丁脲经 4h 后，血糖才减到对照水平的 80％。如用 NaOH 和齐墩果酸为原料制备齐墩果酸钠盐，合成过程中分子主体结构没有化学键的变化，合成齐墩果酸钠盐后可使其在水中的溶解度提高到原来的 27 倍。

3. 制成无定型药物 除结晶型以外，药物还往往以无定型的形式存在。一般情况下，无定型药物溶解时不需要克服晶格能，所以比结晶型容易溶解，溶出也较快，在疗效上会出现作用强度的不同。如在酸性条件下无定型新生霉素能够迅速溶解，而其结晶型溶解很慢，由于两者溶解速度不同，所以口服结晶型新生霉素无效，而无定型有显著的活性。实验证明，无定型新生霉素的溶解度比结晶型大 10 倍，溶解速度也大 10 倍，故无定型新生霉素在体内吸收快，达到有效治疗浓度的时间短。

4. 合成磷脂复合物 药物与磷脂结合形成药物磷脂复合物可使药物的溶解度等理化性质发生显著改变，从而促进药物吸收进而增强药物的药理作用与疗效，延长药物作用时间，降低药物毒副作用。难溶性药物与磷脂形成复合物，可使药物的脂溶性显著增强，尽管药物在水中的溶解度并没有提高，但是由于磷脂与细胞膜的高度亲和性，可促使药物分子与细胞膜结合而促进吸收，提高药物的口服生物利用度。水飞蓟素为一有效的保肝药物，难溶于水，口服吸收差，将其制成磷脂复合物，大鼠口服给药后体内药动学研究表明：制成磷脂复合物后水飞蓟素在尿液与胆汁中的回收率显著提高，分别从 0.032％和 0.001％提高到 3.26％和 3.73％，血浆中水飞蓟素浓度也大大提高。可见，将水飞蓟素制成磷脂复合物，可促进水飞蓟素吸收，提高血浆和胆汁中的药物浓度。

5. 加入表面活性剂 表面活性剂除能够降低表面张力外，还能形成胶束起增溶作用。当表面活性剂的浓度接近临界胶束浓度（CMC）时，溶液的表面张力基本达到最低，而胶束的形成又会增加药物的溶解度，因而会使药物的吸收增加。

在研究不同浓度的聚山梨酯 80（0.005％，0.01％，0.05％，0.1％，1％）对四环素吸收的影响时，发现 0.01％聚山梨酯 80 可使四环素吸收增加。当其浓度再增加时，四环素的吸收量并不增加反而下降，因为 0.01％的聚山梨酯 80 接近其临界胶束浓度；当表面活性剂的浓度再增加时，超过 CMC，会生成胶束，脂溶性药物就会溶入胶束中，使溶液中游离的药物浓度降低，胶束中的药物必须重新分配到溶液中，转变成游离药物才可能被吸收；若这种分配是迅速的，则药物吸收不会受到影响，反之，药物吸收速度变小。

聚山梨酯 80 的浓度与大鼠水杨酰胺吸收关系的研究表明，大鼠肠管中水杨酰胺的吸收速度随聚山梨酯 80 浓度的增加而减小（图 2-13）。

使用表面活性剂时，应该注意其浓度适量，通常在 CMC 以下为宜。表面活性剂浓度达到 CMC 以上时，可能会减少一些药物在消化道的吸收，但也有的药物由于增加了表观溶解度，即使形成了胶束复合物，药物的吸收速度也有可能增加。高浓度的表面活性剂也可能会使细胞膜溶解，使部分膜蛋白变性或以薄层包围在细胞膜周围，从而影响药物的吸收。

6. 增加药物的表面积 药物颗粒的粒径越小，比表面积越大，药物与胃肠液的接触面大幅度提高，药物溶出越好。如将药物制成固体分散体，使药物以微晶甚至分子状态分散在固体分散体中，可增加药物的溶出速度而使得吸收量增加。例如灰黄霉素的表面积与相对吸收量存在相关性。随表面积增加，吸收速度增加（图 2-14）。

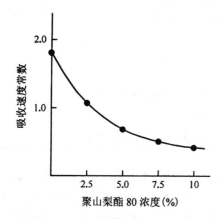

图 2-13 聚山梨酯 80 对大鼠小肠中
水杨酰胺吸收的影响

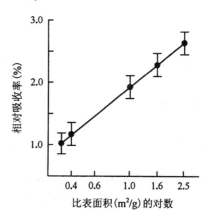

图 2-14 灰黄霉素等表面积与相对
吸收率的关系

增加药物的比表面积，对提高脂溶性药物的吸收有显著性意义，而对水溶性药物的吸收影响较小。通常采用微粉化技术、固体分散技术等来增加药物的表面积。混悬剂、乳剂、分散片等制剂中药物的吸收与药物粒子大小有关。超微粉碎技术可将中药材从传统粉碎工艺得到的中心粒径为 150～200 目的粉末（75μm 以上）粉碎到中心粒径达 5～10μm 以下。在该细度条件下，一般药材细胞的破壁率≥95%，细胞内的有效成分可直接被吸收，达到快速、高效的治疗效果。将鱼腥草超微粉碎后，超微粉与细粉比较，有效成分槲皮苷和金丝桃苷溶出量差异显著，超微粉分别比细粉提高 34.45% 和 40.21%，可见超微粉碎可提高鱼腥草有效成分的释放量。

二、加入口服吸收促进剂

通常大分子、极性药物很难透过生物膜，可使用一些特异或非特异性地增强胃肠道透过性的物质来促进药物的透膜。这类物质被称为透过促进剂或吸收促进剂（permeation enhancer or absorption enhancer）。

影响口服药物透膜的主要生理因素有：黏膜黏液层、不流动水层、细胞间的紧密连接处和生物膜。黏膜黏液层可延缓药物的扩散，不流动水层限制药物在绒毛间的扩散，生物膜的脂质结构限制低脂溶性药物的透过，紧密连接处则阻碍水溶性大分子药物的通过。

在制剂中加入吸收促进剂可改善上述特征，使药物的吸收速度和吸收量增加。一些有效的吸收促进剂见表2-6。

表2-6　　　　　　　　　　　　　　常用药物口服吸收促进剂

类　别	物　质
胆酸盐类	去氧胆酸钠、脱氧胆酸钠、牛磺胆酸钠、甘胆酸钠
中链脂肪酸钠盐	辛酸钠、癸酸钠、油酸钠
环糊精	β-环糊精、羟丙基-β-环糊精、二甲基-β-环糊精
甘油酯	十链甘油酯、磷脂、聚氧乙烯甘油酯
螯合剂	EDTA、皂角苷
可溶胀性聚合物	壳聚糖、三甲基壳聚糖、卡波姆
表面活性剂	聚氧乙烯烷醚、聚氧乙烯烷酯、聚山梨酯、二辛基磺基琥珀酸钠、十二烷基硫酸钠、十二烷基麦芽糖苷
其他	柠檬酸、CO_2 泡腾剂、NO 供体、胡椒碱、酰基肉碱类

以上几种吸收促进剂中，高分子聚合物如壳聚糖、卡波姆等本身就是药物辅料，没有毒性，其所具有的生物黏附性和促吸收作用在蛋白质、多肽类药物的口服吸收研究中应用较多。壳聚糖及其衍生物促进吸收效果明显，优于卡波姆；胆酸盐及酰基肉碱是常规的黏膜吸收促进剂，毒性低，由于受肠稀释效应的影响，对大分子药物的吸收促进作用优于壳聚糖、卡波姆等高分子材料。中链脂肪酸钠盐如癸酸钠，毒性也较低。表面活性剂除了因其物理化学性质可以提高口服药物的生物利用度之外，还可以通过改变细胞膜的流动性，抑制膜嵌蛋白如 P-糖蛋白的外排活性来进一步促进药物吸收。表面活性剂尽管促吸收作用强，但是对肠黏膜损伤相对较大，要慎用。

实验表明，吸收促进剂的作用机制是非特异性的，包括：①增强细胞膜的流动性、促进细胞膜孔形成、降低黏膜层黏度、提高膜通透性；②抑制水解酶作用，增强药物药效发挥能力；③暂时改变用药部位上皮细胞间的紧密连接状态，利于药物通过；④防止蛋白聚集，增强药物的热力学运动；⑤增大用药部位单位时间血流量，提高细胞膜内外药物浓度的梯度。

第七节　　口服药物吸收的研究方法

评价药物透过胃肠道壁的渗透性能够了解其通过胃肠道的吸收性能。一种药物能否口服吸收，除了本身理化性质外，主要取决于肠黏膜的构造以及肠内酶、肠上皮细胞对药物的代谢及屏障作用。因此研究药物的肠内吸收可以了解药物在肠道的吸收动力学特征、有效吸收部位、吸收机制、影响吸收的因素等。除了用完整的动物或人体做体内实验外，没有一种方法能同时评价所有这些因素。随着研究的深入，已开发出多种评价药物肠渗透性的试验方法，如离体、在体和 Caco-2 细胞模型等，这些吸收模型与人体吸收的相关性已由许多实验证实。这些吸收模型虽然不能用于评价所有的影响因素，但这些方法由于影响因素比较少、数据处理相对比较简单、实验花费较少、周期较短，可以初步评价或预测药物口服吸收，在药物的研发、临床合理用药及制剂的处方设计等方面应用十分广泛。常用的评价口服药物吸收的方法有以下几种。

一、在体法

1. 肠道灌流法（intestinal perfusion *in vivo*） 肠道灌流法的基本操作如下：①先将动物（大鼠）麻醉后，打开腹腔；②自十二指肠上端至回肠下端插管（或按试验目的将整个肠段分成若干段，分别插管），将插管与恒流泵相连；③用生理盐水冲洗肠内容物；④用恒流泵灌流一定浓度的药液，于不同时间收集灌流液；⑤测定不同时间灌流液的药物浓度，从灌流液中药物的消失率中评价药物的吸收速度和吸收量。

在体肠回流法测定药物的吸收速度，通常是分析灌流液单向通过肠腔后，由出口处样品的药物浓度计算得出。肠腔入口处药物浓度、灌流液流速等因素对测定的结果都会产生一定的影响。此外出口处药物浓度还受到肠组织对水分吸收或分泌的影响。在体肠回流法保证了肠道神经以及内分泌输入的完好无损，同时也保证了血液及淋巴液供应不变。但是，该法只限于溶液状态给药，pH 值、药物浓度、吸收部位等因素均有可能影响其准确性。此法对受试动物的数量也有要求，即必须具有一定数量的实验动物，以保证足够小的变异。

近几年发展起来的新技术还有肠道血管灌流技术（vascularly per fused intestine）和肠肝血管灌流技术（vascularly per fused intestine-liver），但其技术难度大，干扰因素较多，应用受到一定限制。

2. 肠襻法（intestinal loops） 肠襻法的基本操作为：将动物（大鼠）麻醉后，开腹结扎肠腔，需作不同部位研究时，可分段结扎肠腔，将含有一定浓度药物的人工肠液注入肠襻中，经过一定时间后，取出肠襻，收集冲洗肠腔内肠液，测定药物剩余量，进而了解药物肠吸收情况。该法较肠道灌流法操作简单，但是由于肠腔内容物存在，处理样品较复杂，试验数据的准确性较差。

二、体外法

体外法又称离体组织模型，即利用人源性的培养细胞或以动物、人体得到的离体肠组织为模型来评价药物的胃肠道黏膜渗透性。与在体法比较，离体法试验的重现性较好，原因是肠道内容物被清除，可以使药物避开细菌和酶的影响，排除了在体法中多种生理因素的影响。

1. 组织流动室法（tissue flux chambers） 组织流动室技术是通过化合物透过未损肠组织的实验来模拟药物体内吸收的。剪开离体肠段形成一定面积的小肠块，然后将其安装至扩散池中。扩散池中装入适宜的缓冲液。通入空气搅动缓冲液来控制不流动水层的厚度，并且提供肠组织氧气。药物加入供应室，在接收室取样测量药物不同时间的累积量。肠道肌肉组织的作用可影响药物在上皮细胞的转运，因此肠道的肌肉层常被剥离。通常在缓冲液中加入谷酰胺或者葡萄糖等物质作为能量源，使组织存活能力增强。由于黏膜侧药物含量是膜分配系数的函数，因此，可以通过这一方法对膜通透性进行研究。此方法也常用来研究其他限制药物吸收的因素，包括细胞旁路转运、肠道排泄及代谢作用对药物吸收的影响。

此法的干扰因素较少，且快速准确。但是，因黏膜易破损，故分离黏膜的操作比较困难。另外，由于肠道不同区段对药物的吸收和排泄作用不同，如上段肠道的细胞旁路通道较下段多，血流供应的缺乏对细胞旁路通道和药物代谢酶活性的影响等因素将对实验结果产生一定影响。

2. 外翻肠囊法（everted gut sac）　该法是一种较经典的方法。其基本操作为：动物麻醉后，取出一定长度小肠，一端插管注入生理盐水排除内容物；用一细玻棒将其翻转，使黏膜朝外，浆膜朝内；肠一端结扎，另一端接一取样器，注入一定体积的 Krebs-Ringer 溶液（pH 值 7.4）于肠囊内，并将肠囊置于含有 Krebs-Ringer 溶液（内含药物）的瓶中，孵育，温度37℃，充分供氧；在 $95\%O_2 + 5\%CO_2$ 气流下定时从肠管内外两侧取样，测定药物浓度的变化。此法因受组织活性的限制，实验操作时间不宜过长，通常要求在 5h 以内完成试验。

3. 外翻肠环法（everted gut rings）　将分离出的小肠段，用手术线系住一端，然后用一玻璃杆推动系线端穿过肠腔，小心将其翻转。横切肠段将其分割为小肠环。小肠环在含有药物并保证氧气充分的缓冲液中孵育一定的时间。孵育在水浴摇床中进行，可以对温度及缓冲液的搅动速度进行控制。用冰冷的缓冲液冲洗小肠环可以终止其对药物的摄取。将肠环取出，吸干，置于预先过秤的小瓶中称重，消化肠环，分析药物含量。其结果可表示为药物摄取量（吸收的药物含量/组织重量）。

像其他体外实验方法一样，组织活性是外翻环实验的关键问题。肠黏膜在孵育过程中，上皮细胞可能损伤，长时间的孵育可能导致上皮组织细胞的脱落，所以外翻环的孵育时间最好控制在 10min 以内。在肠环制备的过程中保持温度在 4℃，尽量减小孵育过程中对组织的损伤。

用外翻环法测得的药物摄取量与人体口服吸收线性相关，在适当条件下，使用外翻环模型测得的药物摄取量与药物生物利用度呈平行关系，且不受 pH 值、溶剂和肠道组织区段的影响。此方法可以从一段小肠组织中制备许多肠环，因此可以进行自身对照，也可进行同一实验动物小肠的不同节段的对照性研究。但组织活度、药物可能从浆膜或小环边缘摄取等影响因素限制了外翻环技术的使用范围。

4. 细胞培养模型（Caco-2 细胞系，Caco-2 cell line）　用于肠吸收研究的 Caco-2 细胞模型最早由 Borchardt 和 Workers 于 1989 年提出。该细胞系来源于人体结肠上皮癌细胞。Caco-2细胞在常规的细胞培养条件下，即可自发分化形成肠细胞样细胞。培养时置于 37℃，含 5% CO_2 供氧，90%相对湿度的环境中，培养基为 DMEM，其中含有 10%的胎牛血清，1%的非必需氨基酸，1%的 L-谷酰胺，85mg/L 的硫酸庆大霉素等。在形态学和生物学特性上，Caco-2 细胞单细胞层与小肠上皮细胞有许多类似性，如小肠上皮中多种的物质转运载体和肠黏膜中代谢酶在 Caco-2 细胞中均存在。已有许多研究表明药物在 Caco-2 单层细胞中的透过速率与人口服药物吸收速度呈良好的相关性。由于 Caco-2 细胞的这些特性，现已成为广泛用于小分子药物口服吸收研究的体外模型。

用 Caco-2 细胞单层作为体外吸收模型具有以下优点：①可作为研究药物吸收的快速筛选工具；②在细胞水平上研究药物在小肠黏膜中的吸收、转运和代谢；③可以同时研究药物对黏膜的毒性；④Caco-2 细胞能过度表达 P-糖蛋白，可用于研究 P-糖蛋白对药物肠道吸收的影响。⑤由于 Caco-2 细胞来源于人，不存在种属的差异性。

研究药物肠道吸收的离体方法较多，为了增加实验结果的可靠性，可同时用几种实验方法对同一药物进行研究，然后进行综合评价。

三、体内法

体内法（$in\ vivo$ experimental model）通常是在口服给药后，测定体内血药浓度或尿中原形药物排泄总量，计算药物动力学参数（如 C_{max}、t_{max}、$AUC_{0\to\infty}$ 或 X_u^∞），以此来评价药物的吸收速度和吸收程度。这些药动学参数不仅反映药物的吸收特征，也是药物在体内的 ADME 过程的综合反映。此外，利用血药浓度-时间曲线还可以计算吸收速度常数（k_a）与平均吸收时间（MAT）等参数，用以评价药物及其制剂的吸收特征。

第八节　非口服给药的吸收

一、注射给药

注射给药（parenteral administration）是临床上较常用的给药方式之一，具有起效迅速，生物利用度高，可避开胃肠道的影响等特点。适合于口服不吸收或在胃肠道降解的药物，以及不便于口服给药的患者。

（一）注射给药的吸收

注射给药后的吸收是指药物由注射部位向血液循环系统转运的过程。

1. 静脉注射　静脉注射（intravenous administration）为药物直接注入血液循环系统，不存在吸收过程，作用迅速，生物利用度为 100%。

2. 肌内注射　肌内注射（intramuscular administration）后，药物经注射部位血管吸收入血。肌肉组织内的血管十分丰富，一般认为药物吸收较完全。肌内注射给药起效速度仅次于静脉注射，且比静脉注射简便安全，比皮下注射刺激性小，因此应用较广。

3. 皮下与皮内注射　药物皮下注射后通过结缔组织扩散进入毛细血管吸收。但皮下组织血管较少，血流速度也比肌肉组织慢，故皮下注射后药物吸收较肌内注射慢，甚至比口服吸收还慢。需延长作用时间的药物可采用皮下注射，如治疗糖尿病的胰岛素等。皮内注射是将药物注入真皮内，此部位血管细小，药物吸收差，注射容量仅为 0.1～0.2ml，故一般不作为给药途径，而只在疾病诊断或过敏性试验时采用。

（二）影响注射给药吸收的因素

对于血管外注射的药物，其吸收程度与速度受机体生理因素、药物的理化性质和剂型因素影响，主要取决于药物的被动扩散速度与注射部位的血流。

1. 生理因素　注射部位局部的血流状态影响药物的吸收速度，血流丰富的部位吸收快。一般肌内注射的吸收速度是上臂三角肌＞大腿外侧肌＞臀大肌；皮下注射的吸收速度是大腿皮下＞上臂皮下＞腹部皮下。对于水溶性大分子药物或油溶液型注射剂，药物将部分或主要以淋巴系统吸收，故淋巴液的流速也会影响药物的吸收。肌内或皮下注射后，注射部位的按摩与热敷能促进药物的吸收。运动使血管扩张，血流加快，也能够促进药物吸收。

2. 药物的理化性质　肌内或皮下注射给药时，药物可通过组织液进入毛细血管或毛细淋巴管，究竟以何种途径吸收为主，主要取决于药物的分子量大小。分子量小的药物既能进入毛细血管，也能进入毛细淋巴管，由于血流量大大超过淋巴流量，故此时药物几乎全部由血管转运。当药物分子量大到难以通过毛细血管的内皮细胞膜和毛细血管壁上的微孔时，则主要通过淋巴途径吸收。如山梨醇铁（分子量约 5kDa）肌内注射后 50％～60％ 通过毛细血管吸收，16％ 通过淋巴吸收。药物的分子量愈大，通过淋巴途径吸收的比例将愈大。

非水溶剂注射液的溶剂被吸收或遇水性组织液析出沉淀时，药物的溶解度可能成为影响吸收的主要因素。

3. 剂型因素　药物从制剂中的释放可成为药物吸收的限速过程，各种注射剂中药物的释放速度按以下顺序排列：水溶液＞水混悬液＞油溶液＞O/W 型乳剂＞W/O 型乳剂＞油混悬液。

（1）溶液型注射剂　大部分注射剂是药物的水溶液，药物以分子或离子形式分散在水中，能与体液迅速混合并被快速吸收。以油为溶剂的溶液型注射剂，由于溶剂与组织液不相混溶，在注射部位扩散慢而少，在肌肉内可形成贮库而延缓吸收。药物从油相向水性组织液的分配过程是影响油溶液型注射液药物吸收的主要因素，主要与药物的溶解度与油/水分配系数有关，通常吸收速度常数与分配系数成反比。在水性注射液中加入高分子物质，可使得溶液黏度增加，药物向组织扩散的速度减慢，而产生延效作用。注射剂的 pH 值和渗透压亦会影响血管外注射药物的吸收。

（2）混悬型注射剂　混悬型注射剂注射后，药物需经历溶出与扩散过程才能吸收，因而吸收较慢。药物在组织液中的溶出是吸收的限速过程。药物的溶出速度及溶解度与粒子表面积成正比，因此药物的结晶状态与粒径大小将影响药物的吸收速度。混悬型注射剂中的助悬剂增加了注射液的黏度，降低了药物的溶出及扩散速度，从而可延缓药物的吸收。

（3）乳剂型注射剂　O/W 型乳剂的乳滴粒径大小为 $1\mu m$ 左右时，静脉注射后可被视为异物而被网状内皮系统的巨噬细胞所吞噬，使药物富集于单核吞噬细胞丰富的脏器，如肝、脾、肺、肾等，具有被动靶向作用。乳剂型注射剂肌内注射后，药物多通过淋巴系统转运，适用于淋巴病灶（如转移的恶性肿瘤）治疗和淋巴造影等。若乳剂中的药物在吸收的过程中需经油相向水相的转移，则乳剂型注射剂将如同油溶液型注射剂可产生长效作用。药物在油水两相中的量与药物的溶解度和分配系数有关。对于弱酸性或弱碱性药物，水相的 pH 值与药物的 pK_a 值将影响药物在油水两相中的相对量。

二、经皮给药

皮肤外用制剂如软膏剂、硬膏剂等主要用于皮肤表面，起保护皮肤、局部或全身治疗作用。经皮吸收作为全身给药的途径已有很多研究，中医特有的穴位透皮给药治疗全身疾病的历史已有数千年，其疗效已被临床肯定。经皮给药系统制剂多为贴剂或贴片，也有少数为软膏剂。

（一）皮肤的结构与药物的吸收

1. 皮肤的结构　皮肤由表皮和真皮构成，其中表皮从药剂学角度又可分为角质层和活性表皮层（图 2-15）。角质层与体外环境直接接触，由 10～20 层死亡的扁平角质细胞形成的层状结构，是药物渗透的主要屏障。角质细胞由大量蛋白质、非纤维蛋白和少量脂质相互镶嵌组成致密细胞膜，多层脂质和水构成细胞间质。

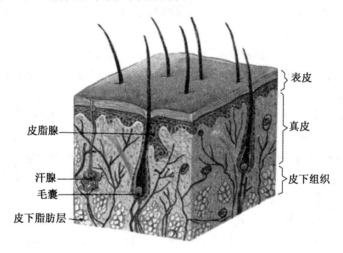

图 2-15　皮肤的构造

活性表皮处于角质层和真皮之间，系由活细胞组成，细胞膜具脂质双分子层结构，细胞内主要是水性蛋白质溶液，在某些情况下，这种水性环境可能成为脂溶性药物的渗透屏障。

表皮下方为真皮，由疏松结缔组织构成。毛发、毛囊、皮脂腺和汗腺等皮肤附属器分布于其中，并有丰富的血管和神经。这些系统与体内循环连接组成药物转运网络。一般认为，从表皮转运来的药物可以迅速从上述途径移除而不形成吸收屏障。

皮下组织是一种脂肪组织，分布有血液循环系统、汗腺和毛囊。与真皮组织类似，皮下组织一般不成为药物的吸收屏障。

毛发遍布整个身体表面，在大多数情况下不成为主要吸收途径，但大分子药物及离子型药物难以通过富含类脂的角质层，可能经由这些途径转运。

2. 药物在皮肤内的转运　药物应用到皮肤上后，首先从制剂中释放到皮肤表面，溶解的药物分配进入角质层，扩散通过角质层到达活性表皮的界面，再分配进入水性的活性表皮，继续扩散到达真皮，被毛细血管吸收进入血液循环。

（二）影响药物经皮渗透的因素

1. 生理因素 皮肤的渗透性是影响药物吸收的重要因素。皮肤的渗透性存在个体差异，动物种属、年龄、性别、用药部位和皮肤的状态都可能引起皮肤渗透性的差异。

药物经皮渗透速度随身体部位而异，这种差异主要是由于角质层厚度及皮肤附属器密度不同引起。身体各部位皮肤渗透性大小为阴囊＞耳后＞腋窝区＞头皮＞手臂＞腿部＞胸部。角质层厚度也与年龄、性别等多种因素有关。老人和男性的皮肤较儿童、妇女的渗透性低。药物经皮渗透的主要屏障来自角质层，在离体透皮实验中，将皮肤角质层剥除后，药物的渗透性可增加数十倍甚至数百倍。使角质层受损而削弱其屏障功能的任何因素均能加速药物的渗透。溃疡、破损或烧伤等创面上的渗透性可能增加数倍至数十倍。当皮肤上覆盖塑料薄膜或具有封闭作用的软膏后，水分和汗液在皮肤内积蓄，使角质层水化，细胞自身发生膨胀，结构的致密程度降低，药物渗透性增加，对水溶性药物的促渗作用较脂溶性药物显著。湿疹及一些皮肤炎症也会引起皮肤渗透性改变。某些皮肤病如硬皮病、老年角化病等则使皮肤角质层致密，可降低药物的渗透性。

药物在经皮吸收过程中可能会在皮肤内产生蓄积，蓄积的主要部位是角质层。药物可能与角质层中的角蛋白发生结合或吸附，亲脂性药物溶解在角质层中形成高浓度状态。这些蓄积作用使药物在皮肤内形成贮库，有利于皮肤疾病的治疗。

2. 药物的理化性质 对于经皮给药系统的候选药物，一般以剂量小、药理作用强者较为理想。角质层的结构限制了大分子药物渗透的可能性，分子量大于 600Da 的物质不能自由通过角质层。药物的熔点也能影响经皮渗透性能，低熔点的药物容易渗透通过皮肤。

一般而言，脂溶性药物，即油/水分配系数大的药物较水溶性药物或亲水性药物容易通过角质层屏障，但是脂溶性太强的药物也难以透过亲水性的活性表皮和真皮层，主要在角质层中蓄积。所以用于经皮吸收的药物最好在水相及油相中均有较大的溶解度。

3. 剂型因素 给药系统的剂型对药物的释放性能影响很大，药物从给药系统中释放越容易，则越有利于药物的经皮渗透。常用的经皮给药剂型有乳膏、凝胶、涂剂和透皮贴片等，药物从这些剂型中的释放往往有显著差异。一般说来，基质对药物的亲和力不应太大，否则将使药物难以转移到皮肤中，影响药物的吸收。

不同介质对药物亲和力不同，影响药物在给药系统与皮肤之间的分配。药物在介质中的溶解度大意味着药物与介质的亲和力大，使药物在皮肤与介质之间的分配系数降低，因而会降低透皮速度。

皮肤表面和给药系统内的 pH 能影响有机酸类和有机碱类药物的解离度，从而影响药物的透皮效果。皮肤可耐受 pH 值 5～9 的介质，药物的解离程度由药物的 pK_a 与介质的 pH 值决定，根据药物的 pK_a 值调节给药系统介质的 pH 值，提高分子型的比例，有利于提高渗透性。

药物通过皮肤的渗透是被动扩散过程，所以随着皮肤表面药物浓度的增加，渗透速度亦增大。药物透皮吸收的量与给药系统的表面积成正比，常用给药面积大小调节给药剂量。

一般情况下，除了少数剂量小和具有适宜溶解特性的小分子药物外，大多数药物的透皮速度均不能满足临床应用要求。因此，提高药物的透皮速率是经皮给药系统研究的重要工作。常用的透皮吸收促进剂有表面活性剂类（如聚山梨酯 80、十二烷基硫酸钠等）、二甲基亚砜及其类似物、氮酮类化合物（如月桂氮䓬酮）、醇类和脂肪酸类化合物、尿素、脂质体等。从中药中寻找透皮促进剂是目前的研究方向之一，烯萜类的中药促透剂多为挥发油成分，研究较多的有薄荷油、丁香油、桉叶油、冰片、樟脑等。研究表明丁香挥发油可使 5-氟尿嘧啶（5-FU）渗透量增加约 110 倍，丁香酚为 107 倍，两者均比月桂氮䓬酮（为 97 倍）促透效果好。烯萜类通过破坏角质层磷脂的氢键，扩大水性区域，建立药物通过的极性通道，对亲水、亲油性药物都有较好的促透效果。而且中药促透剂常具有促渗和治疗双重作用的特点，如薄荷类具有清凉、止痒功能；丁香和肉桂具有温中、散寒、止痛作用等。

（三）经皮吸收的研究方法

1. 体外法 采用离体皮肤进行经皮渗透研究，将皮肤夹在扩散池的供给室与接受室之间，药物应用于皮肤的角质层面，按一定时间间隔测定皮肤另一面接受介质中药物的浓度，计算药物通过单位面积皮肤的速度。常用的扩散池有单室扩散池、双室扩散池、流通扩散池和 Ussing 扩散池等。

2. 体内法 经皮给药系统应用于皮肤上后，间隔一定时间抽取血样，测定血药浓度，可得血药浓度-时间曲线，与静脉注射相等剂量后所得的血药浓度-时间曲线进行比较，可以求得经皮吸收的药物量。

三、肺部给药

肺部给药（pulmonary drug delivery）除用于肺部疾病的治疗外，药物也可以经肺泡吸收起全身治疗作用。对于口服给药在胃肠道易被破坏或具有较强肝首过效应的药物，肺部给药可显著提高生物利用度，并且吸收迅速，起效快。

肺部给药的剂型主要为气溶胶剂（aerosols），包括气雾剂、喷雾剂和粉末吸入剂。这些剂型主要经口腔给药，通过咽喉进入呼吸道的中、下部位。

（一）呼吸器官的结构与生理

人体的呼吸器官由鼻、咽、喉、气管、支气管、细支气管、终末细支气管、呼吸细支气管、肺泡管及肺泡囊组成。

肺泡是血液与气体进行交换的部位，肺泡是半球状囊泡，呈薄膜束状，由单层扁平上皮细胞构成，厚度仅 $0.1\sim0.5\mu m$，细胞间隙存在致密的毛细血管。肺泡腔至毛细血管腔间的距离仅约 $1\mu m$，是气体交换和药物吸收的良好场所。较大的肺泡表面积、丰富的毛细血管和极小的转运距离，决定了肺部给药的迅速吸收，而且吸收后的药物直接进入血液循环，不受肝首过效应的影响。

（二）影响肺部给药吸收的因素

1. 生理因素 肺部给药的药物首先要在肺部沉积，然后溶出发挥局部治疗作用或吸收进入体循环。粒子大小是决定肺沉积与治疗作用的关键因素。最适宜的空气动力学粒径应该在 $0.5\sim5\mu m$ 之间。大于 $5\mu m$ 的粒子难以到达肺泡，而小于 $0.5\mu m$ 的粒子虽能到达肺泡，但由于不能有效沉积，将随着呼气被呼出。

气管壁上的纤毛运动可使停留在该部位的异物在几小时内被排出。呼吸道越往下，纤毛运动越弱。药物到达肺深部的比例越高，被纤毛运动清除的量越小。

呼吸道的直径对药物粒子到达的部位有很大影响。随着支气管分支增加和气道方向改变，药物粒子向肺深部运动中，易因碰撞等原因而被截留。支气管病变的患者，腔道较正常人窄，更容易截留药物。使用治疗药物之前，先应用支气管扩张药，以提高药物的治疗作用。

患者使用气雾剂的方法，如气雾剂阀门掀压与呼吸的协调性、使用时呼吸的类型等，对药物的吸入量与吸入深度均有影响。通常药物粒子进入呼吸系统的量与呼吸量成正比，而与呼吸频率成反比。短而快的吸气使药物粒子停留在呼吸道的气管部位，而细而长的吸气可使药物到达肺深部如肺泡等部位。

覆盖在呼吸道黏膜上的黏液层是药物的吸收屏障之一。粉末状吸入剂中的药物需要首先溶解在黏液中，才能进一步完成吸收过程。黏稠的黏液层可能成为这些药物（特别是难溶性药物）吸收的限速过程。

2. 药物的理化性质　呼吸道上皮细胞为类脂膜，药物从肺部吸收以被动扩散过程为主。药物的脂溶性和油/水分配系数影响药物的吸收。水溶性化合物主要通过细胞旁路吸收，吸收较脂溶性药物慢，但水溶性药物在肺部的吸收比在小肠、直肠、鼻腔和颊黏膜要快。药物的分子量大小是影响肺部吸收的因素之一，小分子药物吸收快，大分子药物吸收相对慢。分子量小于 1kDa 时，对吸收速度的影响不明显。

由于肺泡壁很薄，细胞间存在较大的细孔，大分子药物可通过这些孔隙被吸收，也可先被肺泡中的巨噬细胞吞噬进入淋巴系统，再进入血液循环。肺部有可能成为一些水溶性大分子药物较好的给药部位，如胰岛素羟乙基淀粉微球经肺部吸入后在肺部分布良好、药效强、无副作用，在临床研究中受到患者认可。

3. 剂型因素　制剂的处方组成、给药装置的构造影响药物雾滴或粒子的大小、性质和喷出速度等，进而影响药物的吸收。采用抛射装置给药，药物在上呼吸道的损失大于 70%，甚至超过 90%。当使用干粉吸入器或雾化器给药时，药物经患者主动吸入，损失药量相对较少。长期以来，药物在进入肺部前沉积于喉咽部而造成损失，一直是困扰肺部给药的主要问题之一。

四、黏膜给药

黏膜给药（mucosal drug delivery）是指使用合适的载体将药物通过人体的一些黏膜部位，如鼻黏膜、口腔黏膜、眼黏膜、直肠黏膜及阴道黏膜，转运入体循环而起全身作用的给药方式。

黏膜给药方式因其使用方便，可避免肝脏的首过作用，以及通过特定区域黏膜吸收而具有一定的靶向作用等特点，近年来已引起人们的广泛关注和重视。黏膜给药大大拓宽了许多药物的给药途径，愈来愈多的药物被发现可通过黏膜吸收，特别是一些多肽、蛋白类大分子药物，如胰岛素在胃肠道中几乎不能吸收，但却可通过鼻黏膜、口腔黏膜吸收。许多口服生物利用度低的药物，过去只能采用注射途径给药。而现在通过黏膜给药也能较好地吸收。一些新型药用高分子材料的出现也促进了黏膜给药系统的发展。

（一）口腔黏膜给药

在黏膜给药中，口腔黏膜给药占有比较重要的地位，因为它与传统的口服给药有相似之处，服用方便，而且与鼻黏膜相比，口腔黏膜不易损伤，修复功能强。口腔黏膜薄，较皮肤更易为物质穿透。黏膜下有大量毛细血管汇总至颈内静脉，不经过肝脏而直达心脏。药物经口腔黏膜给药可发挥局部或全身治疗作用，局部作用剂型多为溶液型或混悬型漱口剂、气雾剂、膜剂、口腔片剂等，可用于治疗口腔溃疡、细菌或真菌感染，以及其他口腔科或牙科疾病。全身作用常采用舌下片、黏附片、贴片等剂型。

1. 口腔黏膜的结构与生理 口腔黏膜表面覆盖着复层鳞状上皮，一部分分化形成角质层，另一部分则为未角质化组织。角质化上皮构成口腔保护屏障，外来物质很难透过。龈、舌背、硬腭等与咀嚼功能有关的部位的黏膜会出现角质化。口腔不同部位因角质化程度不同，对药物的透过性也不同。一般认为其通透性依次为：舌下黏膜＞颊黏膜＞硬腭黏膜。

2. 影响口腔黏膜吸收的因素

（1）生理因素 口腔黏膜角质化上皮相对较薄，但其表面由 20 多层充满角蛋白结晶的鳞状上皮构成，细胞间通过纤维连接，形成了药物穿透屏障。口腔中非角质化上皮基底很薄，仅为 $100\mu m$。细胞间连接不紧密，活动性大，药物穿透能力大于角质化上皮。

一般认为，口腔黏膜吸收以被动扩散为主，低分子量的水溶性药物主要通过细胞间通道穿过口腔黏膜，由于口腔黏膜细胞间存在类脂质成分，一些脂溶性药物也能经细胞间透过黏膜吸收。低分子量的脂溶性药物可经细胞内通道被动扩散透过黏膜。

影响口腔黏膜给药制剂吸收的主要因素是唾液的冲洗和稀释作用。舌下片剂常因此保留时间很短，口腔其他部位的黏附制剂也可能因此改变释药速度，缩短释药维持时间。唾液分泌量的时间差异和个体差异对依赖于唾液释放的药物制剂影响很大，如缓控释制剂可能在清晨和熟睡时药物释放量发生很大变化（因为唾液分泌清晨最多，熟睡时最少）。此外，口腔中的酶会使一些化合物在口腔中代谢失活；口腔黏膜的物理损伤和炎症使其吸收增加；pH 值和渗透压也会影响药物的口腔吸收。

（2）药物的理化性质 药物的口腔吸收与药物本身的脂溶性、解离度和分子量大小密切相关。大多数弱酸和弱碱类药物能通过脂质膜吸收，它们的口腔黏膜吸收与其分配系数成正比，遵循 pH-分配假说。药物的分子型易透过口腔黏膜，离子型难以透过脂质膜（图 2-16）。亲水性药物的吸收速度取决于分子量大小，小于 $75\sim100Da$ 的小分子药物能够迅速透过口腔黏膜，分子量大于 2kDa 的药物，口腔黏膜渗透性能急剧

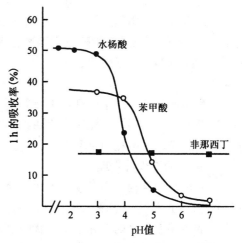

图 2-16 口腔黏膜吸收与药物解离度和溶液 pH 值的关系

下降。

（3）剂型因素　作为全身给药途径，舌下黏膜渗透能力强，药物吸收迅速，给药方便，许多口服肝首过效应强或在胃肠道中易降解的药物，如硝酸甘油、二硝酸异山梨酯等舌下给药后生物利用度显著提高。舌下给药的主要缺点是易受唾液冲洗与稀释作用影响，药物保留时间短，浓度降低快。药物在舌下仅能保留几分钟，因此舌下片剂要求药物溶出速度快、剂量小、作用强。目前舌下给药的制剂大多是为一些需迅速起效的脂溶性药物设计的，包括迅速崩解的片剂、软胶囊、喷雾剂等。

口腔局部作用的剂型同样易受唾液冲洗与稀释作用影响，这就要求药物能在较短时间内释放达到局部治疗浓度，或者能够在作用部位保持较长时间。例如利用羟丙甲纤维素及卡波姆等高分子材料制成黏膜贴附片剂，能够在较长时间释放甾体激素类抗炎药，用于治疗口腔溃疡效果良好。

颊黏膜表面积较大，渗透性比舌下黏膜差，一般药物的吸收与生物利用度不如舌下黏膜，制剂处方中常加入吸收促进剂。口腔黏膜吸收促进剂与透皮及其他一些黏膜吸收促进剂相似，常用的有金属离子螯合剂、脂肪酸、胆酸盐、表面活性剂、羧链孢酸、羧酸等。

3. 口腔黏膜给药的研究方法

（1）体外法　常用人或动物离体口腔黏膜扩散实验来研究药物吸收的机理及影响因素。猪和狗口腔黏膜组成与人的相似，且面积大，来源方便，故在体外研究中应用最多。研究装置同透皮吸收，可采用垂直或平行扩散池，也可采用 Ussing 池或流通扩散池。

（2）在体法　口腔灌流给药装置可用于口腔黏膜给药在体研究，它能够紧密固定在口腔黏膜给药部位，保持恒定的给药面积，药物溶液通过导管从体外进入灌流装置，直接与口腔黏膜接触，可避免口腔外环境的不利影响。药物吸收量可通过测定给药后血药浓度或灌流液中药物残留量而获得。

（二）鼻黏膜给药

药物通过鼻黏膜（nasal mucosa）给药多用于起局部作用，如杀菌、抗病毒、血管收缩、抗过敏等。鼻用制剂用于全身性治疗近年来逐渐为人们所重视，发展很迅速。许多分子量小于 1kDa 的药物鼻腔给药吸收迅速有效。某些多肽及蛋白质药物，在处方中加入吸收促进剂、酶抑制剂，或以生物黏附、生物降解性微球经鼻黏膜给药，均能达到较高的生物利用度。

鼻黏膜给药的优点主要有：①鼻黏膜内血管丰富，鼻黏膜渗透性高，有利于全身吸收；②可避开肝首过作用、消化道内代谢和药物在胃肠液中的降解；③吸收程度和速度有时可与静脉注射相当；④鼻腔内给药方便易行。

1. 鼻腔的结构与生理

（1）鼻腔的结构　鼻腔从鼻孔开始到鼻咽，鼻中隔将鼻腔分为结构相同的两部分（图2-17）。图中近鼻孔一端虚线标志鼻前庭的终点，斜线区域为嗅区，近鼻咽管一端的虚线为鼻中隔的后端点。鼻前庭和呈皱褶状的上、中、下鼻甲使鼻腔的空气通道呈弯曲状，空气流一进入鼻腔即受到阻挡改变方向。外界伴随空气流进入鼻腔的大粒子大部分沉积在鼻前庭，不可能被鼻腔吸收。

有些药物通过鼻腔给药后可能通过嗅区转运，绕过血脑屏障直接进入脑内。如左旋多巴、头孢氨苄和胰岛素样生长因子经鼻腔给药后，能够显著改善脑神经的功能。白芷乳剂鼻黏膜给药达峰时间快，且脑组织中白芷的有效成分欧前胡素和异欧前胡素含量较高，证实白芷乳剂鼻腔给药治疗偏头痛具有一定可行性。药理研究表明，中药开窍药对其他药物鼻腔吸收具有促进作用。冰片能使川芎嗪迅速进入脑组织，并使其在脑内的时间延长，可提高川芎嗪在脑内的生物利用度。

（2）鼻黏膜的生理特征 鼻腔主要吸收部位鼻中隔和鼻甲黏膜的表面覆盖着一层假复层纤毛柱状上皮细胞，其微纤毛结构可大大增加鼻腔有效吸收面积。鼻黏膜药物渗透性能高，黏膜下毛细血管丰富，吸收迅速。

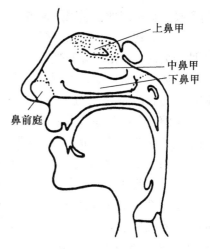

图 2-17 鼻腔构造图

同时药物由鼻腔毛细血管直接进入体循环，可避免肝脏的首过效应、胃肠道中的降解及代谢等作用的影响。

鼻腔表面覆盖着一层黏液，在纤毛的协调一致摆动作用下，黏液逐渐向鼻腔后方运动，最终或通过鼻咽管被吞咽进入胃部，或被排除出体外，起到清除异物和微生物，保护机体的作用，同时也缩短了药物与吸收表面的接触时间，影响药物的吸收与生物利用度。鼻腔黏液的黏度能够影响纤毛的正常功能，黏度过高或过低均不利于药物的吸收。

鼻腔黏液中的肽酶和蛋白水解酶是影响多肽蛋白质类药物鼻腔吸收的因素之一。黏液的pH 值为 5.6～6.5，是蛋白水解酶的最适 pH 值，若采用改变黏液 pH 值的方法来抑制蛋白水解酶的活性，有可能增大细菌感染的机会。

2. 影响鼻黏膜吸收的因素

（1）生理因素 鼻黏膜吸收存在经细胞的脂质通道和细胞间的水性孔道两种吸收途径。其中以脂质途径为主，脂溶性的药物易吸收，生物利用度一般可接近静脉注射。鼻黏膜上水性孔道分布比较丰富，许多亲水性药物或离子型药物从鼻黏膜吸收也比其他部位黏膜如小肠黏膜、阴道黏膜、直肠黏膜好。一些在胃肠道中难吸收的药物如磺苄西林、头孢唑林也可经鼻黏膜吸收，维生素 B_{12} 的鼻用凝胶剂比同剂量口服片剂的血药浓度高 8.4～10 倍。

鼻黏膜极薄，黏膜下毛细血管丰富，药物吸收后直接进入体循环，可避免肝脏的首过作用及药物在胃肠道中的降解。有些口服首过效应很强的药物如黄体酮经鼻黏膜给药生物利用度与静脉给药相当。但鼻腔的血液循环和分泌机制对外界影响或病理状况均很敏感，如外界温度、湿度变化，鼻腔息肉、慢性鼻炎引起的鼻甲肥大均会降低鼻腔吸收。萎缩性鼻炎、严重血管痉挛性鼻炎、过敏性鼻炎、感冒也能降低鼻腔吸收。

鼻黏膜纤毛的同步运动而清除外来异物的功能是维持鼻腔正常生理功能的基础。但对于鼻黏膜吸收制剂，这种清除作用可能缩短药物在鼻腔吸收部位的滞留时间，影响药物的生物利用度。此外，有些药物如盐酸普萘洛尔虽然鼻腔吸收良好，生物利用度与静脉注射相当，但其对鼻黏膜纤毛具有严重毒性，可使纤毛运动不可逆地停止，故不能经鼻黏膜给药。防腐剂和吸收促进剂如去氧胆酸钠也可影响纤毛的正常运动，处方设计时应注意。

（2）药物的理化性质　脂溶性大的药物鼻腔吸收迅速。现有 β-受体阻断剂类药物中，亲脂性最大的普萘洛尔鼻腔吸收最好，给药后几小时就能达到峰浓度。家兔在体灌流实验也表明，甾体激素黄体酮、睾酮和氢化可地松的吸收与其脂溶性成正比。巴比妥类鼻黏膜吸收也依赖于药物的油/水分配系数。

脂溶性药物的渗透系数随着药物分配系数增大而增加，提示鼻黏膜吸收主要途径仍为经细胞脂质膜的被动扩散。鼻黏膜吸收体内生物利用度实验表明，黄体酮羟基衍生物的亲水性增大，血药浓度-时间曲线的达峰时间 t_{max} 延长，吸收速度常数 k_a 减小，末端消除相斜率降低，提示吸收速度明显变慢。鼻黏膜吸收随药物脂溶性的变化比直肠和阴道黏膜更敏感。

亲水性药物的鼻腔吸收往往与其分子量密切相关，表明亲水性药物可通过鼻黏膜细胞间的水性孔道吸收。分子量小于 1kDa 的药物较易通过人和大鼠鼻黏膜吸收。分子量大于 1kDa 的药物鼻黏膜吸收明显降低。如分子量为 5.2kDa 的胰岛素，吸收量约为 15％，而分子量为 70kDa 的葡聚糖吸收量仅约为 3％。应用吸收促进剂后，即使分子量较大的药物亦可获得良好的鼻黏膜吸收生物利用度。

不溶性药物的粒子大小影响其在鼻黏膜的吸收。大于 $50\mu m$ 的粒子将沉积于鼻前庭，不能到达鼻黏膜主要吸收部位，小于 $2\mu m$ 的粒子则可能被气流带入肺部，也不能停留在鼻腔吸收部位。研究表明气雾剂中约有 60％粒径范围介于 $2\sim20\mu m$ 的粒子可分布在鼻腔吸收部位的前部，并能进一步经气流、纤毛或膜扩散作用进入吸收部位，使药物在转运过程中被鼻黏膜吸收。发挥局部作用如杀菌、抗病毒的药物气雾剂，为避免肺吸收，粒径应大于 $10\mu m$。

（3）剂型因素　鼻黏膜给药常采用溶液剂、混悬剂、凝胶剂、气雾剂、喷雾剂以及吸入剂等剂型，发挥局部或全身治疗作用。近年来生物黏附性微球和凝胶制剂在多肽及蛋白质给药方面取得一定进展。鼻腔气雾剂、喷雾剂和吸入剂在鼻腔中的弥散度和分布面较广泛，药物吸收快，生物利用度高，疗效一般优于同种药物的其他剂型。溶液剂在鼻腔中扩散速度较快，分布面积较大，药效也较好。混悬剂的作用与其粒子大小及其在鼻腔吸收部位中保留的位置和时间有关。

胰岛素鼻腔给药后 $5\sim10min$ 就可达到血药浓度峰值，可以作为皮下注射胰岛素的辅助方法。鼻腔对异物清除很快，液体和粉末在其中的滞留半衰期仅为 15min，因此增加多肽蛋白质类药物吸收的关键是延长药物在鼻黏膜的滞留时间，采用淀粉、壳聚糖、卡波姆等生物黏附性高分子材料制成的微球因黏性较大，能降低鼻腔纤毛的清除作用，延长与鼻黏膜接触时间，从而改善药物的吸收。3 种三七总皂苷（PHS）鼻腔用制剂（溶液剂、干粉剂、凝胶剂）经鼻腔给药进行比较发现利用羟丙基纤维素（HPC）作为黏附材料制成的凝胶剂经鼻腔给药后，PHS 的 2 种主要单体的生物利用度较高，且在给药 12h 后的血药浓度高于静脉注射。

为提高多肽蛋白质类药物的生物利用度，还可通过一些吸收促进剂来增加鼻黏膜的透过性。良好的鼻黏膜吸收促进剂应该对鼻黏膜刺激性小，吸收促进作用强，对鼻纤毛功能影响小，无毒副作用。近年来对鼻腔吸收促进剂研究较多，主要有胆酸盐、表面活性剂、螯合剂、脂肪酸、蛋白酶抑制剂等。应引起注意的是很多促进剂可能造成上皮细胞损伤。

3. 鼻黏膜吸收的研究方法

（1）体外法　目前常用与透皮研究类似的扩散池来研究药物的鼻黏膜渗透性能。一般采用家兔、绵羊、狗等较大型动物的离体鼻黏膜组织。

（2）在体法　大鼠是研究鼻黏膜给药的最理想模型动物。大鼠经麻醉后，插管至鼻腔后部，用黏合剂将鼻腔通向口腔的鼻腭通道封死，以防药液从鼻腔流入口腔。将药液泵入插管中，药物通过鼻腔吸收后经鼻孔流出。定时测定循环液中残留药物浓度，计算药物鼻黏膜吸收速度常数。在体法能够避免药物从口腔或其他途径吸收，结果准确可靠，是研究鼻黏膜吸收最常用的方法。对于非蛋白多肽药物而言，根据大鼠模型数据可较好地预测人体内吸收。

（3）体内法　体内法常在人体或大鼠、家兔、狗、绵羊、猴等动物体内进行。用注射器配合一根柔软的聚乙烯塑料管，将药液滴入鼻腔，取仰卧位 1min，定时采取血样，测定血药浓度，进行药物鼻黏膜吸收动力学研究以及生物利用度研究。

（三）直肠与阴道给药

药物直肠与阴道给药可用于局部治疗或全身作用，其优点为：药物可避免胃肠 pH 和酶的影响和破坏；适用于具有胃刺激性的药物；适用于口服给药困难或不能口服给药的患者。此外，直肠还可作为多肽蛋白质类药物的吸收部位。

1. 直肠的结构与药物的吸收　直肠黏膜（rectal mucosa）由上皮、黏膜固有层、黏膜肌层三部分构成。直肠黏膜上皮细胞下分布有许多淋巴结，黏膜固有层中分布有浅表小血管，黏膜肌层由平滑肌细胞组成，分布有较大血管。虽然直肠的血流供应较充分，但与小肠黏膜相比，吸收面积较小，药物吸收比较缓慢，故直肠不是药物吸收的主要部位。但有的药物也能在直肠较好地吸收，如镇痛药、抗癫痫药、镇静药、安定药、抗菌药、抗癌药物等。

药物经直肠吸收主要有两个途径：一条是通过直肠上静脉，经门静脉进入肝脏，在肝脏代谢后再转运至全身；另一条是通过直肠中、下静脉和肛门静脉进入下腔静脉，绕过肝脏而直接进入血液循环（图 2-18）。因此药物的直肠吸收与给药部位有关，栓剂引入直肠的深度愈小，栓剂中药物不经肝脏的量亦愈多，一般为总量的 50%～70%。栓剂距肛门口 2cm 处给药生物利用度远高于距肛门口 4cm 处给药。当栓剂距肛门口 6cm 处给药时，大部分药物经直肠上静脉进入门静脉-肝脏系统。

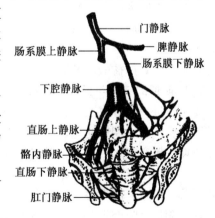

图 2-18　直肠给药的吸收途径

2. 影响直肠吸收的因素

（1）生理因素　直肠黏膜为类脂膜结构，药物主要通过类脂质途径透过直肠黏膜。直肠液 pH 值约为 7.3，体积一般只有 1～3ml，且无缓冲能力。直肠腔内的 pH 值可由内容物决定，若改变直肠黏膜表面的 pH 值，使未解离药物所占的比例增大，就有可能增加药物的吸收。一般空直肠比有粪便的直肠能更好地吸收药物。

（2）药物的理化性质　　直肠吸收主要适用于直肠能较多吸收并且无刺激性的药物。在直肠给药剂型中，溶液型灌肠剂比栓剂吸收迅速且完全。药物在栓剂中常以溶液或混悬状态分散在油脂性或水性基质中，除了基质本身的理化状态如熔点、溶解性能、油/水分配系数影响药物的释放与吸收外，药物在不同基质中的理化性质也能影响其释放与吸收。

药物从直肠中的吸收符合一级动力学过程，遵循 pH-分配假说。脂溶性和分配系数是药物吸收的决定因素。脂溶性好、非解离型药物能够迅速从直肠吸收，非脂溶性的、解离的药物不易吸收。

（2）剂型因素　　药物可以制成栓剂或灌肠剂直肠给药，栓剂作用时间一般比口服片剂长。不同溶解度的药物选择适宜类型的基质，可获得理想的吸收效果。水溶性药物混悬在油脂性基质中，或脂溶性较大的药物分散在水溶性基质中，由于药物与基质之间的亲和力弱，有利于药物的释放，且能够降低药物在基质中的残留量，可以获得较完全的释放与吸收。

栓剂的处方组成（主要是基质类型）对药物的生物利用度有很大影响。一般说栓剂中药物吸收的限速过程是基质中的药物释放到体液的速度，而不是药物在体液中溶解的速度。因此，药物从基质中释放得快，可产生较快而强烈的作用，反之则作用缓慢而持久。

水溶性基质如聚乙二醇（PEG）类，吸水后溶胀并溶解、分散在体液中，进而释放药物发挥作用。当水溶性药物在 PEG 中以溶液状态存在时，基质溶解的同时药物也很快释放。吸收的限速因素可能是药物向直肠黏膜转运的速度、药物在直肠水性介质中的扩散速度或直肠黏膜与直肠内容物之间的分配系数。

油脂性基质进入直肠后，在体温时能很快熔化，涂展在黏膜表面，增大药物与体液的接触面积。当药物以混悬状态存在于油脂性基质中时，脂溶性药物难以进入水相中，释放速度比较缓慢。

对于直肠吸收差的药物，如抗生素和多肽蛋白质类大分子药物，制成栓剂时可适当加入吸收促进剂。用作直肠吸收促进剂的物质有：①非离子型表面活性剂；②脂肪酸、脂肪醇和脂肪酸酯；③羧酸盐，如水杨酸钠、苯甲酸钠；④胆酸盐，如甘氨胆酸钠、牛磺胆酸钠；⑤氨基酸类，如盐酸赖氨酸；⑥环糊精及其衍生物等。

3. 阴道的结构与药物的吸收　　阴道黏膜（vaginal mucosa）由上皮和固有层组成。阴道上皮可以进一步分成上层、中层和基底层。在雌激素、孕激素等女性激素的调控下，人的阴道黏膜会产生周期性变化。这种变化与年龄、月经周期和妊娠等因素密切相关。在子宫内膜增殖期，雌激素水平升高会促使阴道上皮逐渐增生变厚，细胞间联结部位逐渐紧密，在增殖期末，上皮细胞之间相互黏着，细胞间孔道十分狭窄。而在黄体期，上层直至中层的细胞开始脱落，阴道表面失去结构的完整性，细胞间孔道变宽，上皮细胞变得松弛与多孔。更年期妇女的阴道黏膜变得非常薄，药物的渗透性能大大提高。妊娠期妇女的阴道血管增生，上皮增厚。

阴道血管分布丰富，血流经会阴静脉丛流向会阴静脉，最终进入下腔静脉，可绕过肝脏的首过作用。

4. 影响阴道黏膜吸收的因素

（1）生理因素　　阴道上皮具有多层细胞，形成了吸收屏障。除了剂量小、作用强的激素类药物外，一般药物很难从阴道吸收发挥全身作用。

阴道黏膜上皮受月经周期影响而发生的周期性变化对药物经阴道黏膜吸收有很大影响。脂溶性药物主要经细胞内通道，被动扩散通过细胞膜，对于水溶性药物则是细胞间膜孔通道起主要作用，因此亲水性药物吸收易受月经周期导致的阴道黏膜生理变化的影响，吸收波动性大，重现性差。

（2）剂型因素　阴道给药制剂多为局部作用，如阴道栓剂、膜剂、凝胶剂、泡腾片剂、气雾剂。常用于抗炎、杀菌、灭滴虫、杀精子等作用。制剂处方影响药物在阴道黏膜表面的药量和接触时间。普通片剂、凝胶剂和气雾剂受阴道自身清除功能的作用，很快就被排出体外。具有生物黏附作用的新型凝胶给药系统能够延长药物在吸收表面的滞留时间。由于阴道内液体量较少，欲经阴道给药后发挥全身作用的药物，特别是难溶性药物，吸收的限速过程是药物在阴道液体中的溶出速度。

（四）眼部给药

眼部给药（ophthalmic administration）主要用于发挥局部治疗作用，如缩瞳、散瞳、降低眼压、抗感染。常用制剂有各类灭菌的水溶液、水混悬液、油溶液、油混悬液、软膏、眼用膜剂等。眼部吸收主要包括药物在眼内各部位的透过性问题。

1. 眼的结构与生理　眼由眼睑、眼球、眼附属器三部分构成。

（1）眼睑　眼球外部被眼睑覆盖，眼睑的闭合起到保护眼球，协助泪液铺展和降低泪液蒸发等作用。

（2）眼球　眼球壁由三层同心膜组成（图 2-19），由外向内分别为纤维膜、血管膜、视网膜。

角膜位于眼球外层前约 1/5 部分，呈透明状，无血管，有丰富的神经末梢。外层后 4/5 部分为不透明的巩膜，含有少量血管。角膜与巩膜共同构成眼球的外层，起保护作用，是阻止微生物入侵的有效屏障。

中层为血管膜，由前向后分为虹膜、睫状体及脉络膜。瞳孔位于虹膜中心。

内层为视网膜，光线经角膜进入眼球，经折光装置折射落于视网膜上成像。折光装置由房水、晶状体和玻璃体组成。房水还具有转运营养物质和代谢物、为无血管的角膜提供营养的功能。

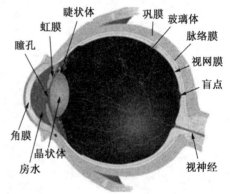

图 2-19　眼的结构图

（3）眼附属器　结膜覆盖着眼球前部除角膜以外的外表面，并与眼睑内表面相连。其上下翻转处构成结膜囊。滴眼液即滴于此处。依解剖位置结膜又分为球结膜、睑结膜和穹隆结膜三部分。结膜内血管和淋巴管分布丰富，药物通过结膜可吸收进入体循环。

2. 眼部给药吸收途径　药物在眼部的吸收分为角膜和非角膜吸收两个途径。角膜吸收一般是眼局部用药的有效吸收途径。而非角膜吸收则不利于药物进入房水，但却是药物经眼进入体循环的主要途径。非角膜吸收途径中药物在角膜-结膜缘被局部毛细血管吸收进入体循环。角膜透过性差的药物有明显的非角膜吸收，如菊粉、庆大霉素、前列腺素等都有明显的非角膜吸收。

3. 影响眼部吸收的因素

（1）生理因素　角膜吸收为大多数眼部用药所需的吸收机制。角膜厚度约为 $0.5\sim1$mm，主要由脂质结构的上皮、内皮及两层之间的亲水基质层组成。上皮和内皮的脂质含量为基质层的 100 倍，基质层主要由水化胶原构成，角膜组织实际上为脂质-水-脂质结构。角膜上皮对于大多数亲水性药物构成扩散限速屏障，亲脂性很高的药物则难以透过角膜基质层。因此药物分子必须具有适宜的亲水亲油性才能透过角膜。

药物滴入眼内后（一般滴眼剂每滴约 $50\sim70\mu$l），大部分溢出眼外，部分迅速（5min内）通过鼻泪管消除，只有少量药液能滞留于眼部（$7\sim30\mu$l）。随后泪液的产生（0.66μl/min）和稀释，还将使滞留药物的浓度下降。这些均不利于药物的眼部吸收。

（2）剂型因素　眼部给药量有限，且药物停留时间短，易流失，因而眼部用药生物利用度较低。增加滴眼剂黏度或应用软膏、膜剂等增加药物与角膜的接触时间，可有效地降低药物流失。为了提高生物利用度，还常需要使用渗透促进剂。眼渗透促进剂对刺激性要求较高。浓度为 0.5% 或低于 0.5% 的聚氧乙烯-9-月桂醇醚（BL-9）、聚氧乙烯-20-硬脂酰醚（Brij-78）等聚乙烯醚类非离子表面活性剂及烷基多糖能促进肽类药物的眼部吸收，且无刺激性。

第三章
药 物 的 分 布

第一节 概 述

药物的分布（distribution）是指药物由血管内给药或血管外给药吸收进入血液后，由血液循环系统运送至体内各脏器组织（包括作用和非作用部位）的过程。由于受到组织器官生理特性（如血流速度、血管通透性）和药物理化性质（如极性、分子量、血浆蛋白结合率）等因素的影响，药物在体内的分布一般是一个不均匀的动态平衡过程。

药物的体内分布不仅决定药物疗效，同时还关系到药物的安全性问题。药物作用的发生常依赖于药物分子能否到达作用部位（即靶部位），分布过程对药物作用的起始时间和作用强度都起着重要作用，而药物在非作用部位的分布与蓄积是导致其产生毒副作用的主要原因。因此，理想的药物制剂与给药方法是使药物能够选择性地分布于作用部位，并在必要的时间内维持一定的药物浓度，充分发挥作用后能迅速从体内消除；同时应尽量减少向非作用部位的分布，以降低毒副作用。这方面的典型例子是靶向给药系统以及病灶内局部给药方法等。

一、体液与药物分布

一般而言，药物吸收进入血液循环后可能会向体液的各个部分进行分布。人的体液由细胞内液和细胞外液组成，细胞外液包括血管内的血浆和血管外的组织间液（简称组织液）。以体重 60kg 成人为例，体液总体积约为 36L，其中血浆约 2.7L，组织液约 10.8L，细胞内液约 22.5L。以上可见血管以外的体液多达约 33L，说明药物在血管外的分布在药物体内过程中具有重要意义。

对于易透过所有细胞膜的药物可迅速分布于整个体液中，而对于易通过毛细血管内皮细胞但不能透过其他细胞膜的药物则分布于细胞外液中。有时，由于药物分子极性过强、流体动力学体积过大或具有高度的血浆蛋白结合率，静脉注射后药物难以转运出血管而主要存在于血液中。在药物分布的各种体液中，药物或以蛋白结合形式存在，或以游离形式存在，不同体液中的游离药物间存在转运平衡（图 3-1）。对于弱酸或弱碱性药物，药物的存在形式受药物的解离与非解离平衡状态的影响，这种平衡状态取决于体内环境 pH 值与药物的 pK_a 值。通常非解离型的亲脂性药物容易从组织间液透过细胞膜进入细胞内，而解离型的极性药物则难以透过细胞膜（图 3-2）。

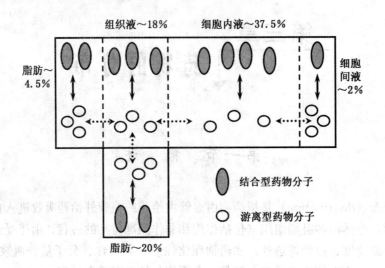

图 3-1　各体液占体重的百分数及药物在各体液的分布

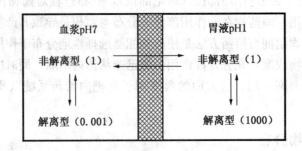

（假定只有非解离型可以透过生物膜）

图 3-2　有机碱（pK_a＝4）在胃液和血浆间的分配示意图

二、化学结构与药物分布

药物的分布还常常因化学结构的略微改变而出现显著变化，例如药物异构体在体内的分布常常具有显著差异。风湿性关节炎患者口服消旋布洛芬片剂 12h 后，血浆中 S(＋)-构型与 R(－)-构型比例为 7∶4，关节腔滑液中两者的比例约为 2∶1。布洛芬两种异构体的血浆蛋白结合能力不同，血浆与关节腔滑液中清蛋白比例不同是造成上述分布差异的主要原因。

又如戊巴比妥与硫喷妥仅仅因 2-C 上的结构不同（前者为＝C＝O 而后者为＝C＝S）而对脂肪组织的亲和力有明显不同，导致两者转运速度和作用时间长短也显著不同。硫喷妥对脂肪组织亲和力较大，静注给药后可迅速透过血-脑屏障而起效，但分布于脑内的硫喷妥又会迅速地转运回血液中，并快速向肌肉和脂肪组织中分布，故作用短暂（约 0.25h）。

三、药效与药物分布

作用部位的药物浓度受药物向各部位的转运速度、肝脏药物代谢速度、肾脏或/和胆汁排泄速度等因素的综合影响（图 3-3）。分布于作用部位的药物部分与受体结合而发挥药理作用，部分与非受体成分产生非特异性结合而贮留于局部，还有一部分以游离形式存在。作用部位与血浆中的游离型药物、作用部位的游离型与结合型药物之间均存在着动态平衡。因此，药物的作用强度和作用时间理论上取决于作用部位可与受体结合的药物的浓度（即游离药物浓度）。该浓度与血药浓度呈正比，故往往根据血药浓度来判断药效。但需要指出的是，作用部位的药物浓度与药效不一定都呈现正比关系，如单胺氧化酶和胆碱脂酶抑制剂必需在作用部位累积到一定浓度后才能产生药理效应，在此之前血药浓度与药理效应并无直接关系。

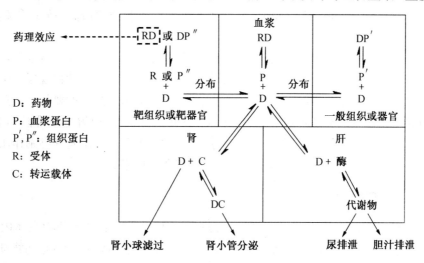

图 3-3 药物分布与药理效应的关系

药效的起始时间和强度受给药剂量及药物分布的影响，因此必须选择适宜的药物剂型与剂量，使药物在体内达到足够的血药浓度，并能以适宜速度将药物分布到作用部位。

四、药物的再分布与蓄积

药物在各组织器官的分布一般与各组织器官的血流灌注速度有关，对于血流灌注速度较快的组织器官（如肝、肾），药物分布至该组织器官后往往会经历再分布的过程，即随着血药浓度下降，药物从组织器官中转运至血液中，并再次分布、转运至血流灌注速度中等的组织（如肌肉）。随着时间推移，药物也逐渐分布于血流灌注速度较慢的组织（如脂肪）。当药物对某组织有特殊的亲和性时，该组织就可能成为药物贮库。此时，常可以看到药物从组织解脱回血液的速度慢于由血液进入组织的速度，连续用药时组织中的药物浓度有逐渐升高的趋势，这种现象称为蓄积（accumulation）。例如，碘可在甲状腺组织中蓄积，其浓度可比血液及其他组织高 1 万倍。氯喹在肝脏中的浓度可比血浆浓度高数百倍，汞、砷、锑等重金属易分布沉积于内脏组织细胞中（尤以肝、肾等器官为主），故发生药物中毒时这些器官常先受损害。具有高度亲脂性的药物容易从水性血浆环境中分布进入并蓄积于脂肪组织。由于脂肪组织中血液流量极低，药物蓄积发生得较慢。但一旦药物在脂肪组织中蓄积，其移出速度也非常慢，以至于当药物已从血液中消除，组织中的药物仍可滞留很长时间。有些药物能通过与组织蛋白或其他大分子结合而在组织中蓄积。例如，地高辛可与心脏组织的蛋白质结合；氯丙嗪可与皮肤和眼睛中的黑色素结合，服用后可出现视网膜色素症；四环素可与钙生成不溶性络合物，滞留在新生儿的牙齿和骨骼中，从而导致新生儿骨生长抑制以及牙齿变色和畸形。细胞内存在的蛋白质、脂肪和酶等，也能与药物发生可逆的非特异性结合，由于结合型药物不易透过细胞膜，故可导致药物在细胞内蓄积。在某些情况下，药物能够与特殊组织发生不可逆的结合，例如某些药物或代谢中间产物可与组织蛋白以共价键不可逆结合，这种结合也容易使药物在组织内蓄积。综上，药物蓄积的机制主要包括：①组织结合；②细胞内结合与代谢以及细胞内液 pH 值变化；③血管壁与组织细胞膜通透性差异；④载体中介转运；⑤细胞吞噬或胞饮作用等。

临床上有时有目的地利用药物的蓄积作用，使药物在体内逐渐达到有效浓度，同时由于药物蓄积部位可作为药物贮库，故可在较长时间内维持有效浓度。当蓄积现象发生于靶器官时，则呈现作用的持续性，药物作用持续时间比按血药消除速度推算的要长。但药物长时间滞留组织内的蓄积现象并不是所期望的。当反复用药时，由于体内解毒或排泄功能的改变，可使药物在体内蓄积过多而产生蓄积中毒。对肝、肾功能不健全的患者和毒副作用大（治疗窗窄）的药物，尤应留意药物的蓄积作用，以免造成严重后果。

五、表观分布容积

表观分布容积（apparent volume of distribution，V）是用来描述药物在体内分布状况的重要参数，是将血浆中的药物浓度与体内药量联系起来的比例常数，也是药物动力学的一个重要参数。它是指假设在药物充分分布的前提下，按照血浆中药物浓度（C）推算体内药物总量（D）在理论上应占有的体液总容积（式 3-1）。C 为血浆中游离药物和蛋白结合药物总浓度。若考虑体重对分布的影响，可计算单位体重的表观分布容积。

$$V(L) = \frac{D(mg)}{C(mg/L)} \tag{3-1}$$

对于静脉注射而言，体内药物量即为静注剂量 X_0，若给药后立即达到分布平衡，则可用初始血药浓度 C_0 来计算药物的表观分布容积，此时式 3-1 可改写为：

$$V = \frac{X_0}{C_0} \tag{3-2}$$

表观分布容积并不是体内药物分布的真实容积，也不具有生理学意义，它只是一种比例因素，是以某一参考隔室（通常是血液，因其易于取样分析）计算出来的表观容积。但表观分布容积是药物的特征常数，与药物的蛋白结合及药物在组织中的分布密切相关，能够反映出药物在体内分布的程度和某些特点。利用表观分布容积可以用血浆药物浓度求算出体内药物总量，或者利用其推算出要达到某一血浆有效浓度所需的药物剂量。了解药物的 V 值，对于药物传递系统（drug delivery system，DDS）的设计和研究开发具有重要意义。

伊文思蓝或吲哚花青绿等高分子物质静注给药后基本上仅分布在血浆中，故可用它们来估算血浆容积。溴或氯等离子能很快分布到细胞外液但很难通过细胞膜，可用它们来估算细胞外液。体液总容积则可以通过能很快分布到整个体液的物质（如重水、安替比林）来估算。

如果一些物质基本上不与血浆蛋白或组织相结合，则它们的 V 值应接近于其真实的分布容积，并且不可能超过总体液，但绝大多数药物不符合这种理想状态。多数药物或与血管内血浆蛋白，或与血管外组织，或与两者均有显著的结合。当药物主要与血浆蛋白结合时，其 V 值小于它们的真实分布容积；而当药物主要与血管外的组织结合时，其 V 值则大于它们的真实分布容积。药物 V 值的下限相当于血浆容积，而其上限可以远远超过总体液。从某一药物所求出的 V 值，通过与人的血浆量比较，可以了解药物的分布程度，亦可以用来推测该药物在体液中的分布量和组织摄取量。

药物在体内的分布大致可分为以下三种情况：

（1）组织中药物浓度与血液中药物浓度几乎相等的药物，即具有在各组织内均匀分布特征的药物。安替比林是这一类药物的代表，具有这种分布特点的药物，可用于测定体液总容积。

（2）组织中药物浓度比血液中药物浓度低，则 V 值将比该药实际分布容积小。亲水性药物或与血浆蛋白结合率高的药物，例如水杨酸、青霉素、磺胺等有机酸类药物，主要存在于血液中，不易进入细胞内或脂肪组织中，故它们的 V 值通常较小，大约为 $0.15\sim0.30\text{L/kg}$。

（3）组织中药物浓度高于血液中药物浓度时，V 值将比该药实际分布容积大。当药物在分布过程中除被动扩散外，还存在载体中介转运（包括促进扩散和主动转运）、膜动转运等特殊转运机制，或药物能与组织内成分结合时，药物的组织浓度即可能高于血药浓度。脂溶性药物易被细胞或脂肪组织摄取，血浆浓度较低，故其 V 值常超过体液总量，如地高辛的 V 值约 600L。当一种药物具有较大的 V 值时，此药物排出就慢，比那些不能分布到深部组织中的药物药效要强，毒性要大。

表 3-1 列举了一些具有不同表观分布容积的药物。

表 3-1　　　　　　　　　　一些常用药物在正常人体内的表观分布容积

表观分布容积（L/kg）	药物
0.05~0.1	肝素、胰岛素、生长激素
0.1~0.2	华法林、新诺明、优降糖、氨酰心安
0.2~0.4	筒箭毒碱、萘啶酸
0.4~0.7	茶碱、乙醇、新斯的明、苯妥英、安替比林
1~2	甲氨蝶呤、吲哚美辛、扑热息痛、安定、利多卡因
2~5	硝酸甘油、吗啡、心得安、地高辛、氯丙嗪
>10	去甲替林

注：血浆、细胞外液和总体液分别为 0.05、0.2 和 0.55L/kg 体重

第二节　影响药物分布的因素

药物向体内各脏器组织分布的速度和分布量受诸多因素影响，归纳起来可分为机体方面的生理解剖学因素与药物的理化性质因素两大类。其中脏器组织的血流灌注速度和药物的生物膜透过性是决定药物分布速度的重要因素，而分布量则主要取决于药物的分子量、脂溶性、pK_a 和蛋白结合率等。药物外泌转运载体（如 P-糖蛋白）的存在以及病人转运载体表达量和活性的遗传差异等也会显著地影响药物的分布。

一、影响药物分布速度的因素

药物由血液分布到各个脏器组织的过程可分为两步：第一步是药物随血流转运到各个脏器组织，第二步是药物透过毛细血管内皮细胞进入组织。对于亲脂性小分子药物，由于其容易透过生物膜，所以第一步是整个分布过程的限速步骤，而对于亲水性药物和大分子药物，情况则正好相反，第二步是限速步骤。因此，药物的分布属于透过限制型还是灌注限制型，取决于药物本身的性质。

（一）透过限制型分布

细胞膜将细胞内容物和细胞周围环境分隔开来，是细胞与外界进行物质交换的场所。未荷电的亲脂性小分子可溶于液态脂质膜中，容易透过细胞膜。极性小分子（如水、二氧化碳）则可通过膜孔转运的方式顺浓度差很快转运通过细胞膜。而绝大多数亲水性分子和大分子则难以透过细胞膜，透膜成为这类药物分布的限速步骤，分布平衡将率先在通透性较高的组织完成。即便这些组织的血流灌注速度较低，情况也是如此。例如，脑的血流灌注速度为 $0.5ml/(min \cdot ml)$（即每毫升脑组织每分钟流过的血量为 $0.5ml$），而肌肉为 $0.025ml/(min \cdot ml)$。但脑毛细血管内皮细胞间的紧密连接要比肌肉紧密得多，因此，亲脂性药物更容易在脑中快速达到分布平衡，而极性药物则更容易在肌肉中快速达到分布平衡。即使在同一个组织内，药物的分布情况也可能随区域而变化。例如在脑，药物分布入皮质要比分布入白质的速度快，这可能是由于皮质的血流灌注速度更快所致。

毛细血管的通透性因脏器不同而存在差异。根据毛细血管内皮细胞层与基膜的形态和连续性，毛细血管大致可分为连续型、有孔型和不连续型（窦状隙型），见图 3-4。

连续型毛细血管分布于结缔组织、肌肉组织、肺和中枢神经系统等处，特点为内皮细胞间有紧密连接结构，基膜完整。其中又以脑和脊髓的毛细血管内壁结构最为致密，极性药物很难透入。

有孔毛细血管主要存在于胃肠黏膜、某些内分泌腺和肾血管球等处，特点是内皮细胞不含核的部分很薄，有许多贯穿细胞的孔，孔的直径一般为 20～80nm。内皮细胞基底面有连续的基膜。许多器官的毛细血管的孔有厚 4～6nm 的隔膜封闭，但肾血管球内皮细胞的孔大多没有隔膜，可透过分子量高达 60～70kDa 的蛋白、25kDa 的聚乙烯吡咯烷酮、50kDa 的葡聚糖、30kDa 的聚乙二醇和 45kDa 的 N-(2-羟丙基)甲基丙烯酰胺。

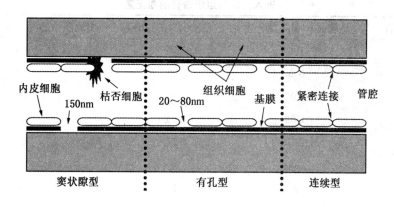

图 3-4　毛细血管的三种类型

窦状隙型毛细血管，管腔较大、形状不规则，主要分布于肝、脾、骨髓和一些内分泌腺中。血窦内皮细胞之间常有较大的间隙，故又称不连续毛细血管。不同器官内的血窦结构常有较大差别，某些内分泌腺的血窦，内皮细胞有孔，有连续的基膜；有些器官如肝的血窦，内皮细胞扁而薄，有许多大小不等的窗孔，形成筛样结构，细胞间隙较宽，基膜不连续或不存在，即使分子量较大的药物也比较容易通过。

（二）灌注限制型分布

对于绝大多数亲脂性小分子药物，其透膜速度是很快的，因此药物分布入脏器组织的速度主要取决于脏器组织的血流灌注速度。血流灌注速度常表示为单位体积组织单位时间内流过的血液体积，其值可高达 $10ml/(min \cdot ml)$ （肺），可低至 $0.02ml/(min \cdot ml)$ （骨）。每分钟由心脏输出的血液约 5.5L，在主动脉中血液流动的线速度为 300mm/s。在这种流速下，血液与药物溶液的混合可以说是瞬间完成的。各脏器组织的血流灌注速度有明显不同（表 3-2），按其大小大致可分为：①灌注速度较快的，如肺、肾、甲状腺和肾上腺等；②灌注速度中等的，如肝、心、脑和脾等；③灌注速度较慢的，如皮肤、脂肪组织、肌肉和骨等。

对属于灌注限制的分布，药物在脏器组织的分布量与药物的分配系数 K_P（K_P＝脏器组织药物浓度/脏器组织静脉血药浓度）和脏器组织的容积正相关，与脏器组织的血流速度负相关。需要注意的是，如果药物在一个脏器组织的分布时间较长，则当血药浓度下降时，该药物从该脏器组织重新分配回血液的时间也会较长。如果脏器组织动脉血药浓度恒定不变，脏器组织中的药物浓度将随时间递增，但根据 Fick's 扩散定律可知递增速度会随时间而减小。

二、影响药物分布程度的因素

影响药物在脏器组织分布程度的因素包括药物的分子量、脂溶性、pH-pK_a、蛋白结合率以及与组织的亲和力等。这些因素同时也会影响药物的分布速度。

表 3-2   进入人体各组织器官的血流量

组织或器官	占身体体积的百分数	占心输出量的百分数	血流灌注速度 [ml/(min·ml)]
肺	1.6	100	10
肾	0.5	22	4
甲状腺	0.03	1	2.4
肾上腺	0.03	0.2	1.2
肝	2.3	27	0.8
心	0.4	4	0.6
脑	2	14	0.5
脾	0.3	1.5	0.4
皮肤（冷天）	11	6	0.04
脂肪	20	4	0.03
肌肉（静息状态）	43	15	0.025
骨	16	5	0.02
整个身体	100	100	0.071

（一）药物的分子量

对于极性相近的药物分子，其通过细胞膜的扩散系数与分子量的平方根成反比。因此，尽管大分子的扩散速度较小分子慢，但由于绝大多数药物的分子量均在 200～1000Da 范围内，故分子量对绝大多数药物分布的影响是适度的。但当药物分子量大于 1000Da 时，其透过细胞膜的能力将变得有限。当分子半径增大至 3nm 时，其透过毛细血管壁的速度变得极慢（表 3-3）。

表 3-3   水溶性物质对肌肉毛细血管的透过性

物质	分子量（Da）	有效半径（nm）	扩散系数 水溶液中$(D)(cm^2/s) \times 10^5$	渗透系数 毛细血管$(P)^*$(cm/s)
水	18		3.20	3.70
尿素	60	0.16	1.95	1.83
葡萄糖	180	0.36	0.81	0.64
蔗糖	342	0.44	0.74	0.35
棉子糖	594	0.56	0.56	0.24
菊粉	5000	1.52	0.21	0.036
肌红蛋白	17000	1.9	0.15	0.005
血红蛋白	68000	3.1	0.094	0.001
血清蛋白	69000	3.2	0.085	<0.001

* 按 Fick 公式 $\frac{dm}{dt} = (C_1 - C_2) \times P$ 计算

（二）药物的脂溶性

药物与血浆蛋白结合的能力和透过生物膜的能力均与药物的脂溶性相关。若既无载体中介转运机制，也不能有效透过膜上的水性通道，药物要透过细胞膜需要有一定的脂溶性。对于弱酸或弱碱性药物，其非解离型的脂溶性远大于解离型，是透膜的有效形式。但需要注意的是，药物的脂溶性并非越强越好，脂溶性过强也会导致一些不利于药物透膜的因素出现，如溶解度过小；滞留于细胞膜的脂质双层内等。以口服给药为例，lgP 值 1～3 的药物最容易被吸收（P 为药物的油/水分配系数）。

（三）药物的 pK_a 与环境 pH

绝大多数药物都是弱酸或弱碱，有解离型（离子型）和非解离型（分子型）两种存在形式，其比例随存在环境的 pH 而改变。溶液 pH 和药物的酸解离常数的负对数值（pK_a）的关系可用 Henderson-Hasselbalch 方程表示（参见第二章）。

由于一般仅未解离的非极性药物分子才能够透过细胞膜，扩散平衡时，膜两侧的分子型药物的浓度应该是相同的。根据 pH 分配假说可知，若细胞膜两侧的 pH 不同，药物会累积在 pH 有利于药物发生解离的一侧。也就是说，碱性药物倾向于累积在 pH 值低于药物 pK_a 的组织中，而酸性药物则更多地分布于 pH 值较高的区域。即使是很小的 pH 差异，也会导致药物的不均匀分布。例如，在生理情况下细胞内液 pH 值约 7.0，细胞外液 pH 值约 7.4。由于弱酸性药物在偏碱的细胞外液中解离增多，不易进入细胞内，因此它们在细胞外液的浓度高于细胞内液。提高血液 pH 值可使弱酸性药物向细胞外转运；降低血液 pH 值则使其向细胞内浓集。在临床上给予碳酸氢钠使血浆及尿液碱化，既可促进巴比妥类弱酸性药物由脑组织向血浆转运，也可使肾小管重吸收减少，加速药物自尿排出，因此可以解救巴比妥类药物中毒。与弱酸性药物相反，弱碱性药物在正常生理情况下易进入细胞，在细胞内浓度较高。改变血液 pH 值也可相应改变其原有的分布特点。其他 pH 差异的情况还有脑脊液（pH 值 7.3）、乳汁（pH 值 6.5～6.8）、肾小管液（pH 值 5.0～8.0）与血浆（pH 值 7.4）、炎症组织（pH 值 6.0～7.0）、实性肿瘤（pH 值 6.5～7.2）与正常组织（pH 值 7.0～7.4）等。

（四）药物与血浆蛋白的结合

1. 蛋白结合与体内分布　药物与组织蛋白结合、溶解于脂肪组织、在组织中形成复合物、进入储存颗粒中或与组织特定部位结合等因素均会阻碍药物在体内的转运，从而导致药物在脏器组织和细胞的分布差异。而药物与血浆蛋白的结合，则是引起药物表观分布容积差异的主要原因之一。进入血液中的药物，部分被血细胞摄取，部分与血浆蛋白结合，其余以非结合的游离型状态存在；通常所说的药物血液浓度指后两者之和。因为只有呈非结合的游离型药物才能透过毛细血管壁，故与血浆蛋白高度结合的药物难于转运出血管，其表观分布容积较小；反之亦然。药物的蛋白结合不仅影响药物的体内分布，同时也影响药物的代谢与排泄。

药物在机体内除了与蛋白发生结合外，也会与体内的其他大分子物质如多糖、DNA 等形成药物-大分子复合物，但最常见的是蛋白结合，且主要是血浆蛋白结合。人血浆含有 60

多种蛋白质，其中与大多数药物结合有关的是以下 3 种蛋白质：白蛋白（albumin）、α_1-酸性糖蛋白（alpha acid glycoprotein）和脂蛋白（lipoprotein），它们的重要性质见表 3-4。白蛋白约占血浆蛋白总量的 50％，在药物蛋白结合中起主要作用。酸性药物主要与白蛋白结合，而碱性药物则主要与 α_1-酸性糖蛋白和脂蛋白结合。其他血浆蛋白质只与少数药物有特殊亲和性，如甾体激素、甲状腺素、胆固醇、维生素 A、维生素 D、维生素 E、维生素 K、铜、铁、锌等可与球蛋白结合。

表 3-4　　　　　　　　　　　与药物结合有关的血浆蛋白的主要性质

蛋白质	分子量（Da）	正常浓度范围	
		（g/L）	（mol/L）
白蛋白	65000	50～55	$(5\sim7.5)\times10^{-4}$
α_1-酸性糖蛋白	44000	0.4～1.0	$(0.9\sim2.2)\times10^{-5}$
脂蛋白	200000～3400000	可变化	

大多数药物与蛋白质的结合主要靠离子键、氢键、疏水作用力和范德华力等物理作用力，因此是可逆的，有饱和现象与竞争现象，并且游离型与结合型药物之间保持着动态平衡关系。根据质量作用定理，药物-血浆蛋白的可逆结合遵循以下平衡：

$$C_{\mathrm{u}} + 蛋白游离结合位点浓度 \underset{k_{-1}}{\overset{k_1}{\rightleftharpoons}} C_{\mathrm{b}} \tag{3-3}$$

$$K_{\mathrm{a}} = \frac{k_1}{k_{-1}} = \frac{1}{K_{\mathrm{d}}} \tag{3-4}$$

式中，C_{u} 和 C_{b} 分别为体系中未结合与结合的药物浓度；k_1 和 k_{-1} 分别为结合速率常数与解离速率常数，K_{a} 和 K_{d} 分别为药物-蛋白复合物结合常数与解离常数，分别反映药物与结合蛋白亲和力的大小。K_{a} 取值范围一般在 $0\sim10^7$ mmol/L 之间，K_{a} 值越大，药物与蛋白质结合能力越强。K_{a} 值在 $10^5\sim10^7$ mmol/L 属于高蛋白结合药物，这种药物在血浆中大部分以结合物形式存在，必须给予大剂量才能达到治疗所需的游离药物浓度；在 $10^2\sim10^4$ mmol/L 则属于低或中等蛋白结合药物，K_{a} 值接近于零表示没有蛋白结合能力。

如果简单假设每个蛋白分子含有 n 个相互独立、亲和力相当的结合位点，由配体与大分子表面之间的 Langmuir 吸附等温式可得药物的血浆蛋白结合率（f_{b}，即血浆中蛋白结合药物浓度与药物总浓度的比率）与游离药物浓度的关系式：

$$f_{\mathrm{b}} = \frac{nP \cdot K_{\mathrm{a}}}{1 + n \cdot P \cdot K_{\mathrm{a}} + K_{\mathrm{a}} C_{\mathrm{u}}} \tag{3-5}$$

式中 P 为未结合的蛋白浓度。一般情况下，蛋白远未被药物分子饱和，P 可近似认为等于体系中结合蛋白的总浓度。由式 3-5 可知，决定血浆蛋白结合的因素有游离药物浓度（C_{u}）、血浆蛋白的结合容量（nP）以及药物与蛋白的亲和力（K_{a}）。当满足 $C_{\mathrm{u}} \ll nP$ 或 $K_{\mathrm{a}} \cdot C_{\mathrm{u}} \ll 1$ 时，式 3-5 可简化为：

$$f_b = \frac{n \cdot P \cdot K_a}{1 + n \cdot P \cdot K_a} \tag{3-6}$$

此时，f_b 为一个与 K_a 正相关的常数，不随药物浓度而变化，K_a 愈大，f_b 愈趋向于 1，即药物愈趋向于全部以结合型存在。随着血浆中药物浓度的增加，蛋白结合将趋向于饱和，式 3-6 不再成立，f_b 随药物浓度增加而减小。此时，K_a 值愈高的药物，其游离型药物浓度随血浆药物浓度增加而显著增加（图 3-5），对这类药物，在使用时应充分考虑其安全性。因为当体内药物量较低时，它们大部分存在于血浆中，而当体内药量增加至某种程度时，血浆中药物占体内药量的比例急剧下降（图 3-6），即分布到组织的药量急剧增加。例如，当药物的 f_b 由 99％变成 98％时，游离药物的比例增加了 100％，组织中的药物浓度也将增加约 100％，这可引起临床效果的显著改变，或者引起毒副反应。所以，当应用保泰松等蛋白结合率高的药物时，不应用药过量使蛋白结合出现饱和，也不宜合用能与其发生蛋白竞争结合的药物，以避免因血浆蛋白结合率减少而导致药物分布发生急剧变化。

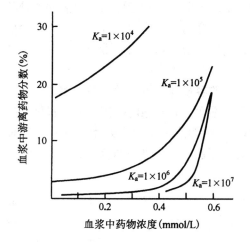

图 3-5 药物蛋白结合常数、血浆药物
浓度和血浆中游离药物分数的关系

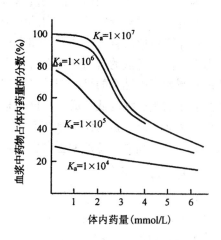

图 3-6 药物蛋白结合常数与血浆和
体内药量的关系

2. 蛋白结合与药效 除上述蛋白结合率高的药物用药时可能因多种因素导致药物分布明显变化外，药物与血浆蛋白结合不利的一面还在于结合后会影响药物的疗效，特别是对于蛋白结合率较高而临床又要求迅速起效的磺胺类和抗生素来说更是如此。如双氯青霉素等蛋白结合较强的青霉素类药物，当遇到血浆蛋白时，其抗菌效力显著降低，表现为最低抑菌浓度显著增加。磺胺类药物的蛋白结合率愈高，脑脊液中的药物浓度与血药浓度比值愈低（表3-5）。

当然，药物与血浆蛋白结合也存在有利的一面。例如，将药物与血浆蛋白的可逆性结合视为药物的一种贮存形式，能降低药物的分布与消除速度，从而延长药物作用时间；对某些毒副作用较大的药物来说，与血浆蛋白结合可起到减毒和保护机体的作用；对于多肽、蛋白类药物，可通过酰化结构中的氨基，增加与血浆蛋白的结合而显著延长其消除半衰期。

表 3-5　　　　　磺胺类药物的蛋白结合率与其脑脊液浓度的关系

药物	蛋白结合率（％）	脑脊液浓度/血浆浓度
氨苯磺胺（SN）	5～20	1
磺胺嘧啶（SD）	20～60	0.4～0.8
磺胺二甲嘧啶（SM$_2$）	60～80	0.3～0.8
磺胺异噁唑（SIZ）	60～80	0.3～0.5
磺胺-5-甲氧嘧啶（SMD）	75	0.3
磺胺甲噁唑（SMZ）	60～70	0.3～0.5

3. 影响蛋白结合的因素　药物与血浆蛋白的结合除受上述的给药剂量、药物与蛋白质的亲和力以及药物相互作用等因素影响外，还与种族差异、性别差异及机体的生理、病理状况等因素有关。各种动物的血浆蛋白对药物的亲和性不同，即药物的蛋白结合率因动物种类不同而异，故用动物实验中得到的结果来预测人体蛋白结合情况并不完全合适。性别也会引起药物血浆蛋白结合出现差异，如水杨酸的蛋白结合受白蛋白影响，而白蛋白的浓度女性高于男性，故水杨酸的蛋白结合率女性高于男性。相反，磺胺的蛋白结合率男性高于女性。年龄也是影响蛋白结合的另一个重要生理因素，因为血浆的容量及其组成随年龄而改变。如新生儿血浆白蛋白浓度低于成人，这也是小儿对药物较正常而成人敏感的原因之一。机体某些部位发生病变时，蛋白结合率也可能发生变化。如肝、肾功能不全者血浆蛋白含量往往偏低，炎症可引起血浆急性期蛋白变化，这些都会影响到药物的血浆蛋白结合率。

（五）药物与组织的亲和力

除血流灌注速度和血管透过性外，药物对不同组织的亲和力也是药物在体内选择性分布的重要原因之一。在体内，除血浆蛋白与药物会发生不同程度的结合外，其他组织细胞内存在的蛋白、脂肪、DNA、酶以及黏多糖等高分子物质，亦能与药物发生不同程度的非特异性结合。这种结合的原理与药物同血浆蛋白结合一样，也是可逆的，药物在组织与血液间仍保持着动态平衡关系。由于结合物不易或不能透过生物膜，故与组织成分高度结合的药物，其在组织中的浓度将高于其在血浆中游离药物的浓度。例如，碘在甲状腺组织中的浓度不但比血浆中的浓度高，而且比其他组织也高出 1 万倍，这种结合力的差异，使碘具有高度的选择性，故放射性碘适用于甲状腺功能诊断和治疗甲状腺功能亢进。

药物与组织的结合，也可以视为药物的一种储存现象。假如贮存部位也是药理作用的部位，就可能延长作用时间。但许多药物在体内大量分布与蓄积的组织，往往不是药物作用的靶位。例如脂肪组织是脂溶性药物的巨大储库，静脉注射麻醉药硫喷妥钠后有 70％分布到脂肪组织。

由于少数药物与组织间的相互作用很难可逆，甚至是不可逆的，使得其向组织外转运的速度很慢，在组织中可维持很长时间，如吩噻嗪、氯喹及砷沉积在头发中，四环素沉积在骨骼和牙齿中，其半衰期可达数月之久；一些多环类芳香族化合物如吩噻嗪和氯喹能与黑色素作用，引起视网膜病变，这些往往与药物的不良反应有关。

第三节 药物的淋巴系统转运

在大多数组织和器官中，除分布着血管系统外，还分布有淋巴系统。由于血流速度比淋巴流速快 500～1000 倍，故绝大多数的小分子药物主要通过血液循环转运。但毛细淋巴管内皮细胞间有较宽的间隙，基膜不连续，故通透性大，是脂肪、蛋白质、大分子药物和微粒等吸收和转运必须依赖的途径。此外，由于淋巴系统自身的生理病理特点，使得它在下述情况下也非常重要：①当淋巴系统成为病灶时（如传染病、炎症、癌转移等），必须将药物转运至淋巴系统；②口服或直肠给药的药物经淋巴系统吸收可避免肝的首过作用。

一、淋巴系统与药物转运

淋巴系统是循环系统的重要辅助部分，主要由淋巴管、淋巴器官（淋巴结、脾等）、淋巴液和淋巴组织组成。最细的淋巴管称为毛细淋巴管，其数目与毛细血管相近。小肠区的毛细淋巴管叫乳糜管。毛细淋巴管集合成淋巴管网，再汇合成淋巴管。全部淋巴管汇合成全身最大的两条淋巴导管，即左侧的胸导管和右侧的右淋巴导管，分别进入左、右锁骨下静脉。胸导管收集下半身和左上半身的淋巴，约占全身淋巴总量的 3/4。右淋巴导管收集右上半身的淋巴，约占全身淋巴总量的 1/4。图 3-7 为哺乳动物的血液与淋巴液循环关系图。

组织液进入淋巴管，即成为淋巴液。淋巴液每天的生成量约 2～4L，淋巴液的成分大致与组织液相近，除含蛋白质较少（2%～4%）外，也非常接近于血浆。机体不同部位淋巴管

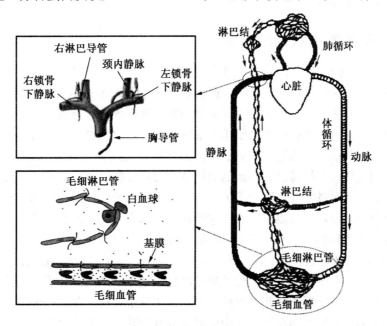

图 3-7 哺乳动物的血液循环与淋巴循环

内的淋巴成分不尽相同，在不同生理情况下，其成分也会有所变化，如肢体的淋巴亮而透明，含蛋白质约 0.5%；小肠淋巴管中的淋巴因含许多脂肪小滴而呈乳白色；源于肝脏的淋巴中含蛋白质约 6%。

淋巴管中有瓣膜，能防止淋巴倒流，故淋巴循环的一个重要特点是单向流动性。这种单向流动性保证了药物从组织间隙流向淋巴管最后进入静脉，因此淋巴循环不是真正意义上的循环。人的淋巴液流速约为 $1.0 \sim 1.6ml/(kg \cdot h)$，即每天约 $1 \sim 2L$ 淋巴液流入血液系统。在身体各部位淋巴回流的要道上都有淋巴结，它是淋巴液的过滤器，且多集合成群，起着控制淋巴液流的作用。淋巴结内的吞噬细胞还能吞噬微生物和异物，在机体免疫方面具有重要意义，癌细胞转移也主要通过淋巴结。

毛细淋巴管与毛细血管相比，管腔大而不规则，其管径粗细约为毛细血管的 $2 \sim 5$ 倍，甚至 10 倍；管壁薄，内皮细胞的边缘常重叠，无周细胞。毛细淋巴管没有基膜或基膜不连续，内皮细胞间有较宽的间隙，可达 $20 \sim 100nm$ 以上，约为毛细血管的 10 倍，有的间隙甚至大到数微米，可让直径 $1\mu m$ 的微粒通过（图 3-7）。当组织压升高（如在炎症状态下）时，毛细淋巴管处于开放状态。

药物经淋巴系统转运的方式，可随给药途径不同而有所差异。静注给药时药物全部进入血液，其后可通过末梢组织中的组织液向淋巴液转运；皮下注射、肌内注射以及其他组织间隙注射给药时，药物从组织液向该部位的血液和淋巴液转运，向这两个循环系统转运的比例主要取决于药物的流体动力学体积；口服给药时，若药物的脂溶性过大（如 lgP>5），则药物将主要随乳糜微粒吸收进入淋巴系统；直肠给药时，由于直肠特殊的生理与解剖结构，药物的淋巴系统吸收可能与血管吸收途径同等重要。下面将分别讨论药物从血液、组织液以及消化管向淋巴转运的情况。

二、药物从血液向淋巴液的转运

物质由毛细血管经组织间隙进入毛细淋巴管时，至少需要经过血管壁与淋巴管壁双重屏障，转运的方式主要为扩散（脂溶扩散、膜孔扩散及细胞间隙扩散），各组织中经毛细血管向毛细淋巴管转运药物的情况可因各组织血管与淋巴管系统的分布密度、构造以及孔径等不同而异。由于毛细血管壁的孔径明显小于毛细淋巴管壁，故毛细血管的通透性常常是这种转运的限速因素。毛细血管的通透性因脏器不同而存在较大差异（参见本章第二节），一般来说，药物从毛细血管向毛细淋巴管转运的速度依次为：肝脏>肠>颈部>皮肤>肌肉。不同药物在同一组织的转运量常与药物分子大小有关。药物分子体积越小，越容易转运，但由于转运过程属于被动转运，而且血流速度大大超过淋巴液流速度，因此，非大分子药物几乎全部由血管转运。任何组织当药物分子量从 20kDa（半径为 3.2nm）向 40kDa（半径为 4.9nm）过渡时，其从血浆转运到淋巴的量将急剧减小，从而可以推测血管壁上以半径 4nm 左右的细孔最多，尚有少数能容许大分子透过的比上述半径大 $4 \sim 19$ 倍的细孔存在。当然，偶尔也会出现淋巴液浓度高于血浆浓度的情况，例如氨苄青霉素在淋巴液中的最高浓度比血浆最高浓度高 1 倍；呋喃妥因在淋巴液中的最高浓度比其血浆浓度约高 2 倍。究其原因是由于这些药物能被肾小管主动分泌并被重吸收进入淋巴管所致。

三、药物从组织液向淋巴液的转运

当肌肉注射或皮下注射给药时，存在于组织间液的药物可吸收进入毛细血管，也可进入毛细淋巴管。药物经这两种途径转运的程度主要取决于药物的分子大小。小分子药物既可进入毛细淋巴管，也能进入血管和组织细胞中，但由于血液流速远大于淋巴流速（前者可以是后者的 500～1000 倍），故它们几乎全部由血管转运。随着药物分子量的增大，其透过血管的能力越来越差，经淋巴管转运的比例也就越来越大（表 3-6）。一般认为，分子量大于 5000Da 的物质，经淋巴管转运的选择性倾向较强。当然，由淋巴转运的大分子物质，若具有足够的稳定性，最后也将汇入血液中。

表 3-6　　　　　　　　动物（羊）皮下注射各种药物经淋巴转运的比例

药物	分子量（Da）	经淋巴转运的比例（%）
氟脱氧核糖尿苷	246.2	4
菊粉	5200	22
细胞色素 C	12300	39
重组干扰素 α-2a	19000	60

有时由于治疗需要，如当传染病、炎症、癌转移等使淋巴系统成为病灶时，必须提高药物的淋巴定向性，以便安全而有效地发挥药物的作用。提高药物淋巴靶向性的方法主要有：①将药物修饰成高分子前体药物或仍具有原来生物活性的高分子化合物，如氢氧化铁与右旋糖酐形成右旋糖酐铁等；②将药物包载于能扩散通过毛细淋巴管的微粒载药系统中，如脂质体、微粒、纳米粒、微乳等。

四、药物从消化管向淋巴液的转运

口服给药时，药物可以通过跨细胞膜途径、细胞间途径、囊泡转运和集合淋巴结的 M-细胞吸收入血液和淋巴液。

经跨细胞膜途径吸收的药物一般为亲脂性药物，若药物的 $\lg P_{(pH7.4)} > 5$，且在甘油三酯中的溶解度 $\geq 50mg/ml$ 时，则药物将主要随乳糜微粒吸收进入淋巴液，即药物的吸收过程与脂肪的吸收密切相关。具体过程如下：在小肠内，脂类的消化产物脂肪酸、甘油一酯等很快与胆汁中的胆盐、胆固醇和磷脂形成混合胶束，药物增溶于该胶束中，并与之一起扩散通过肠上皮细胞表面的不流动水层，透过微绒毛进入肠上皮细胞。进入肠上皮细胞内的短、中链脂肪酸进入门脉血管，而长链脂肪酸及甘油一酯则在滑面内质网重新合成甘油三酯，并与细胞中生成的载脂蛋白结合形成乳糜微粒。药物分配入乳糜微粒中，并与之一起胞吐进入毛细血管和毛细淋巴管共存的固有层。因粒径较大，乳糜微粒主要通过细胞间隙较宽的毛细淋巴管转运。当药物的 $\lg P < 5$ 时，药物一般以独立的形式扩散进入固有层，由于血液和淋巴两种循环流速的显著差异加上毛细血管和毛细淋巴管分布的差异，一般绝大多数（98% 以上）的药物将直接进入血液循环转运，只有很少一部分（2% 以下）药物进入淋巴管转运。

经细胞间途径吸收的药物一般为亲水性小分子药物，故扩散经过消化道上皮细胞后，也主要经血液循环系统转运。而经囊泡转运的物质一般为大分子或微粒，转运至固有层后，若药物仍为大分子形式或仍包载于微粒载药系统中，经淋巴管的转运可能成为药物转运的主要形式。M细胞主要存在于小肠下段，经M细胞吸收是口服给药所独有的一条吸收途径。因M细胞下面为淋巴滤泡结构，故经这条途径吸收的药物将直接进入淋巴循环系统。

第四节 药物的脑内分布

由于存在血脑屏障，药物在脑的分布情况常与脑的血流灌注速度极不相称，药物在血液和脑之间的转运与在其他组织的转运有所不同。

一、血脑屏障

血脑屏障是血液-组织屏障之一，按中枢神经系统的构造，包括以下三种屏障：①从血液中直接转运至脑组织时的血液-脑组织屏障；②从血液中转运至脑脊液时的血液-脑脊液屏障；③通过脑脊液转运至脑内时的脑脊液-脑组织屏障。对药物转运起屏障作用的主要是前两种。

血脑屏障的三种屏障中以血液-脑组织屏障的表面积最大，约为20m²，由脑毛细血管内皮细胞、基膜、周细胞、星形胶质细胞脚板和神经元构成（图3-8）。脑的毛细血管属连续

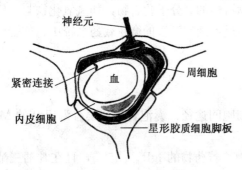

图3-8 血液-脑组织屏障

型，毛细血管内皮细胞无膜孔或膜孔少而小，内皮细胞之间以紧密连接封闭，细胞间隙极小，内皮外有基膜、周细胞及星形胶质细胞突起的脚板围绕。脑的毛细血管内皮细胞膜动转运能力很弱，在血液一侧的细胞膜上还存在外泌泵系统，这些都进一步增强了脑毛细血管的屏障功能。血管内注射辣根过氧化酶或金属镧、铁蛋白等示踪物质，均被内皮细胞阻挡，不能进入脑组织。故认为内皮细胞是构成血液-脑组织屏障的主要结构。

脑脊液主要由各个脑室内的脉络丛分泌，约占总量的60%，余下由脑毛细血管滤出产生。侧脑室内脉络丛较丰富，故产生脑脊液最多。脑脊液为无色透明的液体，含蛋白质很少，但有较高浓度的Na^+、K^+和Cl^-，并有少许脱落细胞和淋巴细胞，其pH值比血浆低0.1。成年男性约有100ml脑脊液，充满在脑室、脊髓中央管、蛛网膜下隙和血管周隙，起着保护、缓冲与维持颅内压的作用，并与脑组织的新陈代谢有关。脑脊液通过蛛网膜粒（蛛网膜突入颅静脉窦内的绒毛状突起）吸收入血。脉络丛上皮和脑血管不断产生脑脊液，又不断回流入血液，形成脑脊液循环，整个脑脊液约4～5h更新一次。血液-脑脊液屏障的表面积与血液-脑组织屏障相当，约为20m²，由两种上皮构成，即脉络丛上皮和脉络丛毛细血管内皮（图3-9）。脉络丛毛细血管不同于脑内毛细血

管，为有孔型，但膜孔上有薄隔膜封闭。脉络丛上皮细胞具有特殊载体系统，可选择性地转运某些物质，是血液-脑脊液屏障的主要结构。

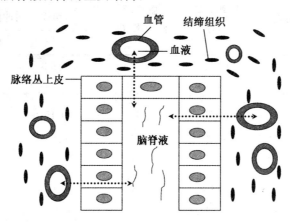

图 3-9 血液-脑脊液屏障

血脑屏障的生理意义在于：①使脑组织免受血浆成分和理化性质波动的影响；②可阻止血内有害物质进入脑，但营养物质和代谢产物可顺利通过，从而使中枢神经系统的内环境处于较稳定状态，以维持神经细胞的正常生理功能。对于药物而言，血脑屏障的存在往往使药物在脑内的浓度难以达到治疗所需浓度，给治疗脑部疾病带来困难。如许多抗生素类药物，尽管体外有很好的抗菌效果，但不能用于治疗脑部感染。

中枢神经系统疾病常引起血脑屏障结构和功能的剧烈变化。如新生儿核黄疸和血管性脑水肿，均可使脑毛细血管内皮细胞间紧密连接开放，屏障的通透性显著提高以致血浆白蛋白（分子量为 65000）这样的大分子物质都可通过屏障。严重脑损伤导致血脑屏障的严重破坏，使血清蛋白也可通过屏障进入脑组织。随着损伤的修复，大分子物质入脑首先停止。完全恢复后小分子物质交换加快现象也会消失，此时血脑屏障功能已经正常。电离辐射、激光和超声波等都可使血脑屏障的通透性增加。

二、药物从血液向中枢神经系统的转运

药物从血液向中枢神经系统转运的机制包括被动转运和载体中介转运等方式，但主要通过被动转运方式进行。

对于被动转运方式而言，药物的脂溶性（油/水分配系数）与解离度是影响转运的主要因素（表 3-7）。一般而言，药物亲脂性越强，越容易透过血脑屏障。如在 pH 为 7.4 的血浆中，弱酸性药物解离型占多数，而弱碱性药物非解离型占多数，故相对而言，弱碱性药物更易向脑脊液转运。除了药物在血液中的解离度和油/水分配系数外，药物与血浆蛋白结合程度也能在一定程度上影响血液-脑脊液间的药物分配，但药物亲脂性大小是药物能否透过血脑屏障的决定因素。吩噻嗪类安定药，例如丙嗪、氟丙嗪、氯丙嗪、氟吩嗪以及异丁嗪等均有很高的脂溶性，故均能迅速向脑内转运，而且由于可与脑组织成分产生非特异性结合，它们的脑内/血浆中的浓度比均显著大于1，油/水分配系数最大的氟丙嗪该比值甚至达到 28 以上。

表 3-7　　　　　　　药物理化性质与其向脑脊液转运能力的关系

药物	pK_a	非离子型（%）	血浆蛋白结合率（%）	分配系数（有机溶媒/pH7.4 缓冲液）		透过系数 P*（min^{-1}）
				庚烷	氯仿	
硫喷妥	7.6	61.3	75	0.95	102	0.50～0.69
苯胺	4.6	99.8	15	0.55	17	0.40～0.69
氨基比林	5.1	99.6	12	0.15	73	0.25～0.69
4-氨基安替比林	4.1	99.9	15	0.03	15	0.69
安替比林	1.4	＞99.9	2	0.04	28	0.12～0.21
乙酰苯胺	1.0	＞99.9	2	0.01	3.0	0.039
巴比妥	7.8	55.7～71.5	＜2	0.005	2.0	0.026～0.029
N-乙酰基-4-氨基安替比林	0.5	＞99.9	＜3	0.004	1.5	0.0051～0.012
水杨酸	3.0	0.004	40	0.001	0.2	0.003
5-硝基水杨酸	2.3	0.001	42			0.001
5-磺酰水杨酸	强酸	0	22			＜0.0001

* $P = -\dfrac{1}{t}\ln\left\{\dfrac{C_{pl} - C_{CSF}}{C_{pl}}\right\}$；式中 C_{pl} 为血浆中药物浓度，C_{CSF} 为脑脊液中药物浓度，t 为时间。

　　脑正常生理所需的各种营养物质可通过脑毛细血管壁上相应的载体中介转运系统转运入脑。目前已确定的载体系统有葡萄糖载体、中性氨基酸载体、碱性氨基酸载体、单羧酸载体、嘌呤核苷载体、嘌呤碱基载体、胆碱载体和谷氨酸盐载体等。若将药物设计成伪营养物（即结构与营养物质相似），则有可能利用载体中介转运系统转运入脑。由于载体的数目是有限的，因此利用该方法转运可能会影响营养物质的正常转运。

　　此外，在脑毛细血管壁上还存在许多肽受体系统，如胰岛素受体、胰岛素样生长因子受体、白细胞介素受体、乙酰化低密度脂蛋白受体、转铁蛋白受体、外源凝集素受体、阳离子化白蛋白受体以及白喉毒素受体等。用上述受体系统的配体来修饰药物或载药系统，即可利用这些受体中介转运系统实现药物的脑内分布。该方法具有较好的发展前景，特别是非内源性配体的选用，可避免对正常转运功能的影响。

　　血脑屏障与临床用药关系密切。如治疗中枢神经系统疾病时，常需要考虑血脑屏障的影响，应选用易通过血脑屏障的药物。如磺胺嘧啶比青霉素及其他磺胺药更易通过血脑屏障，故被选用于治疗化脓性脑膜炎。当需要使用较难通过血脑屏障的药物来治疗脑部疾病时，可选用下述方法来提高药物的疗效：

　　（1）将药物直接注射入脑脊液。该方法给予的药物多分布于脑表面，而难以分布于脑实质，故仅适用于脑表面疾病，如脑膜白血病、细菌性脑膜炎、病毒性脑膜炎、慢性疼痛和脊椎强直等。

（2）脑内埋植灌注泵或储库型植入制剂。该方法适用于局部给药，由于药物不能分布于整个脑实质，故不适用于在脑部广泛分布的疾病（如扩散型肿瘤、癌转移、癫痫等）。

（3）采取措施可逆地增加血脑屏障通透性。例如，先颈内动脉灌注高渗溶液（如 25% 甘露醇）20～30s 后再给药；或同时给予能可逆增加血管通透性的生化物质（如白三烯、缓激肽和组胺可选择性增加异常脑毛细血管通透性，而在正常血管中它们会被酶代谢而失活）。该方法的缺点有：①因血脑屏障通透性的增加往往是非选择性的，故血中有害成分也可能进入脑，造成神经元的不可逆损害；②可能造成脑微环境的紊乱；③用于脑肿瘤时，肿瘤细胞可能通过血扩散。因此该方法仅适用于危及生命的脑部疾病（如肿瘤）。

此外还应注意，血脑屏障在垂体后叶及其邻近的下丘脑第四脑室底部的极后区及松果体等部位存在漏洞。如去水吗啡虽不能穿透血脑屏障，却能到达极后区的催吐化学感受区而引起呕吐。新生儿血脑屏障发育不全，在用药时应谨慎，如吗啡可以进入婴儿脑组织引起呼吸中枢抑制或麻痹。

三、药物从中枢神经系统向血液的转运

从血液转运至脑内的药物，由于不存在从脑直接排出体外的途径，故必需先从中枢神经系统转运回到血液，才能通过体循环排出至体外。药物从中枢神经系统向血液的转运与药物在中枢神经系统的分布或蓄积有关，主要以滤过和主动转运两种机制进行，在此过程中起主要作用的是脑脊液和脉络丛。

药物从脑脊液向血液中排出主要通过蛛网膜绒毛滤过方式进行。蛛网膜绒毛具有较大孔隙，药物一般均能有效地通过这种孔隙滤过，甚至连菊粉、右旋糖酐和血浆蛋白之类的高分子物质也易通过。这种滤过的动力是脑脊液的流体静压，因此药物从脑脊液消除的速度由脑脊液的滤过速度决定。例如，戊巴比妥与碳酸酐酶抑制剂乙酰唑胺合用可使其催眠作用的时间延长，原因之一即为乙酰唑胺使脑脊液的流量减少，从而使戊巴比妥从脑内的消除减慢所致。

药物从脑内转运回血液的另一条途径是通过脑脊液经脉络丛的主动转运机制进入血液（图 3-9）。菊粉是分子量约 5000 的果聚糖，既不会与血浆蛋白结合，也无滤过之外的转运机制，常用于测定肾小球滤过率，也可作为测定脑脊液滤过的指标。一般来说，当某药物从脑脊液中消除的速度低于或等于菊粉时，多为被动转运；如比菊粉消除更快，则该药的转运机制除滤过外还可能存在主动转运。例如，碘离子、酚红、碘吡啦啥、对氨基马尿酸、青霉素类抗生素等酸性物质以及季铵盐类、N-甲基烟酰胺等碱性物质从脑脊液中的消除速度均比菊粉快。可见，这种主动转运也分为酸分泌与碱分泌两种不同的系统，并存在饱和与竞争抑制现象。

第五节　药物的胎儿内分布

孕妇用药具有特殊性，虽然在母体与胎儿血液之间存在着胎盘屏障，但某些药物能透过胎盘进入胎儿体内，并有引起胎儿中毒或致畸危险。据报道 92% 的孕妇至少用过一种药物，

有 4％的孕妇用过 10 种以上药物，约 2％的新生儿有各种各样的生理缺陷，这与妊娠期间滥用药物有关，因此孕妇用药应慎重。

一、胎盘的形态构造与血液循环

胎盘附着在子宫壁上，通过脐带和胎儿相连，是母体与胎儿之间进行物质交换的唯一器官，也具有重要的内分泌和屏障功能。它由两部分组成，一部分是母体子宫的底蜕膜，另一部分是胎儿的丛密绒毛膜（图 3-10）。

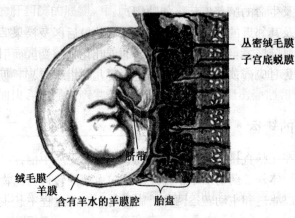

图 3-10　胎盘的形态结构

胎盘呈圆盘状，中央略厚、周边略薄，足月胎儿的胎盘直径约 15～20cm，平均厚约 2.5cm。胎盘的胎儿面光滑，表面覆有羊膜，中央（或略偏）有脐带相连。透过羊膜可见呈辐射状走行的脐血管分支，其分支进入绒毛。胎儿的丛密绒毛膜发出大约 60 个干绒毛，每个干绒毛又分出数个分支。干绒毛及其分支与母体底蜕膜之间的空隙称为绒毛间隙，充满着母体血液。

胎盘有母体和胎儿两套血液循环，两者的血液在各自的封闭管道内循环，互不相混，但可进行物质交换。母体动脉血携带营养物质和氧，经子宫螺旋动脉的开口流入绒毛间隙。在此，经绒毛内毛细血管吸收后，由脐静脉带入胎儿体内，胎儿体内的代谢产物和二氧化碳，由脐动脉经绒毛内毛细血管也排入绒毛间隙，再经子宫静脉的开口回流入母体。物质交换时，胎儿血液和母体血液之间只隔了一层很薄的结构，这就是胎盘膜。胎盘膜是一种选择性透过膜，营养物质、代谢废物、抗体蛋白等均可以定向通过，有些大分子物质，特别是有害物质、细菌、血细胞等一般不能通过。因此，胎盘膜又称胎盘屏障（placental barrier），如图 3-11 所示。其组成部分依次为：①绒毛表面的滋养层细胞及其基膜；②绒毛中轴的结缔组织；③绒毛内的毛细血管内皮及其基膜。其中滋养层细胞代谢旺盛并有着活跃的合成和转运功能。近年来研究发现滋养层细胞上也存在 P-糖蛋白的高度表达，对药物发挥逆向转运的作用，从而保护胎儿免遭外源性物质的作用。

二、胎盘的药物转运

进入母体循环系统的药物必需通过胎盘才能影响胎儿。药物通过胎盘的影响因素，主要有药物的理化性质（如脂溶性、解离度、分子量等）、药物的蛋白结合率、

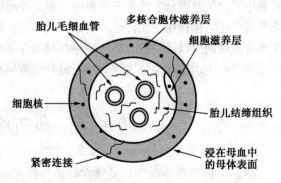

图 3-11　人胎盘绒毛横切图（胎盘屏障）

胎盘的功能状况（如胎盘血流量、生长状态等）以及药物在孕妇体内的分布特征等。在妊娠后期，绝大多数药物可通过胎盘到达胎儿体内。需指出的是，由于在研究药物通过胎盘时无法连续测定胎儿体内的药物浓度，故有关动力学数据极少，很多结论都是通过测定母血与脐静脉血中的药物浓度而得到的。

胎盘屏障是生物膜屏障之一，与血脑屏障类似，转运机制主要包括被动转运和载体中介转运。糖类一般通过促进扩散透入胎盘内，K^+、Na^+、氨基酸和嘧啶等化合物一般通过主动转运机制进入胎儿体内，而药物一般以被动转运方式通过胎盘。故非解离型药物脂溶性越大，越易透过。分子量 600 以下的药物，容易透过胎盘，分子量 1000 以上的水溶性药物则难以透过。脂溶性低或高度离子化的物质（如季铵盐类）转运极少。γ-球蛋白容易从母体进入胎儿，但白蛋白难以透入。随着妊娠的进行，胎儿生长逐渐达到高峰时期，胎盘活动能力亦相应增强，此时药物的转运作用亦加速。此外，药物的血浆蛋白结合率也能影响胎盘中药物透入，只有不与蛋白结合的游离型药物才能通过胎盘。

当孕妇患有严重感染、中毒或其他疾病时，可使胎盘屏障的正常功能受损，对药物的透过性也随之发生改变，甚至可使正常情况下不能渗透到胎儿体内的许多微生物和其他物质也能渗透进入胎儿体内。

三、胎儿血液循环与药物分布

胎儿血循环的基本特点是没有肺循环而存在胎儿血液循环，即静脉导管、卵圆孔和动脉导管（图 3-12）。富含营养物质和氧气的血液自胎盘经脐静脉进入胎儿体内，分为 3 支：一支直接进入肝脏，一支与门静脉汇合进入肝脏，此两支血液经肝静脉进入下腔静脉；另一支经胎儿独特的途径——静脉导管直接进入下腔静脉。进入右心房的下腔静脉血有来自脐静脉含氧量较高的血液，也有来自身体下半部含氧量低的血液。心房间隔卵圆孔正对着下腔静脉入口。下腔静脉入右心房的血流绝大部分经卵圆孔入左心房。而上腔静脉入右心房的血，经右心室进入肺动脉。由于肺循环压力较高，肺动脉血大部分经动脉导管入主动脉，仅有 1/3 的血经肺静脉入左心房，汇同卵圆孔进入左心房之血进入左心室再进入升主动脉，供应心、头部及上肢。左心室小部分血液进入降主动脉，汇同动脉导管进入之血液一起供应身体下半部，经腹下动脉通过两条脐动脉后再进入胎盘，与母血进行物质交换。由于胎儿循环的特点使胎儿体内无纯动脉血，而是动静脉混合血。进入肝、心、头部及上肢的血液更多来自脐静脉，含氧量较高及营养物质较丰富，而进入肺及身体下半部的血液较少来自脐静脉，含氧量较低及营养物质较少。

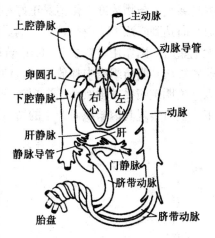

图 3-12 胎儿的血液循环

进入脐静脉的药物，由胎儿循环转运至胎儿体内各部分。由于母血和胎儿血液中药物蛋白结合率的差异、胎盘膜的透过性、胎儿循环的特点以及胎儿体内各组织屏障的成熟程度等原因，药物在胎儿与母体的分布是不同的，胎儿体内各部分的药物分布也有所差异。例如，将苯妥英钠连续注入母体达稳态后，发现胎儿血药浓度仅为母体的一半左右，这与胎儿血浆的总蛋白含量较母血低有关。此外，注射 1h 后，测得胎儿脑/肝的苯妥英钠浓度比为 0.6，而母体的这种比值仅为 0.4，可见药物较易进入胎儿脑内。实验证明，许多药物较易透过胎儿以及幼小动物的血脑屏障，而较难通过成年动物的血脑屏障。这是因为胎儿的脑组织，在形态学和功能等方面和其他组织相比均尚未成熟，血脑屏障还未完全形成，因此药物易于透入。如吗啡能迅速渗透至胎儿的中枢神经系统，并高度蓄积，故孕妇应禁用。硫喷妥钠、利多卡因以及氟烷等则较易在胎儿肝中蓄积，在用药时也应给予充分考虑。

第六节　药物的脂肪组织分布

药物在脂肪组织的分布对脂溶性高的药物具有重要意义。一般情况下，成人的脂肪组织占体重的 15%～30%，女性通常比男性高。脂肪组织中血管较少，血流灌注速度仅为 0.03ml/（min·ml），为血液循环最慢的组织之一，故通常物质向脂肪组织的转运较缓慢。影响药物在脂肪组织中分布的因素有药物的脂溶性、解离度和蛋白结合率等。对脂溶性药物，脂肪组织可起着大型"贮库"作用。药物在脂肪组织的分布和蓄积，影响着药物在体内其他组织的分布和作用，尤其是对于毒性较大的药物，脂肪组织的贮库作用如同药物与蛋白结合一样，不仅会影响药效的显现与持续作用时间，而且可以大大减轻药物可能引发的毒副作用。例如，脂溶性很高的麻醉药硫喷妥钠，静脉注射后首先分布到血流丰富且含脂质高的脑组织中，迅速产生麻醉作用，随后又向血流量少的脂肪组织转移。当给药剂量较小时，血药浓度会迅速下降并维持在有效浓度以下，故作用时间很短，病人迅速苏醒。与血液和中枢神经系统的药物浓度变化情况正好相反，脂肪中的药物浓度最初很低，但逐渐上升，给药后数小时达到峰浓度。因此，用小剂量的硫喷妥钠，其麻醉作用仅 5～20min 即消失；若用较大剂量时，则作用可持续 3～6h；若用小剂量连续多次给药也可产生持续的蓄积效果，通过药物缓缓从脂肪组织中释放出来，使血中和脑内浓度降低速度变慢，而延长麻醉作用时间。以上说明硫喷妥钠虽然是一个短效的麻醉药，但由于它可以蓄积在脂肪组织中，在一定剂量下，仍可表现其因蓄积而产生的持续作用。

第四章
药 物 代 谢

第一节　概　述

药物代谢（drug metabolism）亦称生物转化（biotransformation），是指药物在吸收过程中或进入体循环后，在体内各种酶以及体液环境作用下，其化学结构发生转变的过程。药物代谢通常是生成极性较大的代谢产物，便于排出体外，因此，药物代谢是药物的一种重要消除方式。也有一些药物的代谢产物其极性降低，如磺胺类的乙酰化产物或酚羟基的甲基化产物。

一、药物在体内的代谢部位

药物代谢主要在肝脏内进行，肝脏血流量大，肝细胞中含有丰富的药物代谢酶，因此肝脏是最重要的代谢器官。由于胃肠道是药物吸收进入体内的主要途径，胃肠道存在较多的分泌液和肠道菌丛，故胃肠道也是相当重要的药物代谢部位。另外，肾脏、肺和皮肤等也有较高的代谢活性。有些药物还可在脑、血液等部位进行代谢。

二、药物代谢对药理活性的影响

药物在体内的代谢和其药理作用密切相关，如果药物的代谢速度快，在体内很快被消除，疗效就不能持久或不能发挥应有的药效。多数药物代谢后其活性减弱或失去活性，但也有些药物经代谢转变成药理活性物质，如前体药物。药物代谢前后的药理活性变化主要有以下几种情况。

（一）代谢使药理活性消失或降低

1. 普鲁卡因　普鲁卡因为局部麻醉药，在体内被水解后，迅速失去活性。普鲁卡因在体内的代谢（水解）过程如下：

普鲁卡因　　　　　　　　　　　　　　　对-氨基苯甲酸

2. 维拉帕米　维拉帕米用于抗心律失常及抗心绞痛。该药物口服后在肝脏中酶的催化作用下迅速代谢，生成去甲基维拉帕米，该代谢物对心脏具有药理活性，但其活性较原药降低，仅为原药的 20%。维拉帕米的去甲基化过程如下：

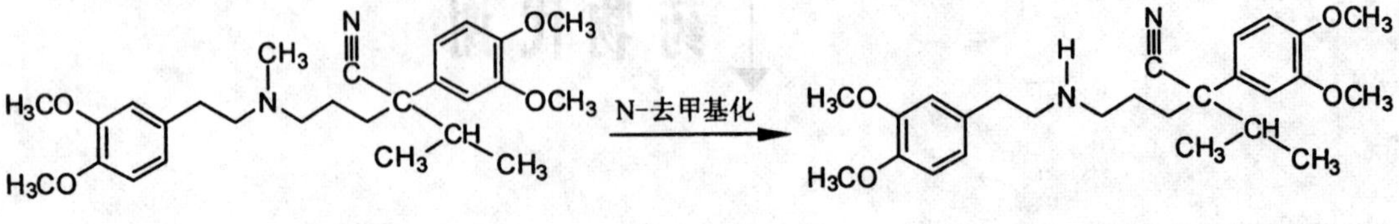

维拉帕米　　　　　　　　　　　　　　　　　　去甲基维拉帕米

（二）代谢使药理活性增强

药物代谢产物的药理活性比原形药物增强的典型例子是非那西丁。非那西丁在体内的主要代谢物为对-乙酰氨基酚（Ⅰ），部分代谢物为对-乙氧基苯胺（Ⅱ）；具有解热镇痛作用的成分为Ⅰ，Ⅱ则可能是形成高铁血红蛋白血症的物质。若Ⅰ在体内不经去乙酰化，其毒性小，解热作用也较强，可作为新的解热镇痛药应用。由于非那西丁对肾脏有毒性反应，因而被其活性代谢产物对-乙酰氨基酚所取代。非那西丁体内代谢途径及代谢产物如下：

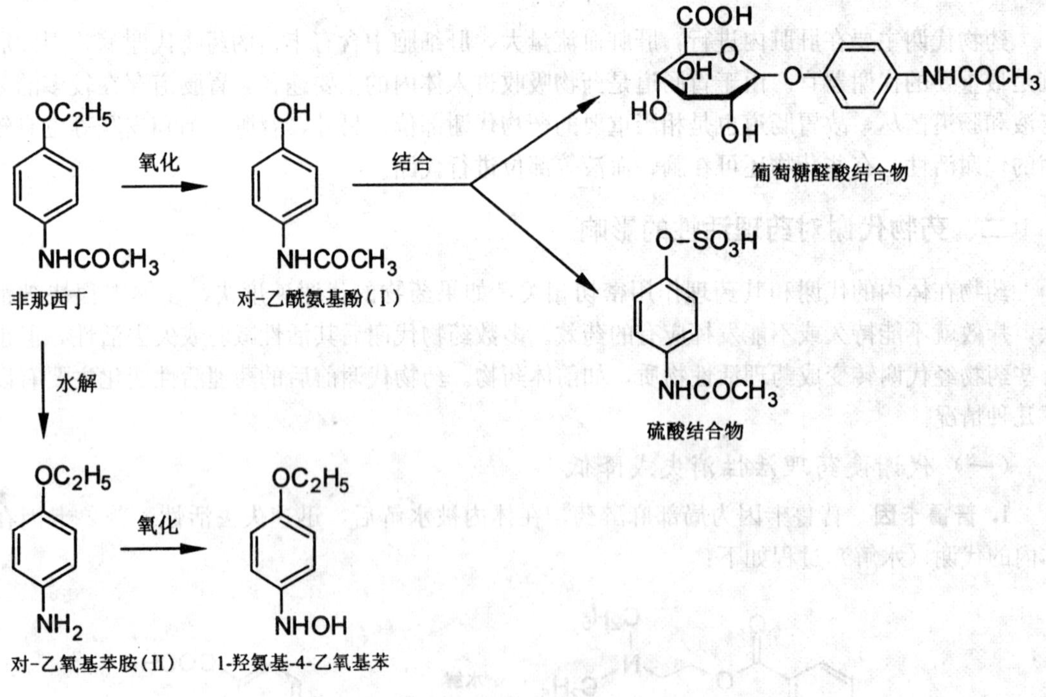

（三）代谢使药理作用激活

一些药物本身没有药理活性，但在体内经过代谢可转化为具有药理活性的物质。前体药物就是根据此种作用设计的，即将活性药物衍生化成药理惰性物质，该惰性物质能够在体内经代谢转化为母体药物而发挥治疗作用。例如前体药物环磷酰胺，其为氮芥的衍生物，在体外无抗肿瘤活性，在肝脏内经酶代谢并转化为磷酰胺氮芥而发挥作用。

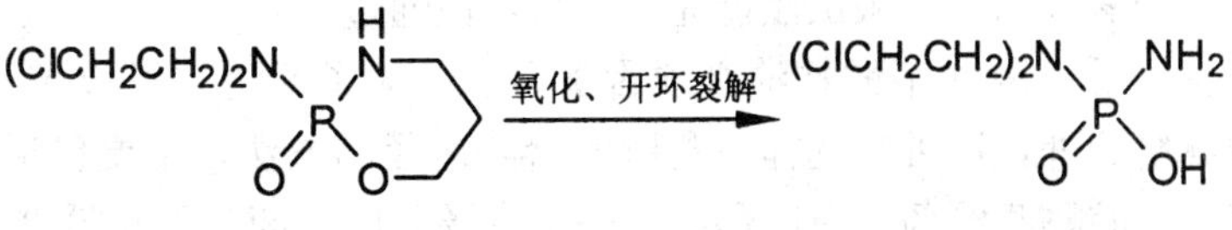

环磷酰胺   氧化、开环裂解   磷酰胺氮芥

磷酰胺氮芥具有抗肿瘤活性，但其既杀伤肿瘤细胞又损伤正常细胞，为了降低磷酰胺氮芥的毒副作用，故将其化学结构经过修饰制成了前体药物环磷酰胺。因此，当药理活性物质的药效学、毒理学性质以及吸收性能需要进一步改善时，如药物味道不佳、吸收不良、首过效应强、体内分布靶向性不强、缺乏作用选择性或毒副作用较大时，均可考虑制成前体药物。

（四）代谢使药理作用类型改变

有些药物经代谢后药理作用类型完全发生改变。例如药物可待因，本身具有镇咳作用，其代谢产物为吗啡，而吗啡具有镇痛作用，显然可待因在代谢前后药理活性完全不同。可待因在体内的代谢过程及其代谢产物如下：

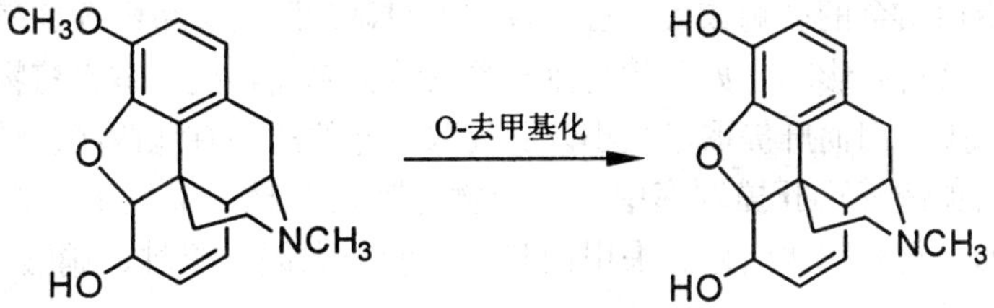

可待因   O-去甲基化   吗啡

（五）代谢产生毒性代谢物

有些药物经代谢后可产生毒性物质。如异烟肼在体内的代谢物乙酰肼可引起肝脏的损害。麻醉药物氟烷的中间代谢物三氟乙酰化物具有肝毒性，有时可引起严重的肝炎。农药对硫磷对人体的急性毒性也是其氧化代谢物对氧磷所引起的。

三、首过效应与肝提取率

药物的首过效应（first-pass effect），又称首过作用或第一关卡效应，是指药物被吸收至体循环之前发生代谢而失活的现象，包括消化道首过效应、肝首过效应和肺首过效应等。药物经口服后，在胃肠道吸收过程中有的药物被消化液或肠菌酶破坏，从而降低药效（如氯丙嗪、磺胺异噁唑等），即消化道首过效应；还有的药物通过肺时受到破坏，即肺首过效应；一般经胃肠道吸收的药物首先经门静脉进入肝脏，在肝脏内可能被药酶代谢，可能与组织成分结合，也可能随胆汁排出，最终导致血药浓度降低，药效也降低，即为肝脏首过效应，常见的药物有吗啡、可的松、利血平、异丙基肾上腺素、阿司匹林等。

大多数药物口服后会同时发生消化道和肝脏的双重首过效应。首过效应常使得药物的生物利用度明显降低，甚至有些药物由于首过效应强烈，被大部分代谢或几乎全部代谢，以致口服给药无效。如硝酸甘油，口服虽然能完全吸收，但通过肝脏时，90%被谷胱甘肽和有机硝酸酯还原酶系统灭活。因此硝酸甘油必须舌下含服。为了避免首过效应，提高生物利用度，除了采用静脉给药外，还可以选择一些新的给药途径和方法，主要包括透皮给药系统、黏膜给药系统（如口腔黏膜给药、鼻腔黏膜给药、直肠黏膜给药、眼黏膜给药）以及肺部给药系统等。

肝首过效应的强弱可通过肝提取率（extraction ratio，ER）反映，肝提取率是指药物通过肝脏从门静脉血清除的分数，通常用下式表示：

$$ER = \frac{C_A - C_V}{C_A} \tag{4-1}$$

式中 C_A 和 C_V 分别为进出肝脏的血中药物浓度。由式 4-1 明显看出 ER 介于 0~1 之间。当 $ER = 0.5$ 时，则表示药物从门静脉进入肝脏后有一半的剂量被消除，其余量$(1-ER)$通过肝脏进入大循环。ER 越大，肝首过效应越强。

肝提取率受多种因素的影响，具体包括肝血流量、药物与血浆蛋白结合、游离药物进入肝细胞、游离药物在肝细胞内代谢、肝细胞内游离药物进入胆汁等因素。研究表明，肝提取率高的药物，肝血流量是主要影响因素，首过效应显著；肝提取率低的药物，肝血流量影响不大，而受血浆蛋白结合的影响较大，首过效应不明显；肝提取率中等的药物，肝血流量和血浆蛋白结合率对其均有影响。如药物与血浆蛋白结合率高，血中游离药物减少，进入肝细胞及胆汁的药物减少，因而肝提取率减小。肝提取率低的药物有地西泮、洋地黄毒苷、异烟肼、保泰松、苯妥英钠等；肝提取率中等的药物有阿司匹林、奎尼丁、去郁敏、去甲替林等；肝提取率高的药物有阿普洛乐、去甲丙咪嗪、利多卡因、吗啡、硝酸甘油、普萘洛尔、哌替啶、水杨酰胺等。

四、药物代谢在药学研究中的应用

（一）药物代谢研究与创新药物设计

随着组合化学等高新技术的出现，大大地加快了候选化合物的出现速度，每年都有成千上万的新化合物需进行筛选。据文献报道，在体外药理试验具有高活性的候选化合物中，大约有 40% 进入临床试验后被淘汰。究其原因，可能是由于其吸收、分布、代谢与排泄过程对药效产生了影响，最终导致药物进入人体内无效或具有较大的毒性，因此，药物的代谢研究成为新药筛选的一个重要环节。在新药开发研究的早期即体外药效筛选阶段，进行药物的体外代谢研究，可为药学研究人员及时提供反馈信息，如候选化合物在体内可能的代谢物及其潜在的毒性、体内外是否同样有效等等，在此基础上选择具有较佳的药动学和药理学性质的候选化合物作进一步的研究。

通过代谢研究发现新药，多是通过对先导化合物（已明确有一定活性的化合物）进行结构改造以增加疗效或减弱毒副作用。因此，一般可以通过直接合成或修饰有效代谢物，或制备成前体药物，成功的例子如对乙酰氨基酚（非那西丁在体内的有效代谢物）、环磷酰胺

（前体药物）等。

（二）药物代谢与药物的毒性评价

药物的毒性可能是由其母体药物产生，也可能是由其毒性代谢物产生。一个药物在获准上市前必须对其毒性进行全面的评价。但由于伦理道德方面的原因，无法进行人体毒性试验，一般是在实验动物体内进行毒性试验和研究。药物的毒性研究结果表明，药物所产生的毒性具有种属依赖性，即一个药物在不同种属间的毒性是不同的，这种差异有量的差异和质的差异。许多药物的毒性是由其毒性代谢物所产生的，由于药物代谢存在种属差异，这样就会导致同一种药物在动物和动物之间、动物和人之间毒性试验结果并不完全一致。因此，了解药物代谢的种属差异及其机制，将有助于解释和预测某一药物在体内的毒性或潜在的毒性，并确定选择何种动物进行毒性研究。在新药开发研究的早期进行体外代谢研究可以获知药物在实验动物和人之间的代谢途径及差异，为毒性研究提供重要的信息，通过比较人和实验动物的代谢差异，为毒性研究的实验动物选择提供依据，即尽可能选择与人代谢相近的实验动物进行毒性研究。毒性试验的动物选择不当，就可能对药物的毒性作出错误的评价。如腈美克松（ciamexon）在小鼠体内可形成细胞毒性代谢物，而在大鼠和人体内则无此代谢物，故不宜用小鼠进行毒性研究。

（三）药物代谢与给药途径设计

考察吸收部位以及吸收过程中是否发生较强的代谢可以确定合理的给药途径。如口服给药时考察药物在胃肠道、肝脏的代谢情况；透皮给药时可考察药物在皮肤黏膜的代谢情况。在新药开发中，许多候选化合物体外试验表明药理活性很高，但口服给药时整体试验活性很低或无活性，其原因在于胃肠道的首过效应或肝脏的首过效应。目前已知天然产物（或中药）中许多糖苷类化合物口服被肠内细菌转化，如甘草甜素、人参皂苷、柴胡皂苷、环烯醚萜、紫草素等。将药物化学结构修饰为前体药物或改变给药途径，是解决问题的方法。

（四）药物代谢与临床合理用药

在疾病治疗过程中为了保证用药的安全性和有效性，药物在体内往往要达到有效血药浓度或组织药物浓度，这就要求恰当地掌握给药剂量及给药间隔。然而由于不同病人药物的分布、代谢及排泄速度存在明显的个体差异，故给药剂量与给药间隔也应因人而异。现已证明，人群中药物代谢的个体差异是十分明显的，这种个体差异性还随着药物本身特性的不同而异。当给予相同剂量的同种药物时，常可因人而异出现药理效应的显著不同。例如给予异烟肼后，白种人中常出现多发性神经炎，而黄种人极少见。这种现象与遗传学特征有关，白种人中乙酰转移酶的活性较低者比较多见，而这种现象黄种人极其少见。

临床经常会出现联合用药的情况，联合用药时必须考虑药物之间是否存在相互作用。药物在体内消除有多种代谢酶和转运体参与，因此很可能被合用药物诱导或抑制，或影响其他药物的代谢和转运。代谢性药物-药物相互作用能引起显著的变化，如特非那定与酮康唑合用时，酮康唑可以显著地抑制特非那定的代谢，造成特非那定的血药浓度显著升高，可引起致命的室性心律失常。对于那些治疗窗窄的药物如抗凝药、抗抑郁药和心脑血管药物在联合用药时尤其要注意。

第二节　药物代谢反应与代谢酶

一、药物代谢反应

药物代谢或药物的生物转化，比一般条件下的化学反应更具有特殊性，其反应途径和反应产物多数涉及生物化学反应机制和化学生物学的内容。药物代谢通常分为第一相反应和第二相反应，亦称为第一相代谢和第二相代谢。第一相反应是引入官能团的反应过程，包括氧化、还原和水解反应，多数脂溶性药物经过第一相反应生成极性基团。第二相反应是指药物中的极性基团或由第一相反应生成的代谢产物结构中的极性基团与机体内源性物质反应生成结合物的过程，亦即结合反应。某些药物经第一相反应后，生成代谢产物的水溶性已足以使之排泄，则不发生第二相反应，如杜冷丁变为哌啶酸。也有的药物只进行结合反应，然后由肾脏排泄，如甲丙氨酯直接与葡萄糖醛酸结合。当然也有不少药物不经代谢以原形排泄。

（一）第一相反应

1. 氧化反应　氧化反应是药物代谢中最常见、最重要的反应。某些氧化反应由线粒体和细胞质中的脱氢酶或氧化酶催化，而大部分氧化反应是由肝脏微粒体单加氧酶末端的 CYP450 催化。氧化反应的常见类型及反应式见表 4-1。

2. 还原反应　多数还原反应在微粒体中进行，需要还原型磷酸烟酰胺腺嘌呤二核苷酸（NADPH），通常可被氧抑制。还原反应的主要类型及反应式见表 4-2。

3. 水解反应　水解反应在酯酶、酰胺酶等酶系统的催化作用下进行。水解反应的主要类型及反应式见表 4-3。

（二）第二相反应

第二相反应亦即结合反应，原形药物或者经过第一相代谢后的产物，可与正常机体内的某些成分发生结合，生成的结合物水溶性增加有利于向体外排泄。结合反应由体内的活性供体提供结合基团，在体内各种非特异性酶的催化作用下与相应的药物官能团发生结合。结合反应的主要类型、活性供体、转移酶和结合的官能团见表 4-4。

在结合反应中，葡萄糖醛酸结合是最重要的结合反应。葡萄糖醛酸具有羧基（$pK_a = 3.2$）和多个羟基，因此结合产物水溶性较强。凡含有 $-OH$，$-COOH$，$-NH_2$，或 $-SH$ 的化合物，均可与葡萄糖醛酸结合，生成醚型、酯型、N-型或 S-型葡萄糖醛酸苷，反应式如下：

葡萄糖醛酸　　　　　　　　　　　　　葡萄糖醛酸苷

表 4-1 　　　　　　　　　　氧化反应的常见类型及反应式

类型	反应式	药物举例
芳香环氧化	$Ar-H \longrightarrow Ar-OH$	水杨酸、乙酰苯胺
饱和烃氧化	$CH_3-CH_2-CH_2-R \longrightarrow HO-CH_2-CH_2-R + CH_3-\underset{OH}{CH}-CH_2-R$	巴比妥、苯巴比妥
O-脱烃基	$R_1-O\dashv R_2 \longrightarrow R_1-OH$	非那西丁、可待因
N-脱烃基	$\underset{R_2}{\overset{R_1}{>}}N\dashv R_3 \longrightarrow \underset{R_2}{\overset{R_1}{>}}N-H$	氨替比林、氯丙嗪
S-脱烃基	$R_1-S\dashv R_2 \longrightarrow R_1-S-H$	6-甲基硫嘌呤
N-氧化	$\underset{R_2}{\overset{R_1}{>}}N-R_3 \longrightarrow \underset{R_2}{\overset{R_1}{>}}\underset{O}{\overset{\mid}{N}}-R_3$	氯丙嗪、磺胺
	$R_1-NH-R_2 \longrightarrow \underset{OH}{R_1-N-R_2}$	
	$\underset{R_2}{\overset{R_1}{>}}CH-NH_2 \longrightarrow \underset{R_2}{\overset{R_1}{>}}C=N-OH$	
S-氧化	$\underset{R_2}{\overset{R_1}{>}}S \longrightarrow \underset{R_2}{\overset{R_1}{>}}S \rightarrow O \longrightarrow \underset{R_2}{\overset{R_1}{>}}S \underset{O}{\overset{O}{\lessgtr}}$	甲硫达嗪
脱氨基	$\underset{R_2}{\overset{R_1}{>}}CH-NH_2 \longrightarrow \underset{R_2}{\overset{R_1}{>}}C=O$	苯丙胺、组胺、多巴胺、5-羟色胺
	$R-CH_2-NH_2 \longrightarrow R-\overset{O}{\overset{\parallel}{C}}-H \longrightarrow R-\overset{O}{\overset{\parallel}{C}}-OH$	
脱硫	$\underset{R_2}{\overset{R_1}{>}}\overset{S}{\overset{\parallel}{P}}-R_3 \longrightarrow \underset{R_2}{\overset{R_1}{>}}\overset{O}{\overset{\parallel}{P}}-R_3$	对硫磷、硫喷妥
	$\underset{R_2}{\overset{R_1}{>}}C=S \longrightarrow \underset{R_2}{\overset{R_1}{>}}C=O$	
醇、醛氧化	$R-CH_2-OH \longrightarrow R-\overset{O}{\overset{\parallel}{C}}-H \longrightarrow R-\overset{O}{\overset{\parallel}{C}}-OH$	美芬新

表 4-2   还原反应的主要类型及反应式

类型	反应式	药物举例
硝基还原	$R-NO_2 \longrightarrow R-NO \longrightarrow R-NH-OH \longrightarrow R-NH_2$	氯霉素
偶氮还原	$R_1-N=N-R_2 \longrightarrow R_1-NH_2 + H_2N-R_2$	百浪多息
羰基还原	$R-\overset{O}{\overset{\|}{C}}-H \longrightarrow R-CH_2-OH$ $R_1-\overset{O}{\overset{\|}{C}}-R_2 \longrightarrow R_1-\overset{OH}{\overset{\|}{C}H}-R_2$	水合氯醛
双键还原	$R_1-CH=CH-R_2 \longrightarrow R_1-CH_2-CH_2-R_2$	5-氟尿嘧啶、萘类
二硫化物还原	$R_1-S-S-R_2 \longrightarrow R_1-SH + R_2-SH$	双硫醒
S-氧化物还原	$R_1-SO-R_2 \longrightarrow R_1-S-R_2$	二甲基亚砜

表 4-3   水解反应的主要类型及反应式

类型	反应式	药物举例
酯水解	$R_1-\overset{O}{\overset{\|}{C}}-OR_2 \longrightarrow R_1-COOH + R_2-OH$	普鲁卡因、哌替啶
酰胺水解	$R_1-\overset{O}{\overset{\|}{C}}-NH-R_2 \longrightarrow R_1-\overset{O}{\overset{\|}{C}}-OH + R_2-NH_2$	水杨酰胺、普鲁卡因胺
酰肼水解	$R-\overset{O}{\overset{\|}{C}}-NH-NH_2 \longrightarrow R-\overset{O}{\overset{\|}{C}}-OH + H_2N-NH_2$	异烟肼、苯酰肼
缩醛（糖苷）水解	$R_1-CH\overset{O-R_2}{\underset{O-R_3}{\big\langle}} \longrightarrow R_1-CH\overset{O-R_2}{\underset{OH}{\big\langle}} + R_3-OH$	强心苷类、蒽醌苷类
环氧化物水解	$R_1-\overset{R_1}{\underset{R_2}{C}}\overset{}{\underset{O}{\diagup}}\overset{R_3}{\underset{R_4}{C}} \longrightarrow R_1-\overset{R_2}{\underset{HO}{C}}-\overset{R_3}{\underset{OH}{C}}-R_4$	卡马西平

    在结合反应中，需要注意的是乙酰化和甲基化反应，这两类反应的代谢产物极性减小，水溶性降低，不利于向体外排泄，容易引起肾结石。

表 4-4 结合反应的主要类型、活性供体、转移酶和结合的官能团

类型	活性供体	转移酶	药物官能团
葡萄糖醛酸结合	尿核苷二磷酸葡萄糖醛酸 (UDPGA)	葡萄糖醛酸转移酶	$-OH$，$-COOH$，$-NH_2$，$-NH-$，$-SH$
硫酸结合	磷酸腺苷-5-磷酸硫酸酯 (PAPS)、腺苷-5-磷酸硫酸酯（APS）	磺基转移酶	$-OH$，芳香族$-NH_2$
葡萄糖结合	尿核苷二磷酸葡萄糖	葡萄糖转移酶	$-OH$，$-COOH$，$-SH$
氨基酸结合	*	酰基转移酶	芳香族$-COOH$，芳香族-烷基$-COOH$
乙酰化	乙酰辅酶 A	乙酰基转移酶	$-NH_2$，酰肼基，$-SO_2NH_2$
甲基化	S-腺苷基蛋氨酸 5-甲基四氢叶酸	甲基转移酶	芳香族$-OH$，$-NH_2$，$-NH-$，$-SH$
谷胱苷肽结合	谷胱苷肽**	谷胱苷肽-S-转移酶	环氧化物、芳香化合物、亚硝酸酯、正碳离子

*需要有接受结合的一侧活性化；**需要有接受结合的一侧亲电子

二、药物代谢的主要酶系

药物在体内的代谢大多是酶系统催化的反应过程。药物代谢酶通常又可分为微粒体酶系和非微粒体酶系两大类。微粒体酶系主要存在于肝脏内质网，非微粒体酶系在肝脏、血液、肠黏膜、肾及其他组织中均有存在。在酶系统的催化作用下，药物在体内的生物转化途径主要有氧化、还原、水解和结合等化学反应，且不同的反应所涉及的酶也不同，具体见表4-5。

表 4-5 药物在体内的生物转化途径及其代谢酶

生物转化途径	药物代谢酶
氧化反应	细胞色素 P450 酶，黄素单加氧酶，单胺氧化酶，黄嘌呤氧化酶，前列腺素环氧化合成酶，醇脱氢酶，醛脱氢酶
还原反应	NADPH-细胞色素 P450 还原酶，NADH-细胞色素 b5 还原酶
水解反应	酯酶，酰胺酶，环氧化物水解酶
结合反应	葡萄糖醛酸转移酶，谷胱甘肽转移酶，硫酸转移酶，乙酰转移酶，甲基转移酶

在药物代谢中，最重要的酶是微粒体酶系中的细胞色素 P450（cytochrome P450，CYP450）依赖的混合功能氧化酶系，该酶系主要包括 CYP450、还原型磷酸烟酰胺腺嘌呤二核苷酸(NADPH)-细胞色素 P450 还原酶、细胞色素 b5、NADPH-细胞色素 b5 等，其中催化活性最强的是 CYP450，下面重点介绍 CYP450 酶系。

（一）CYP450 的结构特点

CYP450 是一个酶系，其化学本质是蛋白质，但它不是分子量单一的一种蛋白质，而是由分子量为 45000～55000Da 的一组结构和性质相似而又有差别的蛋白质组成，是附在细胞膜上的血红蛋白，在还原状态下与 CO 结合后在 450nm 处有最大吸收峰，因而被称之为细胞色素 P450。CYP450 拥有铁原卟啉 IX 辅基结构（图 4-1），这正是酶的活性中心。活性中心的铁离子一侧与半胱氨酸的硫络合，另一侧可与水中的氧分子络合。CYP450 由 430～477 个氨基酸组成，其氨基酸一级序列变化多端，有时候甚至只有 16% 的同源性，但是它们的空间折叠结构在进化过程中始终保持不变。目前，CYP450 的结构研究已产生了大量的信息，已发现所有微生物、低等哺乳动物和人的 CYP450 酶中都具有固定的血红蛋白结合位点，该位点大约由 15 个氨基酸组成，其中的一个半胱氨酸残基是关键性氨基酸，它能与血红蛋白发生结合。

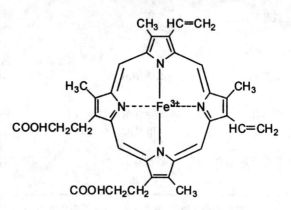

图 4-1　铁原卟啉 IX 辅基的结构

（二）CYP450 酶系组成

CYP450 是一个基因超家族，包括多个家族和亚家族。凡氨基酸同源性大于 40% 视为同一家族，氨基酸同源性大于 55% 视为同一亚家族。每一个酶系家族又可分为 A、B、C、D、E 等多个亚家族，在每个亚家族中具体单个的酶用阿拉伯数字来表示。例如 CYP3A4，3 是家族，A 是亚家族，4 是单个酶。迄今为止，人体内 CYP450 至少已确认了 18 个家族，42 个亚家族，其中有 4 个家族的酶活性较强：CYP1、CYP2、CYP3 和 CYP4。参与药物代谢的 CYP450 酶主要有以下 7 种酶：CYP1A2、CYP2A6、CYP2C9、CYP2C19、CYP2D6、CYP2E1 和 CYP3A4，其中 CYP3A4 为体内含量最多的酶，它作用的底物甚多，又能被药物诱导或抑制，因此，它也是药物相互作用中重要的酶，而 CYP2D6 在遗传上存在变异因素，形成了药物氧化多态性。近年来证明了 CYP1A2、CYP2C9、CYP2C19、CYP3A4 等亦存在遗传氧化多态性，且涉及的药物较多，如甲苯磺丁脲、华法林、苯妥英及非甾体类抗炎药等已引起人们的重视。

（三）CYP450 的催化机理与功能

CYP450 催化的反应在以水为溶剂的环境中进行，而底物是反应惰性的多种结构不同的脂溶性有机物，难溶于水；CYP450 在维持其折叠方式的同时，需要适应和容纳不同结构的底物、兼顾水与有机相，让底物进入深埋着的活性中心，并催化底物氧化。CYP450 在催化氧化过程中，将氧分子（O_2）的一个氧原子加入到底物分子中，另一个氧原子还原为水，反应式如下：

$$RH+O_2 \xrightarrow[\text{CYP450}]{2e^-,\ 2H^+} ROH+H_2O$$

式中，RH 代表底物，反应中所需的两个电子分别由 NADPH 和细胞色素 b5 提供。

CYP450 是一族在温和条件下能够把底物中反应惰性的碳氢键氧化的单加氧酶，其功能简言之就是催化底物的氧化。CYP450 对药物、食物添加剂、致癌剂、杀虫剂及环境污染物等外源性物质的代谢极为重要，这些外源性物质在许多组织特别是肝、肺及皮肤细胞微粒体内，经过氧化代谢，可以转化为极性较大的代谢物，大多数情况下其生物活性下降，从而减低毒性，达到机体自身防御的目的。CYP450 还参与体内类固醇激素、脂肪酸、维生素 D_3、前列腺素及儿茶酚胺类等内源性物质的生物合成。例如从胆固醇到类固醇甾体合成过程中，胆固醇的侧链裂解、17-β-碳羟基化、17-α-碳羟基化和 21-碳羟基化反应都依赖于 CYP450；同时，类固醇激素在肝微粒体的灭活也要由 CYP450 完成。又如维生素 D_3 不具有生物活性，首先要经肝微粒体进行 25-碳羟基化反应，形成 25-羟基维生素 D_3，然后在肾线粒体进行 1-碳羟基化，形成 1,25-二羟基维生素 D_3，即维生素 D_3 的活性代谢物，这两步羟化过程都需 CYP450 的参与。因此，CYP450 对内源性物质和外源性物质的代谢都具有重要意义。

第三节 影响药物代谢的因素

影响药物代谢的因素主要包括种属差异、个体差异等生理因素和剂型、给药途径、药物理化性质等非生理因素。了解这些因素对药物代谢影响的规律，对临床疾病治疗中如何提高药物的有效性，降低或抑制药物的副作用具有一定意义。

一、生理因素对药物代谢的影响

（一）种属差异

在不同种属的动物和人体内，药物的代谢差异主要表现在两个方面：一是代谢途径的差异，例如人体代谢双香豆素的途径是羟基化，家兔则是酯水解；二是代谢速度的差异，例如保泰松在人体内代谢很慢，半衰期约为 3 天，而在狗、家兔、大鼠体内代谢很快，半衰期仅为3～6h。因此，不能完全从实验动物体内的代谢研究结果去推测药物在人体内的代谢情况。药物代谢存在种属差异的主要原因是 CYP450 酶系中同工酶对底物的选择性表现出明显的物种差异性。

（二）个体差异

1. 年龄 儿童和老年人对药物的代谢能力常常明显低于成年人。特别是胎儿及新生儿的药物代谢酶缺乏或活性低，所以胎儿、新生儿用药时，多数情况下不仅药效强，而且容易产生毒性。如新生儿黄疸是由于胆红素和葡萄糖醛酸结合不充分引起的，而新生儿体内恰恰缺乏葡萄糖醛酸结合反应所必需的葡萄糖醛酸转移酶。药物在老年人体内的代谢表现为速度减慢，推测主要是由于代谢酶活性降低，或是内源性辅助因子减少所致。老年人的肝血流量减少也是造成药物代谢减慢的原因之一，已经发现老年人的肝血流量仅为青年人的40%～50%。此外，老年人功能性肝细胞减少也会影响药物的代谢。由于药物在老年人体内代谢比青年人慢，半衰期延长，因此相同剂量的药物，老年人中血药浓度相对偏高，容易引起不良反应和毒性。

2. 性别　性别对药物代谢的影响已在大鼠体内得到证实。大鼠体内的肝微粒体药物代谢酶CYP450的活性存在性别差异；大鼠体内的葡萄糖醛酸结合、乙酰化、水解反应等也发现有性别的差异。一般情况下，雄性大鼠的代谢活性比雌鼠高。在少数临床研究中也发现人体存在与性别有关的代谢差异，但目前从药物代谢酶活性角度说明代谢性别差异性的例子还很少。

3. 病理状态　肝脏发生病变时，肝药酶活性一般会降低，药物代谢能力下降，药物在肝病患者体内的消除半衰期显著延长，如安定的半衰期在正常人体内为46.6h，肝硬化患者为105.6h。此外，肝功能损害可能改变药物代谢的立体选择性。肾脏疾病和感染性疾病也可影响药物的代谢速率，并引起不良反应。

（三）遗传变异性

体内参与药物代谢的各种酶的活性是由遗传因素和环境因素共同决定的，常常存在很大的个体差异，导致相应的药物代谢有很大的不同。在遗传过程中，一些药物代谢酶的活性出现遗传变异，表现出代谢能力很强或很弱，这种现象称为遗传多态性，并且常常通过种族差异来体现。在一些亚洲的黄种人中，即使饮用少量的酒，也会出现脸红、出汗、呕吐、恶心等反应，而这种现象在欧洲的白人中则很少见；据实验研究表明，前者体内由遗传获得了突变的醇脱氢酶和醛脱氢酶基因，导致这两种酶的活性降低，对乙醇的代谢不良。多态性的产生在于基因水平上的变异，通常多于人口的1%。变异基因表达的产物，如药物代谢酶，不是机体在正常环境下生长、繁殖和维持重要的生理功能所必需的，但却使个体对药物治疗的应答表现出明显差异。药物代谢酶的遗传多态性大多发生在氧化、乙酰化代谢途径上。对于其他途径，如某些有机磷酸酯酶、芳香羧酸酯酶的多态性也有报道。

（四）P-糖蛋白

P-糖蛋白（P-glycoprotein，P-gp）作为一种药物外排蛋白已被广泛研究，它在很大程度上影响其底物的口服生物利用度。由于P-gp与CYP3A4通常有共同的底物和调控剂，并且两者的分布比较近似，因此P-gp也影响药物代谢，并且P-gp可能通过CYP3A4对药物代谢间接发挥作用。P-gp在肝脏、肾脏、小肠以及血脑屏障等组织中的分布具有特殊定位，在肝脏P-gp定位于肝细胞面向胆小管腔的腔膜面上，在肾脏P-gp定位于近端肾小管面向肾小管腔的腔膜面上，即P-gp定位在肝细胞及肾小管细胞排泄药物的细胞膜上，这说明药物只有在被肝细胞或肾细胞摄取，并且经过细胞内分布及代谢后，P-gp才能与药物分子相互作用，所以P-gp对肝、肾的药物代谢很少产生影响。与肝、肾情况相反，在肠道P-gp定位于小肠上皮细胞面向肠腔的顶侧膜上，药物分子在细胞内分布及代谢之前就暴露给P-gp，当药物分子横跨肠上皮细胞的顶侧膜以后，大部分药物可被 P-gp 从上皮细胞泵回到肠腔，泵回到肠腔的药物又可被再吸收而进入肠上皮细胞，如此反复，P-gp 可延长药物分子在肠细胞内的滞留时间，并且增加与肠道药物代谢酶特别是 CYP3A4 的接触时间，从而提高药物在肠道的代谢作用。因此，P-gp 对机体药物代谢的影响作用主要发生在小肠。

二、非生理因素对药物代谢的影响

（一）药物的理化性质

药物代谢酶主要存在于细胞微粒体中，只有具备适当脂溶性的药物，才能穿透微粒体的脂质层，到达 CYP450 酶的活性部位。因此药物的脂溶性越强，越容易进入肝、肾、皮肤等组织细胞内，在细胞内滞留的时间也越长，药物代谢也愈充分。

许多药物存在光学异构体，据报道，475 种天然来源的半合成药物中，有 469 种具有光学异构体。目前临床的药品大多以消旋体或异构体混合物形式应用，也有以单纯左旋体或右旋体等光学活性异构体的形式应用。近年来的研究表明，不同的异构体具有不同的药理活性和副作用，认为主要原因是体内的酶及药物受体具有立体选择性，也就是说不同的异构体存在代谢差异。例如抗惊厥药美芬妥英，该药存在 S 型和 R 型两种异构体，在人体内均通过羟基化而被代谢。S 型的半衰期只有 2.13h，R 型的半衰期长达 76h，S 型比 R 型代谢快得多。用于代谢速度快的病人，其镇静的副作用轻，是由于药物羟基化后脂溶性降低，进入中枢神经系统的药量减少。而用于代谢速度慢的病人，其镇静的副作用则明显增加。

（二）给药途径与剂型

同一药物可因给药途径、剂型不同而影响药物的代谢过程，使药效受到影响。如特布他林静脉注射后原形药物占尿中总排泄量的 70%～90%，其余为硫酸结合物；而口服给药后，硫酸结合物明显增加，约占尿中总排出量的 70% 左右，这是因为经肠黏膜吸收时形成了硫酸结合物。因此给药途径是影响药物代谢的重要因素之一。

给药途径和方法不同引起的代谢过程的差异主要与药物代谢酶在体内的分布以及局部器官和组织的血流量有关。由于肝脏和胃肠道存在众多的药物代谢酶，口服药物的"首过效应"明显，因此"首过效应"是导致药物体内代谢差异的主要原因。

（三）给药剂量

药物代谢反应是在酶的作用下产生的，而体内酶的数量是有限的，因此机体对药物的代谢能力主要取决于体内各种药物代谢酶的活力和数量。通常药物代谢速度和体内药量成正比，即代谢随着给药剂量的增加而加快。但当体内药物量不断增加至一定程度，达到药物代谢酶的最大代谢能力时，代谢反应会出现饱和现象，即代谢速度达到最大，不再随剂量增加而增加，此时体内血药浓度会异常升高，引起中毒反应。有些药物在治疗剂量范围内，就会产生代谢饱和现象，必须引起充分的重视。

（四）酶诱导和抑制作用

在日常生活中，人体常常会主动或被动地摄入许多化学物质，包括药品、化妆品、食物添加剂以及工业化学成分等。人体摄入的这些化学物质会引起酶诱导作用或酶抑制作用，从而影响药物在机体的代谢。

1. 酶诱导作用　人体摄入某种化学物质后，药物代谢增强的现象称为酶诱导（enzyme induction）作用，导致药物代谢增强的化学物质称为酶诱导剂（enzyme inducer）。例如香烟烟雾中的多环芳烃能促进普萘洛尔、地西泮、咖啡因及茶碱类的代谢。又如药物保泰松可促进氨基比林的代谢，连续口服保泰松 1～2 周后，再给予氨基比林，则氨基比林的血药浓度显著小于正常值。此外，有些药物如巴比妥类、水合氯醛、甲丙氨酯等本身就是它们所诱导的肝药酶的底物，因此在反复应用后，肝药酶的活性增高，其自身代谢也加快，这一作用称自身诱导。

酶诱导的结果是促进代谢，通常可降低大多数药物的药理作用，包括诱导剂本身和一些同时应用的药物。对于一些通过代谢产生活性的前体药物，则由于酶诱导作用，使药理作用加快、加强或产生毒性。表 4-7 列出了酶诱导剂和促进药物代谢的例子。

表 4-7　　　　　　　　　　　　　酶诱导剂和代谢被促进的药物

酶诱导剂	代谢被促进的药物
乙醇	双香豆素类抗凝药
巴比妥类	氯丙嗪、皮质类甾醇、双香豆素类、强力霉素、口服避孕药、苯妥英、巴比妥类
氨甲醚氮䓬	苯妥英
二氯醛比林	华法林
导眠能	双香豆素类
灰黄霉素	华法林
邻甲苯海拉明	氯丙嗪
保泰松	皮质类甾醇、双香豆素类、氨基比林
苯妥英	皮质类甾醇、双香豆素类、口服避孕药、甲苯磺丁脲
利福平	双香豆素类、口服避孕药、甲苯磺丁脲

2. 酶抑制作用　人体摄入某种化学物质后，药物代谢减慢的现象称为酶抑制（enzyme inhibition）作用，导致药物代谢减慢的化学物质称为酶抑制剂（enzyme inhibitor）。酶抑制作用常常导致药物的药理活性及毒副作用增强。例如氯霉素有抑制肝微粒体酶的能力，抑制甲苯磺丁脲和苯妥英钠的代谢，前者可引起低血糖昏迷，后者则出现眼球震颤及精神紊乱等苯妥英钠的中毒症状。表 4-8 列出了酶抑制剂和抑制药物代谢的例子。

有些药物对肝药酶活性具有双相作用，即可呈现抑制和诱导两种作用。例如 SKF-525A（2,2-二苯基丙基乙酸-二乙氨基酯）是一种典型的酶抑制剂，但给药 48h 后，再给予甲丙氨酯或巴比妥等药物时，SKF-525A 反而促进上述药物的代谢；再如保泰松对肝药酶活性的改变因合用药物种类不同而异，它对安替比林、可的松、地高辛等药物是酶诱导剂，而对甲苯磺丁脲、苯妥英则是酶抑制剂。这可能是由于 SKF-525A、保泰松对某些类型的 CYP450 起诱导作用，而对另一些类型的 CYP450 起抑制作用，而不同类型的 CYP450 往往代谢不同的药物。

表 4-8　　　　　　　　　　酶抑制剂和代谢被抑制的药物

酶抑制剂	代谢被抑制的药物
双香豆素	苯妥英、甲苯磺丁脲
华法林	甲苯磺丁脲
磺胺苯吡唑	甲苯磺丁脲
甲磺丁脲	华法林
羟基保泰松	双羟基香豆素
别嘌醇	巯嘌呤
对氨基水杨酸	异烟肼
双硫醒	乙醇、安替比林
二丙基醋酸	苯巴比妥、扑米酮
环孢菌素 A	二丙基醋酸
西米替丁	环孢菌素 A
氯霉素	环己巴比妥
去甲丙咪嗪	苯丙胺
去氧甲睾酮	羟基保泰松
单胺氧化酶制剂	酪胺、巴比妥类

（五）药物的相互作用

药物相互作用所引起的代谢变化主要是由肝微粒体酶所引起的。若合用药物能提高这种酶的活性，即引起酶诱导作用，则可促进药物代谢。相反，若合用药物能抑制代谢酶的活性，则药物代谢受到抑制。一般剂量下单次给药不会引起酶的诱导或抑制作用，但长期合用药物则可能会出现。有酶抑制作用的药物，可使酶活性下降，导致合用药物的代谢能力下降，故可能出现毒副作用。

第四节　药物代谢的研究方法

一、体外法

体外法是药物代谢研究中常用的一种方法，该方法通常是将离体的生物体液、器官或组织等实验材料与待研究的药物共同孵育，并定时取样分析。

（一）药物肝脏代谢的体外研究方法

1. 肝微粒体体外温孵法　将肝组织匀浆，分离微粒体，再将微粒体与药物温孵培养一定的时间，应用 HPLC、LC/MS 等方法测定温孵液中原形药物和其代谢产物，并对代谢产物进行初步的分析和鉴定。该方法具有酶制备技术简单、代谢过程快、结果重现性好、易于大批量操作、便于收集和积累代谢样品供代谢结构确证研究等特点。

2. 基因重组 CYP450 酶体外温孵法　利用基因工程及细胞工程将调控 CYP450 酶表达的基因整合到大肠杆菌或昆虫细胞，经细胞培养，表达高水平的 CYP450 酶，然后经过分离纯化得到纯度较高的单一的 CYP450 同工酶。该方法在确定诱导药物代谢的酶亚型及研究药物代谢性相互作用方面具有独特的优势。

3. 肝细胞体外温孵法　用贴壁或悬浮培养的肝细胞，在模拟生理条件下进行体外代谢研究。该方法基本保留了肝脏原有的代谢功能和细胞分化状态，能较好反映体内代谢情况；但不足之处是在细胞培养过程中，并非所有的 CYP450 都有表达，可能丢失某些药物代谢酶的活性。

4. 离体肝灌流法　用新鲜离体的肝脏，灌流液循环经门静脉导入后由肝静脉导出。该法与肝微粒体、肝细胞体外温孵法比较，一方面保留着完整细胞的天然屏障和营养液的供给，因而能在一段时间内保持肝脏的正常生理活性和生化功能；另一方面，具有离体系统的优点，能够排除其他器官组织的干扰，可控制受试物质的浓度，定量地观察受试药物对肝脏的作用。该法适合于定量研究药物体外代谢行为和特点。

5. 肝切片法　将新鲜肝组织用切片机切成厚度约 $250\sim300\mu m$ 的肝切片，实验时将肝切片与药物同时孵化，根据实验设计要求在不同时间点取孵育液测定代谢产物及其生成速率。该方法不仅完整地保留所有肝药酶及各种细胞器的活性，而且保留了细胞与细胞间的联系及一定的细胞间质，但在制备过程中肝细胞易遭到破坏。

（二）药物胃肠道代谢的体外研究方法

1. 胃肠道内容物温孵培养法　麻醉动物，开腹，取出胃肠道内容物，在 37℃ 预温孵培养 30min（或根据实际需要而定），然后加入一定浓度的待研究转化的药物，再在 37℃ 温孵培养一定时间或定时取样分析。

2. 全粪便温孵培养法　在厌氧条件下收集全部粪便并使其匀质化，将匀质化粪便温孵培养，并从粪便培养液中分离得到微生物粗酶的悬浮液，再将待研究转化的药物与微生物粗酶的悬浮液一起在厌氧条件下温孵培养，经过一定时间检查原形药物及其代谢产物的种类和含量。该法是研究肠道细菌代谢或生物转化工作中特别推荐的方法。

3. Caco-2 细胞系体外模型　Caco-2 细胞模型不仅可作为口服药物肠吸收体外研究模型，而且由于 Caco-2 细胞微粒体存在多种 UDP-葡萄糖醛酸转移酶的同工酶、药物代谢第一相反应中的羧酸酯酶和第二相反应中的 N-乙酰化酶，因此，从生化角度考虑，Caco-2细胞适合某些药物代谢的研究。

二、体内法

所有体外代谢研究结果最终要经过体内代谢来确证其真实性，因此，体内代谢研究结果价值更大。

1. 传统的药物代谢研究方法 采用整体动物给药后的组织、体液及排泄物，检测可能的代谢途径及其代谢速度。一般是受试对象给药后，测定药物及其代谢物在血浆、尿、粪便或胆汁中的浓度，计算得出有关代谢速度参数，如清除率、生物半衰期及各途径的排泄比率等；从排泄物中分离鉴定可能的代谢产物，通常需要用到一些现代分析测试手段如 GC/MS 和 LC/MS 技术等。

2. 微透析取样研究法 该法也称为在体探针药物法，是 20 世纪 60 年代中期发展起来的药物代谢研究技术，微透析取样与微量、快速、灵敏的分析检测手段结合，可以对药物在动物或人体内的代谢过程进行实时监测。

3. 非侵入法 是指不需服用任何药物，利用某些内源性物质及其代谢物的水平变化，反映某些药物代谢酶的水平。与药物代谢相关性较好的指标是血浆中胆红素和尿中 $6\text{-}\beta\text{-}$羟基可的松。

4. 呼吸分析法 该法根据药物去甲基化后生成 CO_2 经肺排出的原理，一般用同位素 ^{14}C 标记甲基，通过测定呼气中的 $^{14}CO_2$ 来反映酶的功能。例如氨基比林（图 4-2）、咖啡因、安替比林、地西泮及红霉素等在肝中经 CYP450 催化发生 N-去甲基化，进行呼吸 CO_2 实验可用来反映该酶系的功能。

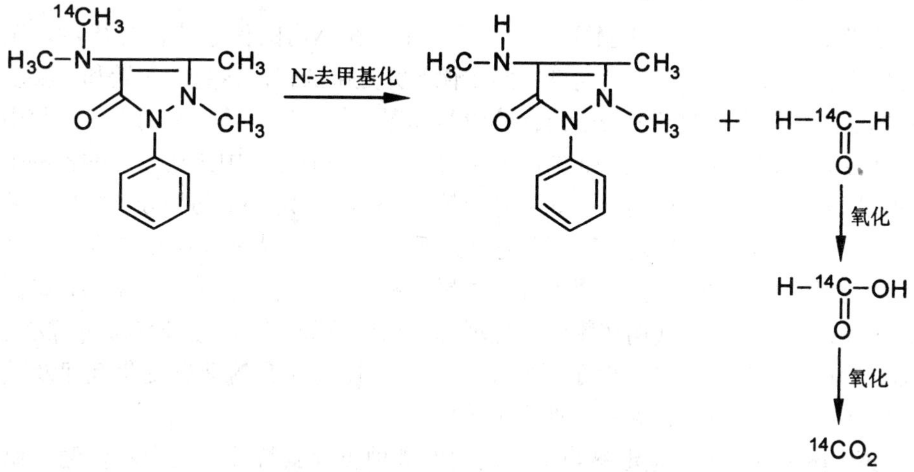

图 4-2　^{14}C-氨基比林的代谢及 $^{14}CO_2$ 的呼吸排泄

三、中药代谢研究及方法

中药代谢即中药在体内经历的化学变化。中药成分在体内的代谢和转化无处不在，中药的活性或毒性往往与代谢有关，而且中药复方中各个成分间的相互作用也大都与代谢有关。我国自 1963 年起开始有中草药的代谢研究报道，1980 年以来，中药代谢及其药物动力学研究的深度和广度有了较大幅度的提高，随着天然药物化学、药物分析、临床药理学和药物动力学等学科的发展，中药代谢研究也愈加深入。

（一）中药代谢研究对象

1. 中药单一活性成分的代谢研究　单一活性成分的研究是中药代谢研究的基础，这方面的研究最为广泛和深入。研究方法多从中药中提取、分离、纯化得到单一活性成分，或经化学方法合成后进行代谢研究。如防己碱、葛根素、人参皂苷 Rg1、人参皂苷 Re 及人参皂苷 Rb1、黄芩苷等许多活性单体都有代谢研究报道。

2. 中药有效部位的代谢研究　有效部位是指从中药中提取的有效的类别成分或其组合，非单一化学成分，成分较复杂。其代谢研究仍在探索中，已有文献报道的如管花肉苁蓉中的苯乙醇苷类成分，大黄中的蒽醌苷类成分等等。

3. 单味中药的代谢研究　尽管许多单味中药的化学成分或有效成分已基本明确，但由于临床上多用中药复方，故当前对单味中药进行代谢研究的报道较少。

4. 中药复方的代谢研究　中药成分复杂，即使一味中药也含有十几类甚至数百种化学成分，中药复方其成分则更为复杂，中药化学成分的复杂性必然导致其代谢产物种类繁多，再加上中药及其代谢产物中的一些化学成分含量极低，且结构相似，给分析测定带来困难，这使得中药复方的代谢研究难度更大。近年来，中药复方中汤剂的代谢研究较多，一般按原方给予动物体或人体后进行研究。

（二）中药代谢研究内容及方法

1. 中药代谢产物的定性、定量研究　要了解中药在体内的代谢转化规律，首先应知道其在体内转化成什么物质，因此代谢产物的定性研究是中药代谢研究的初始和必要步骤。中药代谢产物的定性研究有助于阐明中药在体内的代谢途径和机制，也有助于弄清楚中药真正起药效的活性成分。国内对这一方面的研究报道较多，一般是将中药代谢后的各种生物样品采用各种手段分离后进行分析鉴定。如阿基业等给予大鼠一定剂量的盐酸关附甲素后，在不同时间间隔收集大鼠尿液，应用 LC/MS 进行分析鉴定，结果表明关附甲素在大鼠体内可以转化为关附壬素、关附醇胺、关附甲素葡萄糖醛酸和硫酸结合物、关附壬素葡萄糖醛酸和硫酸结合物，经过生物转化，代谢产物的极性增加，药效下降。在定性研究的基础之上，进一步对代谢产物进行定量研究，有助于寻找中药成分在体内代谢的动态变化规律及其影响因素，亦有助于对中药的有效性和安全性作出正确评价。

2. 中药代谢酶的研究　鉴定参与中药代谢的酶种类及其特性，对中药代谢的研究具有重要意义。遗传因素和环境因素导致人体对药物代谢存在差异，这种差异表现为代谢酶的表达差异，其根本原因是代谢酶的基因多态性决定的。根据代谢酶的基因多态性，可将人群分为强、中和弱代谢型等表型。强代谢者和弱代谢者之间的药物动力学性质存在显著差异，因此给予不同代谢表型人群相同的剂量，药物产生的疗效会完全不一样，甚至有中毒现象发生。所以鉴定参与中药代谢的酶种类及其特性有利于指导临床合理用药，保证用药安全有效。此外中药代谢酶的研究还有助于中药的配伍规律、中药毒性的研究等。如高凯等采用大鼠肝微粒体体外温孵法和 HPLC 技术，通过运用不同的 CYP450 同工酶选择性抑制剂和底物进行抑制实验，初步选出介导甘草次酸单羟基化所涉及的 CYP450 同工酶为 CYP3A1/2 和 CYP 2C9/10，研究结果提示当甘草次酸在 CYP3A1/2 和 CYP2C9/10 弱表达的代谢者人群中使用时，应该注意剂量的控制，否则可能会出现中药的安全性问题。

3. 中药对代谢酶的诱导或抑制以及药物相互作用研究 中药的化学成分非常复杂，许多中药有效成分对 CYP450 酶表现出明显的诱导或抑制。如中药白芷中富含呋喃香豆素化合物，研究发现白芷提取物可以抑制大鼠肝微粒体 CYP3A、CYP2C 和 CYP2D1 的活性，所以白芷会抑制甲苯磺丁脲、地西泮、硝苯地平等在体内的代谢。中药黄芩的主要有效成分黄芩苷，对 CYP1A1、CYP2B1 和 CYP2C11 这 3 种同工酶有明显的诱导作用。

中药在临床上常复方用药或与化学药物合并用药，这就有可能发生药物间的相互作用，引起药效、药动学及毒性等的变化。药物间的相互作用主要表现为药物代谢酶的诱导或抑制。如人参的有效成分人参皂苷 Rd 对 CYP3A4 有抑制作用；人参再造丸、通心络等中成药组方中含有人参，因此，如果患者在服用通心络、人参再造丸等中成药时，同时服用经 CYP3A4 代谢的化学药物硝苯地平、胺碘酮等，就可能会导致低血压等不良反应。高月等人考察中药丹参、苦参、人参及其与藜芦合用对大鼠肝 CYP450 酶活力及 mRNA 表达的影响，结果显示这 3 种中药与藜芦配伍合用后均不同程度的降低了 CYP450 酶含量和主要的药物代谢酶 CYP3A 及 CYP2E1 的活性，提示可能正是由于 3 种中药与藜芦配伍后对药物代谢酶的抑制作用，减缓了剧毒中药藜芦中相关物质的代谢最终导致毒性增加，产生了不期望的中药毒性，故有"诸参辛芍叛藜芦"之说。

随着科学技术的发展，中药代谢的研究除了深入研究单一成分的代谢外，还应加强有效部位、单味药材和中药复方的代谢研究，这样才能更准确和全面的阐明中药的药效作用机制；其次，应该深入开展中药基于代谢酶的配伍规律的研究，阐明中药复方中各单味药材之间的相互关系以及中药复方的解毒机制。总之，随着中药代谢的深入研究，以及其他学科和技术的合作，如微透析技术的应用，LC/MS、GC/MS 等分析手段的应用，中药代谢与血清药物化学、血清药理学相结合的方法等，必将揭示中药的代谢规律、中药的配伍规律和解毒机制，为中药新药的研制、创新药物的发现以及指导临床用药作出贡献。

第五章

药物排泄

　　药物的排泄（excretion）是指体内原形药物及其代谢物排出体外的过程，它与生物转化统称为药物消除（elimination）。机体排泄药物的方式与内源性物质的排泄方式基本相同。肾排泄是药物最重要的排泄途径，其次是胆汁排泄，其他排泄途径包括药物通过乳汁、唾液、汗液、肺呼气排泄等。

　　药物的排泄途径和速度因药物种类、性质的不同而有所不同。肾脏是机体排泄药物及其代谢物的最重要的器官，一般药物在体内的代谢物大多通过肾由尿排出，也有的药物以原形由肾清除。有些药物或其代谢产物可以通过胆汁分泌进入肠道，最后随粪便排出。挥发性药物如气态麻醉剂主要由肺呼出的气体排泄。

　　药物的排泄与药效、毒副作用密切相关。体内药物量（血药浓度）取决于药物进入体内速度与体内消除速度。当排泄速度过快时，体内药物浓度偏低，则不产生疗效或疗效低；当排泄速度过慢时，体内药物浓度偏高，药效增强，也可能引起中毒。以肾功能衰竭的病人为例，由于肾排泄减慢，按正常剂量给予某些主要经肾排泄的药物如庆大霉素、链霉素等氨基糖苷类药物时，可能会出现中毒的现象。

第一节　药物的肾排泄

　　肾位于腹后壁，脊柱两旁，左右各一，形似蚕豆。肾总重仅占人体重的 0.5% 左右，但肾血流量很大，相当于心脏输出量的 20%～25%。肾是机体排泄代谢废物的主要器官，通过泌尿过程排出机体的大部分代谢终产物和进入体内的异物，同时能维持机体水分和电解质的平衡。此外，肾还具有内分泌功能，能够分泌调节血压的肾素和刺激红细胞产生的促红细胞生成素。

　　肾单位（图 5-1）是肾的基本结构和功能单位。每个肾有 100 万～150 万个肾单位。肾单位由肾小体和肾小管组成。肾小体又由肾小球和肾小囊（又称为鲍曼氏囊）组成。肾小管平均长度为 30～50mm，均由单层上皮组成，分为近曲小管、髓袢、远曲小管和集合管。

　　药物的肾排泄是多数药物的主要排泄途径。水溶性药物、低分子量药物（小于 300）以及肝代谢慢的药物主要经肾排泄消除。肾排泄是肾小球滤过、肾小管分泌和肾小管重吸收三者综合的结果，前两者是将药物排入肾小管，而后一过程使药物重新回到血液中（图 5-2）。

一、肾小球滤过

　　肾小球是动静脉交汇的毛细血管球。正常人每天有 1700～1800L 血液流经肾，其中肾

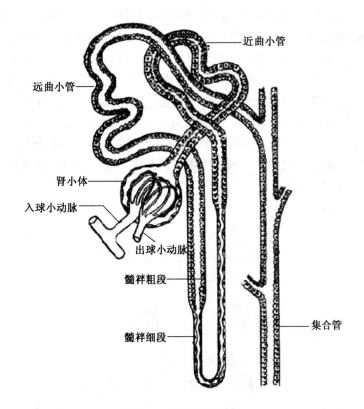

图 5-1 肾单位示意图

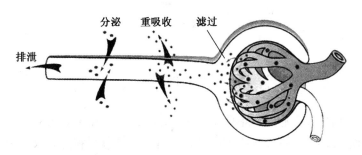

图 5-2 肾排泄机制

小球滤过 170～180L，即肾小球滤过率为 120～130ml/min。除血细胞和大分子物质以外，血浆中的水和小分子物质可以不经选择地由肾小球滤过进入肾小囊腔，称为原尿，然后进入肾小管。

肾小球毛细血管内皮很薄，分布有很多直径约 6～10nm 的小孔，通透性很高，并且滤过面积大，正常人两侧肾的肾小球总滤过面积约为 $1.5m^2$，分子量小于 2000 的药物比较容易滤过。但对于大分子的物质而言，如血浆白蛋白（分子量＞69000）则很难滤过，因此与血浆蛋白结合的药物不能被肾小球滤过。只有未与血浆蛋白结合的游离型药物才能从肾小球滤过。药物的肾小球滤过与血浆中游离型药物的浓度直接相关。此外，肾小球毛细血管膜中富含有带负电荷的糖蛋白，能阻止带相同电荷的物质通过，起到电化学屏障的作用。肾小球滤过膜在正常情况下通透性比较稳定。但在炎症、缺氧或药物中毒时，肾小球滤过膜通透性增大，原来很少滤过的白蛋白甚至红细胞都可能进入滤过液中，出现蛋白尿、血尿等现象。

　　肾小球滤过的速度不仅依赖于毛细血管的通透性，也取决于肾小球的有效滤过压。由于肾的入球小动脉直径大于出球小动脉，肾小球的毛细血管内的压力高于肾小囊内压力和血浆胶体渗透压（图5-3），因此肾小球滤过是一种加压滤过，滤过速度快且量大。在临床上，当输尿管由于结石引起尿路梗阻时，梗阻上端尿液集聚，压力升高，致使肾小囊囊内压力升高，肾小球滤过速度显著下降。

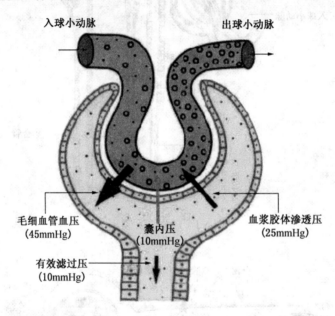

图 5-3　肾小球有效滤过压

　　肾小球滤过作用的大小通过肾小球滤过率（glomerular filtration rate，GFR）表示。肾小球滤过率的测定必须使用只经肾小球滤过、没有肾小管分泌和重吸收、全部从尿中排出的药物。内源性物质肌酐（creatinine）和外源性物质菊粉（inulin）就是这样的药物。所有进入体内的菊粉均通过肾小球滤过随尿排泄，因此菊粉的清除率等于GFR。肌酐也基本符合测定GFR的要求，但有少量从肾小管分泌，其清除率虽不如菊粉准确，但由于检测方便，故临床上常用肌酐清除率来测定GFR。

　　菊粉清除率有动物种属或性别差异，正常成年男子的GFR约为125ml/min，妇女大约低10%。某些疾病状态造成肾功能不全时，肾小球滤过率通常会降低。

　　以菊粉清除率和药物的肾清除率为指标，可以推测药物的肾排泄机制。如果某一药物的肾清除率低于菊粉清除率，则表示该药物从肾小球滤过后有一部分被肾小管重吸收。反之，如果某一药物的肾清除率高于菊粉清除率，则表示该药物除经肾小球滤过外，还有一部分通过肾小管分泌排入尿液。

二、肾小管重吸收

经肾小球滤过产生的原尿，每天约为 170～180L，但最终排出体外的尿液体积只有 1.5L，99% 以上的水分被重吸收。对于机体所需的、溶解在血浆中的营养物质，虽然可经肾小球滤过，但绝大多数又被重新吸收回到血浆。如每天由肾小球滤过的葡萄糖约有 250g，在近曲小管几乎全部被重吸收。机体代谢所产生的废物和尿素、尿酸等很少被重吸收。

在各段肾小管中，近曲小管是最重要的重吸收部位。在正常情况下，近曲小管重吸收全部或几乎全部的葡萄糖、氨基酸、维生素等，以及大部分水、Na^+、Cl^-、K^+、HCO_3^- 与小部分尿素、尿酸。近曲小管上皮细胞的管腔膜上有大量密集的微绒毛，形成刷毛状的刷状缘，这种结构极大地增加了重吸收的面积。髓袢重吸收原尿中 20% 的水、Na^+、Cl^- 等。在远曲小管和集合管，根据机体的水、盐平衡状况，重吸收不等量的水、Na^+ 等：当机体水、盐过剩时，水、盐重吸收明显减少；当机体缺水或缺盐时，可增加水、盐的重吸收。

机体所必需的物质，如葡萄糖、氨基酸、电解质、维生素等主要是通过主动重吸收（active reabsorption）的方式转运的，因此具有主动转运的特征。维生素 C 当剂量过大时，重吸收达到饱和，尿中排泄的维生素 C 的量显著增加，提示单次大量服用不能达到维持高血药浓度的目的，应改为小剂量多次服用。

对于外源性物质如大多数药物而言，重吸收是被动过程，主要在远曲小管进行，其被动重吸收（passive reabsorption）的程度取决于药物的脂溶性、pK_a、尿的 pH 和尿量。

1. 药物的脂溶性　与体内其他生物膜一样，肾小管管腔壁细胞的类脂膜是水溶性物质重吸收的屏障。因此，非解离型的脂溶性药物更容易被重吸收。随着水分在肾小管（主要是近曲小管）被重吸收，药物在原尿中的浓度大幅度提高，在管腔内和体液间产生浓度梯度，有利于药物的被动重吸收。如脂溶性大的麻醉药硫喷妥，经肾小球滤过后，几乎能全部通过肾小管重吸收回到血液循环中，自尿中排泄量很小。相反，某些季铵类药物脂溶性很小，几乎不被重吸收，能迅速从尿中排泄。多数药物经过体内代谢后极性增强，使得肾小管的重吸收减少，有利于机体的清除。

如图 5-4 所示，脂溶性不同的磺胺类药物在肾小管中的重吸收率也不相同。脂溶性大的磺胺类药物如磺胺甲氧嗪在肾小管内的重吸收率大，在体内存留时间长，能够维持较长时间的疗效。

2. 药物的 pK_a 与尿液的 pH 值　药物在尿中的解离程度取决于药物的 pK_a 和尿液的 pH 值。根据 pH-分配假说，非解离型的药物更容易被重吸收。

（1）尿液的 pH 值　尿液的 pH 值通常接近 6.3，但受饮食、病理生理状态和服药的影响，可以在 4.5～8.0 的范围内变化。蔬菜水果类食物或糖类较多的食物使尿液 pH 值升高，而蛋白质丰富的食物可使尿液 pH 值降低。当大量给予维生素 C 或碳酸氢钠可分别酸化或碱化尿液。到目前为止，静脉输液是最容易改变尿液 pH 值的给药途径。尿液 pH 值的改变能够改变药物在尿中的解离状态，从而改变药物的被动重吸收和肾排泄。

在一天中尿液的 pH 值也会发生变化，这可能与人睡眠时呼吸中枢的敏感性降低有关，

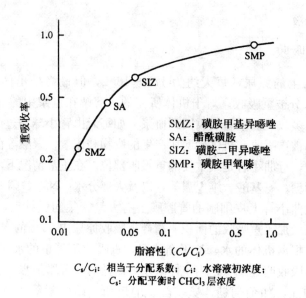

C_s/C_i：相当于分配系数；C_i：水溶液初浓度；
C_s：分配平衡时 $CHCl_3$ 层浓度

图 5-4　脂溶性不同的磺胺类药物的肾小管重吸收率比较

大多数人在睡眠时尿液 pH 值相对偏低而苏醒后增高，因此某些药物的肾排泄速度会发生相应的周期性变化。

　　大部分药物属于有机弱酸或有机弱碱，依据 Handerson-Hasselbalch 公式，可计算弱酸或弱碱性药物在一定 pH 条件下尿液中的解离程度。

　　(2) 弱酸性药物　对于弱酸性药物而言，pH 值升高时，解离程度增加，因此重吸收减小，肾清除率增加。表 5-1 列出了 pK_a 分别为 3 和 5 的药物在不同 pH 条件下的解离程度。可见 pK_a 为 5 的药物比 pK_a 为 3 的药物的解离程度受尿 pH 值影响更大。对于 pK_a 小于 2 的强酸，在尿 pH 范围内完全解离，不被重吸收，其肾清除率通常较高且对尿 pH 变化不敏感。对于 pK_a 大于 8 的弱酸，如苯妥英，在正常尿 pH 范围内基本不解离，重吸收好，肾清除率低，对尿 pH 变化也不敏感。只有 pK_a 在 3～8 范围内的非极性弱酸性药物，其肾清除率与尿 pH 变化密切相关。图 5-5 为尿液 pH 值对弱酸性药物水杨酸肾清除率的影响，可见，当尿液 pH 值低于 6.5 时，由于肾小管重吸收率很高，水杨酸的肾清除率大大降低。

表 5-1　　　　　　　　　　尿的 pH 值对不同 pK_a 弱酸性药物解离程度的影响

尿 pH 值	pK_a＝3 药物的离子化百分数（％）	pK_a＝5 药物的离子化百分数（％）
7.4	100	99.6
5	99	50.0
4	91	9.1

　　(3) 弱碱性药物　对于 pK_a 接近或大于 12 的强碱，在尿 pH 范围内均呈解离状态，几乎不被重吸收，其肾清除率也不受尿 pH 值的影响。对于 pK_a 小于 6 的非极性弱碱性药物，由于其非解离部分具有足够的通过生物膜的能力，在尿 pH 范围内均可被重吸收。pK_a 在

6～12范围内的非极性弱碱性药物的重吸收受尿pH影响较大。

如弱碱性药物去氧麻黄碱（$pK_a=10$）在未改变尿pH时，给药后16h尿中原形药物总量为给药剂量的16%。在合并碳酸氢钠碱化尿液后，非解离型的比例增加，重吸收增加，尿中原形药物的排泄只有1%～2%。在合用氯化铵酸化尿液后，尿中药物的解离程度增加，重吸收减少，尿中原形药物的量可达70%～80%。很显然，调节尿pH，可以显著影响该药物的肾排泄。

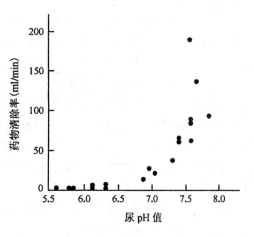

图5-5　尿液pH值对弱酸性药物水杨酸肾清除率的影响

（4）临床应用　临床上可利用调节尿pH值作为解救药物中毒的有效方法。如中枢镇静药苯巴比妥是一个弱酸性药物，其中毒的解救措施之一是给病人静脉滴注5%碳酸氢钠注射液碱化尿液，减少重吸收以加速药物的排泄。

许多抗菌药物的抗菌作用也与尿液pH值有关，氨基糖苷类的链霉素、庆大霉素等，在碱性尿中的作用比酸性尿显著增强，碱化尿液可减少该类抗生素的用量，从而减轻不良反应；红霉素与适量的碳酸氢钠并用，尿中游离药物的浓度增高，抗菌作用增强，抗菌谱扩大。调节尿液pH还能够防止某些药物在尿液中析出结晶。某些磺胺药如磺胺嘧啶乙酰化率高，代谢生成的乙酰化衍生物溶解度低，易析出结晶，引起肾结石。大剂量或长期应用宜与碳酸氢钠同服，碱化尿液以提高乙酰化产物的溶解度，避免出现上述危险。

3. 尿量　药物在肾小管的重吸收以被动转运为主，其重吸收的速度依赖于肾小管管腔内的药物浓度。尿量增加，药物在尿液中的浓度下降，重吸收减少，排泄增加；反之，尿量减少，药物浓度增加，重吸收随之增多。正常人每昼夜排出的尿量在1～2L之间，一般在1.5L左右。

通过增加液体摄入或合并应用利尿剂，可以增加尿量而促进某些药物的排泄。仍以苯巴比妥中毒解救为例，除了碱化尿液外，还需同时应用利尿剂，加速毒物排泄，一般用20%甘露醇注射液或25%山梨醇注射液200ml静脉注射或快速滴注。

三、肾小管主动分泌

肾小管分泌是将药物转运至尿中排泄。分泌过程是药物由血管一侧通过上皮细胞侧底膜摄入细胞，再从细胞内通过刷状缘膜向管腔一侧流出。由于这一过程是主动转运过程，因此又称为肾小管主动分泌。

肾小管和集合管上皮细胞除了重吸收机体需要的物质外，还可将自身代谢产生的物质，以及某些原形药物或其代谢产物通过主动分泌过程排入肾小管，通过尿液排泄，以保证体内环境的相对稳定。

肾小管分泌是主动转运过程，是一个需要消耗能量的载体中介转运，药物是由低浓度向高浓度逆浓度梯度转运。由于载体转运能力有限，有饱和现象，结构相似的药物可能竞争同一个载体，存在竞争抑制作用。对于同一药物而言，随着血药浓度的上升，肾小管的分泌量随之上升，但到一个特定值后就达到饱和，该值就被称为肾小管的饱和分泌量。

与血浆蛋白结合的药物不能由肾小球滤过，因此，对于仅由肾小球滤过排泄的药物，药物的血浆蛋白结合率会显著改变其肾排泄的速度。但对于主要由肾小管主动分泌排泄的药物，药物的血浆蛋白结合率一般不会影响肾小管分泌速度。这是因为药物的血浆蛋白结合是可逆的，在主动分泌部位，未结合的游离型药物被分泌后，结合型药物能很快解离。例如，青霉素血浆蛋白结合率很高，因此很少被肾小球滤过，主要由近曲小管经主动分泌快速排泄，生物半衰期仅为 0.5h。

两种肾小管主动分泌系统已被确认，分别为有机酸和有机碱系统。它们是通过两种不同机制进行分泌的。这两种机制相互独立。属于同一分泌机制的物质间可出现竞争性抑制，但两种机制间互不干扰，互不影响。表 5-2 列举了一些可从肾小管主动分泌的有机酸和有机碱。

表 5-2　　　　　　　　　肾小管主动分泌的有机酸和有机碱类药物

有机酸类	对氨基马尿酸、水杨酸、对氨基水杨酸、酚红、磺胺类、硝基呋喃、呋塞米、青霉素、保泰松、草酸、氨苯砜、甲苯磺丁脲、双香豆素、氯磺丙脲等
有机碱类	多巴胺、胆碱、维生素 B_1、胰岛素、胍乙啶、普鲁卡因、N-甲基烟酰胺、美加明等

1. 有机酸　有机酸的分泌主要通过阴离子分泌机制进行，所以阴离子分泌机制也被称为有机酸分泌机制。这些有机酸以对氨基马尿酸（paramino hippurate，PAH）为代表。通过该机制分泌的物质有马尿酸类、磺胺类、酰胺类、噻嗪类、杂环羧酸类、烯醇类等。

由于阴离子分泌机制的载体特异性比较差，许多阴离子都可与之结合而转运，因此同属于有机酸分泌机制的药物之间根据与载体的亲和力大小可出现竞争性抑制作用。如抗痛风药丙磺舒，又名羧苯磺胺，为有机酸类药物，与阴离子分泌机制的载体亲和力高，可以竞争性抑制其他有机酸类药物如青霉素在肾小管的分泌，故可增加青霉素的血药浓度和抗菌作用时间。利用这一原理，可将青霉素类药物与丙磺舒制成复方制剂，以增强药效，如氨苄西林丙磺舒胶囊。又如双香豆素与保泰松都能抑制氯磺丙脲的主动分泌，加强后者的降血糖效果。

同属于有机酸分泌机制的物质之间的竞争性抑制作用可能也会导致药物的毒副作用。如利尿药呋塞米妨碍尿酸的排泄，多次使用能产生尿酸过多症，个别病人长期应用后可产生急性痛风。

2. 有机碱　有机碱的分泌主要通过阳离子分泌机制进行，所以阳离子分泌机制也被称为有机碱分泌机制。许多有机胺类化合物，在生理环境中呈阳离子状态，可通过近曲小管主动分泌，使其肾排泄速度增加。如烟酰胺的代谢产物 N-甲基烟酰胺、吗啡的代谢产物二羟基吗啡，肾排泄量都大于肾小球滤过量，提示存在肾小管主动分泌。

四、肾清除率

1. 药物清除率 药物清除（drug clearance）是一个描述药物从体内消除的药动学术语。药物清除率是按照单位时间内清除的含药体液（通常是血浆）的体积来描述的，其单位是体积单位和时间单位的比值（如 ml/min，L/h）。例如，一个患者对青霉素的清除率是 15ml/min，青霉素的表观分布容积为 12L，那么根据清除率的概念，每分钟 12L 体液中就有 15ml 体液的药物被清除。

2. 肾清除率 不同的药物通过肾排泄而被清除的情况差别很大。为了衡量肾排泄在药物消除中的贡献，常用肾清除率（renal clearance，CL_r）定量描述药物通过肾的排泄效率。肾清除率是指肾在单位时间内能将多少体积血浆中所含的某药物完全清除出去，严格地说，应称为"肾排泄血浆清除率"。换言之，肾清除率可定义为单位时间内由肾清除的含药血浆体积。也可以理解为把单位时间内被肾清除掉的药物量按照血浆中的药物浓度折算成的血浆体积，因此用血浆体积与时间的比值可以表示肾清除率。肾清除率能够反映肾对不同药物的清除能力。肾清除率高，意味着肾对某药物的清除能力强，有较多血浆中的药物被清除掉。

由于尿中物质均来自于血浆，所以每分钟尿中排泄的药物量，即尿中药物浓度（U）与每分钟尿量（V）的乘积，除以该药物在每毫升血浆中的浓度即血药浓度（C），就可以得到肾每分钟清除了多少体积血浆中的药物。肾清除率可以定义为：

$$CL_r = \frac{U \cdot V}{C} \qquad (5-1)$$

必须指出的是，肾清除率是一个抽象的概念，所谓每分钟被清除的某药物的血浆体积，只是一个推算的数据。实际上，肾不一定只把一定体积血浆中的某药物完全清除掉，可能仅仅清除其中的一部分。肾清除该药物的量可用相当于多少体积血浆中所含该物质的量表示，可见肾清除率所表示的单位时间内血浆的体积数只是一个折算量。以尿素为例，假设尿素在血浆中的浓度为 0.25mg/ml，尿中尿素浓度为 19.5mg/ml，每分钟排出的尿量为 1ml，则尿素的清除率 $CL_{r尿素} = 19.5 \times 1/0.25 = 78$ml/min，即肾每分钟能将 78ml 血浆中的尿素排出体外。

当肾功能减退时，肾清除率可能会随之下降，以肾排泄作为主要排泄途径的药物消除速度减慢，因此，给药剂量可能需要相应减少。

3. 利用肾清除率推测肾排泄机制 药物通过肾排泄的机制包括肾小球滤过、肾小管分泌和肾小管重吸收。通过测定肾清除率可以推测药物肾排泄的机制。实际工作中可应用肾小球滤过率 GFR（等于菊粉的清除率）为指标衡量。若某一药物在血浆中未被血浆蛋白结合的比率为 f_u，只有肾小球滤过而没有肾小管重吸收或主动分泌，所滤过的药物均由尿排泄，则肾清除率等于 GFR×f_u。若某一药物的肾清除率低于 GFR×f_u，则提示该药物从肾小球滤过后一定存在肾小管的重吸收，可能同时也有肾小管主动分泌，但主动分泌一定小于重吸收。相反的，若某一药物的肾清除率高于 GFR×f_u，则提示该药物除经肾小球滤过外，必定还有肾小管主动分泌，可能同时也存在肾小管的重吸收，但重吸收一定小于主动分泌。

第二节　药物的胆汁排泄

肾排泄是大多数药物及其代谢物最重要的排泄途径。胆汁排泄是肾外排泄（即肾以外的其他排泄途径）中最主要的途径。经胆汁排泄的药物，如未被小肠重新吸收，则随粪便排出体外。

分子量对排泄途径有明显的影响：分子量在 300 以下的药物主要由肾经尿排泄；分子量在300～500之间的药物由肾和胆汁两种途径排泄，当其中一个排泄途径减弱时，会导致另一排泄途径代偿性地增加；分子量在 500 以上的药物，胆汁排泄可能是主要的排泄途径。

胆汁排泄以主动转运机制为主。不仅仅是药物，机体中重要的物质如维生素 A、维生素 D、维生素 E、维生素 B_{12}、性激素、甲状腺素及这些物质的代谢产物从胆汁排泄也非常显著。某些药物及代谢物经胆汁排泄进入十二指肠后，还可能在小肠重新吸收返回肝脏，形成肠肝循环。研究药物的胆汁排泄，对于解释药物血药浓度的变化、药物疗效的强度和维持时间、药物毒副作用的出现等均具有重要意义。

一、胆汁的分泌与排出

胆汁由肝细胞分泌产生，经毛细胆管、小叶间胆管、左右胆管汇总入肝总管，再经胆囊管流入胆囊中贮存。胆囊可吸收胆汁中的水分和无机盐，使胆汁浓缩4～10倍。当消化活动开始时，胆汁从胆囊排出经十二指肠大乳头进入十二指肠上部。胆汁排出途径见图5-6。

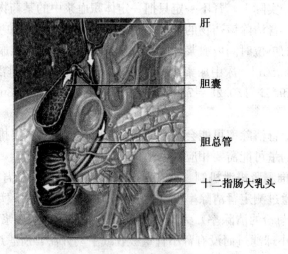

图 5-6　胆汁排出途径

成年人每天分泌胆汁 800～1000ml。胆汁的生成量和蛋白质的摄入量有密切关系，高蛋白食物促进胆汁的生成。由肝直接分泌的胆汁为弱碱性（pH 值 7.4），而在胆囊贮存后，由于其中的碳酸氢盐被胆囊吸收而呈弱酸性（pH 值 6.8）。胆汁的成分比较复杂，除水分和钠、钾、钙等无机盐外，其有机成分主要有胆盐、胆色素、脂肪酸、胆固醇、卵磷脂和黏蛋白等。其中胆盐、胆固醇和卵磷脂都可作为乳化剂，使脂肪乳化成微滴，促进其消化和吸收。

二、药物胆汁排泄的过程与特性

1. 胆汁清除率 胆汁排泄率可用胆汁清除率表示：

$$胆汁清除率=\frac{胆汁流量\times胆汁中药物浓度}{血浆中药物浓度} \tag{5-2}$$

2. 药物的性质对胆汁排泄的影响 药物胆汁排泄速度和程度受药物的理化性质（结构、极性、分子量等）和某些生物学因素（动物种属、性别、年龄、胆汁流量等）的影响。

药物及其代谢物的胆汁排泄对分子量的要求非常严格。一般分子量低于 300 的药物，很难从胆汁排泄，主要经肾排泄。药物分子量也有上限阈值，分子量超过 5000 的大分子化合物难以向肝细胞内转运，故胆汁排泄量极少。

主要经胆汁排泄的药物，除了分子量高以外，还要求具有较强的极性基团。特别是对于极性较强、水溶性大的代谢物而言，胆汁排泄是主要的消除途径。如葡萄糖醛酸结合物，不仅分子量比原形药物增加近 200，而且极性增强，胆汁排泄率高。

药物从胆汁中排泄有三种形式：原形药物、葡萄糖醛酸结合物以及谷胱甘肽结合物。对于原形药物来说，只有化学结构中具有羧基、磺酸基或铵离子等极性功能基团时才有可能直接从胆汁中排出。

3. 主要经胆汁排泄的药物 药物胆汁排泄是一种通过细胞膜的转运过程，其转运机制可分为主动转运和被动转运，以主动转运机制为主。目前已知肝细胞至少存在 5 个转运系统，分别转运有机酸（如对氨基马尿酸、青霉素、丙磺舒、酚红、噻嗪类药物等）、有机碱（如普鲁卡因胺、红霉素等）、中性化合物（如强心苷、甾体激素等）、胆酸及胆汁酸盐和重金属（如铅、汞、铜、锌、镁）。肝脏中存在的 P-糖蛋白也参与了某些药物如地高辛、阿霉素等的胆汁排泄。由于主动转运依赖于载体蛋白，属于同一转运系统的药物，相互之间存在竞争性抑制，如丙磺舒能抑制甲胺蝶呤在大鼠胆汁中的分泌。被动转运在药物胆汁排泄中所占的比例很小，如甘露醇的胆汁排泄就属于被动转运过程。血液中的药物向胆汁被动转运有两种途径：一种是小分子极性药物通过细胞膜上的小孔扩散（即膜孔转运）；另一种是脂溶性的非解离药物通过细胞膜扩散（即单纯扩散）。

主要经胆汁排泄的药物参见表 5-3。促进胆汁生成的药物能刺激主要经胆汁排泄药物的消除。如苯巴比妥通过增加葡萄糖醛酸代谢物的生成和胆汁流动从而促进药物的胆汁排泄。相反，减少胆汁流动的药物和引起胆汁阻塞的病理生理因素也会减少药物的胆汁排泄。给药途径也可能影响药物排入胆汁。例如，口服给药的药物被肝提取进入胆汁的程度要大于静脉给药。

表 5-3	经胆汁排泄和肠肝循环的药物举例
胆汁排泄 （以原形或代谢物形式）	头孢哌酮、氯霉素、地西泮、地高辛、阿霉素、强力霉素、雌二醇、氟伐他汀、洛伐他汀、螺内酯、睾酮、四环素、长春新碱
肠肝循环	丙咪嗪、消炎痛、吗啡、地高辛、已烯雌酚、卡马西平、氨苄青霉素、洋地黄毒苷、螺内酯、氯霉素

4. 胆汁排泄与肾排泄的相互代偿作用　肾排泄和胆汁排泄是机体最为重要的两条排泄途径。在某些情况下，其中一条途径受损，另一条途径的作用可能代偿性地增加。如大鼠结扎肾动、静脉后，头孢唑啉的胆汁排泄增加了 4.5 倍，而结扎胆管后，其肾排泄率从 16% 增加到 50%。这两条主要排泄途径的相互代偿作用，对肝或肾功能不全病人的临床用药有一定的指导意义。

三、肠肝循环

经肝细胞分泌进入胆汁的药物及其代谢物在胆囊收缩下由胆总管排入十二指肠，其中部分药物可再经小肠上皮细胞吸收进入血液循环，这种药物在肝脏、胆汁、小肠间的循环，称为肠肝循环（enterohepatic cycle）。机体形成这种肠肝循环可以有效地利用体内必需物质，如帮助消化的胆盐通过肠肝循环可以得到再次利用。较大药量反复进行肠肝循环可延长药物的生物半衰期和药效维持时间。洋地黄毒苷经胆汁排泄后，大部分又被小肠重吸收经历肠肝循环，服用洋地黄毒苷中毒后，口服考来烯胺（cholestyramine）可在肠内和洋地黄毒苷形成络合物，中断肠肝循环，加快其从粪便中排泄，为急救措施之一。

很多药物如吗啡等以葡萄糖醛酸结合反应产物即葡萄糖醛酸苷的形式从胆汁排泄，在肠道受菌丛分泌的酶的作用又分解生成原形药物，脂溶性增大，被肠道重新吸收进入肝门静脉。如果同时服用抗生素使肠道菌丛的作用受到限制，则肠肝循环减少，药物生物半衰期缩短。

某些药物因为肠肝循环可在血药浓度-时间曲线上出现第二个血药浓度高峰，称为双峰现象（图 5-7）。这可能是酶解过程的影响，也可能是受胆汁间歇性排泄的影响，在肠道重吸收后出现第二个浓度高峰。

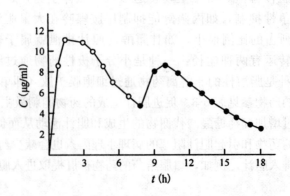

图 5-7　肠肝循环所引起的血药浓度的双峰现象

第三节 药物的其他排泄途径

一、药物从乳汁排泄

药物从乳汁排出可能会对婴儿的安全产生一定影响，所以在新药开发过程中往往要求进行乳汁排泄实验。有些药物从乳汁的排泄量比较大，如红霉素、地西泮、卡马西平、巴比妥盐等。

血浆和乳汁被乳腺上皮细胞膜隔开，药物的乳汁排泄往往受到血浆蛋白结合率的影响，同时遵循 pH-分配假说，主要受以下因素影响：

（1）药物的浓度梯度 母体血浆中未与蛋白结合的游离型药物浓度越高，从血浆到乳汁的转运就越快。

（2）药物的脂溶性与解离度 乳汁中脂肪含量比血浆高，脂溶性大的药物容易进入乳汁。人乳的 pH 值为 6.8～7.3，转运到乳汁中的药量由药物的解离常数决定。正常 pH 情况下，弱酸性药物在乳汁中的浓度比其血浆浓度低，而某些弱碱性药物可等于或高于血浆中的浓度。

（3）药物的分子量 分子量越小，越容易转运到乳汁中。

虽然大多数药物的乳汁排泄量低，一般低于摄入药量的 2%，但由于婴儿的肝、肾功能未发育完全，对药物的消除能力低，有可能造成某些药物经乳汁进入婴儿体内蓄积，导致婴儿产生毒副作用。如磺胺可引起新生儿黄疸，四环素可引起新生儿牙斑，青霉素可引起婴儿过敏反应。这些药物应在哺乳期禁用或慎用。

某些药物在乳汁中的浓度很高，如乳母用丙基硫氧嘧啶、他巴唑等抗甲状腺药物做抗甲状腺治疗时，乳汁中浓度可为血中浓度的 3 倍以上，最高可达 12 倍之多。含高浓度抗甲状腺药物的乳汁进入乳儿体内后，可抑制甲状腺合成甲状腺激素，还可促使甲状腺激素继发增高，在应用过程中可引起幼儿甲状腺肿和甲状腺功能减退，严重影响婴儿甲状腺正常发育。

如果哺乳期需要服用一些比较安全的药物，最好在婴儿哺乳后或下次哺乳前 3～4h 用药。

二、药物从唾液排泄

人的口腔内有三大唾液腺：腮腺、颌下腺和舌下腺，还有许多散在的小唾液腺。唾液是由这些唾液腺分泌的混合液。唾液一般日分泌量 1～1.5L，pH 值接近中性（pH 值 6.6～7.1），比血浆低。唾液中水分约占 99%，蛋白质浓度只有血浆的 1/25～1/40。唾液的分泌量和成分有明显的个体差异，同一人日内和日间也有很大差异。

药物主要通过被动扩散的方式由血浆向唾液转运。转运速度与药物的脂溶性、pKa 和蛋白结合率等因素有关。游离的脂溶性药物在唾液和血浆之间可形成扩散平衡。与血浆蛋白结合的药物不能进入唾液，因此药物在唾液中的浓度近似于血浆中游离药物的浓度，对于蛋白结合率高的药物，则唾液浓度比血浆要低很多。唾液 pH 值也是影响解离型药物唾液浓度的主要因素。

也有一些药物以主动转运的方式由血浆向唾液转运。如病人口服碳酸锂以后，唾液中的锂离子浓度是血浆中浓度的 2～3 倍。

一般唾液排泄对药物的消除没有临床意义上的影响。但在开展体内药物动力学研究时，可以利用唾液中药物浓度与血浆中药物浓度比值相对稳定的规律，以唾液代替血浆测定药物浓度。如制成大鼠肾功能障碍模型后，发现环丙沙星静脉注射给药的血药浓度和唾液浓度均明显升高，但两者的比值与正常对照组相比无显著变化，说明在肾功能低下时仍可利用唾液对该药物进行体内动态监测。

三、药物从肺排泄

吸入麻醉剂、二甲基亚砜以及某些代谢废气可随肺呼气排出，该类物质的共同特点是分子量较小、沸点较低。其排泄量视肺活量及体内药量而异。

乙醇也可以随肺呼气排出，因此通过检测呼气中的乙醇浓度能够测定醉酒的程度。

四、药物从汗腺排泄

某些药物及机体正常代谢产物如磺胺类、盐类（主要是氯化物）、苯甲酸、水杨酸、乳酸及氮的代谢物、尿素等可以随汗液向外界排泄。药物由汗液排泄主要依赖于分子型的被动扩散。

五、药物从肠道排泄

位于肠上皮细胞膜上的 P-糖蛋白可以将药物或其代谢物直接从血液内主动转运进入肠道。因此粪便中的药物可能有三个来源：①口服后未被吸收的药物；②从胆汁排泄进入小肠的药物；③经 P-糖蛋白转运进入肠道的药物。

第四节　药物排泄的研究

一、药物排泄的研究方法

药物肾排泄的研究多采用在体法。通常是在给药后不同时间收集尿液，记录尿量，测定尿药浓度，计算累积排泄量，直到排泄完成（尿中检测不出药物）。利用尿药排泄总量与给药剂量的百分比对时间作图可观察尿药排泄速度。

药物胆汁排泄的研究方法主要是做胆汁引流。通常采用大鼠，麻醉后做胆管插管手术，待动物清醒后，给药，按一定的时间间隔收集胆汁至药物排泄完全。记录胆汁体积，测定胆汁中药物浓度，计算累积排泄量和排泄百分数。

药物从粪便中的排泄也多采用在体法。通常在给药后不同时间收集粪便，制成匀浆后测定药物浓度，计算累积排泄量，直至排泄完成。由于某些药物在肠道中发生生物转化，因此粪便中测定的药物总量可能会低于实际排泄量。

二、药物排泄研究及应用

1. 指导临床合理用药　药物排泄研究的成果可以用于指导临床合理用药。例如大多数治疗糖尿病的药物主要经肾排泄，对于肾功能不全的糖尿病患者而言，服用这些药物可能会因为肾排泄受到抑制而影响药效，同时也加重了肾脏负担。格列吡酮口服后主要从胆汁排泄，仅有 5% 从肾排泄，是磺酰脲类降血糖药中唯一排泄不受肾功能影响的药物，为糖尿病合并肾病的首选药，尤其适宜于老年糖尿病以及合并肾功能不全而肝功能良好的糖尿病患者。

头孢曲松钠为广谱抗生素，大肠杆菌等致病菌对其高度敏感，给药后 40%～50% 的药物经胆汁排泄。给急性胆管炎患者静脉滴注后取胆汁测定，发现胆汁中药物浓度远远高于其对大多数致病菌的抑菌浓度，有效浓度维持时间长达 24h，提示其对于治疗和预防胆管炎症具有重要作用。

阿米卡星（丁胺卡那霉素）属于氨基糖苷类抗生素，用药后 94%～98% 以原形经肾排泄，可用于治疗尿路感染，但同时也具有一定的肾毒性。

通过鉴别和测定给药后尿液、胆汁或粪便中的代谢物，还可以推测药物的代谢途径，为药物的代谢研究提供依据。

2. 中药研究中的应用　与化学药物相比，中药的最主要特点之一是成分复杂。在药物的排泄过程中，这些中药成分的相互影响或者中西药成分的相互影响就成为中药排泄研究的关键问题。

（1）肾排泄　泻心汤为出自《金匮要略》的经典名方，由大黄、黄连、黄芩三味药组成。分别给大鼠灌服泻心汤、黄连、大黄与黄连、黄连与黄芩后测定尿液中黄连碱的累积排泄量/给药量比值。结果表明，大黄、黄芩与黄连配伍后，黄连碱的排泄有所减少，尤以泻心汤组减少最为明显并有统计学显著性差异，提示方剂中药物配伍应用能够影响有效成分的排泄。

麻黄汤为张仲景《伤寒论》的名方，由麻黄、桂枝、杏仁、甘草组成，主要用于治疗上呼吸道感染、支气管炎及支气管哮喘等，经数千年临床应用，疗效卓越。方中麻黄为君药。健康受试者内服麻黄汤后收集 0～24h 尿样，测定其中去甲伪麻黄碱、去甲麻黄碱、麻黄碱、伪麻黄碱、甲基麻黄碱 5 种生物碱成分的尿药排泄累积量与给药剂量的比值，结果分别为 118.84%、291.96%、70.18%、99.74% 和 38.10%。提示前两种生物碱成分除了本身以原形排泄外，还有其他成分转化为这两种成分被排泄，因此比值超过了 100%。甲基麻黄碱是平喘的主要有效成分，排泄相对较慢，可能使其在平喘方面发挥持久长效的作用。服药后 24h 内检测到以原形代谢排泄的 5 种麻黄生物碱总量占服用量的 79.44%，说明大部分麻黄生物碱服药后迅速随尿排出，降低了因体内蓄积而引起毒副作用的风险。

地高辛主要以原型经肾脏排泄，肾功能的好坏直接影响地高辛的消除。心力衰竭患者心脏泵血功能不足，交感神经系统和肾素-血管紧张素系统被激活，血中去甲肾上腺素和肾素水平升高，外周血管收缩，血流产生了代偿性的再分布，保障心、脑血流正常，使肾血流量不足，导致肾功能受到影响，不利于地高辛的排泄。给心力衰竭模型大鼠服用地高辛时合并应用参附注射液（主要成分为红参和附片）可以改善肾功能，能够显著促进地高辛的肾排泄。

(2) 胆汁排泄　复方制剂双黄连是由黄芩、连翘和金银花3味中药组成。大鼠灌胃给予黄芩单味药材颗粒及双黄连复方颗粒后，测定黄芩苷及其代谢产物的胆汁排泄。结果表明，单复方中总黄芩苷元的胆汁排泄有明显差异，复方给药后总黄芩苷元的总排泄量高于单方，说明复方配伍促进了黄芩苷元在胆汁中的排泄。双黄连复方颗粒与黄芩颗粒中黄芩苷在胆汁中的代谢产物有显著差异，说明中药复方的配伍变化会直接导致体内代谢产物的变化。

(3) 其他排泄途径　β-榄香烯是中药莪术中所含的挥发性成分，具有抗肿瘤作用。给大鼠静脉注射或腹腔注射β-榄香烯乳注射剂，测定呼出气体中的药物浓度，结果表明，6h后的累积排出量分别为给药剂量的1.41%和0.51%。

第六章 药物传递系统的设计及其体内过程

第一节　概　述

药物剂型按发展进程可分为以下几个阶段，即传统剂型（如汤剂、药酒、丸散膏丹等）、常规剂型（如片剂、胶囊剂、软膏剂、注射剂等）、缓释与控释给药剂型、靶向给药剂型（按靶向机制可分为被动靶向、主动靶向和物理化学靶向制剂）、时间脉冲释药剂型和正在孕育的随症调控式个体化给药剂型。相对于传统剂型和常规剂型而言，后几代剂型也可统称为药物传递系统（drug delivery system，简称 DDS），因为它们具有非常规的释药方式，常常需要通过特别的载体将药物有效地递送到目的部位，可以实现定时、定位、定速和靶向释药，以克服普通制剂使用上的一些缺陷，如产生毒副作用、作用时间短需频繁给药等。DDS 的概念出现在 20 世纪 70 年代初，80 年代开始成为制剂的研究热点。尤其是 60 年代生物药剂学和药物动力学的崛起，使得药物的吸收、分布、代谢和排泄以及药物在体内的经时变化过程与生物利用度得到了广泛研究。药物的体内研究为 DDS 的创新和发展提供了丰富的科学依据：

（1）药物的治疗作用与血药浓度相关，过高的浓度将产生毒副作用，过低的浓度则无治疗效果。因此，维持稳定有效的血药浓度水平，避免体内药物浓度波动的峰谷现象，成为合理设计剂型的科学依据，推动了缓释与控释制剂的发展，这是 DDS 的初期发展阶段。

（2）只有到达病灶部位的药物才能发挥疗效，分布在其他部位的药物不但不起治疗作用甚至可能产生毒副作用。使药物靶向分布于病灶部位，不仅能有效地提高药物的治疗效果，而且可以减少毒副作用和用药剂量，这对于肿瘤、炎症、血管栓塞等局灶性疾病的治疗具有重要意义。具备靶向药物递送性能的载体，如纳米囊、纳米球、脂质体、聚合物胶束、树状体、高分子聚合物载体等是目前 DDS 研究的热点。

（3）近代的时辰药理学研究指出有节律性变化的疾病，如高血压、心绞痛、哮喘、糖尿病、关节炎等，可以设计适应生物节律变化的自调式药物递送系统，通过自动调节药物的释放时间和释放量以实现时辰治疗目的，如对于需要终生给予胰岛素的糖尿病患者来说，根据患者血糖浓度的变化来控制胰岛素释放的 DDS 的研究备受关注。

（4）随着生物技术的发展，如重组 DNA 技术使得生物活性大分子的生产从以动物或人等生物材料提取转向克隆和发酵获得，生物技术药物及其制剂的研究与开发已成为药剂学研究的热点和重要领域，近几年在美国申报的新药中约有三分之一都属于这类药物。由于生物技术药物多为多肽和蛋白质，性质不稳定又不易穿透生物膜，故目前以注射给药为主。药学工作者正致力于使用方便、患者顺应性高的非注射给药系统的研究，如鼻腔、口腔、口服、直肠、透皮和肺部给药等，虽然上市品种还很少，但具有潜在的研究价值和广阔的应用前景。目前基因治疗也受到广泛关注，研究难点与热点之一即为如何有效地将基因药物靶向地递送到其作用靶点（一般为细胞核），研究的 DDS 载体主要有病毒载体、细菌载体、人工智能高分子材料载体和脂质体载体等。若基因治疗研究成功，可为各种恶性肿瘤、基因缺陷性疾病和其他疾病的治疗提供全新的生物疗法。

（5）近十多年来，经皮药物传递系统（TDDS）得到了迅速发展。TDDS 给药和撤除均很方便，药物吸收持久、平缓，无胃肠道及肝脏首过作用，特别适合于一些长期性疾病和慢性疾病的预防与治疗。但由于皮肤角质层严密的脂性屏障，药物经皮吸收的程度往往非常有限。如何行之有效地促进药物的吸收，是决定 TDDS 应用范围的关键。目前广泛研究的促吸收方法有使用渗透促进剂、电渗导入、电致孔、超声导入、微针和改性脂质体（如 trans-fersomes 和 ethosomes）等。

（6）黏膜给药与其他非口服给药一样，适用于在胃肠道不稳定或肝首过效应明显的药物。同时由于除口腔咀嚼黏膜和特性黏膜外，其他黏膜均未角质化且黏膜下毛细血管丰富，黏膜给药与经皮给药相比还具有生物利用度高、起效快等优点。此外，通过特定区域黏膜吸收可起到一定靶向作用，如鼻腔给药可以通过嗅区颅底筛板处不完整的血脑屏障使药物靶向分布于脑。黏膜给药除发挥局部治疗作用外，作为药物吸收的途径日益受到重视。特别是口腔、鼻腔和肺部三种给药途径对于口服首过效应强的药物和生物技术药物具有重要意义。

综上所述，药物传递系统的出现是现代科学技术在药剂学中应用与发展的结晶，其研究与开发已成为现代药剂学创新与发展的主题，将最终实现以最小的剂量达到最理想的治疗效果。

第二节　口服控释给药系统及其设计

口服制剂一般为速释制剂，典型的剂型包括片剂和胶囊剂。尽管速释制剂相对较简单，成本也较低，但存在着诸多不利因素，如给药次数多、病人顺应性差等问题。为了解决这些问题，并降低药物的毒副作用，需要设计具有特定释药行为的制剂，如缓释、控释制剂或定位、定时释药制剂。

药物的胃肠吸收特点与起效机制是决定口服制剂设计的重要依据。例如，具有吸收窗（absorption window）的药物宜制成能在吸收窗之前的胃肠道段滞留并按一定的速度释药完全的制剂；治疗胃肠道局部病变的药物宜制成仅在病变部位迅速完全释药的制剂。可见，同时控制释药部位和释药速度是设计口服药物传递系统的关键。

一、胃内滞留制剂

胃内滞留制剂可使药物在胃内滞留时间延长，与胃黏膜接触面积增大，适用于以下药物：①在胃或小肠上部吸收率高的药物，如弱酸性药物、在十二指肠吸收的药物（如维生素

B₂、多巴胺等）；②在肠道 pH 值环境中溶解度很差的药物，应用该制剂可以延长其胃排空时间，提高生物利用度；③治疗胃或小肠上部局部疾患（如胃炎，胃癌，胃、十二指肠溃疡等）的药物，如雷尼替丁、呋喃唑酮、硫酸庆大霉素等。

增加固体制剂胃内滞留时间的方法有如下几种，这些方法可以单用也可以联合使用：

（一）漂浮型

漂浮型胃内滞留制剂是根据流体动力学平衡控制系统（hydrodynamically balanced system，HBS）原理设计制备的，是一种由药物、亲水凝胶骨架材料及其他辅助材料组成的不崩解的亲水性凝胶骨架制剂，剂型可以是片剂、胶囊剂、微丸或微球等。口服至胃中后，制剂中的亲水凝胶材料便水化膨胀形成凝胶层，致使制剂密度小于 1.0g/ml 而漂浮于胃内容物上，延长药物在胃内滞留时间；此外，还可以根据凝胶层厚度控制药物的释放速度，直至负载药物释放完全。漂浮型释药系统须满足以下条件：①释药系统表面必须快速形成连续性的凝胶屏障；②释药系统的密度必须小于 1.0g/ml；③药物的溶出速度很慢，足以作为药库。据文献报道，这种系统能在胃内滞留 6h 左右，通常多单元型剂型（如微丸）较单一单元制剂（如片剂）滞留效果好。

亲水凝胶骨架材料的选择是决定制剂滞留时间的关键因素之一。目前最常用的是羟丙基甲基纤维素（HPMC），可以某一黏度规格单用或其不同黏度规格合用，用量一般为处方量的 20%～75%。卡波姆（Carbopol）934P、壳聚糖、海藻酸盐也可作此用途，它们同时还具有良好的生物黏附性，因此可利用漂浮与黏着双重机制实现理想的胃滞留效果。为提高制剂的漂浮滞留能力，可于处方中添加一些相对密度较小的疏水性酯类（如单硬脂酸甘油酯）、高级脂肪醇类（如十八醇和十六醇）、高级脂肪酸（如硬脂酸）或蜡类（如蜂蜡、石蜡）等；或者添加发泡剂（如碳酸氢盐类），当制剂与胃液接触时，发泡剂与胃液反应生成二氧化碳，有助于制剂的漂浮。若是需要加快释药速度，则可于处方中添加一些水溶性辅料，如乳糖、甘露醇、微晶纤维素或聚乙烯吡咯烷酮（PVP），起到骨架致孔作用。

除上述制剂因素外，人体生理因素也会显著影响这类制剂的漂浮性能：

（1）体位的影响　目前，对于体位对该类制剂滞留时间的影响尚无定论。有研究发现胃漂浮制剂在保持站立姿势的服用者胃内的滞留时间要明显长于处于仰卧姿势的服用者，但也有研究表明漂浮胶囊在保持站立姿势的人群中的滞留时间与在保持仰卧姿势的人群中的滞留时间是相当的。若前种情况成立，则此因素有可能使该剂型对一些特定人群的应用受到限制，如卧床的病人。另外，若要躺下，保持右侧卧将更有利于该类制剂的滞留。

（2）食物的影响　包括禁食或供食状态和食物类型与体积的影响。①禁食与供食状态时胃的排空和生理环境（如 pH 值、酶等）明显不同。禁食时，胃处于一种周期性的运动状态，它是胃本身的一种生理机制，胃完成运动的周期称移行运动复合波（MMC），又称为消化期间运动周期，它包括四个阶段：a. 静止阶段，约持续 40～60min；b. 间歇性收缩阶段，约持续 20～40min；c. 强烈突发性收缩阶段，在此阶段胃的蠕动收缩最强烈，约持续15～25min，所有滞留在胃内的物体一般都能在此阶段排空到小肠；d. 过渡阶段，是由第三阶段的强烈收缩转变到第一阶段静止期的过程，约持续 0～7min。因此，完成整个周期约需要90～120min。在供食的情况下，胃内充满食物，胃的运动状态从禁食型转变成消化型的运动状态，该阶段胃的收缩力仅为空腹时第三阶段收缩力的 15%～25%，加上此时幽门较狭窄，故只有足够细小的物体才能有效地被胃排空。但目前对于饱腹时可以有效胃排空的物体尺寸上限仍存在较大分歧，有的研究认定直径大于 2mm 的颗粒即不能被胃排空，而有的研究结果则显示大至 5～7mm 的物体在饱腹时仍然能够发生胃排空。不管这个上限是多少，很显然，饭后给予漂浮型胃内滞留制剂对于延长其滞留时间和发挥制剂的特点是绝对必要的。例如，对一种胃滞留漂浮片剂在两组志愿者（一组为空腹状态，另一组为供食状态）体内滞留情况研究结果显示，该制剂在供食状态下胃排空的时间显著延长，滞留时间为 4～7h，而在禁食组其滞留时间大约仅为 0.8～1.7h。②食物类型与体积对制剂的胃排空也有一定的影响。如制剂在低能量食物存在时的胃排空时间往往比在高能量食物存在时要短。

（二）沉底型（即高密度制剂）

近年来研究发现，当药物制剂的密度高于某一个值时（如 $2.8g/cm^3$），其在胃内的滞留时间将被延长，其机制可能是因为对胃的正常收缩运动起阻滞作用，或者是服用后制剂可快速沉于胃底部而避免被胃排空。这种高密度的缓释或控释制剂可以通过在制剂处方中添加密度大的惰性材料如硫酸钡、二氧化钛、氧化铁、氧化锌等来实现。给健康受试者服用不同大小和密度的片剂后发现无论在空腹还是饮食状态，密度增加都使它们在胃滞留时间明显延长。例如直径为 3.2mm、密度为 1.38 和 $2.86g/cm^3$ 的片剂作为多单元剂型给受试者服用，仅高密度（$2.86g/cm^3$）片剂的胃排空时间在空腹和饮食状态下有明显的延长，但小肠滞留时间不受影响。

（三）膨胀型

有数据显示当一个固体的长度超过 5cm 或直径大于 3cm 时，可滞留于胃中，滞留时间除了与固体自身的尺寸有关外，还与胃排空的状态有关，饱腹状态可使滞留显著地延长。因口服制剂均需要吞服，故其大小必需是生理可接受的。因此，要想通过增加制剂体积来增加其在胃中的滞留，该制剂应在服用到胃中后能迅速通过吸湿或产气（如 CO_2）膨胀至无法通过幽门进入肠道的程度。例如，有研究报道一种能在几分钟之内从未水化时的 9mm 吸水膨胀至 25mm 的超多孔水凝胶在饱腹狗胃中的滞留时间可在 24h 以上。

对于这种类型的制剂，需考虑几个安全问题，如不应在食道内发生膨胀；不应改变胃的运动状态；制剂边缘应钝，以免损伤胃黏膜；应无局部刺激性；应能耐受人幽门部产生的 80～100mmHg 的压力；达到预期滞留效果后应能最终解体或降解而被胃排空。

（四）黏附型

胃黏膜的上皮为单层柱状，除少量内分泌细胞外主要由表面黏液细胞组成。此细胞分泌含高浓度 HCO_3^- 的不溶性黏液，覆盖于上皮表面，厚 0.25～0.5mm，有重要的保护作用。表面黏液细胞不断脱落，由胃小凹底部的干细胞增殖补充，1～3 天更新一次。利用具有生物黏着性的聚合物材料在药物释药系统表面形成一层薄膜，或直接与药物制备成骨架型的释药系统，在释药系统进入胃以后，该聚合物能与黏液内的黏蛋白分子发生物理或化学结合，使释药系统黏附在胃壁表面。这种结合的强度必须足以克服胃运动的强度，才能延长释药系统胃排空时间。

　　生物黏着性聚合物一般均具有亲水功能基团及特殊的分子量、链长度和构象。研究发现，含有羧基的聚合物（如聚丙烯酸）有较好的黏着性。壳聚糖及其衍生物是阳离子多糖，可以跟黏液中糖蛋白的阴离子部分（如唾液酸和磺酸残基）相互作用而产生生物黏着性。含有巯基的聚合物，如用半胱氨酸（Cys）修饰的聚合物，可以在接触黏液后自身或与黏液糖蛋白的 Cys 富集区域形成二硫键共价结合而"抛锚"于黏液层。这两类聚合物除具有生物黏着性外，还具有可逆打开细胞间紧密连接的作用，故在延长制剂滞留时间，使药物浓集于吸收部位的同时，还可以促进药物经细胞旁路吸收，减少其在肠壁细胞内代谢的发生率。此外，消胆胺（一种阴离子交换树脂）也能吸附在胃黏膜上，产生一定的胃滞留效应。聚合物黏着力的大小与其溶液的浓度有关，但不呈线性关系，而往往呈小山包形，中间浓度的溶液产生的黏性是最大的。例如，对多数丙烯酸类聚合物（如 carbopol 934P）来说，其黏着性最佳时的溶液浓度仅为 0.15%；而其二元共聚物（scopacryl D339）和三元共聚物（scopacryl D340）则需较高的溶液浓度才能达到最高的黏性。在聚合物中加入其他赋形剂，往往可使其黏着力降低。

　　该方法实际应用时可能会遇到如下问题：①若所选用的生物黏着材料黏性过强，则可能出现与所有与之接触的大分子（如来自胶囊壳的明胶、胃内容物中的水溶性蛋白、自胃壁脱落的黏液等）均发生黏着，造成可供与胃壁黏液层发生黏附作用的黏着材料的量严重减少，而无法产生应有的滞留效果。②由于胃黏液层更新较快，有时滞留限速因素不是黏附力，而是胃黏液层的更新速度。因此，胃黏液层更新的个体间及个体内差异（40~270min）可能成为影响这种类型制剂使用效果的一个重要因素。③对胃肠黏膜有强烈刺激作用的药物不宜制成生物黏着型释药系统。

　　除上述介绍的四种方法外，制备磁性制剂，给药时在胃部外加磁场的方法；或口服制剂的同时给予能使胃蠕动减慢的辅料或药物等方法均可在一定程度上实现制剂的胃滞留。

二、小肠迟释制剂

　　凡属胃内不稳定（如红霉素、胰酶）、对胃刺激性强（如消炎痛、锑剂）以及作用靶点在小肠（如肠道驱虫药与消毒药）的药物，均可制成口服小肠迟释制剂，使其安全通过胃，到达肠内再崩解或溶解而发挥疗效。这类制剂的设计主要基于胃与小肠的生理特征差异，如 pH 梯度和转运时间。小肠从十二指肠、空肠到回肠 pH 值分别为 4.0~5.5、5.5~7.0 和7.0~8.0，而空腹胃的 pH 值为 1~3，进食后虽然由于食物的中和作用胃内 pH 值可升至5，但随着胃液的分泌，会很快降至空腹时的 pH 值。其次，研究发现释药系统在小肠的转运时间相对稳定，一般为 3~5h，而且食物、剂型因素、生理因素（如年龄）、疾病（如溃疡性肠炎、腹泻或便秘）、机体状态（如锻炼或运动）等对小肠的转运均无显著的影响。因此在胃排空后，若能控制释药时间即可控制药物在小肠释放的位置。根据小肠的以上两种生理特征，可选用在胃中不能溶解而在某个肠段 pH 值下可以溶解的肠溶材料对制剂进行包衣，通过控制包衣材料的组成和包衣厚度，即可实现药物的小肠定位释放。

　　常用的肠溶材料有醋酸纤维素酞酸酯（CAP）、苯三甲酸醋酸纤维素（CAT）、羟丙基甲基纤维素酞酸酯（HPMCP）、Ⅱ号、Ⅲ号丙烯酸树脂（国外产品称 Eudragit L 型、Eudragit S 型）等。这些肠溶材料的共同点都为高分子聚合物，且在分子结构中都含有未成酯的羧基，这些羧基功能团在酸性胃液中呈未解离状态，使得聚合物疏水性增加而不能溶解，而到了中性或略微偏碱性的肠液中后，肠溶材料将其酸性呈现出来，羧基发生解离，聚合物带上负电荷，亲水性增加而发生溶解。因此，肠溶材料所带羧基功能团越多，则可在 pH 越低的环境下发生溶解，如 Eudragit L100 与 Eudragit S100 结构中的甲基丙烯酸与甲基丙烯酸甲酯的比例分别为 1∶1 和 1∶2，对应的这两个肠溶性丙烯酸树脂可分别在 pH 值 6 和 pH 值 7 以上的介质中溶解。一般至少要有 10％的羧基离子化时，才可使聚合物溶解。

为了确保释药系统对胃液有足够的抵抗力，最好选用在 pH 值 5 以上才能溶解的聚合物，以防止释药系统因胃内食物的存在或其他因素影响使胃液 pH 值升高造成药物提前释放。另外，在选用肠溶材料时，还应考虑到聚合物是否能够在小肠段及时地全部溶解，以保证药物能释放吸收完全，这对那些只在小肠有较好吸收的药物尤为重要。当设计小肠定位释药的目的是延迟药物吸收或是使药物浓度在小肠末端较高时，则应考虑选用在更高 pH 值范围溶解的聚合物。在实际应用中，可选用两种或多种肠溶性材料的混合物作为释药系统的 pH 敏感剂，使释药系统只对小肠的某一位置的 pH 值敏感，增加释药系统对释药位置的选择性。另外，这些材料应有一定的机械强度，能在胃蠕动或其他非预定部位的运动下不破裂。

小肠迟释制剂应在饭前服用，以消除食物对胃排空的影响，保证给药的重现性、有效性与安全性。如一日服用 3 次的肠溶制剂，若早晨在饭后服用，则服下的制剂有可能延迟到与中午服用的制剂同时胃排空，造成早晨服药后不产生药效，而中午服药后同时释放出两倍剂量的药物，导致毒副作用的发生。

三、结肠迟释制剂

结肠的主要生理功能是吸收水分和电解质，将食物残渣形成粪便。与胃和小肠的生理环境相比，结肠有利于药物吸收的因素有：①内容物 pH 值接近中性；②内源性酶（如肠腔内的肽酶、蛋白酶，肠壁细胞内的 CYP3A4）的活性低或缺失；③药物滞留时间长。结肠不利于药物吸收的因素有：①吸收面积小。因结肠黏膜表面光滑，无绒毛，其吸收面积仅约为小肠的 0.3％。②内容物较黏稠。特别是结肠后段，其内容物呈半固态，极其不利于药物从制剂中溶出及随后的扩散吸收。③寄生着种类众多、数量巨大的外源性微生物，其产生的多种酶对一些药物具有破坏作用。

基于结肠的上述特点，结肠迟释制剂适用于下列情况：①在胃和小肠中不稳定，而在结肠能有效吸收的药物。如蛋白质与肽类药物口服后往往在上消化道中被酶降解，生物利用度极低，仅 0.1％～2％。把它们运送到结肠部位释放，可以解决其口服吸收的酶屏障问题。②治疗结肠局部疾病，如溃疡性结肠炎、结肠癌、克隆氏病（Crohn's disease）、结肠性寄生虫病和便秘等。药物在结肠病灶部位释放，不仅可使局部药物浓度很高，提高药物的疗效，对于毒副作用较大的药物（如抗癌药）还可以减少其对胃肠道的刺激或/和由于胃肠道吸收所引起的全身性毒副作用。③延缓药物释放时间及药物吸收，可作为时辰发作疾病预防和治疗的一种方法。如治疗在清晨发作频率较高的哮喘、心绞痛、关节炎、高血压等疾病时，若将药物制成结肠迟释制剂在临睡前给药，可保证血药浓度在疾病最易发生的时间段内处于治疗窗内，有效预防疾病发生。

结肠迟释制剂的设计主要基于结肠的生理特征，包括以下几种类型：

（一）pH敏感型

因为结肠前段和后段的pH值分别为5.0～7.0和7.0～8.0，与小肠的pH值并无较大区别，故需通过控制肠溶衣膜的溶解时间来实现药物的结肠迟释。

（二）时控型

与pH敏感型不同，时控型迟释制剂主要是靠制剂的某一部位或整体经过一定时间不断吸水膨胀至某一临界程度，使制剂中控制药物释放的部分从不能释药改变为可以释药，实现药物迟释。例如片芯含高效崩解剂（如CMS-Na），外包水不溶性衣膜（如EC）的包衣片，口服后水经衣膜渗入片芯，引起片芯膨胀，直到衣膜发生破裂而使药物释放。通过调节片芯的处方组成（如高效崩解剂的种类和用量）和水不溶性衣膜的透水性能与机械强度即可获得需要的药物迟释时间。

要使药物在结肠释放，结肠迟释制剂的释药时滞须包括胃排空时间和小肠转运时间。如前所述小肠转运时间相对稳定，且不受食物等多种因素的影响，但胃排空时间的个体差异大，而且受食物的影响较为显著，胃排空的这种潜在变异性会使释药系统的转运时间难以预测。因此，在设计时控型结肠迟释制剂时，最好能将胃排空时间排除在外，例如可在上述时控型片剂的水不溶性衣膜外再包上一层肠溶性衣膜，这样释药时滞设计时就只需考虑相对稳定的小肠转运时间了。该方法的一个应用实例是已在市场上出售的结肠迟释胶囊"Pulsincap"，其释药机理如图6-1所示。这种胶囊的囊帽用肠溶性材料包衣，而囊体则采用不溶性材料包衣。当该胶囊进入小肠后，囊帽溶解，囊体开口处的水凝胶塞暴露于肠液环境中，开始吸水膨胀，其膨胀的速度取决于该凝胶的交联程度。经过一段时间膨胀后，该凝胶塞与囊体分离，药物即可从囊体中快速释放出来。

（三）酶解型

结肠前段含有丰富的菌群，数量是胃肠道上段的10^9倍，目前已经从中分离得到的菌种有400多种，其中20%～30%属类杆菌，而且绝大部分均属厌氧菌。这些细菌能产生参与不同代谢反应（如水解、脱烷基化作用、脱氨作用、脱羧作用、环的异裂反应、亚硝胺的形成反应、乙酰化作用和酯化作用）的多种酶，其中部分酶可使高分子材料发生降解而导致制剂释放药物。例如，不能被人内源性酶类降解的多糖类材料（如果胶、葡聚糖、果聚糖等）和偶氮聚合物可以分别被结肠中特有微生物产生的多

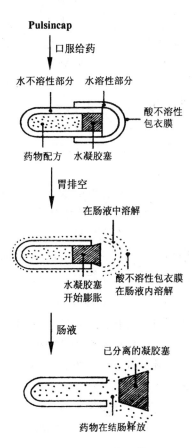

图6-1 Pulsincap的释药机理

糖酶和偶氮还原酶降解。与前述方法相比，酶解型的最大优点是结肠定位性好。

（四）压力控制型

该方法的依据是结肠后段的内容物呈半固态，肠壁发生强烈收缩时，产生的压力可有效地通过肠腔内容物进行传递，当位于其中的制剂不能耐受这种压力时即发生崩解或破裂而释药。因结肠后段肠腔内的环境极其不利于药物从制剂中溶出以及扩散吸收，故该类制剂主要用于治疗结肠后段局部病灶，如结肠癌。

四、结肠靶向前药

除上述制剂处方设计方法外，还可通过设计前药来实现药物的结肠靶向释药。由于前药在结肠中有足够长的转运时间，使结肠内菌群产生的酶有充分时间作用于前药。前药载体的选择取决于载体分子基团是否能与活性母体药物分子偶合，目前结肠靶向前药载体主要有偶氮类、糖苷类、氨基酸类和环糊精类等。总的来说，评价一个结肠靶向前药是否成功，首先要看前药分子是否有较高的亲水性和足够大的分子体积，以大大减少在胃肠道上端的吸收；其次要看进入结肠后，较强亲脂性的活性药物分子能否被释放和吸收。

（一）偶氮类前药

将活性化合物通过偶氮键连接到一个载体上，这个偶氮键在胃肠道上部是稳定的，但可被肠道微生物产生的偶氮还原酶降解。例如偶氮水杨酸双钠盐奥沙拉嗪（olsalazine）是两个 5-氨基水杨酸（5-ASA）分子通过伯胺基连接形成的一个二聚体，主要用于炎性肠病，包括溃疡性直肠炎和克罗恩病的治疗。与口服 5-ASA 相比，服用奥沙拉嗪后，全身各组织系统中的 5-ASA 和其代谢物浓度较低，药物在结肠和体循环中的浓度之比是 1000∶1，这意味着奥沙拉嗪在有效剂量时副作用较小。

（二）糖苷类前药

某些药物可作为苷元与不同的糖连接形成糖苷类前药。根据所连接的糖的种类，可以是葡萄糖苷、葡萄糖醛酸苷、甘露糖苷或纤维双糖苷。肠道微生物产生的糖苷酶有 β-D-葡萄糖苷酶、β-D-葡萄糖醛酸苷酶、β-D-甘露糖苷酶、γ-L-阿拉伯呋喃糖苷酶和 β-D-木糖吡喃糖苷酶。小肠中存在的糖苷酶可使某些前药在小肠中被水解，而盲肠内的 β-葡萄糖醛酸酶的活性是小肠下端的 30 倍，可使前药脱去葡萄糖醛酸释放活性药物。故 β-葡萄糖醛酸苷类前药被认为是理想的结肠靶向前药。

（三）氨基酸类前药

氨基酸具有亲水性的 $-NH_2$ 和 $-COOH$，这些极性基团使得以其作为载体的前药对脂质双分子层膜的通透性减少。该类前药设计的关键是选择合适的氨基酸载体，以不同氨基酸作为载体的前药在胃肠内的行为可以截然不同，如甘氨酸-水杨酸前药在胃肠道上部即被吸收进入体循环；但谷氨酸-水杨酸前药由于载体氨基酸的亲水性较好，因此透膜量减少，在胃肠道上部很少被吸收。

（四）环糊精类前药

由于环糊精在胃和小肠的稳定性、对结肠微生物降解的敏感性和易于与各种药物形成包合物的性质，使得环糊精特别适用于设计结肠靶向前药。

（五）葡聚糖类前药

葡聚糖来源于细菌，是单糖通过糖苷键相互连接而成。在哺乳动物的胃肠道上部几乎没有葡聚糖苷酶，而结肠中的革兰阴性厌氧菌，特别是类杆菌具有高活性的葡聚糖苷酶。

前药是一种可靠的口服结肠定位释药系统，可在低剂量时即显示出期望的治疗活性，因而副作用较小。但由于前药已是一种新的化合物，在开发和制备难度上均远远高于用制剂手段达到的结肠迟释系统。

第三节 靶向给药系统及其设计

大多数传统剂型输送药物进入体内，都是通过分布最终到达发挥药效的作用部位（即靶部位）；在分布进入靶部位的同时，药物同样也会分布进入其他部位。由于非选择性分布的存在，需要给病人很大的剂量才能在靶部位达到治疗浓度。非选择性分布的存在还会导致药物的毒副作用，这一点对于抗肿瘤药物而言，表现得尤为突出。

早在 1906 年，Ehrlich P 就提出了靶向给药系统（targeting drug delivery system，TDDS）的概念。自 20 世纪 70 年代末开始，靶向给药系统开始得到全面研究，迅速发展成为药物传递系统（drug delivery system，DDS）的重要组成部分。靶向给药系统又称为靶向制剂，是指借助载体、配体或抗体使药物在给药后选择性地浓集定位于靶部位的给药系统。

从方法学上分类，靶向给药系统可分为被动靶向给药系统、主动靶向给药系统和物理化学靶向给药系统。按药物靶向到达的部位可以分为三级：一级靶向指到达特定的靶组织或靶器官，如作用于中枢神经系统的药物往往要求靶向入脑，而治疗肾功能障碍或肾癌的药物要求靶向入肾；二级靶向指到达特定的细胞，如治疗乙肝的药物要求靶向进入肝实质细胞；三级靶向指到达细胞内的特定部位，即细胞内靶向，如一些生物技术药物要求靶向进入细胞核。理想的靶向给药系统应具备定位浓集、控制释药和载体材料无毒可生物降解三个要素。

靶向给药系统应用于临床往往采用脂质体（liposomes）、纳米粒（nanoparticles）、微球（microspheres）等微粒作为载体。由于粒径很小的微粒在体内分布遵循一定的规律，并且可以根据需要对其表面性质进行主动修饰，使载药微粒给药后能够将药物有选择性地输送到治疗部位。

一、微粒给药系统在血液循环中的处置

微粒系统给药后，首先在血液中分布，并和血液中有关物质发生相互作用，如网状内皮系统的巨噬细胞的吞噬、血浆蛋白的结合、酶的降解等。然后，微粒进一步在体内分布，决定分布的主要因素是其粒径的大小。大于 $7\mu m$ 的微粒通常被肺毛细血管机械性截留，再被该部位单核巨噬细胞摄取进入肺组织或肺泡。粒径小于 $7\mu m$ 的则大部分聚集于网状内皮系统（reticuloendothelial system），被肝和脾中的巨噬细胞所摄取，这也是微粒给药系统在体内分布的主要途径。微粒被网状内皮系统的巨噬细胞吞噬后，最终可到达溶酶体，进一步被

溶酶体破坏并释放药物作用于释放部位,也可通过向外扩散作用于周围器官的其他细胞。粒径小于200nm的载药微粒,被巨噬细胞摄取的机率大大降低,或者进入网状内皮系统后通过毛细血管的孔隙重新回到体循环的机率大大增加。这种粒径较小的微粒,特别适合传递一些抗炎药物。因为在炎症条件下,毛细血管内皮细胞间隙显著增大,可允许200nm以下的粒子通过,有利于携带药物的微粒进入炎症组织。粒径小于10nm的微粒则缓慢分布进入骨髓。

除粒径外,微粒表面性质如表面电荷对分布也起着重要作用。如白细胞表面通常带负电荷,带正电荷的微粒很容易与白细胞发生吸附作用,而带负电荷的微粒则由于排斥作用不易被白细胞吞噬。

二、靶向给药系统的设计

(一)被动靶向给药系统

1. 靶器官或靶组织　根据载药微粒的特性,利用生理过程如巨噬细胞吞噬,可改变药物原有的体内分布特性,这是被动靶向给药系统实现靶向给药的重要机制。

(1)肝　网状内皮系统在肝、脾等器官中比较丰富,因此载药微粒被网状内皮系统的巨噬细胞吞噬后能够在肝脏富集。苦参素又称氧化苦参碱,是从中药苦参、山豆根和苦豆子中提取的一种生物碱,治疗病毒性肝炎疗效显著。采用纳米粒作为苦参素的载体,静脉注射给药后比较苦参素纳米粒和苦参素水溶液在体内的分布,给药后0.5～4h,纳米粒组在肝中的浓度是水溶液组的12.1～18.0倍,表明纳米粒改变了苦参素在体内的分布,实现了肝靶向。

(2)肺　利用大于$7\mu m$的微粒易分布进入肺部的原理,可采用微球作为载体设计肺靶向给药系统。例如盐酸川芎嗪是治疗肺动脉高压的药物,将其制成肺靶向明胶微球,平均粒径$12.65\mu m$,给小鼠静脉注射后20min,处死动物取肺组织测定药物浓度,结果表明与游离溶液相比,以微球为载体给药可使盐酸川芎嗪在肺内的分布提高约6倍。

(3)肿瘤　肿瘤组织由于生长旺盛,血管生成很快,导致新生血管外膜细胞缺乏、基底膜变形,因此肿瘤毛细血管的通透性明显高于正常组织。粒径较小的微粒能够有效避免被网状内皮系统巨噬细胞的摄取,在随血液循环到达肿瘤部位时,容易从该部位毛细血管壁的"缝隙"处泄漏出来,从而达到靶向分布于肿瘤部位的目的。由于肿瘤组织的淋巴系统回流不完善,使得靶向分布于肿瘤的载药微粒能长时间滞留于肿瘤组织中,不易从肿瘤的组织间隙清除。有报道指出,对于包裹抗肿瘤药物的脂质体而言,100nm左右可能是靶向于肿瘤的最佳粒径范围。

(4)淋巴系统　与其他微粒给药系统有所不同的是,乳剂作为被动靶向给药系统载体的特点在于它对淋巴系统的亲和性。W/O型乳剂经肌内、皮下或腹腔注射后,易聚集于附近的淋巴器官,是目前将抗肿瘤药物转运到淋巴系统的最有效的剂型。O/W型乳剂的淋巴靶向性往往不如W/O型乳剂。W/O/W型和O/W/O型复乳口服或注射给药后也具有淋巴系统的亲和性,以复乳为载体还能够避免药物在胃肠道中失活、增加药物稳定性。

2. 降低毒副作用　采用被动靶向给药系统传递药物到达靶器官或靶组织,由于药物在治疗部位富集,同时也减少了药物在其他正常器官或组织中的分布,因此能够有效降低药物的毒副作用。阿霉素是一个有效的抗肿瘤药物，但却有心脏毒性，严重时可出现心肌炎而发生心力衰竭，因此临床使用剂量受到限制。采用脂质体包裹后，改变了阿霉素的体内分布，在心脏中浓度明显降低，毒性减小。有报道将阿霉素和阿霉素脂质体按 4mg/kg 剂量给小鼠静脉注射，给药 24h 后，心脏中药物浓度-时间曲线下面积（AUC）分别为 55.1 和 7.8（μg·h/ml）。

（二）长循环靶向给药系统

常规设计的微粒给药系统在体内很快就被网状内皮系统的巨噬细胞吞噬，消除速度很快，临床应用存在作用时间太短的问题，且不利于靶向到肝脾以外的缺少网状内皮系统的器官或组织。预先用空白微粒使吞噬达到饱和或使用巨噬细胞抑制剂能够抑制巨噬细胞的这一吞噬作用，但对于机体的正常防御功能是不利的。因此，人们进一步寻找各种方法，研制能够降低巨噬细胞对微粒的吞噬作用从而延长体内生物半衰期的长循环靶向给药系统。

1. 设计原理 静脉给药后，微粒迅速被网状内皮系统的巨噬细胞摄取并从血液循环中清除。该过程包括两个阶段：首先微粒和血液中的调理素作用使之能够被巨噬细胞识别（调理过程）；然后黏附到巨噬细胞表面并随后被吞噬。由于存在先识别后吞噬的过程，如果微粒不被识别就不会被清除，因此研制长循环靶向给药系统主要围绕如何减少和避免识别（即调理过程）进行的。研究表明，微粒表面的亲水性越强，调理素就越不容易黏附到微粒表面。

常用的长循环靶向给药系统的研究以长循环脂质体（long-circulating liposome）又称为隐形脂质体（stealth liposome）的研究最为成熟，目前国外上市的抗肿瘤药物脂质体产品几乎都是应用长循环技术生产的，如 Sequus 公司开发的阿霉素脂质体 Doxil 在 1995 年得到 FDA 的批准上市。长循环脂质体最常用的制备方法就是在脂质体的材料中添加二硬脂酰磷脂酰乙醇胺-聚乙二醇（distearoyl phosphatidylethanolamine-polyethylene glycol，DSPE-PEG），使得脂质体的表面为柔顺且亲水的聚乙二醇（PEG）链所覆盖，表面的亲水性增强，减少了调理素和脂质体膜的相互作用，被巨噬细胞识别和吞噬的可能性降低，从而延长在血液循环中滞留的时间，有利于靶向到肝脾以外的组织和器官中。

2. 应用 与普通脂质体相比，长循环脂质体能够显著延长药物在血液循环中滞留的时间，改变其在体内的药物动力学参数。给小鼠静脉注射紫杉醇普通脂质体和长循环脂质体，比较其药物动力学参数。紫杉醇长循环脂质体给药后的血药浓度-时间曲线下面积（AUC）是普通脂质体的 30.4 倍，体内平均滞留时间（MRT）是普通脂质体的 8.5 倍，分布相和消除相半衰期［$t_{1/2(\alpha)}$、$t_{1/2(\beta)}$］分别是普通脂质体的 10.9 倍和 5.3 倍。在血液循环中滞留时间延长，增加了紫杉醇长循环脂质体通过肿瘤组织毛细血管泄漏进入肿瘤的几率，使其更适合肿瘤靶向的需要。值得一提的是，长循环修饰也会显著降低脂质体的粒径、释放度、提高稳定性。

3. 影响因素 降低微粒的粒径也可以避免识别，达到延长循环时间的作用。对不同粒径的长循环脂质体进行放射性标记，比较在兔体内的分布，给药 24h 后，平均粒径分别为 136.2、165.5、209.2、275 和 318nm 的长循环脂质体在血液循环中的量分别占体内总量的 46.4%、50.4%、46.8%、36.2% 和 14.5%，相对应的半衰期分别为 21.7、26.5、24.9、

18.7 和 8.9h。可见，粒径增加到 210nm 以上，长循环脂质体的长循环效果显著削弱。

（三）主动靶向给药系统

针对靶细胞的特异识别能力，对微粒表面进行修饰可达到靶向给药的目的。前面述及的长循环微粒在避免了巨噬细胞的吞噬后，就有利于靶向到肝脾以外的组织或细胞。对经 PEG 修饰过的微粒，如果利用抗体或配基进一步结合到微粒的表面，则既能延长微粒的循环时间，又能使微粒对靶组织或细胞进行主动识别。

利用免疫反应原理，在微粒的表面接上某种抗体或配体，具有对靶细胞分子水平上的识别功能，可提高微粒的专一靶向性。如在阿昔洛韦脂质体上连接抗细胞表面病毒糖蛋白抗体，得到阿昔洛韦免疫脂质体，可以识别并靶向于眼部疱疹病毒结膜炎的病变部位，病毒感染后 2h 给药能特异地和被感染细胞结合，并抑制病毒生长。

细胞膜表面受体介导了细胞与其外环境的特异性相互作用。受体类型与数量随细胞和组织的类型而异。受体的一个重要功能是通过其介导的胞饮作用促进配体复合物的内吞而进入细胞，随后到达溶酶体，溶酶体的酸性环境使药物与配体分离，药物便在细胞内发挥作用。哺乳动物的肝实质细胞膜上存在诸多受体，如去唾液酸糖蛋白受体，能够专一识别并内吞带有非还原糖如半乳糖末端的配体，并使其在肝细胞内代谢。如将半乳糖残基结合到微粒的表面，可以实现受体介导的肝靶向，使药物分布到肝实质细胞。

（四）物理化学靶向给药系统

物理化学靶向给药系统是应用某些物理化学的方法使靶向给药系统在特定部位发挥药效。

1. 磁性靶向　应用磁性材料将药物制成磁导向制剂，在足够强的体外磁场引导下，通过血管到达并定位于特定靶区。研究表明，磁性靶向过程是血管内血流对微粒的作用力和磁铁产生的磁力相互间竞争的过程。当磁力大于动脉（10cm/s）或毛细血管（0.05cm/s）的线性血流速度时，载药磁性微粒就会被截留在靶部位，并可能被靶组织的内皮细胞吞噬。磁性靶向给药系统为药物靶向提供了一个新途径，尤其对治疗离表皮较近的癌症如乳腺癌、食管癌、膀胱癌、皮肤癌等显示出优越性。

2. 温度敏感靶向　在温度达到磷脂的相变温度时，脂质体中的磷脂产生从胶晶态过渡到液晶态的物理转变，此时脂质体膜的流动性和通透性显著增加，药物释放最多；而温度在相变温度以下时，脂质体的膜通透性很低，释放较少。利用这一性质，选择不同种类的磷脂在一定的比例下构成脂质体的膜，使该膜的相变温度略高于体温，制成温度敏感脂质体。这种脂质体静脉注射后随血液循环到达靶部位前，由于体温低于其相变温度，释药很少；在靶部位局部加热至 42℃，则可造成分布到靶区的脂质体大量释放药物，使治疗部位药物浓度提高，发挥药效。必须注意的是，温度敏感靶向的实现依赖于对靶部位的加热，如果加热时间过长，可能会造成该部位的正常结缔组织损伤。

3. pH 敏感靶向　利用肿瘤间质液的 pH 值低于周围正常组织的特点，可设计 pH 敏感脂质体，这种脂质体在低 pH 值范围内可大量释放药物。通常采用对 pH 敏感的磷脂材料为膜材，如二棕榈酸磷脂（DPPC）、十七烷酸磷脂等。这些材料在 pH 值降低时，可引起脂肪酸羧基的质子化，促进六方晶相的形成而使膜融合，加速释药。

4. 栓塞靶向　动脉栓塞（artery embolization）是通过插入动脉的导管将栓塞剂（主要是载药微球）输入到靶组织或靶器官的一种技术。研究发现，肝癌的血液供应依赖于肝动脉，而正常肝组织接受肝动脉和门静脉双重血液供应，因此，采用肝动脉栓塞可以切断对肿瘤的血液供应和营养，使其缺血坏死。同时，栓塞剂中还含有抗肿瘤药物，在栓塞的同时还能释放药物到肿瘤组织中，可以大大提高抗肿瘤药物的疗效、降低毒副作用。

三、脑靶向给药系统

血脑屏障是体内限制药物转运最严密的屏障之一，这一屏障为脑组织提供了一种相对稳定的内环境，同时也限制了水溶性药物分布入脑，无法在中枢神经系统达到有效的治疗浓度。早期研究主要集中在改变血脑屏障的完整性上，如通过颈动脉输入高渗溶液可令脑毛细血管内皮细胞脱水而使紧密连接暂时打开，药物能通过细胞旁路转运进入脑内。但提高血脑屏障的通透性也会使得一些毒素和与治疗无关的分子分布入脑，从而有可能导致显著的损害。

采用未经修饰的微粒载体载药，往往会提高药物在脑内的浓度，其机制可能是因为这类载体能显著提高血药浓度，从而有利于药物通过被动扩散分布入脑。这种非特异性地提高脑内药物分布的方法显然还不能满足需要，因此进一步研究高效率的脑靶向给药系统就成为了热点。提高脑靶向的主要策略有：

1. 对载药微粒进行修饰　在脑内上皮细胞上有很多内源性转运系统，它们负责从周围循环系统中吸收一些营养物质（如低密度脂蛋白、氨基酸、维生素、胆碱、神经肽以及核酸等）通过血脑屏障中的特异性载体介导转运入脑。

例如用聚山梨酯 80 包衣的纳米粒转运通过血脑屏障的机制是内皮细胞吞噬。对 ^{14}C 标记的纳米粒在脑微血管上皮细胞中的分布研究表明，如果没有采用表面活性剂包衣，纳米粒会留在血管中不被吞噬。研究表明，聚山梨酯 80 包衣的纳米粒的胞吞过程与低密度脂蛋白在血脑屏障的胞吞过程相同。因此推测其实现脑靶向的机制是借助了内源性转运系统。

免疫脂质体是在脂质体上连接单克隆抗体，属于主动靶向给药系统。脑部毛细血管内皮细胞中转铁蛋白受体浓度很高，将 PEG 修饰的脂质体与抗转铁蛋白受体单克隆抗体共价连接，能够使脂质体透过血脑屏障。

2. 制成前体药物　由于血脑屏障是亲脂性屏障，因此对药物结构进行改造，引入亲脂性基团，制成前药，通过增加脂溶性以利于药物分布入脑。例如多巴胺是治疗帕金森病的首选药物，但很难通过血脑屏障，将其制成前体药物左旋多巴，转运入脑后，在脑内代谢生成多巴胺而发挥药效。

3. 通过鼻腔途径给药　在解剖学上，鼻腔和脑之间存在着一条可以绕过血脑屏障的直接通路，鼻腔给药后药物可以通过嗅黏膜沿包绕在嗅神经束周围的连接组织或嗅神经元的轴突到达脑脊液或脑部，因而可绕过血脑屏障入脑发挥治疗作用。药物从鼻腔入脑有三条通路：嗅神经通路、嗅黏膜上皮通路、血液循环通路。前两条通路均与药物直接吸收入脑有关，后一条通路药物先吸收进入血液循环再透过血脑屏障入脑。多数病毒及大分子药物鼻腔吸收入脑是通过嗅神经通路，小分子药物和部分大分子药物可以经嗅黏膜上皮通路入脑。但到目前为止，大多数研究结果表明从鼻腔途径直接递送入脑的药量不足给药剂量的 1％，因此鼻腔给药受到药物剂量的限制，只适合小剂量给药。

四、肾靶向给药系统

肾脏是维持机体内环境相对稳定的重要器官之一。如果肾功能障碍，会引起新陈代谢紊乱，严重时将危及生命。与肾脏有关的疾病主要有各种感染炎症、糖尿病、高血压、肿瘤等。这些疾病常常需要长期用药，然而所用药物均存在不同程度的肾外效应，靶向性不强，长期用药存在严重不良反应。因此，肾靶向给药系统的研究与开发对于增加治疗肾脏疾病药物的安全性和有效性具有重要意义。

在现已研究的各种肾靶向载体中，以低分子质量蛋白质（LMWP）较为理想。LMWP一般是指分子质量较小，在循环系统具有生物活性的一类蛋白质，其中包括酶（如溶菌酶）、免疫蛋白（如轻链的免疫球蛋白）、肽类激素（如胰岛素、生长因子）等。LMWP 具有理想的载药特性：LMWP 分子质量比药物大，所以能够控制所结合药物的动力学性质；可以经肾小球滤过，并被肾近曲小管细胞重吸收。因此，药物与 LMWP 形成的复合物能够很快离开循环系统，而浓集于近曲小管细胞。在这些细胞中，LMWP 被转运到具有蛋白水解活性的溶酶体中，被水解代谢为短肽和小分子氨基酸，所载药物可被活化和释放出来。这是将LMWP 作为肾靶向载体的理论基础。

利用肾脏特有的或相对浓度较高的酶设计前药也可以实现肾靶向。以临床上常用药物多巴胺为例。将左旋多巴（L-多巴）的氨基用谷氨酸酰化，得到双重前药 γ-谷氨酰-L-多巴。它先经肾脏的 L-γ-谷氨酰转肽酶降解得到多巴，再被 L-氨基酸脱羧酶活化得多巴胺。这两个酶在肾脏有较高活性，其结果是多巴胺在肾脏蓄积并在肾脏发挥治疗作用（如肾血管扩张），而对非响应部位则无作用，即不改变全身其他部位的血压。研究表明，服用相同剂量的双重前药 γ-谷氨酰-L-多巴和单一前药 L-多巴，前者肾脏多巴胺水平比后者高 5 倍。

利用微粒作为载体也可以实现肾靶向。如载药微球可用于肾动脉栓塞化疗治疗肾癌，是目前治疗晚期肾癌的重要手段。与肾癌细胞表面的特异抗原结合的人-鼠嵌合型单克隆抗体G250 已进入临床研究，可望作为肾主动靶向微粒的修饰材料。

五、生物技术药物的细胞内靶向

生物技术药物是指采用现代生物技术（基因工程、细胞工程、酶工程等），借助某些微生物、植物、动物来生产的药物。利用 DNA 重组技术或其他生物新技术研制的蛋白质或核酸类药物也属于生物技术药物的范畴。生物技术药物主要是肽类、蛋白质类、核酸、糖类以及脂类等具有生物活性的大分子物质。

生物技术药物微粒给药系统的细胞内靶向大致可分为 5 个步骤：①微粒结合到细胞膜上；②进入细胞形成内吞体；③向细胞浆中释放药物；④通过核膜孔被细胞核摄取；⑤与核内特定成分作用产生疗效。影响生物大分子药物细胞内转运的主要因素有细胞膜、核膜、溶酶体膜的摄取以及溶酶体对生物大分子药物的降解作用。许多基因工程药物如 DNA 疫苗等，不仅要求将药物转运进入靶细胞，而且要求进一步进入细胞核，从而发挥作用。

第四节　代谢与药物传递系统设计

药物在体内的代谢与其药理作用密切相关，经过代谢药物的活性可能消失、减弱、不变、增强或被激活。各种药物因素、剂型因素和生理因素对药物代谢酶活性的影响都可导致给药后药物在体内的代谢差异。研究并掌握药物代谢的部位与代谢规律，有助于合理选择给药途径、制剂处方和剂型，以提高药物的生物利用度和药效，避免或降低药物的毒副作用，提高给药安全性。因此，药物代谢不仅与药理学有关，而且与药物制剂设计和提高药物制剂的有效性与安全性也密切相关。

一、药物代谢与剂型选择

口服给药是最自然、简单、方便和安全的给药方式，是治疗和预防疾病过程中应用最为广泛的给药途径。但由于胃肠道和肝脏存在有众多的药物代谢酶，导致一些药物，如硝酸甘油、睾酮、黄体酮、异丙基肾上腺素等口服后首过效应明显而生物利用度低且不稳定。这时需要改变给药途径或设计特殊口服制剂，以提高这类药物的生物利用度。对于非口服给药方式，如注射给药、口腔给药、鼻腔给药、肺部给药、透皮给药等，由于药物吸收入体循环之前，无需经过胃肠道和肝脏，故可以避免肠肝首过效应，显著提高其生物利用度。各种非口服给药方式有着各自的优缺点，可以根据需要合理选用。如口服硝酸甘油片无效而采用舌下片，虽然可在 $1\sim2\min$ 内产生作用，但作用维持时间太短。若是制成软膏或贴片等透皮给药，药物可逐渐从制剂中释放，经皮缓慢吸收，不断补充血中代谢消除的药物而获得长效。对于肠肝首过效应明显，但仍希望以口服方式给药的，则需要根据药物在胃肠道和肝脏的代谢规律，通过增加剂量、合用药酶抑制剂、控制药物释放部位、设计前体药物等方式来消除首过效应对药物疗效的影响。

二、药物代谢与前体药物设计

前体药物（prodrug），也称前药、药物前体、前驱药物等，是指经过生物体内转化后才具有药理作用的化合物。前体药物本身没有生物活性或活性很低，经过体内代谢后变为有活性的物质，这一过程的目的在于改善药物的一些不良理化性质或/和药动学性质，如水溶性低、味道差、组织或黏膜刺激性强、易降解、消除半衰期（$t_{1/2}$）太长或太短、药物透膜能力低以及缺乏理想的特异性（靶向性）等。目前前体药物分为两大类：载体前体药物（carrier-prodrug）和生物前体药物（bioprecursor）。载体前体药物是将原药与一种载体经化学键连接，形成暂时的化学结合物，从而改变或修饰了原药的理化性质，随后在体内降解释放原药而发挥其药效作用。生物前体药物不同于载体前体药物，活性物质不用与载体暂时性结合，而是靠本身分子结构的变化来产生作用。生物前体药物本身没有活性，有活性的是其在生物体内的代谢物。一些非甾体抗炎药（如舒林酸，sulindac）就是基于这样的思路设计的。

三、利用代谢饱和现象的制剂设计

由于药物在体内的代谢反应一般都是酶促反应，而药酶的活性与数量是有限的，因此在药物量达到一定值时，代谢会出现饱和现象，药物被代谢的比例将下降。消化道黏膜中的代谢酶密度较小，较易被饱和，当增大给药量或利用某种制剂技术，造成代谢部位局部高浓度，则可以通过药酶饱和来降低药物代谢程度，增加药物的吸收量。

例如，多巴胺是治疗帕金森病的首选药物，但其自身很难通过血脑屏障进入脑内。其前体药物左旋多巴可有效通过血脑屏障，转运到脑内后可在脑内脱羧酶的作用下脱去羧基转变成多巴胺而发挥作用。但口服左旋多巴的绝对生物利用度仅约 30%，大量的左旋多巴被消化道和肝中存在的脱羧酶脱羧。增加给药剂量虽然可以确保和维持左旋多巴的有效血药浓度，但同时也导致药物的副作用明显增加。进一步研究发现，肠壁内脱羧酶的活性在小肠末端最高，而左旋多巴的主要吸收部位在脱羧酶活性较低的十二指肠。因此，设计一种能在十二指肠部位产生高药物浓度的制剂（如肠溶泡腾片）将有助于饱和该处脱羧酶，增加左旋多巴的吸收。

四、结合代谢抑制剂的制剂设计

合理应用药酶抑制剂的作用规律与药动学性质可达到提高药物疗效、降低药物毒副作用或延长作用时间的目的。同样以前述的左旋多巴为例，为了降低脑外脱羧酶的活性，可将不能透过血脑屏障的脱羧酶抑制剂，如甲基多巴肼或盐酸羟苄丝肼与左旋多巴合用，利用这些脱羧酶抑制剂来抑制脑外脱羧酶的活性，减少前药左旋多巴在脑外转变为母体药物多巴胺，这样既可以避免或减轻母体药物多巴胺的副作用，又可使前药左旋多巴更多地转运到靶组织——脑。如将 250mg 的左旋多巴单用或与 25mg 甲基多巴肼合用，血浆中左旋多巴的浓度合用时比单用时高约 4 倍，而血浆中多巴胺的浓度则相反，合用时与单用时相比减少约 30%。由于合用使得前药左旋多巴的利用率大大提高，故取得同等药效，合用时药量可仅为单用时的 20%，日维持量降至 600～750mg，副作用大大减轻，使得一些因左旋多巴副作用大而不能使用的患者也可继续使用，这是成功利用药酶抑制剂进行制剂设计的一个典型例子。

第二篇　药物动力学基本理论

第七章
药物动力学概述

第一节　药物动力学及其发展概况

　　药物动力学（pharmacokinetics）亦称药动学，系应用动力学原理研究药物体内过程速度规律的一门科学。其能定量地描述药物通过各种途径进入机体的吸收、分布、代谢与排泄过程的动态变化规律，研究体内药物的存在位置、数量（或浓度）与时间之间的关系，并提出解析这些数据所需要的数学模型和关系式。药物动力学是一门药学与数学相互交叉的新型学科，是近几十年发展起来的药学新分支。1972年，由国际卫生科学研究中心（International Center for Advanced Study in Health Sciences）的 J. E. Fogre 发起，在美国马里兰州国立卫生科学研究所（NIH）召开了药理学与药物动力学国际会议，第一次正式确认药物动力学为一门独立学科。

　　药物动力学的发展可追溯到20世纪初，1913年 Michaelis 和 Menten 提出了具有饱和过程的药物动力学方程；1919年 Widmark 利用数学公式对体内药物的动态规律进行了分析；1924年 Widmark 和 Tandberg 提出了开放式单室模型动力学概念；1937年 Teorell 提出了两室模型动力学的假设，并用数学公式详细描述了两室模型动力学规律。由于实验条件的限制、数学公式推算的繁杂，上述开创性工作未得到应有的重视，但都为药物动力学的研究发展奠定了基础。20世纪50～60年代，临床医学、药剂学、药理学、毒理学、生物化学等学科对体内药物"定量化"的深入研究提出越来越迫切的需求，加上体内药物微量分析技术的发展、计算机与数据处理技术的重大突破与普及，大大促进了药物动力学的形成与迅速发展。在药物动力学的形成与发展过程中，Dost、Nelson、Wagner、Riegelman、Levy、Gibaldi 等科学家都作出了巨大贡献。

　　目前，药物动力学的研究成果越来越广泛地应用于医药领域中。应用药物动力学的原理和方法可以定量探讨药物结构与体内过程之间的关系，从而指导药物的结构改造，提高新药研发的成功率；通过对药物制剂生物利用度与生物等效性的研究，可以提供评价药剂内在质量的指标，研制出高效、低毒、副作用少的药物制剂；通过对患者用药后药物动力学特征的研究，可以制定个体给药方案，使用药安全、有效。总之，药物动力学的理论与实践在医药学领域有着极其重要的意义与应用价值。

第二节　药物动力学的研究内容与进展

一、药物动力学的研究内容

药物动力学研究的基本内容，主要有以下几方面：

1. 阐明药物动力学的基本概念与基本原理。

2. 建立药物动力学数学模型，选用恰当的数学方法解析和处理实验数据，找出药物量（或浓度）的时间函数，拟合药物动力学参数。

3. 研究制剂的生物利用度与生物等效性，用于定量解释和评价制剂的内在质量。

4. 应用药物动力学参数设计给药方案，确定给药剂量、给药间隔等个体化给药方案，达到有效且安全的治疗作用，为临床药学工作提供科学依据。

5. 指导药物制剂的设计并对其生产质量进行评估，为改进药物剂型及生产工艺，研究新型给药系统（如缓释、控释制剂等）提供理论依据。

6. 探讨药物化学结构与药物动力学特征之间的关系，指导药物化学结构改造，定向寻找高效低毒的新药。

此外，药物动力学还是新药临床前和临床研究的重要内容。

二、药物动力学的研究进展

药物动力学作为一门多学科交叉形成的边缘学科或综合学科，其基本理论与方法在形成和发展的初期已渗透到生物药剂学、药剂学、药物化学、药理学、毒理学、临床药理学、药物治疗学以及分析化学等多个学科领域，同时也受到多学科理论、实践的影响与促进。目前，药物动力学在中医药学、遗传学、微生物学、生物物理学与生物医学工程学、预防医学与卫生学、法医学、生物化学和分子生物学、内科学、外科学、放射医学、肿瘤学中的应用与研究正方兴未艾。药物动力学的研究成果在相关学科中得到广泛的应用，并形成了一些新的分支学科和交叉研究领域，进一步推动了药学学科的蓬勃发展。

（一）药物动力学与生物药剂学

药物要充分发挥疗效，必须将药物制成某一合适的剂型。由于剂型因素的影响，往往使同一药物制成的含量相同的制剂，因厂家、批次的不同导致生物利用度（即药物的吸收程度和速度）不同，从而产生疗效的差异。因此在制剂的研究、生产、使用的各个环节，均应使用药物动力学的方法同步研究影响药物吸收程度和速度的各种因素并加以控制，才能保证其质量。药物动力学与药剂学的结合，形成和发展了生物药剂学，为认识药物的剂型因素、生物因素与药效三者间关系提供了可能。分析剂型因素对药物体内过程的影响，正确评价药物制剂的质量，设计合理的剂型、制剂处方与工艺，同时为临床合理用药等提供科学依据，已经成为当今药物及其制剂开发研究的最常用方式之一。可以说，生物药剂学为药物动力学开辟了广泛的实际应用领域，而药物动力学则为生物药剂学的深入研究和发展提供了可靠的理论根据和有力的研究手段。

（二）药物动力学与分析化学及数学学科

在药物动力学的产生和发展过程中，分析化学与数学学科的贡献不容忽视。药物动力学研究需要对生物样品中药物及其代谢物进行分析，而药物在生物样品这种复杂介质中的浓度很低（一般为 $\mu g/ml$ 或 ng/ml，甚至 pg/ml 水平），加上取样量受限、干扰成分多且不明确等，使得分析测定方法的高选择性与高灵敏度显得尤为重要。目前，放射标记示踪技术、液相色谱-质谱联用技术（LC/MS，特别是 LC/MS/MS）、气相色谱-质谱联用技术（GC/MS）、毛细管电泳-质谱联用技术（CE/MS）、高效毛细管电泳技术（HPCE）已成为药物动力学研究中常用的分析方法。此外，超临界流体色谱（supercritical fluid chromatography，SFC）、多种色谱-磁共振联用技术在鉴定药物及代谢产物结构方面的报道也增多。事实上，药物动力学是依靠先进的分析检测技术才得以深入发展并取得今天的成就。同时，药物动力学的发展也促进了分析化学的发展，生物体内药物分析的产生和发展在很大程度上都与药物动力学的发展密切相关。

对于得到的药物体内实验数据，如何选择与建立模型、快速准确地进行处理以揭示药物动力学规律，离不开数学知识与计算机技术。多年来，药理学与数学工作者针对不同药物复杂的体内过程建立了多种模型与描述方法，如经典房室模型、生理药动学模型、药理药动学模型等。基于房室模型的药物动力学研究虽然应用广泛，但房室的确定受实验设计和药物测定方法影响，同一药物随房室数不同而使药物动力学参数差异较大。因此，有人提出了非房室模型的统计矩分析方法用于药物动力学研究，统计矩（statistical moment）在概率统计中用来表示随机变量的某种分布特征。用统计矩分析药物动力学的依据是，当一定量的药物输入机体时，不论在给药部位或在整个机体内，各个药物分子滞留时间的长短，均属随机变量。药物的吸收、分布和消除可视为这种随机变量对应的总体效应，因此药物浓度-时间曲线是某种概率统计曲线。用统计矩描述药物的体内过程，主要根据零阶矩（血药浓度-时间曲线下面积，AUC）、一阶矩（平均滞留时间，MRT）和二阶矩（平均滞留时间的方差，VRT），前两者较多地应用在药物动力学的分析及参数计算中。

（三）药物动力学与药理学、毒理学

药物动力学是基础药理学的重要组成部分。它的研究成果除直接应用于医药学实践外，还可以充实基础药理学，深化人们对药物作用的认识，促进药理学新理论和新概念的产生。药动学-药效学结合模型和毒代动力学的产生证明了这一点。现代临床药学的发展使药物浓度和效应（包括毒性）的同时检测成为可能，将药物动力学与药效动力学结合进行研究，建立了药动学-药效学结合模型（pharmacokinetic-pharmacodynamic link model，PK-PD model）。通过 PK-PD 模型的研究可以动态分析浓度、效应与时间的关系，揭示药动学与药效学之间必然的内在联系，有助于了解药物效应在体内动态变化的规律性，定量地反映药物浓度与效应的关系，给出药物在体内的药效学参数。并可通过控制这些参数来控制药效，以提高

药物治疗的水平。将药物动力学研究成果应用于毒理学研究中，又形成了交叉研究领域——毒代动力学（toxicokinetics，TK）。毒代动力学作为临床前药物安全性评价试验的组成部分，有利于理解药物毒性试验结果，发现毒性的剂量水平和时程的关系，从而提高毒性研究资料的价值。

（四）临床药物动力学及其发展

药物的治疗效果取决于作用部位的药物浓度，而作用部位药物浓度大都与血药浓度相关。药物动力学的主要研究任务之一就是根据数学模型预测药物的血药浓度变化规律，进而指导临床给药方案的制订或对某些药理作用做出准确解释。作为药动学的重要分支，临床药物动力学（clinical pharmacokinetics）是研究药物在人体内的动力学规律并合理设计个体给药方案的应用技术学科，它应用血药浓度数据、药物动力学原理和药效学指标使临床药物治疗方案合理化，是治疗药物检测（therapeutic drug monitoring，TDM）的基础。而 TDM 是指在药物治疗过程中监测体内药物浓度，利用药物动力学原理和计算机技术，判断药物应用合理性和制定合理给药方案的临床药学实践，这一药学实践对提高疾病的药物治疗水平发挥着积极的作用。

由于药物动力学特征在不同的个体表现出差异，即使给予同一剂量的药物，出现的疗效和药物体内过程也有所不同。这种差异的产生与遗传、生理、病理、环境等因素有关。为了探讨这类药动学问题，人们尝试用群体概念进行分析并研究这种差异，由此发展形成了群体药物动力学（population pharmacokinetics）。群体药物动力学是将经典药物动力学模型与群体统计模型相结合，研究药物吸收和配置的群体规律，即研究药物动力学参数的分布及影响因素的一门新的药动学分支学科，它已成功地应用于许多药物的临床常规检验数据的回顾性分析以及新药临床试验中。该方法能够有效地处理稀疏数据（sparse data），从志愿者的散点数据或密集数据中获得完整的药物动力学信息。有些非均匀设计的实验数据或不适于常规分析的数据都可用群体药物动力学进行分析。群体药物动力学的特点在于：从代表用药群体的病人身上获得相关的药物动力学信息；将个体间差异作为重要特征，通过人口统计学、生理病理因素、环境因素或与药物有关的因素对个体间差异的来源进行解释；定量估计那些存在于病人身上无法解释的差异大小；除个体间差异，还考虑到了个体稳态血药浓度的变化程度等影响因素。

随着时间生物学（chronobiology）的研究进展，根据生物节律（biological rhythm）普遍性的原理，药物及代谢物的体内过程、药物的效应及毒性反应也存在节律性，由此产生了时辰药物动力学（chronopharmacokinetics）、时辰药效学（chronopharmacodynamics）与时辰毒理学（chronotoxicology）。时辰药物动力学是研究药物及其代谢物在体内过程中的节律性变化和机制的科学。由于机体中许多功能如心输出量、各种体液分泌量、pH 值、胃肠运动、肝肾血流量、酶含量和活性、膜通透性等都具有节律性变化，使得不同时间服药可能产生不同的吸收、分布、代谢与排泄过程，导致许多药物的一种或多种药物动力学参数发生变化，从而影响疗效。时辰药物动力学在自然昼夜实验条件下，于不同时间给药并研究药物浓度-时间变化的情况，由此得出不同给药时段的药物动力学参数，它不仅使药物动力学的研究更为精确，而且有助于更好理解药物体内处置，阐明其时辰药效现象，最大限度地发挥药效，降低不良反应的发生率，为临床合理用药提供最佳方案。时辰药物动力学的发展也促进了药物新型给药系统的研究与开发，在药剂学的研究领域中，继以控制释药速度为目的的零级或一级释药的控释制剂产生后，又出现了反映时辰生物学特征、与生理节律同步的控制释药时间的定时给药系统（time-controlled drug delivery systems，TCDDS），它可以根据某些疾病的生物节律性特点，按时间治疗学的思路，定时定量释药，以提高病人治疗的顺应性。

（五）中药药物动力学

中药按其来源可分为植物、动物和矿物药及其人工制品，目前供临床应用的除传统的中药和方剂外，还包括从中药中提取分离的单一活性成分、有效部位以及方剂的粗提取物等，因此中药药物动力学研究的内容涉及中药的活性成分、组分以及单味中药和方剂。中药药物动力学（简称中药药动学）是借助动力学原理，研究以上对象在体内吸收、分布、代谢与排泄过程的动态变化规律，并用数学函数加以定量描述的一门学科。

中医药学是我国劳动人民数千年来通过临床实践经验总结形成的独特的理论体系，辨证论治的治疗思想和君臣佐使的组方配伍是中医用药的精髓。中药是一个复杂的巨系统，无论是方剂还是单味中药，其药效都是多种化学成分产生的综合作用。这些化学成分相互协同或相互拮抗，从而发挥药效，因此研究中药药动学和研究中药药理学一样，应遵循整体观的指导思想。应视中药为一种特殊的化学药物整体，该整体亦即中药药效的物质基础。

中药药动学涉及多方面理论和技术，它是集生物药剂学、药物动力学、中药药理学、中药化学、分析化学和数学于一体的边缘学科。由于中药特别是中药复方的成分复杂，相当数量药物的有效成分不明确，多数中药及复方由于干扰因素太多，缺乏体内微量定量分析方法而无法测定其有效成分的血药浓度，因此面临不少不同于化学药物研究的困难和问题。鉴于传统血药浓度法的局限性，我国学者提出应用生物效应法（药理效应法、药物累积法、微生物指标法）间接推算中药的时-量关系，这一方法开创了中药药动学的新局面。近年来，证治药动学（包括辨证药动学和复方效应成分动力学）、药动学-药效学结合模型、中药血清药理学、中药时辰药动学、中药胃肠药动学、中药指纹图谱药动学等新理论、新学说以及新观点的出现有助于中药药动学的研究更加深入。整体观着重于宏观，现代科学着重于微观，二者有机结合形成的宏观与微观辩证统一的中药药物动力学，对于用现代科学阐明中医药的内涵，不断发扬光大中医药学有着重要的意义。

（六）药物动力学与药物设计

药物化学的研究成果为药物动力学提供了研究对象，而药物动力学研究又为药物的设计、筛选和评价提供了科学依据。药物的体内过程较大程度上取决于药物的化学结构，通过研究与药物化学结构相关的体内过程，建立药物结构、药物动力学和药效学的相关关系，有助于设计体内过程合适、疗效理想的新药。如抗生素氨苄西林在胃酸 pH 值条件下稳定，但吸收不好，生物利用度仅为 $30\% \sim 50\%$。通过在苯环上引入羟基形成阿莫西林后生物利用度可达到 90%。此外，对代谢产物结构及其活性进行研究有助于发现新的药物。如对-乙酰氨基酚是非那西丁的 O-去乙基代谢产物，比非那西丁具有更强的解热镇痛作用，并且不引起高铁血红蛋白血症和溶血性贫血。通过对地西泮的代谢产物的研究，得到了系列的活性代谢物，这些产物中有许多已经在临床上应用。

近年来手性药物动力学、生物技术药物药动学的研究亦有很大进展。手性药物在药物中占有相当大的比例，据报道，天然或半合成的药物几乎都具有手性，其中98％以上为单一对映体，而全合成药物40％具有手性。目前使用的化学药物很多是对映体的混合物。同时手性也是生物体系的一个基本特征，很多内源性大分子物质如酶、载体、受体、血浆蛋白和多糖等都具有手性特征。药物与这些生物大分子以三维立体形式结合，由原来的对映体变成了一对非对映异构体结合物，理化性质发生较大的变化，造成了药物效应及强度的差异。一些研究已证明，在一对手性异构体中，往往仅一种异构体具有药理活性，而另一种活性较低或无活性，甚至可能产生明显的毒副作用。人们也发现有时以不同途径给药后，药效的差异有时不能由血中药物浓度的差异来很好地解释，原因之一就是药酶的立体选择性使不同对映体受到的首过效应不同，造成进入血液的对映体间配比发生了变化，因此同一浓度药物的作用强度不再相同。手性药物在分子水平上与大分子内源性物质相互作用，生成理化性质明显不同的非对映异构体结合物，可导致药物动力学参数发生改变；在器官水平上，立体选择性综合作用也导致药物动力学参数的变化。例如，手性药物与血浆蛋白的立体结合以及与肝脏药酶系统的立体相互作用，其综合结果可能是肝脏清除率的改变；血浆蛋白对药物的立体选择以及肾小管分泌时主动转运过程中载体对药物的立体选择的综合结果可能是肾清除率改变。从整体来说，药物的生物利用度、消除半衰期、表观分布容积等药物动力学基本参数的变化，可以看作是手性药物分子与机体相互作用达平衡时的外在表现。手性药物动力学的研究不但可认清手性药物体内处置过程的本质，指导合理用药，而且对手性药物是否要以单一对映体形式开发上市，以及合理设计手性药物制剂均有指导作用。

生物技术药物是目前最活跃和发展最迅速的新药研究领域。据不完全统计，自2000年以来美国和欧洲新批准上市的生物技术药物超过55个，超过以往增长速度。生物技术药物与传统化学药物不同，其产生和构思是生物药学和生物医学学科理论及实验发展的产物，每大类和每种生物技术药物都有各自的理论、假设或作用机制的背景，具有"深思熟虑"的创新特点。生物技术药物中由氨基酸组成的蛋白与多肽类药物，与天然或合成的小分子药物相比，具有相对分子质量大、不易透过生物膜、易在体内酶解、降解代谢途径多样等特点，因而在生物体内的药物动力学机制有其特殊性和复杂性。作为生物技术药物研究发展的组成部分和重要环节，关于该类药物药动学机制的研究也必须解决面临的新问题并有所创新。

由于生物技术药物结构复杂，用量很小，其活性往往与内源性蛋白相同（或相似），也依赖于二级、三级，有时甚至是四级的复杂结构，用目前的分析技术和有效性测试的方法还不能完全确定这些结构，而药物动力学研究手段在评价这些药物方面具有一定优势，因此在新生物技术药物产生和发展中占有重要地位，起到了重要的作用。如对以重组基因（rD-NA）技术进行结构修饰、进行唾液酸化和聚乙二醇化、与抗体Fc结合融合修饰、与药物或放射性"弹头"偶联产生的新药进行药物动力学研究，证实它们是药动学性能更好的新一代速效、长效或增效药物；在药物动力学基础上的生物等效性研究加速了生物技术药物从天然提取、合成、半合成产品向重组产品更新换代的进程；药物动力学和药效学的结合优化了给药方案，达到满意的治疗效果。总之，药物动力学研究为新生物技术药物的构思与创新提供了科学依据，为今后发展提供了新启示；而层出不穷的创新构思和新药，又为药物动力学理论与研究方法提出了新课题，成为推动药物动力学发展的动力。

第三节 药物动力学的基本概念

如前所述，药物动力学是应用动力学原理研究药物体内过程的速度规律的科学，因此在研究中经常涉及速度类型、数学模型及参数等基本概念。

一、药物体内转运的速度过程及特征

药物通过各种给药途径进入体内后，体内药量或血药浓度随时间发生变化，因而涉及到速度过程。在药物动力学研究中，通常将药物体内转运的速度过程分为以下三种类型。

1. 一级速度过程（first order rate processes） 系指药物在体内某部位的转运速度与该部位的药量或血药浓度的一次方成正比，也称一级动力学过程。一级速度过程又称为线性速度过程，一般可以较好的描述多数药物在常用剂量下体内转运的速度规律，药物的吸收、分布、代谢与排泄过程多为或近似为一级动力学过程。由于经典药物动力学主要利用线性速度的原理，把药物在体内的动力学过程用线性微分方程来描述，故也称之为线性药物动力学。

2. 零级速度过程（zero order rate processes） 系指药物的转运速度在任何时间都是恒定的，与药量或浓度无关。临床上恒速静脉滴注的给药速度以及理想的控释制剂中药物的释放速度均为零级速度过程。某些药物使用超大剂量使酶系统处于完全饱和状态时其体内转运过程亦为零级速度过程。

3. 非线性速度过程（nonlinear rate processes） 系指某些药物浓度较高时，转运速度受酶容量或主动转运载体数量的限制而不符合线性速度过程，称之为非线性速度过程，亦称Michaelis-Menten型速度过程或米氏动力学过程。此过程通常在高浓度时呈现零级速度过程，而在低浓度时呈现一级速度过程。研究该速度过程的动力学称之为非线性药物动力学。

药物体内转运速度类型如图7-1所示。

二、药物动力学模型

药物进入体内后，处置过程涉及药物在体内的吸收、分布与消除，因此机体各部位的药物浓度始终处于不断变化之中。药物在体内的命运是这些处置过程综合作用的结果，虽然变化很复杂，但仍遵从一定的规律。为了定量地描述药物在体内的动态变化，常常需要借助数学原理和方法来系统地阐明体内药量（或浓度）随时间变化的规律性，即建立体内药物变化的数学模型。用数学方法模拟药物在体内吸收、分布与消除的速度过程而建立起来的模型，常称为药物动力学模型。其中包括房室模型（亦称隔室模型）、非线性药物动力学模型、生理药物动力学模型、药理药物动力学模型等。最常用的是房室模型。

（一）房室模型理论

房室模型理论是从速度论的角度出发，建立一个数学模型来模拟机体。它将整个机体视为一个系统，并将该系统按照体内过程和分布速度的差异划分为若干个房室（compartment），把机体看成是由若干个房室组成的一个完整的系统，称之为房室模型（compartment model），如图7-2所示。

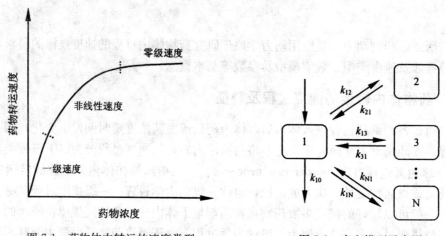

图 7-1   药物体内转运的速度类型   图 7-2   房室模型示意图

药物受本身结构和机体条件等的影响，在机体内的分布情况一般可分为两种类型。一类药物进入体内后，能迅速向各组织器官分布，很快在血液与各组织器官之间达到动态平衡，即药物在全身各组织部位的转运速度是相同或相似的，此时可以把整个机体视为一个房室，称为一室模型或"单室模型"（one compartment model）。单室模型并不意味着机体各组织在任何时刻的药物浓度都一样，而是指各组织药物浓度能随血药浓度的变化平行地发生变化。体内动力学特征符合单室模型的药物通常被称做"单室模型"药物。

而另一类药物在吸收后，只能很快进入机体的某些部位（主要是血流丰富的某些组织器官，如心、肝、脾、肺、肾脏等），而较难进入另一些部位（特别如脂肪、骨骼等血流较少的组织），药物要完成向这些部位的分布，需要一段较长的时间。对于这种情况，可根据分布速度的快慢将机体划分为两个房室：第一房室包括血液以及药物瞬时分布的组织，称为中央室（central compartment）或中室；第二房室则包括那些药物慢分布的区域，称为周边室（peripheral compartment）或外室。这类药物则被称为二室模型或"两室模型"（two compartment model）药物。如果在上述第二房室中又有一部分组织、器官或细胞内药物的分布特别慢，则还可从第二隔室中划出第三房室，分布稍快些的可称为"浅外室"，分布最慢的则称为"深外室"，由此形成三室模型。据此，可以将在体内分布速度有多种水平的药物按多室模型（multi-compartment model）进行处理。一般而言，单室模型和两室模型较为常用，这两种模型在数学处理上也比较简单。多室模型由于数学处理相当繁琐，因而应用受到限制。图7-3为两种房室模型示意图。

由于房室模型中房室的划分主要是依据药物在体内各组织或器官的转运速度而确定的，

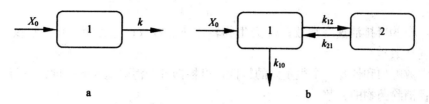

a. 单室模型（1 为体内）；b. 两室模型（1 为中室，2 为外室）

图 7-3　单室模型与两室模型示意图

只要药物在其间的转运速度相同或相似，就可归纳成为一个房室，但要注意这里所指房室只是数学模型中的一个抽象概念，并不代表解剖学上的任何一个组织或器官。如由于药物向中枢神经系统转运具有特殊性，则脑组织可以划为中室，有时又可划为外室。因此此房室模型的划分具有抽象性和主观随意性。同时房室的概念又与体内各组织器官的生理解剖学特性（如血流量、膜通透性等）有一定的联系。同一房室中的各组织部位的药物浓度不一定相同，但药物在其间的转运速度应是相同或相似的，所以对于某个具体药物而言，其体内过程房室模型的准确判定，必须经过实验结果来确证。

（二）生理药物动力学模型

在经典房室模型理论中是按照药物在体内分布速度等因素来划分房室的，不具生理解剖学意义，因此具有很多局限性。它不能直接了解不同组织间药物浓度的真实情况。当体内有对药物具高亲和力的组织器官以及特殊的药物效应靶器官或毒性靶器官存在时，房室模型则不能描述药物特殊的体内过程。

生理药物动力学模型（physiologic phamacokinetic model）是建立在生理学、生物化学、解剖学和药物热力学性质基础上的一种整体模型，它将每个相应的组织器官单独作为一个房室看待，房室间借助于血液循环连接，每一组织器官中药物按血流速度、组织/血液分配系数进行转运，并遵循物质平衡原理，以此为基础进行药物动力学实验数据处理。

理论上用生理药物动力学模型可以预测任何组织器官中药物浓度及代谢产物的经时过程；能定量地描述病理、生理参数变化对药物处置的影响。生理药物动力学研究一般在动物中进行，求得一些参数后，以动物类比法在种属之间互相推算，亦可以推展至人，从而预测药物在人体血液及组织中的浓度。

三、药物动力学的基本参数

（一）消除速度常数

消除指体内药物从测量部位不可逆地消失，它包括代谢与排泄过程。消除速度常数（elimination constant）又称为表观一级消除速度常数，常以 k 表示，其单位为时间的倒数，如 min^{-1} 或 h^{-1} 等。k 值的大小可衡量药物从体内消除速度的快慢。它也反映了体内药物总消除情况，包括经肾排泄、胆汁排泄、生物转化以及从体内其他可能途径的消除。因此，k 为各个消除过程的速度常数之和：

$$k = k_e + k_b + k_{bi} + k_{lu} + \cdots\cdots \tag{7-1}$$

式中，k_e 为肾排泄速度常数；k_b 为生物转化速度常数；k_{bi} 为胆汁排泄速度常数；k_{lu} 为肺消除速度常数。

速度常数的加和性是一个很重要的特性，可根据各个消除途径的速度常数与 k 之比，求得各个途径消除药物的分数。

（二）生物半衰期

生物半衰期（biological half-life）是指体内药量或血药浓度降低一半所需的时间，又称半衰期或消除半衰期，常以 $t_{1/2}$ 表示。例如，某单室模型药物静脉注射后，将其血药浓度数据在半对数坐标系中作图。如图 7-4 所示，从曲线上任何一个浓度开始降低 50% 所需的时间，即为药物的生物半衰期。药物的生物半衰期与消除速度常数一样，可以衡量药物消除速度的快慢。大多数药物在一定的剂量范围内，以一级速度消除，其半衰期公式为：

$$t_{1/2} = \frac{0.693}{k} \tag{7-2}$$

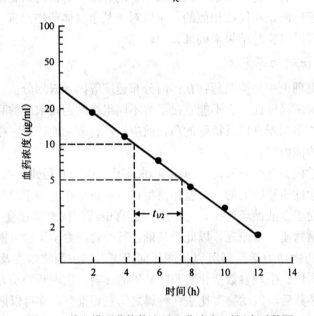

图 7-4　单室模型药物静注后血药浓度-时间半对数图

不同药物的半衰期可能相差很大，例如水杨酸为 0.25h，戊巴比妥为 48h，而洋地黄毒苷则长达 200h。即使结构相似的药物，其生物半衰期也相差很大，如磺胺噻唑的生物半衰期为 2.5h，而磺胺二甲氧嘧啶为 40h。生物半衰期除与药物结构性质有关外，还与机体消除器官的功能有关。总的来说，同一药物在正常人体内的半衰期基本上是相同的，而消除器官功能的变化，将会直接导致半衰期的变化。因此，在疾病状态下，生物半衰期的改变是调整给药方案的重要参考依据。

（三）表观分布容积

表观分布容积（apparent volume of distribution，V）是指药物在体内达到动态平衡时，体内药量与血药浓度间相互关系的一个比例常数，单位为 L 或 L/kg。对于单室模型药物，表观分布容积（V）是指某时间体内药量（X）与血药浓度（C）的比值：

$$V = \frac{X}{C} \tag{7-3}$$

上式表明，表观分布容积是在测定的血药浓度下，假设体内药量按此浓度均匀分布于全身各组织时所需体液的体积。因此，表观分布容积不能看成是药物在体内分布的真正容积。因为药物在体内真正分布的容积不会超过体液量（人体总体液约占体重的 60%，如 70kg 体重的人体液约 42L），而不同药物的表观分布容积则可从几升至几百升。因此，表观分布容积不具有生理学和解剖学意义。但表观分布容积与药物的蛋白结合率及药物在组织中的分布等密切相关，可以用来评价药物体内分布的程度。如 V 值小表明药物在血中浓度高，则在体内分布范围有限，组织摄取也少；如 V 值大则可能是药物在体内分布广泛，或者药物与生物大分子大量结合，或兼而有之；如 V 值极大也有可能说明药物在某特定组织中蓄积。

（四）清除率

药物从机体内消除的情况，除用消除速度常数（k）、半衰期（$t_{1/2}$）以及其他一些速度常数来表示之外，清除率（clearance，CL）也是表示药物从机体内消除的一个重要的参数。

药物清除率定义为单位时间内机体清除的含有药物的血液或血浆的体积，单位为 ml/min。清除率表示从血液或血浆中清除药物的速率或效率，可用公式 $CL = \dfrac{\frac{dX_E}{dt}}{C}$（E 代表消除）表示。注意 CL 并不表示被清除的药量，每分钟所清除的药量等于清除率与血药浓度的乘积。

药物从机体内消除常常有一个以上的途径，因此药物在体内的清除率分为总体清除率（CL）、肝清除率（CL_h）、肾清除率（CL_r）和其他途径的清除率（CL_{other}）。总体清除率等于药物各个途径清除率的总和。多数药物在体内是通过在肝脏的生物转化和/或原形药物被肾脏排泄而清除的，因此药物的总体清除率（CL）常被认为近似等于肝清除率（CL_h）与肾清除率（CL_r）之和。

$$CL = CL_h + CL_r \tag{7-4}$$

临床药物动力学中，总体清除率是十分重要的参数，在制订与调整给药方案时特别重要。总体清除率有多种计算方法，例如对于单室模型药物为：

$$CL = kV \tag{7-5}$$

对于静脉注射给药、血管外给药、静脉滴注、多次给药的不同情况，CL 多可由其他药物动力学参数求得，具体见相关章节。

四、血药浓度-时间曲线与血药浓度-时间半对数曲线

以时间为横坐标，血药浓度（或体内药量）为纵坐标而绘制的曲线称为血药浓度-时间

曲线；以时间为横坐标，血药浓度（或体内药量）的对数为纵坐标而绘制的曲线称为血药浓度-时间半对数曲线。两者在药物动力学研究中具有重要的作用，前者可用来观察药效快慢和强弱，也可用曲线下面积计算生物利用度和其他药物动力学参数；后者主要用于药物房室模型的分析及药物动力学参数的估计。房室模型的划分可由以下两种药物静脉注射后血药浓度的经时变化过程来说明。如水杨酸钠静脉注射后血药浓度-时间半对数曲线如图 7-5（a）所示，其数据点线性关系良好，说明血药浓度-时间的曲线为单指数函数曲线，可认为该药物静注后立即达到分布上的动态平衡，血药浓度降低仅受药物的消除速度常数影响，是按单室模型处置的药物。而灰黄霉素静脉注射后的血药浓度-时间半对数曲线如图 7-5（b）所示，整个数据点的线性关系明显不同于第一种情况，开始曲线下降快，过折点后下降减慢并呈直线，说明血药浓度-时间的曲线为双指数函数曲线，即开始时药物在组织内分布没有达到动态平衡，此时体现的是分布和消除两个过程的综合作用，经过一段时间后分布达到平衡，仅存在消除过程，受消除速度常数影响而呈直线下降，是按两室模型处置的药物。这些特征是判别单室模型和两室模型（或多室模型）的重要依据。

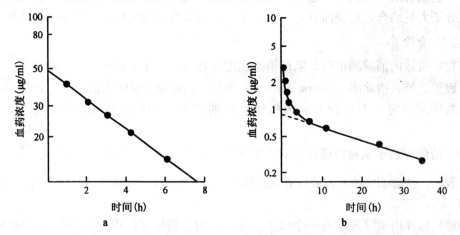

a. 水杨酸钠（按单室模型处置）；b. 灰黄霉素（按两室模型处置）

图 7-5　静脉注射给药的血药浓度-时间半对数曲线

第八章
单室模型

在介绍房室模型概念时已经指出，一些药物进入体循环后，能很快地向全身可分布的组织、器官、体液分布，使药物在血液与各组织、器官、体液间很快达到分布上的动态平衡，此时，整个机体可视为一个隔室，即单室模型。这类体内动力学特征符合单室模型的药物通常被称为"单室模型"药物。

在单室模型中，将整个机体假定作为一个隔室，并不意味着整个机体各组织、器官、体液中的药物浓度在某一指定时间完全相等，而是把血液中药物浓度的变化量作为器官组织内药物浓度定量变化的依据。即：如果在一定时间内血药浓度下降20％，那么在肾、肝、脑脊液以及其他体液和组织中药物浓度也相应下降20％。同时，药物的消除速度与该时间体内药物的浓度成正比，即符合一级动力学过程。单室模型是各种模拟的房室模型中最基本、最简单的一种，应用十分广泛。

第一节 静脉注射

一、血药浓度经时变化

若药物在体内符合单室模型，且按一级速度过程从体内消除，即消除速度与体内药量的一次方成正比，则快速静脉注射后，体内药物的消除速度可由下列微分方程来表示：

$$-\frac{\mathrm{d}X}{\mathrm{d}t} = kX \tag{8-1}$$

式中，$-\dfrac{\mathrm{d}X}{\mathrm{d}t}$表示体内药物的消除速度；$X$ 为 t 时间的体内药量；k 为消除速度常数；上式左边的负号表示体内药量随时间推移不断减少。

解微分方程式（8-1），经拉氏变换得：

$$s \cdot \overline{X} - X(0) = -k \cdot \overline{X} \tag{8-2}$$

根据初始条件：$t=0$，$X(0)=X_0$；则上式为

$$s \cdot \overline{X} - X_0 = -k \cdot \overline{X} \tag{8-3}$$

整理得：

$$\overline{X} = \frac{X_0}{s+k} \tag{8-4}$$

式中，X_0 为静脉注射的给药剂量；s 为拉氏运算子。查拉氏变换表，可得体内药量经时变化的指数表达式（拉普拉斯变换法见附录二）：

$$X = X_0 \cdot e^{-kt} \qquad (8\text{-}5)$$

实际工作中，往往不能测定体内的药物量；只能测定血中药物浓度，根据表观分布容积的定义：

$$V = \frac{X_0}{C_0} = \frac{X}{C}$$

将式 8-5 两端除以 V 得血药浓度-时间关系表达式：

$$C = C_0 \cdot e^{-kt} \qquad (8\text{-}6)$$

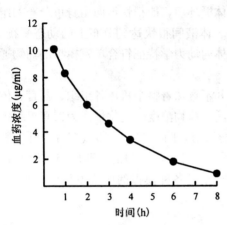

式中，C_0 为血药浓度初始值（即静脉注射后瞬时血药浓度）。血药浓度-时间曲线如图 8-1 所示。

将式 8-6 两边取对数，得：

$$\ln C = \ln C_0 - kt \qquad (8\text{-}7)$$

或

$$\lg C = \lg C_0 - \frac{k}{2.303}t \qquad (8\text{-}8)$$

式（8-7）与（8-8）为血药浓度经时变化表达式的对数形式。

令式 8-7 中 $t = t_{1/2}$，则 $C = \frac{C_0}{2}$，可推导出半衰期计算公式：

$$t_{1/2} = \frac{\ln 2}{k} = \frac{0.693}{k} \qquad (8\text{-}9)$$

图 8-1　单室模型静脉注射给药的血药浓度-时间曲线

二、采用血药浓度法求算药物动力学参数

单室模型药物静脉注射给药后，测得不同时间的血药浓度；由式 8-8 可知，以血药浓度的对数（$\lg C$）对时间（t）作图呈直线，其斜率为 $-\frac{k}{2.303}$，由此可求得 k 值，并按式 8-9 求出 $t_{1/2}$ 值；由截距（$\lg C_0$）求出 C_0 后，再根据 X_0、C_0 计算 V 值。药物动力学参数的求算可采用作图法，但误差较大。因此，在实际工作中最好应用最小二乘法法或加权最小二乘法，求得回归方程，再根据回归系数求算药物动力学参数。

例 8-1　某受试者体重为 49kg，静脉注射某药物 500mg 后，测得各时间血药浓度数据如下表：

t (h)	0.5	1	2	3	4	6	8
C (μg/ml)	10.1	8.3	6.0	4.6	3.7	2.1	0.9

试求出该药物的药物动力学参数 k、$t_{1/2}$ 及 V 值。

解：（1）根据血药浓度数据，以 $\lg C$ 对 t 作图。如图 8-2 所示，数据点呈直线散布，说明该药物为单室模型药物。

（2）根据式 8-8，将 $\lg C \sim t$ 进行线性回归，回归方程为：

$$\lg C = 1.0675 - 0.1332t$$

（3）求算药物动力学参数：

$$k = (-2.303) \cdot (-0.1332)$$
$$= 0.307 \ (h^{-1})$$

$$t_{1/2} = \frac{0.693}{0.307} = 2.3 \ (h)$$

$$C_0 = \lg^{-1} 1.0675 = 11.7 \ (\mu g/ml)$$

$$V = \frac{500}{11.7} = 42.7(L) = 0.87 \ (L/kg)$$

（4）血药浓度公式为：

$$C = 11.7 \cdot e^{-0.307t} \ (\mu g/ml)$$

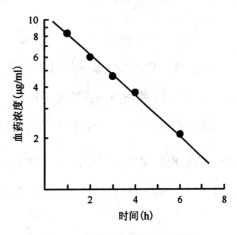

图 8-2　某药物静脉注射给药的
血药浓度-时间半对数图

三、采用尿药排泄数据法求算药物动力学参数

上述以血药浓度法求算药物动力学参数是一种
比较理想的方法，但在某些条件下该法实施起来存在一些困难。例如：①一些剧毒药物或高效药物，其用量小或体内表观分布容积太大，使得血药浓度过低；②血液中干扰成分使血药浓度无法测定；③用药对象对多次采血不易接受等等。在此情况下可以采用尿药排泄数据求算药物动力学参数，虽然其准确性由于受到许多因素的影响，不如血药浓度法令人满意，但其优点是对人体无损伤性、取样方便，在某些情况下仍常使用。

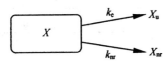

图 8-3　药物消除途径示意图

药物排泄的主要途径为肾排泄，也可由非肾途径排泄，如图 8-3 所示。图中 X_u 为尿中排泄的原形药物累积量，X_{nr} 为所有非肾途径消除的药物量，k_e 为表观一级肾排泄速度常数，k_{nr} 为非肾途径消除的所有速度常数之和。

采用尿药排泄数据法求算药物动力学参数要求有较多的原形药物从尿中排泄，并且假定药物经肾排泄过程亦符合一级速度过程。即尿中原形物出现的速度与体内当时的药量成正比。对于单室模型药物。其体内瞬时尿药排泄速度为：

$$\frac{dX_u}{dt} = k_e X \tag{8-10}$$

利用尿药排泄数据求算药物动力学参数常采用尿药排泄速度法（简称速度法）和总和减量法（简称亏量法）。

（一）尿药排泄速度法（urinary excretion rate method）

将静脉注射体内药量公式（8-5）代入式 8-10 中，得：

$$\frac{dX_u}{dt} = k_e X_0 e^{-kt} \tag{8-11}$$

上式两边取对数：

$$\lg \frac{dX_u}{dt} = \lg(k_e X_0) - \frac{k}{2.303}t \qquad (8-12)$$

由上式可知，若以 $\lg \dfrac{dX_u}{dt}$ 对 t 作图，可得到一直线，该直线斜率仍为 $-\dfrac{k}{2.303}$，即该直线与以 $\lg C$ 对 t 作图所得直线是平行的，斜率一致。

由于实验测得的尿药数据无法计算出瞬时尿药排泄速度 $\left(\dfrac{dX_u}{dt}\right)$，而只能计算在一段时间 (Δt) 内收集的尿药量 (ΔX_u)，即平均尿药排泄速度 $\left(\dfrac{\Delta X_u}{\Delta t}\right)$，该速度近似于集尿间隔中点时间 $(t_{中})$ 的瞬时排泄速度。故式 8-12 可近似用下式代替：

$$\lg \frac{\Delta X_u}{\Delta t} = \lg(k_e X_0) - \frac{k}{2.303}t_{中} \qquad (8-13)$$

由式 8-13 可求算药物的消除速度常数 k 等药动学参数，即以 $\lg \dfrac{\Delta X_u}{\Delta t}$ 对 t 作图，得一直线，如图 8-4 所示。其斜率为 $-\dfrac{k}{2.303}$，可求得 k 值。直线的截距为 $\lg(k_e X_0)$，当 X_0 已知即可求出 k_e 值。

例 8-2　给一男性健康成人静脉注射 500mg 某药物后，在 24h 内不同时间间隔从尿液中收集的原形药量如下表所示：

集尿时间（h）	0~0.5	0.5~1	1~1.5	1.5~2	2~3	3~6	6~12	12~24
原形药量（mg）	75	55	40	30	40	40	10	0

试求出 k、$t_{1/2}$ 及 k_e 值。

解：根据式 8-13，按速度法求 k 值。

（1）根据实验数据列表（表 8-1）；

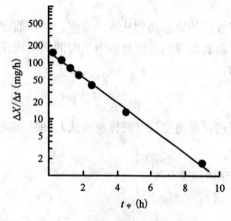

图 8-4　某药物静脉注射给药的

$\dfrac{\Delta X_u}{\Delta t}\sim t_{中}$ 半对数图

（2）以 $\lg \dfrac{\Delta X_u}{\Delta t}$ 对 $t_{中}$ 作图，见图 8-4；

（3）按式 8-13，以 $\lg \dfrac{\Delta X_u}{\Delta t}\sim t_{中}$ 数据，求回归方程：

$$\lg \frac{\Delta X_u}{\Delta t} = 2.1847 - 0.2223 \cdot t_{中}$$

（4）求 k 及 $t_{1/2}$ 值：

$$k = (-2.303) \cdot (-0.2223) = 0.512 \ (h^{-1})$$

$$t_{1/2} = \frac{0.693}{0.512} = 1.4 \ (h)$$

（5）求 k_e 值：

$$k_e = \frac{\lg^{-1} 2.1847}{500} = 0.306 \ (h^{-1})$$

表 8-1　　　　　　　　　　　平均尿药排泄速度与尿药亏量数据表

t (h)	Δt (h)	ΔX_u (mg)	$\dfrac{\Delta X_u}{\Delta t}$ (mg/h)	$t_{中}$ (h)	X_u (mg)	$X_u^\infty - X_u$ (mg)
0						
	0.5	75	150	0.25		
0.5					75	215
	0.5	55	110	0.75		
1.0					130	160
	0.5	40	80	1.25		
1.5					170	120
	0.5	30	60	1.75		
2.0					200	90
	1	40	40	2.5		
3.0					240	50
	3	40	13.3	4.5		
6.0					280	10
	6	10	1.67	9		
12					290	0
	12	0	0	18		
24					290	0

注：$X_u^\infty = 290\text{mg}$

（二）总和减量法（sigma-minus method）

总和减量法又称"亏量法"，是尿药排泄数据法中的另一种求算参数的方法。所谓"亏量"是指用尿药排泄总量减去各时间的累积排泄量。

首先，解微分方程式（8-11），代入初始条件（$t=0$，$X=0$），得：

$$X_u = \frac{k_e X_0}{k}(1 - e^{-kt}) \tag{8-14}$$

上式中，令 $t \to \infty$，得：

$$X_u^\infty = \frac{k_e X_0}{k} \tag{8-15}$$

式中，X_u^∞ 为尿中排泄的所有原形药物量，简称总尿药量。

将式 8-15 减去式 8-14，得：

$$X_u^\infty - X_u = \frac{k_e X_0}{k} \cdot e^{-kt} \tag{8-16}$$

上式两边取对数：

$$\lg(X_u^\infty - X_u) = \lg \frac{k_e X_0}{k} - \frac{k}{2.303}t \tag{8-17}$$

或

$$\lg(X_u^\infty - X_u) = \lg X_u^\infty - \frac{k}{2.303}t \tag{8-18}$$

式中，$(X_u^\infty - X_u)$ 即为尿药亏量，也表示各时间待排泄的尿药量。由式 8-17、式 8-18 可见，以 $\lg(X_u^\infty - X_u)$ 对 t 作图可得一直线，见图 8-5。直线的斜率为 $-\frac{k}{2.303}$，可求得 k 值；直线的截距为 $\lg \frac{k_e X_0}{k}$，已知 X_0、k 后可求出 k_e 值。

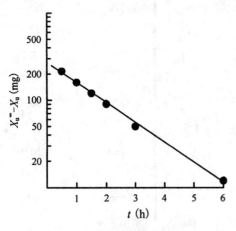

图 8-5　某药物静脉注射给药的
$(X_u^\infty - X_u) \sim t$ 半对数图

例 8-3　将例 8-2 数据按总和减量法求算 k、$t_{1/2}$ 及 k_e 值。

解：（1）根据实验数据列表并计算（表 8-1）；

（2）以 $\lg(X_u^\infty - X_u)$ 对 t 作图，见图 8-5；

（3）按式 8-17，以 $\lg(X_u^\infty - X_u) \sim t$ 数据，求回归方程：

$$\lg(X_u^\infty - X_u) = 2.4428 - 0.2420 \cdot t$$

（4）求 k 及 $t_{1/2}$ 值：

$$k = (-2.303) \cdot (-0.2420) = 0.557 (\text{h}^{-1})$$

$$t_{1/2} = \frac{0.693}{0.557} = 1.2 \ (\text{h})$$

（5）求 k_e 值：

$$k_e = \frac{(\lg^{-1} 2.4428) \times 0.557}{500} = 0.309 \ (\text{h}^{-1})$$

总和减量法和速度法均可用来求算药动学参数 k 与 k_e，但各有利弊。速度法的优点为收集尿液不需要象总和减量法一样要等到尿药排泄基本完全，而且若丢失一两份尿样对结果影响不大，缺点在于采用了近似计算，所以对实验误差较敏感，计算所得参数的精确度较差。而总和减量法数据点多，不象速度法散乱，计算出的参数比较精确，但该法要求得到总尿药量，因此，集样时间长，至少需 7 倍 $t_{1/2}$ 的时间，对半衰期长的药物实验较不方便，且实验过程中不得丢失一份尿样，故仍有局限性。

四、清除率

清除率（clearance，CL）是指机体或机体内某些消除器官或组织在单位时间内清除相当于流经血液体积中所含有药物的能力，反映药物从体内清除的速度，是药物动力学中一个重要的参数。

药物消除动力学理论以速度概念为基础，消除过程的表达常以消除速度常数（k）和生物半衰期（$t_{1/2}$）来描述。但当从解剖学或生理学角度研究药物消除机制时，使用这些参数容易感到不便，而采用清除率（CL）表达药物的处置特性，更易于理解。

清除率的概念具有一定的生理学意义，在研究和讨论药物的体内处置过程与特性时更容易理解。清除率既可以定义为总体清除率，也可以定义为器官清除率，后者理论上可以适用于任意一个组织器官，如肾、肝、肺等。下面分别介绍器官清除率、总体清除率与肾清除率。

（一）器官清除率（organ clearance）

某一药物的器官清除率（CL_O）为抽取率与血流速度的乘积。

$$CL_O = Q \cdot ER \tag{8-19}$$

式中，Q 为器官血流速度（ml/min）；ER 为抽取率（extraction ratio）。设进入该器官时动脉血中药物浓度为 C_A（mg/ml），而离开该器官时静脉血中药物浓度为 C_V，则：

$$ER = \frac{QC_A - QC_V}{QC_A} = \frac{Q(C_A - C_V)}{QC_A} = \frac{C_A - C_V}{C_A} \tag{8-20}$$

因为 QC_A 为药物进入器官的速度，而 QC_V 为药物离开器官的速度，故通过器官的消除速度为 $QC_A - QC_V$，所以抽取率实际上就是药物的消除速度与进入器官的速度之比。如抽取率为 0.7，则表示通过器官的血流中有 70% 的药物被消除掉，所以器官清除率也可表示为：

$$CL_O = Q \cdot ER = Q\left(\frac{C_A - C_V}{C_A}\right) \tag{8-21}$$

（二）肾清除率（renal clearance）

肾清除率为单位时间内由肾完全消除所含药物血浆体积，即单位时间内肾将多少毫升血浆中的药物全部消除排出，用 CL_r 表示。

药物的肾清除率不能超过肾血流量，清除率单位为"血浆容积/时间"，即 ml/min 或 L/h。用药物动力学的术语来讲，肾清除率简单地等于尿药排泄速度与即时全血或血浆药物浓度的比值。

$$CL_r = \frac{\dfrac{dX_u}{dt}}{C}$$

由于尿药排泄速度是肾排泄速度常数与体内药量的乘积$\left(\dfrac{dX_u}{dt} = k_e X\right)$，因而可以得到：

$$CL_r = k_e \cdot V \tag{8-22}$$

从上式可看出，肾清除率等于肾排泄速度常数与表观分布容积的乘积。实际测定时，CL_r 值可通过平均尿药排泄速度$\left(\dfrac{\Delta X_u}{\Delta t}\right)$除以该集尿间隔中点时间的血药浓度（$C_{中}$）求得。

（三）总体清除率（total clearance）

总体清除率为药物在体内各个消除途径清除率的总和（见第七章第三节介绍），以 CL 表示。CL 也可用体内药物总的消除速度$\left(\dfrac{dX_E}{dt}\right)$与血浆药物浓度（$C$）的比值来表示：

$$CL = \frac{\dfrac{dX_E}{dt}}{C} \tag{8-23}$$

整理上式得：
$$dX_E = CL \cdot Cdt$$

上式对 t 从 $0 \to \infty$ 积分，则：

$$(X_E)_0^\infty = CL \cdot \int_0^\infty Cdt = CL \cdot AUC \tag{8-24}$$

式中，$(X_E)_0^\infty$ 为药物消除总量。如单室模型药物静注给药，$(X_E)_0^\infty = X_0$，其 $AUC = \dfrac{X_0}{kV}$（AUC 为血药浓度-时间曲线下面积，公式的推导详见本章第三节），故：

$$CL = \frac{X_0}{AUC} \tag{8-25}$$

$$CL = \frac{X_0}{\dfrac{X_0}{kV}} = kV \tag{8-26}$$

例 8-4 已知磺胺嘧啶的半衰期 $t_{1/2} = 16h$，表观分布容积 $V = 20L$，尿中回收原形药物 60%，求总体清除率 CL、肾清除率 CL_r 及肝清除率 CL_h。

解： 已知 $t_{1/2} = 16h$，$V = 20L$，假设 $CL = CL_r + CL_h$，则：

$$CL = k \cdot V = \frac{0.693}{t_{1/2}} \cdot V = \frac{0.693}{16} \times 20 = 0.86 \ (L/h) = 14.3 \ (ml/min)$$

$$CL_r = 60\% \cdot CL = 60\% \cdot 14.3 = 8.58 \ (ml/min)$$

$$CL_h = CL - CL_r = 14.3 - 8.58 = 5.72 \ (ml/min)$$

第二节　静脉滴注

一、血药浓度经时变化

静脉滴注亦称静脉输注、输液等，是以恒定速度从血管内给药的方式，在临床上广泛用于治疗与抢救危重病人。单室模型药物以静脉滴注方式给药时，在滴注期间，体内同时存在药量以恒速增加与药物以一级速度消除的过程；当滴注完成后，体内药物只存在消除过程。因此，恒速静脉滴注包括两个过程：药物以零级速度（k_0）输入体内；体内药物以一级速度（k）消除。其体内过程示意图见图8-6。

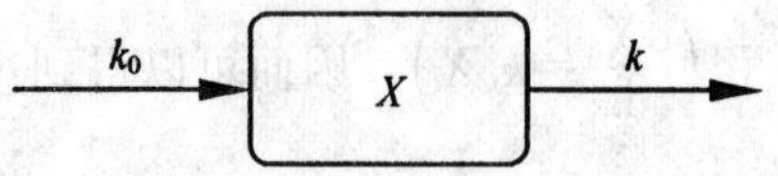

图 8-6　单室模型静脉滴注给药示意图

显然，当以恒速静脉滴注时，体内药量的消除速度，可由下面的微分方程式来表示：

$$\frac{dX}{dt} = k_0 - kX \tag{8-27}$$

式中，k_0 为滴注速度，以单位时间的输入量表示。

解微分方程式 8-27，并由初始条件（$t=0$，$X=0$），得：

$$X = \frac{k_0}{k}(1 - e^{-kt}) \tag{8-28}$$

式 8-28 为静脉滴注后体内药量随时间变化公式。利用 $X = V \cdot C$ 的关系，可将上式写成浓度表达式：

$$C = \frac{k_0}{kV}(1 - e^{-kt}) \tag{8-29}$$

上式即为单室模型药物静脉滴注给药的血药浓度-时间关系表达式。

二、稳态血药浓度

以血药浓度 C 为纵坐标，时间 t 为横坐标作图，静脉滴注的 $C \sim t$ 曲线如图 8-7 所示。

（一）稳态血药浓度

由图 8-7 可见，滴注开始后的一段时间内，血药浓度上升并且逐渐减慢，然后趋近于一个恒定水平，称之为稳态血药浓度（或坪浓度），以 C_{ss} 表示。此时，体内药物的消除速度等于药物的输入速度。

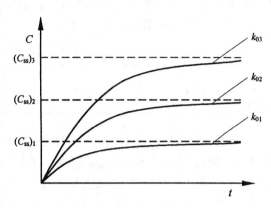

$(k_{03} > k_{02} > k_{01})$

图 8-7　单室模型静脉滴注给药的血药浓度-时间曲线

根据式 8-29，当 $t \to \infty$ 时，$e^{-kt} \to 0$，而（$1 - e^{-kt}$）$\to 1$，可得到稳态血药浓度公式：

$$C_{ss} = \frac{k_0}{kV} \tag{8-30}$$

由上式可见，C_{ss} 与 k_0 成正比，与 k 成反比。图 8-7 亦清楚表明，滴注速度增大，稳态血药浓度将增大。因此，临床上可通过控制滴注速度来获得理想的稳态血药浓度。

（二）达稳态浓度某一分数所需时间

血药浓度（C）到达稳态前一直低于 C_{ss}。C 与 C_{ss} 的比值反映了血药浓度达稳态浓度的某一分数（f_{ss}），其表达式为：

$$f_{ss} = \frac{C}{C_{ss}} = 1 - e^{-kt} \tag{8-31}$$

由上式可看出，k 值愈大，（$1 - e^{-kt}$）趋于 1 也愈快。即药物的半衰期愈短，到达稳态浓度愈快。

如将 k 和 t 分别以 $\dfrac{0.693}{t_{1/2}}$ 和 $n \cdot t_{1/2}$ 代替，则：

$$k \cdot t = \frac{0.693}{t_{1/2}} \cdot n \cdot t_{1/2} = 0.693 \cdot n$$

上式中 n 为药物半衰期的倍数。则 f_{ss} 为：

$$f_{ss} = 1 - e^{-0.693n} \tag{8-32}$$

上式移项后两边取对数：

$$-0.693 \cdot n = 2.303 \cdot \lg(1-f_{ss})$$

整理后得：

$$n = -3.32 \cdot \lg(1-f_{ss}) \tag{8-33}$$

由式 8-32 或式 8-33 可计算出滴注任意时间后血药浓度达稳态浓度的分数，或欲达稳态浓度某一分数所需滴注的时间（由计算出的 n 值乘以具体药物的半衰期）。同时也可看出，不论何种药物，达稳态某一分数所需半衰期的倍数 n 是相同的。表 8-2 为半衰期倍数与达稳态浓度某一分数的关系。

表 8-2　　　　　　　　　　　半衰期倍数与稳态浓度的关系

n	1	2	3.32	4	5	6.64
f_{ss}（%）	50.0	75.0	90.0	93.7	96.9	99.0

例 8-5　某药物以每小时 50mg 的速度静脉滴注，已知该药 $t_{1/2}=8h$，$V=15.36L$。试求滴注 6h 后的血药浓度及稳态血药浓度，并计算出达稳态浓度 95% 所需时间。

解：根据式 8-29，6h 后血药浓度为：

$$C = \frac{50}{\frac{0.693}{8} \times 15.36}\left(1-e^{-\frac{0.693}{8} \times 6}\right) = 15.2 \ (\mu g/ml)$$

稳态血药浓度为：

$$C_{ss} = \frac{50}{\frac{0.693}{8} \times 15.36} = 37.6 \ (\mu g/ml)$$

达稳态 95% 所需的半衰期数为：

$$n = -3.32 \cdot \lg(1-0.95) = 4.3$$

达稳态浓度 95% 所需时间为：

$$n \cdot t_{1/2} = 4.3 \times 8 = 34.4 \ (h)$$

例 8-6　普鲁卡因胺治疗所需血药浓度为 $4 \sim 8\mu g/ml$。已知 $V=2L/kg$，$t_{1/2}=3.5h$。一位体重为 50kg 的病人，先以每分钟 20mg 的速度滴注，何时达到最低有效治疗浓度？滴注多久后达到最大治疗浓度？欲维持此浓度，应再以怎样的速度滴注？

解：如以 $k_0=20mg/min$ 的速度滴注，所达到的稳态浓度应为：

$$C_{ss} = \frac{20 \times 60}{\frac{0.693}{3.5} \times 2 \times 50} = 60.6 \ (\mu g/ml)$$

此浓度明显远大于最大治疗浓度，因此，以每分钟 20mg 速度滴注至血药浓度为 $8\mu g/ml$ 时必须停滴，并再以适当的速度滴注以维持该血药浓度。

达到最低治疗浓度所需时间为：

$$f_{ss} = \frac{4}{60.6} = 0.066$$

$$n = -3.32 \cdot \lg(1-0.066) = 0.0984$$

$$n \cdot t_{1/2} = 0.0984 \times 3.5 \times 60 = 21 \ (\text{min})$$

达到最大治疗浓度所需时间为：

$$f_{ss} = \frac{8}{60.6} = 0.132$$

$$n = -3.32 \cdot \lg(1-0.132) = 0.2041$$

$$n \cdot t_{1/2} = 0.2041 \times 3.5 \times 60 = 43 \ (\text{min})$$

欲维持最大治疗浓度，即 $C_{ss} = 8\mu g/ml$，所需滴注速度为：

$$k_0 = 8 \times \frac{0.693}{3.5} \times 2 \times 50 = 158 \ (\text{mg/h}) = 2.6 \ (\text{mg/min})$$

三、静脉滴注法求算药物动力学参数

静脉滴注停止后，体内药物将以一级速度过程消除。此时血药浓度的变化情况相当于静注后的情况，即体内血药浓度以指数形式（相当于 $C = C_0 \cdot e^{-kt}$）下降。因此，可利用此段时间取血样测定药物动力学参数。

（一）稳态时停滴

当达到了稳态水平而停止滴注后，血药浓度的变化速度可由下面的微分方程表示：

$$-\frac{\mathrm{d}C}{\mathrm{d}t} = kC \tag{8-34}$$

解上述微分方程，并由初始条件 $\left(t'=0、C=\dfrac{k_0}{kV}\right)$，得：

$$C = \frac{k_0}{kV} e^{-kt'} \tag{8-35}$$

其对数式为：

$$\lg C = \lg \frac{k_0}{kV} - \frac{k}{2.303} t' \tag{8-36}$$

式中，t' 为停滴后时间。

根据式 8-36，若计算参数 k 与 V 值，可在停滴后的不同时间取血样，测定血药浓度。以 $\lg C$ 对 t' 作图，可得一直线（DE），见图 8-8。该直线的斜率为 $-\dfrac{k}{2.303}$，可求得 k 值。截距为 $\lg \dfrac{k_0}{kV}$，若已知 k 与 k_0，即可求出 V 值。

（二）稳态前停滴

到达稳态前停止滴注，血药浓度的变化速度仍可由微分方程式 8-34 表示。解该微分方程，初始条件为 $t'=0$ 时，$C = \dfrac{k_0}{kV}(1-e^{-kT})$；$T$ 为滴注时间，t' 仍为停滴后时间。则得到下式：

$$C = \frac{k_0}{kV}(1-e^{-kT}) \cdot e^{-kt'} \tag{8-37}$$

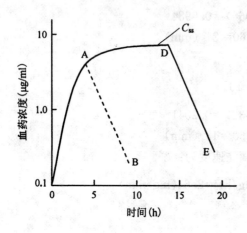

图 8-8 单室模型静脉滴注给药，达稳态前
停滴（AB）及达稳态时停滴（DE）的
血药浓度-时间半对数图

其对数式为：

$$lgC = lg\left[\frac{k_0}{kV}(1 - e^{-kT})\right] - \frac{k}{2.303}t \quad (8-38)$$

根据式 8-38，停滴后测定血药浓度。以 lgC 对 t' 作图，可得一直线（AB），见图 8-8。由斜率可求得 k 值，已知 k、k_0 及 T 后可由截距求出 V 值。

四、静脉滴注的负荷剂量问题

临床上常将药物的有效治疗浓度定为稳态水平，而欲达稳态浓度的 90%～99% 则需 3.32～6.64 倍半衰期的时间。如中等半衰期为 4h 的药物达稳态 90% 则需要 13.3h，故一般半衰期大于 0.5h 的药物，可采取给予负荷剂量（快速静脉注射）或先快速滴注等方法给药。

（一）快速静脉注射同时静脉滴注的给药方式

通常是先静脉注射一个较大的剂量，使血药浓度接近或立即达到稳态浓度。这个剂量称为负荷剂量（loading dose），随后立即恒速静脉滴注，维持血药浓度。

如需静脉注射后立即达到稳态水平，负荷剂量（X_0^*）可按下式计算：

$$X_0^* = C_{ss}V \quad (8-39)$$

静脉滴注速度则为：

$$k_0 = C_{ss}Vk \quad (8-40)$$

快速静脉注射同时静脉滴注给药后体内血药浓度可由式 8-6 与式 8-29 计算出，即：

$$C = \frac{X_0^*}{V}e^{-kt} + \frac{k_0}{Vk}(1 - e^{-kt}) \quad (8-41)$$

将式 8-40 代入式 8-39，得 $X_0^* = \frac{k_0}{k}$，再代入上式，则：

$$C = \frac{k_0}{Vk}e^{-kt} + \frac{k_0}{Vk}(1 - e^{-kt}) = \frac{k_0}{Vk} = C_{ss} \quad (8-42)$$

由此可见，按上述方案快速静脉注射同时静脉滴注给药，可使血药浓度及体内药量在整个给药过程中保持恒定。血药浓度一直维持在稳态血药水平。

例 8-7 对例 8-5 中的药物，若病人需给药后体内立即达到有效血药浓度（20μg/ml），并维持该水平 6h，试设计给药方案。

解：按题意 $C_{ss} = 20μg/ml$，则静脉注射负荷剂量为：

$$X_0^* = C_{ss}V = 20 \times 15.36 = 207 \text{（mg）}$$

滴注速度为：

$$k_0 = C_{ss} \cdot k \cdot V = 20 \times \frac{0.693}{8} \times 15.36 = 26.6 \text{（mg/h）}$$

6h总滴注量应为：$26.6 \times 6 = 159.6$ （mg）

给药方案为：先静脉注射207mg（负荷剂量），随后立即以26.6mg/h的速度进行静脉滴注，滴注时间为6h，总滴注量为159.6mg。

（二）先快速滴注再慢速滴注的给药方式

该方法先以滴注速度k_{01}作快速滴注，经T时间后达到所需治疗浓度，再以k_0速度作慢速滴注，维持治疗稳态水平（C_{ss}）。k_{01}及k_0可按下式计算：

$$k_{01} = k_0 \frac{1}{1 - e^{-kT}} \tag{8-43}$$

$$k_0 = C_{ss}Vk$$

例 8-8 以$k_0 = 0.846$mg/（kg·h）的速度滴注茶碱可达到有效治疗浓度。在给某患者用药时，拟先按k_{01}进行快速静滴30min。已知茶碱的$t_{1/2} = 4.3$h，问k_{01}应取什么速度？

解：根据式 8-43，k_{01}为：

$$k_{01} = 0.864 \times \frac{1}{1 - e^{-\frac{0.693}{4.3} \times 0.5}} = 11.16 \; [\text{mg/（kg·h）}]$$

第三节 血管外给药

血管外给药包括口服给药、肌内注射、经皮给药等。与上述血管内给药相比，血管外给药后，药物存在吸收过程，多数情况下以接近一级的吸收速度进入体内，并按一级速度消除。其体内过程示意图见图 8-9。由于口服给药应用广泛，研究也较多，故本节以口服给药为例分析其药物动力学。

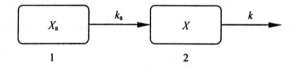

1. 吸收部位；2. 体内

图 8-9 单室模型血管外给药示意图

一、血药浓度经时变化

若药物口服后其吸收速度和消除速度均符合一级速度过程，则以下微分方程组成立：

$$\frac{\mathrm{d}X}{\mathrm{d}t} = k_a X_a - kX \tag{8-44}$$

$$\frac{\mathrm{d}X_a}{\mathrm{d}t} = -k_a X_a \tag{8-45}$$

式中，k_a为表观一级吸收速度常数；X_a为t时间吸收部位的药量。

上述微分方程组在初始条件为$t = 0$、$X_a = X_0$及$X = 0$的情况下，可求出体内药量的函数表达式：

$$X = \frac{k_a X_0}{k_a - k}(e^{-kt} - e^{-k_a t}) \tag{8-46}$$

考虑到血管外给药时，吸收不一定很完全，药物不能完全被利用等复杂因素。因此，习惯将上式中的剂量 X_0 乘以吸收分数 F（$0 \leqslant F \leqslant 1$）。这样，式 8-46 应写成以下形式：

$$X = \frac{k_a F X_0}{k_a - k}(e^{-kt} - e^{-k_a t}) \tag{8-47}$$

该式两边均除以表观分布容积，得：

$$C = \frac{k_a F X_0}{V(k_a - k)}(e^{-kt} - e^{-k_a t}) \tag{8-48}$$

式 8-47 及式 8-48 即为单室模型药物口服后的体内药量及血药浓度与时间的关系式。血药浓度-时间曲线见图 8-10。

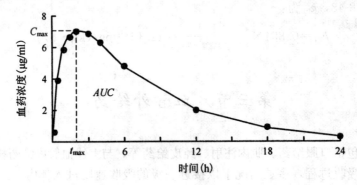

图 8-10 单室模型药物口服给药的血药浓度-时间曲线

例 8-9 已知某药（$F = 0.8$）口服后，其 $k_a = 0.8 \text{h}^{-1}$，$k = 0.1 \text{h}^{-1}$，$V = 10\text{L}$，今服用 250mg 后，试求出服药后 3h 的血药浓度。若该药在体内的最低有效血药浓度为 $10\mu\text{g/ml}$，试问第一次给药后经几小时必须第二次给药？

解：根据式 8-48，服药后 3h 的血药浓度为：

$$C = \frac{0.8 \times 0.8 \times 250}{10(0.8 - 0.1)}(e^{-0.1 \times 3} - e^{-0.8 \times 3}) = 14.86(\mu\text{g/ml})$$

为了达到有效治疗的目的，常需维持体内血药浓度始终高于最低有效浓度，因此，第二次给药最好应在血药浓度降到 $10\mu\text{g/ml}$ 之前。现需求出第一次给药后血药浓度降至 $10\mu\text{g/ml}$ 时所需的时间，若按 8-48 计算，则为：

$$10 = \frac{0.8 \times 0.8 \times 250}{10(0.8 - 0.1)}(e^{-0.1t} - e^{0.1t})$$

上式为一超越方程，解出 t 值只有寻求近似解的方法。由于当 t 取适当大的值时，$e^{-0.1 \times t} \gg e^{-0.8 \times t}$，故上式中 $e^{-0.8 \times t}$ 可忽略不计，则有利于求出 t 值。上式可简化为：

$$10 = \frac{0.8 \times 0.8 \times 250}{10(0.8 - 0.1)} \cdot e^{-0.1t}$$

$$10 = 22.86 \times e^{-0.1t}$$

两边同取对数后可计算出 t 值：

$$t = \frac{\ln 10 - \ln 22.86}{-0.1} = 8.3 \ (h)$$

所以，第二次给药在 8h 左右即可。

二、血药浓度达峰时间和峰值

单室模型药物口服后，血药浓度-时间曲线（图8-10）有两个重要参数，即达峰时间 t_{max} 和血药峰值（峰浓度）C_{max}。

将口服给药血药浓度公式（8-48）对时间求导数，得：

$$\frac{dC}{dt} = \frac{k_a F X_0}{V(k_a - k)}(k_a e^{-k_a t} - k e^{-kt})$$

当时间为 t_{max} 时，血药浓度达极大值 C_{max}。在极大值处，$\frac{dC}{dt} = 0$，即：

$$\frac{k_a F X_0}{V(k_a - k)}(k_a e^{-k_a t_{max}} - k e^{-kt_{max}}) = 0$$

简化后得：

$$k_a e^{-k_a t_{max}} = k e^{-kt_{max}} \tag{8-49}$$

上式两边取对数，经整理后得出血药浓度达峰时间的公式：

$$t_{max} = \frac{2.303}{k_a - k} \cdot \lg \frac{k_a}{k} \tag{8-50}$$

可将式 8-50 代入式 8-48 计算出血药浓度峰值，但较繁琐；可作如下简化。将式 8-49 变化为：

$$e^{-k_a t_{max}} = \frac{k}{k_a} e^{-kt_{max}}$$

将式 8-50 代入式 8-48，再将上式代入，可得：

$$C_{max} = \frac{k_a F X_0}{V(k_a - k)}\left(\frac{k_a - k}{k_a}\right) e^{-kt_{max}}$$

化简后得：

$$C_{max} = \frac{F X_0}{V} e^{-kt_{max}} \tag{8-51}$$

由式 8-50 及式 8-51 可知，药物的 t_{max} 由 k_a、k 决定，与剂量大小无关；而 C_{max} 与 X_0 成正比。药物制剂的达峰时间和峰浓度能够反映制剂中药物吸收的速度。如果口服固体制剂在胃肠道中能很快崩解和较快地被吸收，则达峰时间短、峰浓度高，有利于药物疗效的发挥。

三、血药浓度-时间曲线下面积

血药浓度-时间曲线下面积，简称曲线下面积（area under the curve，AUC）。AUC 是血药浓度曲线的又一个重要参数。定义为在血浆中药物自零时间起至所有原形药物全部消除为止这一段时间内曲线下总面积，它的大小与药物吸收量成正比。AUC 可由血药浓度公式从时间为零到无穷大间作定积分求得。

口服给药的 AUC 为：

$$(AUC)_{口服} = \int_0^\infty C\mathrm{d}t = \int_0^\infty \frac{k_a F X_0}{V(k_a - k)} (e^{-kt} - e^{-k_a t})\mathrm{d}t \qquad (8\text{-}52)$$

经积分、整理后得：

$$(AUC)_{口服} = \frac{F X_0}{kV} \qquad (8\text{-}53)$$

静脉注射给药的 AUC 为：

$$(AUC)_{静注} = \int_0^\infty C\mathrm{d}t = \int_0^\infty C_0 \cdot e^{-kt}\mathrm{d}t = \int_0^\infty \frac{X_0}{V} \cdot e^{-kt}\mathrm{d}t \qquad (8\text{-}54)$$

积分、整理后得：

$$(AUC)_{静注} = \frac{X_0}{kV} \qquad (8\text{-}55)$$

AUC 的计算常由实验数据按"线性梯形法"近似计算求得。（详见第十二章）

由式 8-55 可得出：

$$V = \frac{X_0}{AUC \cdot k} \qquad (8\text{-}56)$$

如已知给药剂量 X_0 与 k 值，并按线性梯形法近似计算求得 AUC 值，则可由上式求出表观分布容积。

若将口服与静脉注射给药的 AUC 相比，则有：

$$\frac{(AUC)_{口服}}{(AUC)_{静注}} = \frac{\dfrac{F X_0}{kV}}{\dfrac{X_0}{kV}} = F \qquad (8\text{-}57)$$

上式表明，吸收分数（F）实际上是血管外途径给药待测制剂的 AUC 与同一药物同剂量静脉注射后的 AUC 之比值，意为药物被吸收入血的分数。

由式 8-53 及式 8-55 可看出，无论何种途径给药，AUC 与给药剂量（X_0）均成正比，这也是线性药物动力学的一个特征。

四、采用残数法求算药物动力学参数

单室模型药物口服给药后，根据测得的血药浓度数据，常采用"残数法"求算药物动力学参数。残数法（residue method）是药物动力学中将多项指数曲线分解成各个指数成分的通用方法。该方法又称剥脱法（stripping）及剩余法等。残数法不仅在单室模型血管外给药时应用，在两室或多室模型求解参数时应用更为普遍。总而言之，凡是血药浓度曲线由多项指数式表示时，均可用残数法逐个求出各指数项的参数。

单室模型药物口服后的血药浓度公式（8-48）为二项指数式，可写成以下形式：

$$C = \frac{k_a F X_0}{V(k_a - k)} e^{-kt} - \frac{k_a F X_0}{V(k_a - k)} e^{-k_a t} \qquad (8\text{-}58)$$

假设 $k_a > k$（这符合大多数药物的情况，因为一般药物制剂的吸收半衰期总是比较短，常为 $0.2 \sim 4\mathrm{h}$，而药物的消除半衰期则要长一些，常为 $1 \sim 30\mathrm{h}$），当 t 充分大时，式中 $e^{-k_a t}$

先趋近于零，但此时 e^{-kt} 仍保持一定值。则上式可化简为：

$$C = \frac{k_a F X_0}{V(k_a - k)} e^{-kt} \tag{8-59}$$

上式两边取对数：

$$\lg C = \lg \frac{k_a F X_0}{V(k_a - k)} - \frac{k}{2.303} t \tag{8-60}$$

由口服给药的 $\lg C$ 对 t 作图，将得到一条二项指数曲线。如图 8-11 所示，当 t 比较大时，可认为吸收已基本完成，此时血药浓度曲线仅受消除速度常数的影响，因此 $\lg C \sim t$ 曲线逐渐成为直线，与上述推断一致。即尾段直线 AB 符合线性公式 8-60。其斜率为 $-\dfrac{k}{2.303}$，可先求出 k 值。

随后可应用残数法继续求解 k_a。所谓残数法，是将 $\lg C \sim t$ 曲线尾段直线外推至纵轴，由外推线上给出相应时间的药物浓度，减去吸收相中同一时间的实测浓度，可得到一系列的残数浓度（或剩余浓度）数据。

残数浓度理论公式推导如下。将式 8-58 移项，得：

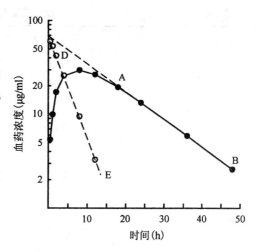

图 8-11　单室模型药物口服给药的血药
浓度-时间半对数图

$$\frac{k_a F X_0}{V(k_a - k)} e^{-kt} - C = \frac{k_a F X_0}{V(k_a - k)} e^{-k_a t} \tag{8-61}$$

令：$\dfrac{k_a F X_0}{V(k_a - k)} e^{-kt} - C = C_r$；式中 C_r 即为残数浓度，则式 8-61 为：

$$C_r = \frac{k_a F X_0}{V(k_a - k)} e^{-k_a t} \tag{8-62}$$

上式两边取对数：

$$\lg C_r = \lg \frac{k_a F X_0}{V(k_a - k)} - \frac{k_a}{2.303} t \tag{8-63}$$

由计算出的残数浓度 C_r 值，以 $\lg C_r$ 对 t 作图，得到第二条直线 DE（图 8-11），即"残数线"。该直线斜率为 $-\dfrac{k_a}{2.303}$，可求出 k_a 值。截距为 $\lg \dfrac{k_a F X_0}{V(k_a - k)}$，如已知 X_0 及 F，则可求得 V 值。

在应用"残数法"求 k 及 k_a 值时，必须 $k_a \gg k$，并且采取血样的时间要足够长；此外，还要求在吸收相内多次取样，这样才能保证所求参数的准确性。

例 8-10　口服某药物 500mg 溶液剂（设 $F=1$）后，定时抽取血样，测得血药浓度如下：

t (h)	0.5	1	2	4	8	12	18	34	36	48	72
C (μg/ml)	5.4	9.9	17.2	25.8	29.8	26.6	19.4	13.3	5.9	2.6	0.49

试求药物动力学参数 k、$t_{1/2}$、k_e 与 V 值，并求出 t_{max} 和 C_{max}。

解：（1）将血药浓度数据列表（表 8-3）。

表 8-3　　　　　　　　　　血药浓度与残数浓度数据表

t (h)	C (μg/ml)	外推线浓度（μg/ml）	C_r（μg/ml）
0.5	5.4	65.7	60.3
1	9.9	63.5	53.6
2	17.2	59.3	42.1
4	25.8	51.7	25.9
8	29.8	39.3	9.5
12	26.6	29.9	3.3
18	19.4		
24	13.3		
36	5.9		
48	2.6		
72	0.49		

（2）将 $\lg C$ 对 t 作图，见图 8-11。由图中曲线可看出 18h 以后的数据点基本在一直线上。

（3）根据式 8-60，18h 后已基本为消除相，将 18h 后的血药浓度数据带入求回归方程，得：

$$\lg C = 1.8322 - 0.0297 \cdot t$$

$$k = (-2.303) \cdot (-0.0297) = 0.068 \ (\text{h}^{-1})$$

$$t_{1/2} = \frac{0.693}{0.068} = 10.2 \ (\text{h})$$

（4）由上述回归方程计算出吸收相内各取样时间的外推线浓度，并将此浓度减去相应时间的实测浓度值，得到残数浓度（C_r）值，填入表 8-3 中。

（5）根据式 8-63，将吸收相内的残数浓度数据带入求回归方程，得：

$$\lg C_r = 1.8424 - 0.1095 \cdot t$$

$$k_a = (-2.303) \cdot (-0.1095) = 0.252 \ (\text{h}^{-1})$$

$$\lg \frac{k_a F X_0}{V \ (k_a - k)} = 1.8424$$

$$V = \frac{0.252 \times 1 \times 500}{(0.252 - 0.068) \ \times \lg^{-1} 1.8424} = 9.8 \ (\text{L})$$

(6) 根据式 8-50 与式 8-51，t_{max} 与 C_{max} 为：

$$t_{max} = \frac{2.303}{0.252 - 0.068} \times \lg \frac{0.252}{0.068} = 7.1 \ (h)$$

$$C_{max} = \frac{1 \times 500}{9.8} \times e^{-0.068 \times 7.1} = 31.5 \ (\mu g/ml)$$

五、滞后时间

有些制剂以血管外途径给药后，往往要经过一段时间才能吸收。如片剂服用后，在吸收部位要崩解与溶出，经过一定时间才开始吸收。从给药开始至血液中出现药物的那一段时间称之为滞后时间（lag time），常以 t_0 或 T_{lag} 表示，如图 8-12 所示。因此，如有些药物制剂的吸收明显滞后，可采用以下方法计算滞后时间。

如考虑滞后时间，口服给药的血药浓度公式 (8-48) 应为：

$$C = A\left[e^{-k(t-t_0)} - e^{-k_a(t-t_0)} \right] \qquad (8\text{-}64)$$

其中：

$$A = \frac{k_a F X_0}{V(k_a - k)} \qquad (8\text{-}65)$$

整理得：

$$C = A e^{kt_0} \cdot e^{-kt} - A e^{k_a t_0} \cdot e^{-k_a t} \qquad (8\text{-}66)$$

或

$$C = A_1 e^{-kt} - A_2 e^{-k_a t} \qquad (8\text{-}67)$$

在求算药物动力学参数中，曲线消除相的直线方程为：

$$\lg C = \lg A_1 - \frac{k}{2.303} t$$

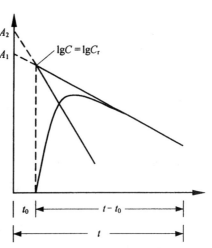

图 8-12　滞后时间示意图（$\lg C \sim t$ 图）

残数线的方程为：

$$\lg C_r = \lg A_2 - \frac{k_a}{2.303} t$$

由图 8-13 可知，当 $t = t_0$ 时，$\lg C = \lg C_r$，则：

$$\lg A_1 - \frac{k \, t_0}{2.303} = \lg A_2 - \frac{k_a t_0}{2.303}$$

整理得：

$$t_0 = \frac{2.303}{k_a - k} \cdot \lg \frac{A_2}{A_1} \qquad (8\text{-}68)$$

因此，计算滞后时间时可先由曲线消除相的直线方程求出 k 与 A_1 值；再由残数线的方程求出 k_a 与 A_2 值；最后由式 8-68 计算出 t_0。

例 8-11　计算例 8-10 中口服给药的滞后时间。

解：例 8-10 中 $\lg C \sim t$ 曲线消除相直线的回归方程中，截距（$\lg A_1$）为 1.8322，即

$$A_1 = \lg^{-1} 1.8322 = 68.0 \ (\mu g/ml)$$

残数线回归方程中，截距（$\lg A_2$）为 1.8424，即

$$A_2 = \lg^{-1} 1.8424 = 69.6 \ (\mu g/ml)$$

在例 8-10 中已求出 $k = 0.068h^{-1}$、$k_a = 0.252h^{-1}$，则滞后时间为：

$$t_0 = \frac{2.303}{0.252 - 0.068} \times \lg \frac{69.6}{68.0} = 0.126 \ (h) = 7.6 \ (min)$$

六、采用尿药排泄数据法求算药物动力学参数

（一）尿药排泄速度法

根据尿药排泄速度微分方程式：

$$\frac{dX_u}{dt} = k_e X \tag{8-10}$$

将口服给药体内药量公式（8-47）代入上式，得：

$$\frac{dX_u}{dt} = \frac{k_e k_a F X_0}{k_a - k} \left(e^{-kt} - e^{-k_a t} \right) \tag{8-69}$$

当 t 充分大时，$e^{-k_a t}$ 首先趋于零，而 e^{-kt} 仍有一定值，故上式可化简为：

$$\frac{dX_u}{dt} = \frac{k_e k_a F X_0}{k_a - k} e^{-kt} \tag{8-70}$$

计算药物的消除速度常数，可将上式两边取对数，并采用其近似公式：

$$\lg \frac{\Delta X_u}{\Delta t} = \lg \frac{k_e k_a F X_0}{k_a - k} - \frac{k}{2.303} t_{\text{中}} \tag{8-71}$$

由上述直线的斜率即可求出 k 值。

（二）总和减量法

解微分方程式（8-69），由初始条件（$t = 0$，$X_u = 0$），得：

$$X_u = \frac{k_e k_a F X_0}{k} \left[\frac{1}{k_a} + \frac{e^{-kt}}{k - k_a} - \frac{k e^{-k_a t}}{k_a (k - k_a)} \right] \tag{8-72}$$

上式中，令 $t \to \infty$，则：

$$X_u^\infty = \frac{k_e k_a F X_0}{k} \cdot \frac{1}{k_a} = \frac{k_e F X_0}{k} \tag{8-73}$$

由式 8-73 减去式 8-72，整理得：

$$X_u^\infty - X_u = \frac{X_u^\infty}{k_a - k} \left(k_a e^{-kt} - k e^{-k_a t} \right) \tag{8-74}$$

当 t 充分大时，$e^{-k_a t}$ 首先趋于零，而 e^{-kt} 仍有一定值，故化简为：

$$X_u^\infty - X_u = \frac{X_u^\infty k_a}{k_a - k} \cdot e^{-kt} \tag{8-75}$$

上式取对数后得：

$$\lg(X_u^\infty - X_u) = \lg \frac{X_u^\infty k_a}{k_a - k} - \frac{k}{2.303} t \tag{8-76}$$

由上述直线的斜率即可求出 k 值。

用尿药排泄数据法研究口服给药的药物动力学时，一般只适用于分析药物在体内的消除状况，即测定药物的消除速度常数 k，而不适合于研究药物在体内的吸收情况。这是因为在吸收相内频繁收集尿样是困难的，并且其准确性比较差，除非药物的吸收速度极慢。由于无法求出 k_a 值，故口服给药的尿药法也无法求出肾排泄速度常数 k_e。

例 8-12 布美他尼是一种磺胺利尿剂。一名男子一次口服 2mg 剂量后（给药前约半小时饮水 1000ml），通过测定血药浓度，求得 $t_{1/2}=1.83h$。同时按不同时间间隔收集尿样，测定尿药量（见下表），试分别用尿药排泄速度法与总和减量法求算 k 及 $t_{1/2}$ 值。

集尿时间（h）	0~2	2~4	4~6	6~8	8~10	10~12	12~24
原形药量（μg）	274	428	112	42	28	12	8

解：1. 按"尿药排泄速度法"计算参数

（1）根据实验数据列表并计算（表 8-4）；

表 8-4   平均尿药排泄速度与尿药亏量数据表

t (h)	Δt (h)	ΔX_u (μg)	$\dfrac{\Delta X_u}{\Delta t}$ (μg/h)	$t_{中}$ (h)	X_u (μg)	$X_u^\infty - X_u$ (μg)
0						
	2	274	137	1		
2					274	630
	2	428	214	3		
4					702	202
	2	112	56	5		
6					814	90
	2	42	21	7		
8					856	48
	2	28	14	9		
10					884	20
	2	12	6	11		
12					896	8
	12	8	0.7	18		
24					904	0

注：$X_u^\infty = 904\mu g$

（2）将 $\lg\dfrac{\Delta X_u}{\Delta t}$ 对 $t_{中}$ 作图，见图 8-14，由图可知后 5 点呈直线散布；

（3）将 4h 以后的数据，按式 8-71，求回归方程，得：

$$\lg\frac{\Delta X_u}{\Delta t}=2.3994-0.1431\cdot t_{中}$$

（4）求 k 与 $t_{1/2}$ 值：

$$k=(-2.303)\cdot(-0.1431)=0.330\ (h^{-1})$$

$$t_{1/2}=\frac{0.693}{0.330}=2.1\ (h)$$

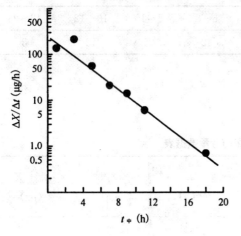

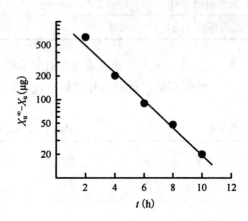

图 8-13　布美他尼口服给药的

$\dfrac{\Delta X_u}{\Delta t}\sim t_{中}$ 半对数图

图 8-14　布美他尼口服给药的

$(X_u^{\infty}-X_u)\sim t$ 半对数图

2. 按"总和减量法"计算参数

（1）根据实验数据列表并计算（表 8-4）；

（2）将 $\lg(X_u^{\infty}-X_u)$ 对 t 作图，见图 8-15，由图可知 4h 后的数据点呈直线散布；

（3）将 4h 后的数据，按式 8-76，求回归方程，得：

$$\lg(X_u^{\infty}-X_u)=3.0121-0.1729\cdot t$$

（4）求 k 与 $t_{1/2}$ 值：

$$k=(-2.303)\cdot(-0.1729)=0.398\ (h^{-1})$$

$$t_{1/2}=\frac{0.693}{0.398}=1.7\ (h)$$

七、采用 Wagner-Nelson 法求吸收分数与吸收速度常数

Wagner-Nelson 法也称为待吸收分数法，是估算吸收分数与吸收速度常数的一种经典方法。常用于求算吸收速度常数以及研究吸收机理。

前述残数法求算吸收速度常数 k_a，必须在血药浓度-时间曲线能拟合为某一合适模型的

前提下才可使用，如不能以适当模型拟合，则用 Wagner-Nelson 法较为有利，因为此法与吸收模型无关，无论吸收常数是一级还是零级均适用。

Wagner-Nelson 法原理为：

设给药后，t 时间已吸收的药量为 X_A，已消除的药量为 X_E，体内尚存药量为 X，则：

$$X_A = X + X_E \tag{8-77}$$

上式对时间 t 微分，得：

$$\frac{dX_A}{dt} = \frac{dX}{dt} + \frac{dX_E}{dt} \tag{8-78}$$

若药物在体内的消除符合一级速度过程，则有：

$$\frac{dX_E}{dt} = kX \tag{8-79}$$

根据 $X = V \cdot C$ 的关系，有：

$$\frac{dX_E}{dt} = kX = kVC, \quad dX = d(V \cdot C) = V \cdot dC$$

将以上结果代入式 8-78，得：

$$\frac{dX_A}{dt} = V \cdot \frac{dC}{dt} + kVC \tag{8-80}$$

整理后得：

$$dX_A = V \cdot dC + kV \cdot Cdt \tag{8-81}$$

对上式从时间 0 至 t 积分，得：

$$(X_A)_t = V \cdot C_t + kV \cdot \int_0^t Cdt \tag{8-82}$$

式中，C_t 为 t 时间的血药浓度；$\int_0^t Cdt$ 为时间 $0 \to t$ 的血药浓度-时间曲线下面积。

对式 8-81 从时间 0 至无穷大积分，得：

$$(X_A)_\infty = kV \cdot \int_0^\infty Cdt \tag{8-83}$$

式中，$(X_A)_\infty$ 为被吸收的全部药量；$\int_0^\infty Cdt$ 为血药浓度-时间曲线下的总面积。将式 8-82 除以式 8-83，得到 t 时间药物吸收分数 $f(t)$ 的表达式：

$$f(t) = \frac{(X_A)_t}{(X_A)_\infty} = \frac{C_t + k\int_0^t Cdt}{k\int_0^\infty Cdt} \tag{8-84}$$

假设药物的吸收为一级过程，将上式右边分子作如下处理：

$$
\begin{aligned}
k\int_0^t Cdt &= k\int_0^t \frac{k_a X_0 F}{V(k_a - k)} \cdot \left(e^{-kt} - e^{k_a t}\right) dt \\
&= \frac{k k_a F X_0}{V(k_a - k)} \int_0^t \left(e^{-kt} - e^{-k_a t}\right) dt \\
&= \frac{k k_a F X_0}{V(k_a - k)} \cdot \left[-\frac{e^{-kt}}{k} + \frac{e^{-k_a t}}{k_a} + \frac{1}{k} - \frac{1}{k_a}\right]
\end{aligned}
$$

$$= \frac{k_a F X_0}{V(k_a - k)} \cdot \left[-e^{-kt} + \frac{k e^{-k_a t}}{k_a} + 1 - \frac{k}{k_a} \right] \tag{8-85}$$

$$C_t + k \int_0^t C \mathrm{d}t = \frac{k_a F X_0}{V(k_a - k)} \left[\left(e^{-kt} - e^{-k_a t} \right) + \left(-e^{-kt} + \frac{k}{k_a} e^{-k_a t} + 1 - \frac{k}{k_a} \right) \right]$$

$$= \frac{k_a F X_0}{V(k_a - k)} \left[\frac{k}{k_a} e^{-k_a t} - e^{-k_a t} + \frac{k_a - k}{k_a} \right]$$

$$= \frac{k_a F X_0}{V(k_a - k)} \left[\frac{k - k_a}{k_a} e^{-k_a t} + \frac{k_a - k}{k_a} \right)$$

$$= \frac{F X_0}{V} \cdot \left(1 - e^{-k_a t} \right) \tag{8-86}$$

而分母则由式 8-52 及式 8-53 给出：

$$k \int_0^\infty C \mathrm{d}t = \frac{F X_0}{V} \tag{8-87}$$

因此，吸收分数为：

$$\frac{(X_A)_t}{(X_A)_\infty} = \frac{C_t + k \int_0^t C \mathrm{d}t}{k \int_0^\infty C \mathrm{d}t} = 1 - e^{-k_a t} \tag{8-88}$$

$$1 - \frac{(X_A)_t}{(X_A)_\infty} = e^{-k_a t} \tag{8-89}$$

将上式两边乘以 100 并取对数，得：

$$\lg \left\{ 100 \cdot \left[1 - \frac{(X_A)_t}{(X_A)_\infty} \right] \right\} = \lg 100 - \frac{k_a}{2.303} t \tag{8-90}$$

式中，$100 \cdot \left[1 - \dfrac{(X_A)_t}{(X_A)_\infty} \right]$ 为待吸收百分数，它的对数与时间 t 回归，其斜率为 $-\dfrac{k_a}{2.303}$，可求出 k_a 值。

用 Wagner-Nelson 法估算吸收数据的一个重要特点是吸收过程无需假设模型，若以待吸收百分数 $\left\{ 100 \cdot \left[1 - \dfrac{(X_A)_t}{(X_A)_\infty} \right] \right\}$ 对时间 t 在半对数坐标系中作图得到一条近似的直线，则提示该药物为表观一级吸收；如线性关系不好，而以待吸收百分数与时间在普通坐标系中作图得到的曲线近似直线时，则表明为表观零级吸收。这一方法常用于缓释与控释制剂释药机制的研究。

Wagner-Nelson 法的特点在于解析方法相对简单，不需要静脉注射实验做对照；对吸收行为不局限于零级或一级吸收，可用于不规则吸收的研究。但必须注意的是，该法适合于单室线性消除模型，而对多室模型解析误差较大。

例 8-13 单剂量口服某药物，测得各时间的血药浓度如下表所示，用 Wagner-Nelson 法求解吸收速度常数。

t (h)	C (μg/ml)	$\int_0^t C\mathrm{d}t$	$k\int_0^t C\mathrm{d}t$	$C_t+k\int_0^t C\mathrm{d}t$	$100\cdot\left[1-\dfrac{(X_A)_t}{(X_A)_\infty}\right]$
0	0				100
1	28.24	14.12	0.98	29.22	73.83
2	46.31	51.40	3.55	49.86	55.35
3	57.33	103.22	7.13	64.46	42.27
4	63.48	163.63	11.31	74.79	33.02
5	66.29	228.52	15.79	82.08	26.49
7	65.90	360.71	24.93	90.83	18.65
10	58.60	547.46	37.83	96.43	13.64
15	43.51	802.74	55.47	98.98	11.36
20	31.14	989.37	68.37	99.51	10.88
50	3.91	1515.12	104.69	108.60	2.74
100	0.12	1615.87	111.66		

解：用 Wagner-Nelson 法估算吸收速度常数的解析过程如下（作图略）：

（1）作 $\lg C\sim t$ 图，由曲线末端直线段的斜率 $\left(-\dfrac{k}{2.303}\right)$ 求出 k 值；

按上表数据估算的斜率为 -0.03，则 k 值为：
$$k=(-2.303)\cdot(-0.03)=0.0691\ (\mathrm{h}^{-1})$$

（2）由 $C\sim t$ 数据，计算各时间的 $\int_0^t C\mathrm{d}t$、$k\int_0^t C\mathrm{d}t$、$C_t+k\int_0^t C\mathrm{d}t$（使用"线性梯形法"计算 $\int_0^t C\mathrm{d}t$，具体计算方法与公式详见第十二章），填入表中；

（3）计算 $\int_0^\infty C\mathrm{d}t$ 值，可按下式计算：
$$\int_0^\infty C\mathrm{d}t=\int_0^{t_n} C\mathrm{d}t+\frac{C_n}{k}$$

式中，t_n 为最后取样时间；C_n 为 t_n 时间的血药浓度；$\dfrac{C_n}{k}$ 为时间 $t_n\to\infty$ 曲线下面积的校正值；$\int_0^{t_n} C\mathrm{d}t$ 则由线性梯形法计算得出。本例将 $t=100\mathrm{h}$ 视作"无穷大"，则 $\int_0^\infty C\mathrm{d}t=1615.87$。

（4）根据式 8-84，计算各时间的 $\dfrac{(X_A)_t}{(X_A)_\infty}$，求出待吸收百分数 $\left\{100\cdot\left[1-\dfrac{(X_A)_t}{(X_A)_\infty}\right]\right\}$，填入表中。

（5）以 $\lg\left\{100\cdot\left[1-\dfrac{(X_A)_t}{(X_A)_\infty}\right]\right\}$ 对 t 作图或进行线性回归，由直线斜率 $\left(-\dfrac{k_a}{2.303}\right)$ 求出 k_a 值。

按表中数据作图，从图中曲线可看出 $1\sim5\mathrm{h}$ 的数据线性关系较好。因此，对前面吸收相的 5 组数据进行线性回归，回归方程为：
$$\lg\left\{100\cdot\left[1-\frac{(X_A)_t}{(X_A)_\infty}\right]\right\}=1.9702-0.1115\cdot t$$
$$k_a=(-2.303)\cdot(-0.1115)=0.2568\ (\mathrm{h}^{-1})$$

第九章

多室模型

药物动力学中采用隔室模型来模拟机体系统，根据药物的体内过程和分布速度的差异将机体划分为若干"隔室"或称"房室"。最简单的是一室模型（或称单室模型），单室模型把整个机体看作一个室，其前提条件是假设药物进入体循环后，迅速完成向体内各组织、器官与体液的分布过程，使药物在血浆与这些组织器官、体液之间立即达到分布上的动态平衡。由于机体是由不同的组织器官组成，药物对各组织器官的亲和力也不同，因而有不同的平衡速度，并且平衡的快慢与组织器官的血流速度有关。人体各组织的血流量及血流速度是不同的，药物随血流进入到各组织、器官与体液需要一定时间。因此，绝对符合单室模型的药物是不存在的，但为了简化数学处理，可以把机体中药物分布速度相差不大的组织或体液合并成一个房室。对某些药物而言，在血浆与体内各可分布部位间的转运交换都较快，从药物吸收入血到获得分布上的动态平衡，只需较短时间，这段时间可以忽略不计。这类药物可近似地认为符合单室模型特征，可用单室模型的动力学分析方法进行处理。但是，大多数药物进入全身循环后，完全分布到各可分布的体内空间，需要一段时间，而且分布速度的快慢也不一致。药物动力学上根据分布平衡速度的不同可将机体分为二室、三室或多室模型，来描述其动力学特征。

二室模型（或称两室模型），是指药物进入体内后，能很快进入心、肝、脾、肺、肾等血流丰富的组织器官（称为中央室或中室）；而血流贫乏、不易进行物质交换的组织或器官，如肌肉、骨骼、皮下脂肪等（称为周边室或外室），需要一段时间才能完成分布。有些组织或器官的划分，要视药物的特性而定。例如脑组织内血流很丰富，但对于许多物质，由于存在血脑屏障，可阻碍它们进入脑中。这样一来，一些脂溶性药物由于较易透过血脑屏障而进入脑中，此时脑组织可属于中室；反之，对于极性药物，脑组织则属于外室。因此，隔室是按药物在体内的分布速度等因素进行划分的，不具生理解剖学的意义。

如果上述周边室中又有一部分组织、器官或细胞内药物的分布特别慢，还可以从周边室划分出第三隔室。分布稍快的称为浅外室，分布慢的称为深外室，由此形成三室模型，依此类推。

从理论上讲，药物动力学可以处理任意多室模型，但隔室越多，实验和数据处理就越复杂。因此，从实用的角度考虑，药物的体内隔室数不宜多于三个。本章重点讨论两室模型。

第一节　两室模型静脉注射

一、血药浓度经时变化

两室模型药物静脉注射后，首先进入中央室，然后逐渐向周边室转运，在中央室与周边室之间药物进行着可逆性转运，药物从中央室按一级速度过程消除，其体内过程示意图见图 9-1。

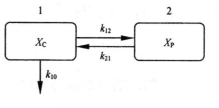

1. 中央室；2. 周边室

图 9-1　两室模型静脉注射给药示意图

若药物在体内分布符合两室模型，常假定药物消除仅发生在中央室，并符合表观一级动力学过程。这一假定在多数情况下是符合实际情况的，通常认为药物消除作用进行的主要部位是肾脏、肝脏或肺脏等，其血流供应都很丰富，理应包括在中央室之中。同时，也假设药物在室间的转运速度亦符合一级速度过程。因此，中央室与周边室药量的变化速度，可由下述微分方程组来表示：

$$\frac{dX_C}{dt} = k_{21}X_P - k_{12}X_C - k_{10}X_C \tag{9-1}$$

$$\frac{dX_P}{dt} = k_{12}X_C - k_{21}X_P \tag{9-2}$$

式中，X_C 为中央室药量；X_P 为周边室药量；k_{10} 为中央室的表观一级消除速度常数；k_{12} 与 k_{21} 为室间表观一级转运速度常数。

解上述微分方程组（初始条件：$t=0$，$X_C=X_0$ 及 $X_P=0$），得到中央室药量公式为：

$$X_C = \frac{X_0(\alpha-k_{21})}{\alpha-\beta}e^{-\alpha t} + \frac{X_0(k_{21}-\beta)}{\alpha-\beta}e^{-\beta t} \tag{9-3}$$

上式可转化为血药浓度表达式，中央室药量与血药浓度之间存在如下关系：

$$X_C = V_C \cdot C \tag{9-4}$$

式中，V_C 为中央室的表观分布容积。

将以上关系代入式 9-3，可得到血药浓度-时间关系式：

$$C = Ae^{-\alpha t} + Be^{-\beta t} \tag{9-5}$$

式中

$$A = \frac{X_0(\alpha-k_{21})}{V_C(\alpha-\beta)} \tag{9-6}$$

$$B = \frac{X_0(k_{21}-\beta)}{V_C(\alpha-\beta)} \tag{9-7}$$

在解两室模型微分方程组过程中，引入了 α 与 β 两个待定系数（详见附录二）。α 和 β 可分别由下式表示：

$$\alpha = \frac{(k_{12}+k_{21}+k_{10}) + \sqrt{(k_{12}+k_{21}+k_{10})^2 - 4k_{21}k_{10}}}{2} \tag{9-8}$$

$$\beta = \frac{(k_{12}+k_{21}+k_{10}) - \sqrt{(k_{12}+k_{21}+k_{10})^2 - 4k_{21}k_{10}}}{2} \tag{9-9}$$

在式 9-5 中，α、β、A、B 常称之为混杂参数（hybrid parameter），它们反映了两个指数项（分布相与消除相）的特征。α 称为"快处置速度常数"，习惯上称为"分布速度常数"，因其主要由分布过程来决定。β 称为"慢处置速度常数"，也称"消除速度常数"，其由消除过程所决定。一般 $\alpha > \beta$，药物的生物半衰期则由慢处置速度常数（β）来决定。A 与 B 则分别为"分布相"与"消除相"两个指数项的系数。混杂参数由模型参数（k_{21}、k_{12}、

k_{10}等）所构成。除上述混杂参数计算公式外，α、β与模型参数之间存在如下关系：

$$\alpha \cdot \beta = k_{21}k_{10} \tag{9-10}$$

$$\alpha + \beta = k_{12} + k_{21} + k_{10} \tag{9-11}$$

二、药物动力学参数的求算

由式 9-5 可看出，两室模型静脉注射血药浓度公式为双指数函数，其血药浓度-时间曲线如图 9-2 所示。一般要使用"残数法"来求算药物动力学参数。药物静注给药后，由测定的血药浓度数据先拟合出混杂参数，然后再进一步计算药动学隔室模型参数。

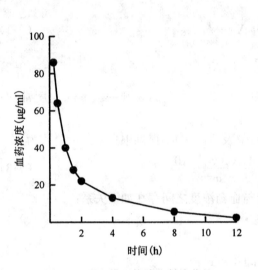

图 9-2　两室模型静脉注射给药的
血药浓度-时间曲线

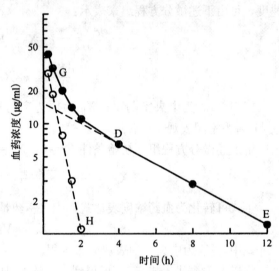

图 9-3　两室模型静脉注射给药的
血药浓度-时间半对数图

（一）α、β、A、B、$t_{1/2(\beta)}$ 的计算

根据血药浓度公式（9-5），因 $\alpha > \beta$，故当 t 充分大时，$e^{-\alpha t}$ 已先趋于零，而 $e^{-\beta t}$ 仍有一定数值，则可简化为：

$$C = Be^{-\beta t}$$

取对数：

$$\lg C = \lg B - \frac{\beta}{2.303} \tag{9-12}$$

以 $\lg C$ 对 t 作图，如图 9-3 所示，曲线尾段（DE）呈直线，此时预示已进入消除相，故符合式 9-12。由此直线段的斜率，可求出 β 值；由截距可求得 B 值。两室模型药物的生物半衰期 $t_{1/2(\beta)}$ 可按下式计算：

$$t_{1/2(\beta)} = \frac{0.693}{\beta} \tag{9-13}$$

随后可用"残数法"继续求 α 与 β 值。将式 9-5 改写为：

$$C - Be^{-\beta t} = Ae^{-\alpha t} \qquad (9\text{-}14)$$

令残数浓度 $C_r = C - Be^{-\beta t}$，则上式为：

$$C_r = Ae^{-\alpha t}$$

取对数，得：

$$\lg C_r = \lg A - \frac{\alpha}{2.303}t \qquad (9\text{-}15)$$

在"分布相"内，由实测浓度值减去消除直线的外推线浓度计算出相应的残数浓度 (C_r) 值。以 $\lg C_r$ 对 t 作图，又得一直线（GH），见图9-3。由该直线斜率可求得 α 值；由截距可求得 A 值。

（二）模型参数的计算

由混杂参数 α、β、A 和 B 可求出药物动力学隔室模型参数。

根据式9-5，当 $t = 0$ 时，$C_0 = A + B$。则

$$V_C = \frac{X_0}{C_0} = \frac{X_0}{A + B} \qquad (9\text{-}16)$$

将 $\dfrac{X_0}{V_C} = A + B$ 代入式9-7，简化得：

$$k_{21} = \frac{A\beta + B\alpha}{A + B} \qquad (9\text{-}17)$$

根据式9-10，则：

$$k_{10} = \frac{\alpha\beta}{k_{21}} \qquad (9\text{-}18)$$

再由式9-11，得：

$$k_{12} = \alpha + \beta - k_{21} - k_{10} \qquad (9\text{-}19)$$

两室模型静注给药的 AUC 可由下式给出：

$$AUC_{0\rightarrow\infty} = \int_0^\infty C dt = \int_0^\infty \left(Ae^{-\alpha t} + Be^{-\beta t} \right) dt = \frac{A}{\alpha} + \frac{B}{\beta} \qquad (9\text{-}20)$$

例9-1 某两室模型药物静脉注射100mg后，测得各时间的血药浓度数据如下表所示，试求出混杂参数及药物动力学参数。

t (h)	0.25	0.5	1.0	1.5	2.0	4.0	8.0	12	16
C (μg/ml)	43	32	20	14	11	6.5	2.8	1.2	0.52

解：（1）将 $\lg C$ 对 t 作图。如图9-3所示，该药物在体内呈两室模型分布；

（2）将血药浓度数据填入下表（表9-1）；

表 9-1		血药浓度与残数浓度数据表	
t (h)	C (μg/ml)	外推线浓度 (μg/ml)	C_r (μg/ml)
0.25	43	14.31	28.69
0.5	32	13.58	18.42
1.0	20	12.22	7.78
1.5	14	11.00	3.00
2.0	11	9.90	1.10
4.0	6.5		
8.0	2.8		
12	1.2		
16	0.52		

（3）由图 9-3 中曲线可看出 4h 以后的数据点呈直线散布。将 4～16h 的血药浓度数据，按式 9-12，求回归方程：

$$lgC = 1.1785 - 0.0915 \cdot t$$
$$\beta = (-2.303) \cdot (-0.0915) = 0.2107 \ (h^{-1})$$
$$B = lg^{-1}1.1785 = 15.08 \ (μg/ml)$$

（4）由上述回归方程式求出"分布相"内在该直线外推线上的浓度，并由相应时间的实测浓度减去外推线浓度而得到残数浓度 C_r，计算结果见表 9-1。将分布相内残数浓度数据，按式 9-15，求回归方程：

$$lgC_r = 1.6730 - 0.8206 \cdot t$$
$$\alpha = (-2.303) \cdot (-0.8206) = 1.8566 \ (h^{-1})$$
$$A = lg^{-1}1.6730 = 47.09 \ (μg/ml)$$

（5）求药物动力学参数（隔室模型参数）：

$$V_C = \frac{100}{47.09 + 15.08} = 1.6 \ (L)$$

$$k_{21} = \frac{47.09 \times 0.2107 + 15.08 \times 1.8566}{47.09 + 15.08} = 0.6099 \ (h^{-1})$$

$$k_{10} = \frac{1.8566 \times 0.2107}{0.6099} = 0.6414 \ (h^{-1})$$

$$k_{12} = 1.8566 + 0.2107 - 0.6099 - 0.6414 = 0.8160 \ (h^{-1})$$

（6）生物半衰期为：

$$t_{1/2(\beta)} = \frac{0.693}{0.2107} = 3.29 \ (h)$$

血药浓度-时间曲线下面积为：

$$AUC = \frac{47.09}{1.8566} + \frac{15.08}{0.2107} = 96.93 \ (μg \cdot h/ml)$$

血药浓度-时间关系式为：

$$C = 47.09e^{-1.8566t} + 15.08e^{-0.2107t} \quad (\mu g/ml)$$

第二节　两室模型静脉滴注

一、血药浓度经时变化

两室模型药物以恒定（零级）速度输注到体内，其体内过程示意图见图9-4。

由图可看出，当静脉滴注给药时，一方面药物以恒定的滴注速度（k_0）逐渐进入中央室，不断补充中央室药量；同时药物也在中央室与周边室间转运；并且药物由中央室消除。其中央室与周边室的药量变化速度，可由下列微分方程组表示：

$$\frac{dX_C}{dt} = k_0 + k_{21}X_P - k_{12}X_C - k_{10}X_C$$

$$(9-21)$$

$$\frac{dX_P}{dt} = k_{12}X_C - k_{21}X_P \qquad (9-22)$$

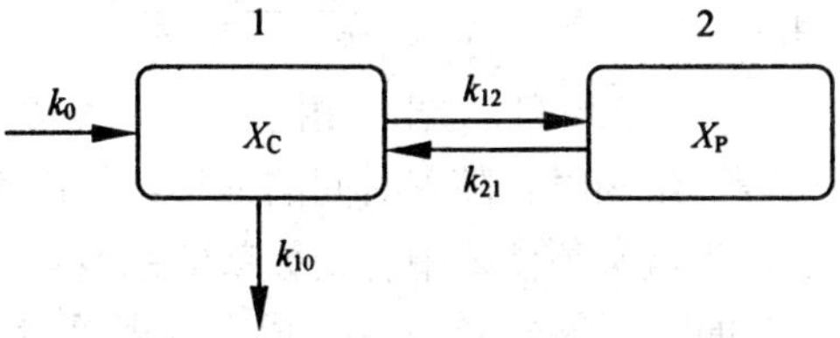

1. 中央室；2. 周边室

图9-4　两室模型静脉滴注给药示意图

解上述微分方程组，代入初始值（$t=0$，$X_C=0$ 及 $X_P=0$），得到中央室药量（X_C）的公式。再利用 $X_C = V_C \cdot C$ 的关系，转换为血药浓度-时间关系式：

$$C = \frac{k_0}{V_C k_{10}} \left(1 - \frac{k_{10} - \beta}{\alpha - \beta}e^{-\alpha t} - \frac{\alpha - k_{10}}{\alpha - \beta}e^{-\beta t} \right) \qquad (9-23)$$

与单室模型相似，当滴注时间达3.32倍或6.64倍生物半衰期时，血药浓度达稳态水平的90%或99%。其稳态血药浓度为：

$$C_{ss} = \frac{k_0}{V_C k_{10}} \qquad (9-24)$$

若按总体表观分布容积（V）与中央室分布容积（V_C）的关系（$V\beta = V_C k_{10}$），稳态血药浓度也可由下式计算：

$$C_{ss} = \frac{k_0}{V\beta} \qquad (9-25)$$

且总体表观分布容积为：

$$V = \frac{V_C k_{10}}{\beta} \qquad (9-26)$$

二、静脉滴注的负荷剂量问题

与单室模型药物相似，半衰期长的两室模型药物采用恒速静脉滴注时，要达到稳态血药水平（C_{ss}），仍需花费相当长的时间。因此，也可以采取开始时静注一个负荷剂量，使较快获得所需血药浓度，然后通过持续滴注来维持这一浓度。然而，两室模型药物静脉滴注的负荷剂量问题比单室模型复杂得多。因为，无论给予多大的静注负荷剂量，体内血药浓度在整个滴注期间都随时间而变化。不象单室模型药物，若给予一个合适的静注剂量（负荷剂量），可使体内血药浓度自始至终维持在稳态水平。下面对这一问题进行探讨。

对于两室模型药物，为了设计合理的静注负荷剂量以及滴注速度，应先推导静注负荷剂量并同时静脉滴注的体内血药浓度公式，实际上可由静注给药的公式（9-5）与滴注给药的公式（9-23）之和给出。即：

$$C = \frac{X_0(\alpha - k_{21})}{V_C(\alpha - \beta)}e^{-\alpha t} + \frac{X_0(k_{21} - \beta)}{V_C(\alpha - \beta)}e^{-\beta t} + \frac{k_0}{V_C k_{10}}\left(1 - \frac{k_{10} - \beta}{\alpha - \beta}e^{-\alpha t} - \frac{\alpha - k_{10}}{\alpha - \beta}e^{-\beta t}\right) \quad (9\text{-}27)$$

将上式展开后进一步整理（过程略），最终简化为：

$$C = \frac{k_0}{V_C k_{10}} + \frac{(\alpha X_0 - k_0)(k_{10} - \beta)}{V_C k_{10}(\alpha - \beta)}e^{-\alpha t} + \frac{(\beta X_0 - k_0)(\alpha - k_{10})}{V_C k_{10}(\alpha - \beta)}e^{-\beta t} \quad (9\text{-}28)$$

从式 9-28 可以看出，由于 t 是一个变数，按两室模型分布的药物，当快速静注并同时静脉滴注给药时，随着时间的推移，体内血药浓度显然不是恒定不变的。若要使血药浓度达到恒定，就必须使式中各指数项的系数均为零，即 $\alpha X_0 - k_0 = \beta X_0 - k_0 = 0$ 或 $k_{10} - \beta = \alpha - k_{10} = 0$，也即 $\alpha = \beta$ 或 $\alpha = \beta = k_{10}$ 成立（即单室模型情况）。

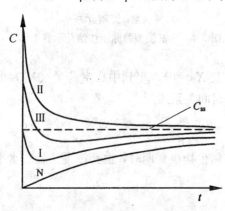

图 9-5　两室模型药物几种给药
方案的血药浓度曲线
（图中 N 为未加负荷剂量的滴注曲线）

由此可见，两室模型药物的静脉滴注方案比单室模型要复杂得多，目前已建立了多种给药方案，各有优缺点。下面讨论几种方案，如图 9-5 所示。（以下各方案中 X_0^* 为静注负荷剂量，k_0 为滴注速度）

方案一（图 9-5 中曲线 I）：$X_0^* = C_{ss} \cdot V_C$，$k_0 = C_{ss} \cdot V_C \cdot k_{10}$。其体内过程特点为，在开始时血药浓度立即达到稳态浓度，但随后很长一段时间内血药浓度偏低，再慢慢回复到稳态浓度。

方案二（图 9-5 中曲线 II）：$X_0^* = C_{ss} \cdot V$，$k_0 = C_{ss} \cdot V_C \cdot k_{10}$。其体内过程特点为，一开始血药浓度显著高于稳态浓度，然后逐渐下降至稳态浓度。该方案可用于急救，但对于毒副作用较大的药物不宜采用。

方案三（图 9-5 中曲线 III）：$X_0 = \left(\frac{1}{\alpha} + \frac{1}{\beta} + \frac{1}{k_{21}}\right) \cdot C_{ss} \cdot V_C \cdot k_{10}$，$k_0 = C_{ss} \cdot V_C \cdot k_{10}$。此方案的血药浓度曲线始终介于方案一的低曲线与方案二的高曲线之间，是综合考虑了两种方案的优缺点后，提出的一种折中的优化方案。

两室模型药物静脉滴注时，为了较快达到理想的血药浓度，除可采用上述的静注负荷剂量的方法外，尚可采用 Wagner 等人提倡的变速输液法，但在临床上应用起来有一定困难，故尚未推广。

第三节　两室模型血管外给药

一、血药浓度经时变化

两室模型药物以血管外途径给药，如药物口服后经胃肠道吸收后，进入中央室，然后进行分布与消除。其体内过程示意图见图 9-6。

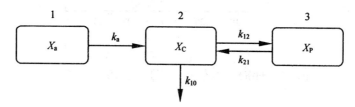

1. 吸收部位；2. 中央室；3. 周边室

图 9-6　两室模型血管外给药示意图

两室模型药物，若给药后以表观一级速度吸收进入机体，则下列微分方程组成立：

$$\frac{dX_C}{dt} = k_a X_a + k_{21} X_P - k_{12} X_C - k_{10} X_C \tag{9-29}$$

$$\frac{dX_P}{dt} = k_{12} X_C - k_{21} X_P \tag{9-30}$$

$$\frac{dX_a}{dt} = -k_a X_a \tag{9-31}$$

解此微分方程组（初始值：$t=0$，$X_C=0$，$X_P=0$，$X_a=FX_0$），可得到中央室药量（X_C）公式，并由 $X_C=V_C \cdot C$，得出血药浓度-时间关系式：

$$C = A_1 e^{-k_a t} + A_2 e^{-\alpha t} + A_3 e^{-\beta t} \tag{9-32}$$

式中

$$A_1 = \frac{k_a FX_0 (k_{21} - k_a)}{V_C (\alpha - k_a)(\beta - k_a)} \tag{9-33}$$

$$A_2 = \frac{k_a FX_0 (k_{21} - \alpha)}{V_C (k_a - \alpha)(\beta - \alpha)} \tag{9-34}$$

$$A_3 = \frac{k_a FX_0 (k_{21} - \beta)}{V_C (k_a - \beta)(\alpha - \beta)} \tag{9-35}$$

二、药物动力学参数的求算

两室模型血管外给药的血药浓度-时间曲线为三项指数函数曲线（图 9-7）。式 9-32 与单室模型血管外给药的血药浓度公式（式 8-48）相比较，多了一个指数项。因此，两室模型药物血管外途径给药（如口服）后，由测定的血药浓度数据，经过残数法的两次处理可求算药物动力学参数。

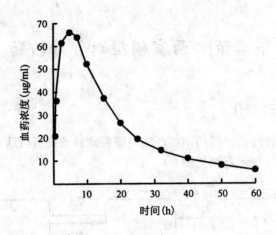

图 9-7 两室模型血管外给药的血药浓度-时间曲线

例 9-2 某两室模型药物口服 1000mg，假设吸收完全（$F=1$），测得血药浓度数据如下，试求算药物动力学参数。

t (h)	0.5	1	2.5	5	7.5	10	15	20	25	30	40	50	60
C (μg/ml)	20.8	36.3	61.4	68.1	61.1	52.1	37.3	27.5	21.1	16.9	11.4	8.2	5.9

解：（1）根据血药浓度数据列表（见表 9-2），并将 $\lg C$ 对 t 作图，见图 9-8。

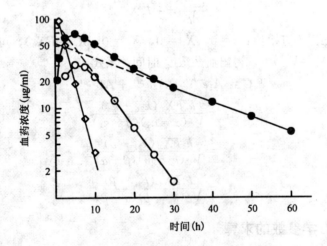

图 9-8 某两室模型药物口服给药的血药浓度-时间半对数图

表 9-2 血药浓度与残数浓度数据表

t (h)	C (μg/ml)	$A_3e^{-\beta t}$ (μg/ml)	C_{r1} (μg/ml)	$A_2e^{-\alpha t}$ (μg/ml)	C_{r2} (μg/ml)
0.5	20.8	41.9	−21.1	111.6	132.7
1.0	36.3	41.2	−4.9	103.2	108.1
2.5	61.4	39.2	22.2	81.6	59.4
5.0	68.1	36.1	32.0	55.2	23.2
7.5	61.1	33.2	27.9	37.4	9.5
10	52.1	30.6	21.5	25.3	3.8
15	37.3	26.0	11.3		
20	27.5	22.0	5.5		
25	21.1	18.7	2.4		
30	16.9	15.8	1.1		
40	11.4				
50	8.2				
60	5.9				

（2）求 β 值。

由式 9-32 可以看出两室模型药物口服给药的血药浓度曲线为一条三项指数曲线。对于大多数吸收较快的剂型来说，通常吸收速度常数 k_a 远大于消除速度常数 β，按常规 $\alpha > \beta$，故经过一定时间后，$e^{-k_a t}$ 及 $e^{-\alpha t}$ 均趋于零，而 $e^{-\beta t}$ 仍有一定值；则式 9-32 可简化为：

$$C = A_3 \cdot e^{-\beta t}$$

上式两边取对数：

$$\lg C = \lg A_3 - \frac{\beta}{2.303}t \tag{9-36}$$

由图 9-8 可见，$\lg C \sim t$ 曲线末端已呈直线化，说明此时体内已基本完成吸收与分布，符合上述推断。因此，可将 40～60h 的血药浓度数据按式 9-36 进行线性回归，由直线方程的斜率 $\left(-\dfrac{\beta}{2.303}\right)$ 求出 β 值，由截距（$\lg A_3$）求出 A_3 值。其回归方程为：

$$\lg C = 1.6290 - 0.0143 \cdot t \tag{9-37}$$

$$\beta = (-2.303) \cdot (-0.0143) = 0.0329 (\text{h}^{-1})$$

$$A_3 = \lg^{-1} 1.6290 = 42.6 \ (\mu\text{g/ml})$$

（3）应用残数法求 α 值。

将式 9-32 移项，得：

$$C - A_3e^{-\beta t} = A_1e^{-k_a t} + A_2e^{-\alpha t}$$

令 $C_{r1} = C - A_3 e^{-\beta t}$，代入上式，得：

$$C_{r1} = A_1 e^{-k_a t} + A_2 e^{-\alpha t} \tag{9-38}$$

式中，C_{r1} 为第一残数浓度；式 9-38 为第一残数线的公式。

在 0.5～30h 时间内，以对应时间点的血药浓度实测值（C），减去 $\lg C \sim t$ 曲线末端直线的外推线上各个相应的浓度值（$A_3 e^{-\beta t}$），得到 C_{r1} 值；其 $A_3 e^{-\beta t}$ 值由式 9-37 计算得出，将数据填入表 9-2，作 $\lg C_{r1} \sim t$ 曲线（见图 9-8）。

第一残数线仍是一条双指数曲线，通常 $k_a > \alpha$，经过一定时间后，$e^{-k_a t}$ 先趋于零，而 $e^{-\alpha t}$ 仍有一定值，则式 9-38 可简化为：

$$C_{r1} = A_2 e^{-\alpha t}$$

上式两边取对数：

$$\lg C_{r1} = \lg A_2 - \frac{\alpha}{2.303} t \tag{9-39}$$

由图 9-8 可见，$\lg C_{r1} \sim t$ 曲线末端已呈直线化，符合上述推断。因此，可将 15～30h 的 C_{r1} 数据按式 9-39 进行线性回归，由直线方程的斜率 $\left(-\dfrac{\alpha}{2.303}\right)$ 求出 α 值，由截距（$\lg A_2$）求出 A_2 值。其回归方程为：

$$\lg C_{r1} = 2.0816 - 0.0679 \cdot t \tag{9-40}$$
$$\alpha = (-2.303) \cdot (-0.0679) = 0.1564 \ (\text{h}^{-1})$$
$$A_2 = \lg^{-1} 2.0816 = 120.7 \ (\mu g/ml)$$

（4）继续应用残数法求 k_a 值　将式 9-38 移项，得：

$$A_2 e^{-\alpha t} - C_{r1} = -A_1 e^{-k_a t}$$

令 $C_{r2} = A_2 e^{-\alpha t} - C_{r1}$，代入上式，得：

$$C_{r2} = -A_1 e^{-k_a t} \tag{9-41}$$

式中，C_{r2} 为第二残数浓度。式 9-41 为第二残数线的公式。

在 0.5～10h 时间内，由 $\lg C_{r1} \sim t$ 曲线末端直线的外推线浓度值（$A_2 e^{-\alpha t}$），减去相应时间的 C_{r1} 值，得到 C_{r2} 值；其 $A_2 e^{-\alpha t}$ 值由式 9-40 计算得出，将数据填入表 9-2，作 $\lg C_{r2} \sim t$ 曲线（见图 9-8）。

将式 9-41 两边取对数，得：

$$\lg C_{r2} = \lg(-A_1) - \frac{k_a}{2.303} t \tag{9-42}$$

由图 9-8 可见，$\lg C_{r2} \sim t$ 曲线已为直线，符合上述推断。因此，可将 0.5～10h 的 C_{r2} 数据按式 9-42 进行线性回归，由直线方程的斜率 $\left(-\dfrac{k_a}{2.303}\right)$ 求出 k_a 值，由截距 $[\lg(-A_1)]$ 求出 A_1 值。其回归方程为：

$$\lg C_{r2} = 2.1910 - 0.1620 \cdot t$$
$$k_a = (-2.303) \cdot (-0.1620) = 0.3730 \ (\text{h}^{-1})$$

由式 9-32 可知，当 $t = 0$ 时，$A_1 + A_2 + A_3 = 0$。

所以：　　　　$A_1 = -(A_2 + A_3) = -(120.7 + 42.6) = -163.3$

(5) 计算模型参数。

将式 9-34 除以式 9-35，得：

$$\frac{A_2}{A_3} = \frac{(\alpha - k_{21})(k_a - \beta)}{(k_a - \alpha)(k_{21} - \beta)}$$

经整理解出 k_{21} 计算式：

$$k_{21} = \frac{A_2\beta(k_a - \alpha) + A_3\alpha(k_a - \beta)}{A_2(k_a - \alpha) + A_3(k_a - \beta)} \qquad (9\text{-}43)$$

k_{10} 与 k_{12} 计算式仍为：

$$k_{10} = \frac{\alpha\beta}{k_{21}} \qquad (9\text{-}18)$$

$$k_{12} = \alpha + \beta - k_{21} - k_{10} \qquad (9\text{-}19)$$

将已知数据代入上式，求得：$k_{21} = 0.0768(\text{h}^{-1})$；$k_{10} = 0.0670(\text{h}^{-1})$；$k_{12} = 0.0455(\text{h}^{-1})$。

(6) 求中央室表观分布容积。

根据式 9-34：

$$A_2 = \frac{k_a F X_0 (k_{21} - \alpha)}{V_C (k_a - \alpha)(\beta - \alpha)}$$

移项得 V_C 计算式：

$$V_C = \frac{k_a F X_0 (k_{21} - \alpha)}{A_2 (k_a - \alpha)(\beta - \alpha)} \qquad (9\text{-}44)$$

将已知数据代入上式，求得：$V_C = 9.2$（L）。

(7) 求半衰期。

生物半衰期（消除半衰期）为：

$$t_{1/2(\beta)} = \frac{0.693}{\beta} \qquad (9\text{-}13)$$

有时也计算吸收半衰期 $t_{1/2(a)}$ 与分布半衰期 $t_{1/2(\alpha)}$，其计算式为：

$$t_{1/2(a)} = \frac{0.693}{k_a} \qquad (9\text{-}45)$$

$$t_{1/2(\alpha)} = \frac{0.693}{\alpha} \qquad (9\text{-}46)$$

将已知数据代入上式，求得：$t_{1/2(\beta)} = 21.1$（h），$t_{1/2(a)} = 1.86$（h），$t_{1/2(\alpha)} = 4.43$（h）。

(8) 求血药浓度-时间曲线下面积：

$$AUC = \int_0^\infty C \mathrm{d}t = \int_0^\infty (A_1 e^{-k_a t} + A_2 e^{-\alpha t} + A_3 e^{-\beta t}) \mathrm{d}t$$

积分后得 AUC 计算式：

$$AUC = \frac{A_1}{k_a} + \frac{A_2}{\alpha} + \frac{A_3}{\beta} \qquad (9\text{-}47)$$

将已知数据代入上式，求得：$AUC = 1628$（$\mu\text{g} \cdot \text{h/ml}$）。

(9) 求总体表观分布容积 V 与总体清除率 CL。

V 与 CL 的计算式为：

$$V = \frac{FX_0}{\beta \cdot AUC} \tag{9-48}$$

$$CL = \beta \cdot V = \frac{FX_0}{AUC} \tag{9-49}$$

将已知数据代入上式，求得：$V = 18.7$（L）；$CL = 0.062$（L/h）。

第四节　隔室模型的判别

在药物动力学研究中，由实验测定的血药浓度进行数据处理时，首先必须判断药物在体内按几室模型分布，只有确定了隔室模型数，才能对该药物的体内过程作出正确的评价。

通常，可通过作图法，将实验所测得的血药浓度-时间数据在半对数坐标系中描点，根据图形初步判别隔室数。如静脉注射给药后，作 $\lg C \sim t$ 曲线（图 9-9），图（a）所示为一直线，可确定为单室模型；若不呈直线，如图（b）曲线，则可能属于多室模型。口服给药后，作 $\lg C \sim t$ 曲线（图 9-10），图（c）曲线可确定为单室模型；如为图（d）曲线，则可能为多室模型。对于图（b）、（d）中曲线究竟属于几室模型，或用作图法仍无法作出初步判别时，则可按下述方法进行隔室模型的判别。

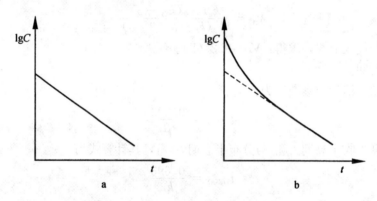

图 9-9　静脉注射给药的 $\lg C \sim t$ 图

一、离差平方和（SUM）法

根据所假定的模型计算出的理论血药浓度 $\hat{C}_i$ 值与实验所测得的血药浓度 C_i 值（拟合度法与 AIC 法也用此数据），按下述公式计算离差平方和（SUM）值：

$$\text{SUM} = \sum_{i=1}^{n}(C_i - \hat{C}_i)^2 \tag{9-50}$$

计算结果中，SUM 值愈小，说明所选择的模型愈能较好地拟合该药物的体内过程。

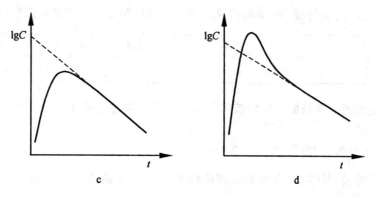

图 9-10　口服给药的 $\lg C \sim t$ 图

二、拟合度（r^2）法

除了计算 SUM 外，还可用拟合度（r^2）作进一步判别，拟合度的公式为：

$$r^2 = \frac{\sum_{i=1}^{n} C_i^2 - \sum_{i=1}^{n}(C_i - \hat{C}_i)^2}{\sum_{i=1}^{n} C_i^2} \tag{9-51}$$

所计算的 r^2 值愈大，则说明所选模型拟合程度愈好。

三、AIC 法

AIC（Akaike's information criterion）法是一种判断线性药物动力学模型的常用方法。其公式为：

$$\text{AIC} = N \cdot \ln R_e + 2P \tag{9-52}$$

式中，N 为实验数据的个数；P 是所设模型参数的个数，其值等于隔室数的 2 倍；R_e 为加权离差平方和，可按下式计算：

$$R_e = \sum_{i=1}^{n} W_i (C_i - \hat{C}_i)^2 \tag{9-53}$$

式中，W_i 为权重系数。当高浓度数据的精密度高于低浓度数据精密度时，常假定 $W_i = 1$；而当两者的精密度相近时，则假设 $W_i = \dfrac{1}{C_i^2}$。

根据所假定不同模型的 AIC 值，可以确定最佳的模型。AIC 值愈小，则认为该模型拟合程度愈好。特别是当两种模型的离差平方和相近时，用 AIC 值较小的模型较合适。在使用 AIC 值判断模型时，必需充分考虑到不同的权重系数对结果的影响。如果权重系数选择不当，就可能得出错误的结论。

例 9-3　静脉注射哌替啶 50mg 后得到如下血药浓度数据，试判别该药物的隔室模型数。

t (h)	0.5	1.0	1.5	2.0	2.5	3.0	4.0	6.0	8.0	10
C (μg/ml)	0.42	0.29	0.22	0.18	0.15	0.125	0.096	0.060	0.038	0.024

解：将上述血药浓度数据，分别按单室与两室模型拟合，得到血药浓度的关系式：

单室模型　$C=0.3444e^{-0.2808t}$

两室模型　$C=0.4042e^{-1.5400t}+0.2597e^{-0.2402t}$

根据所假定的模型计算出血药浓度理论值 $\hat{C}_i$，并与实测浓度 C_i 分别计算出 SUM、r^2 与 AIC（设 $W_i=1$）值。

单室模型：SUM$=0.01674$

　　　　　$r^2=0.9575$

　　　　　AIC$=-36.89$

两室模型：SUM$=0.00005884$

　　　　　$r^2=0.9998$

　　　　　AIC$=-89.41$

上述结果均表明，静脉注射哌替啶后，其体内过程符合两室模型。

四、F 检验

F 检验（F test）法也可用于模型的判断，但需要查阅 F 值表。

$$F=\left[\frac{R_{e1}-R_{e2}}{R_{e2}}\times\frac{\mathrm{d}f_2}{\mathrm{d}f_1-\mathrm{d}f_2}\right],\ (\mathrm{d}f_1>\mathrm{d}f_2) \tag{9-54}$$

式中，R_{e1} 和 R_{e2} 分别为由第一种和第二种模型得到的加权离差平方和；$\mathrm{d}f_1$ 和 $\mathrm{d}f_2$ 分别为第一种和第二种模型的自由度，即实验数据的个数减去参数的数目。F 值的显著性可与 F 值表中的相应自由度的 F 界值比较进行判定。

在实际工作中，主要根据 AIC 值来判断隔室模型，若用 AIC 法判断有困难时，可采用 F 检验与离差平方和等方法。

第十章
多剂量给药

前面章节介绍了单室模型、多室模型的药物动力学过程以及血药浓度公式，但都是仅就单剂量给药（single-dosage regimen）而言，临床上，应急治疗以及退热、镇痛、安眠、止吐时往往通过单剂量给药即能奏效，但绝大多数疾病需要多剂量给药，即病人在短则几天，长则数月甚至更长的时间内（常称为治疗期或疗程）多次重复给药，以治疗和控制病情。多剂量给药（multiple-dosage regimen）或重复给药，是按照一定的给药间隔（dosing interval，τ）时间与给药剂量（X_0），经多次给药后，达到预期的治疗血药浓度，并稳定地维持在治疗浓度范围内。其特点是在前一次给药后体内药物尚未完全消除的情况下就进行后一次给药，一般给药间隔时间小于药物洗净期（即单剂量药物从开始给药起到从体内排尽所经历的时间，一般约为药物半衰期的 10 倍）；给药过程中体内药量（或血药浓度）随给药次数增加而递增，但增加的速率逐渐减慢，直至达到稳态水平，维持在有效治疗浓度范围内。

日常用药中，存在多剂量给药方案不合理的现象，例如常见的"一日三次"非等间隔给药方式以及有时采用的"首剂量加倍"给药。多剂量给药方案设计不合理，可能使稳态浓度达不到有效浓度，不仅影响疗效而且容易产生耐药性；也可能使稳态浓度过高而产生毒副作用，甚至造成药物在体内大量蓄积，出现危险。

因此，研究多剂量给药的药物动力学过程，可以为制定合理的给药方案，提高药物临床治疗的有效性与安全性提供科学依据。

第一节　多剂量给药的血药浓度

一、多剂量函数

首先以单室模型静脉注射给药为例，探讨多次静脉注射给药后体内药量的变化情况，其体内药量-时间曲线如图 10-1 所示。

对于单室模型药物，以一定的给药间隔时间 τ 和给药剂量 X_0 作重复静脉注射，并假定前一次给药后体内还未消除完就给予第二次剂量，则：

第一次静脉注射后，体内最大药量 $(X_1)_{max}$ 等于静脉注射剂量 X_0，即：

$$(X_1)_{max} = X_0$$

在第一次给药后经过 τ 时（即给予第二次剂量之前），体内药量达到最小，即：

$$(X_1)_{min} = X_0 e^{-k\tau}$$

随后第二次静脉注射，则体内药量迅速增至 $(X_2)_{max}$，其为第一次给药后药物在体内的

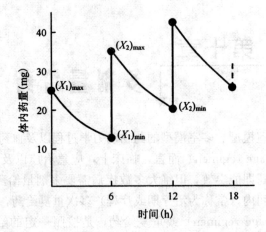

图 10-1   多次静脉注射给药的体内药量-时间曲线

剩余量与第二次剂量之和。即：

$$(X_2)_{max} = X_0 + (X_1)_{min} = X_0 + X_0 e^{-k\tau} = X_0 \ (1 + e^{-k\tau})$$

经过 τ 时后，第二次给药达最小药量：

$$(X_2)_{min} = (X_2)_{max} \cdot e^{-k\tau} = X_0(1 + e^{-k\tau})e^{-k\tau} = X_0(e^{-k\tau} + e^{-2k\tau})$$

同理，第三次静脉注射后体内最大及最小药量分别为：

$$(X_3)_{max} = X_0(1 + e^{-k\tau} + e^{-2k\tau})$$

$$(X_3)_{min} = (X_3)_{max} \cdot e^{-k\tau}$$

按此类推，第 n 次给药后，则：

$$(X_n)_{max} = X_0[1 + e^{-k\tau} + e^{-2k\tau} + \cdots\cdots + e^{-(n-1)k\tau}] \tag{10-1}$$

$$(X_n)_{min} = (X_n)_{max} \cdot e^{-k\tau} \tag{10-2}$$

在式 10-1 中，令：

$$r = 1 + e^{-k\tau} + e^{-2k\tau} + \cdots\cdots + e^{-(n-1)k\tau} \tag{10-3}$$

上式等式两边同时乘以 $e^{-k\tau}$，得：

$$r \cdot e^{-k\tau} = e^{-k\tau} + e^{-2k\tau} + e^{-3k\tau} + \cdots\cdots + e^{-nk\tau} \tag{10-4}$$

将式 10-3 减去式 10-4，则：

$$r(1 - e^{-k\tau}) = 1 - e^{-nk\tau}$$

移项，得：

$$r = \frac{1 - e^{-nk\tau}}{1 - e^{-k\tau}} \tag{10-5}$$

上式中 $\left(\dfrac{1 - e^{-nk\tau}}{1 - e^{-k\tau}}\right)$ 被称为"多剂量函数"（multiple-dosage function）。

根据"多剂量函数"，第 n 次静脉注射给药后体内最大及最小药量可以很容易地由下列公式算出：

$$(X_n)_{max} = X_0 \cdot \frac{1 - e^{-nk\tau}}{1 - e^{-k\tau}} \tag{10-6}$$

$$(X_n)_{\min} = X_0 \cdot \frac{1-e^{-nk\tau}}{1-e^{-k\tau}} \cdot e^{-k\tau} \tag{10-7}$$

二、多次静脉注射

根据 $X = V \cdot C$ 的关系，由式 10-6、式 10-7，可得出单室模型静脉注射第 n 次给药后体内最大及最小血药浓度公式：

$$(C_n)_{\max} = \frac{X_0}{V} \cdot \frac{1-e^{-nk\tau}}{1-e^{-k\tau}} \tag{10-8}$$

$$(C_n)_{\min} = \frac{X_0}{V} \cdot \frac{1-e^{-nk\tau}}{1-e^{-k\tau}} \cdot e^{-k\tau} \tag{10-9}$$

第 n 次给药后的给药间隔内任何时间的血药浓度可由下式计算出：

$$C_n = \frac{X_0}{V} \cdot \frac{1-e^{-nk\tau}}{1-e^{-k\tau}} \cdot e^{-kt} \quad (0 \leqslant t \leqslant \tau) \tag{10-10}$$

由上可知，多剂量静脉注射时，只要把单次静脉注射的血药浓度公式乘以"多剂量函数"，即可得到第 n 次给药后的血药浓度公式。

由前面几章讨论表明，在线性药物动力学模型中，静脉注射、口服给药以及静脉滴注停滴后，血药浓度-时间曲线为单项或多项指数曲线，符合如下通式：

$$C = \sum_{i=1}^{m} A_i e^{-k_i t} \tag{10-11}$$

式中，A_i 为各指数项的系数；k_i 为各个速度常数。若以一定的时间间隔 τ 及给药剂量 X_0 重复给药，n 次给药后，血药浓度公式的通式则为：

$$C_n = \sum_{i=1}^{m} A_i \cdot \frac{1-e^{-nk_i\tau}}{1-e^{-k_i\tau}} \cdot e^{-k_i t} \quad (0 \leqslant t \leqslant \tau) \tag{10-12}$$

即单剂量血药浓度公式的多项指数式中，每一项都乘上各自相应的"多剂量函数" $\left(\frac{1-e^{-nk_i\tau}}{1-e^{-k_i\tau}}\right)$，就可以转化为多剂量给药的血药浓度公式。这种计算方法也被称之为"多剂量函数法"。需要注意的是，多剂量静脉滴注进行过程中，由于药物是常量进入，血药浓度随时间变化的公式不是单纯的单项或多项指数式，因此不能直接使用"多剂量函数法"。

根据"多剂量函数法"，可以给出两室模型药物多次静脉注射后，第 n 次给药的血药浓度公式：

$$C_n = \frac{X_0(\alpha-k_{21})}{V_C(\alpha-\beta)} \cdot \left(\frac{1-e^{-n\alpha\tau}}{1-e^{-\alpha\tau}}\right)e^{-\alpha t} + \frac{X_0(k_{21}-\beta)}{V_C(\alpha-\beta)}\left(\frac{1-e^{-n\beta\tau}}{1-e^{-\beta\tau}}\right)e^{-\beta t} \quad (0 \leqslant t \leqslant \tau)$$

$$\tag{10-13}$$

例 10-1 已知磺胺噻唑在体内以单室模型分布，$t_{1/2}=3h$，$V=7L$，现将该药作多次静脉注射，每次剂量为 250mg，注射间隔时间为 6h，试问第 6 次注射后 1h 体内血药浓度为多少？

解：根据式 10-10，已知 $X_0=250mg$、$\tau=6h$、$n=6$、$t=1h$，

$$k = \frac{0.693}{3} = 0.231 \ (h^{-1})$$

则　　　　　　　$C = \dfrac{250}{7} \cdot \dfrac{1 - e^{-6 \times 0.231 \times 6}}{1 - e^{-0.231 \times 6}} \cdot e^{-0.231 \times 1} = 37.8$（$\mu$g/ml）

二、多次口服给药

若以恒定的给药间隔时间 τ 及剂量 X_0 多次口服给药，单室模型药物 n 次给药后的血药浓度公式可由通式（10-12）给出。即由单剂量口服给药的血药浓度公式乘上"多剂量函数"得出：

$$C_n = \frac{k_a F X_0}{V(k_a - k)} \left(\frac{1 - e^{-nk\tau}}{1 - e^{-k\tau}} \cdot e^{-kt} - \frac{1 - e^{-nk_a\tau}}{1 - e^{-k_a\tau}} \cdot e^{-k_a t} \right) \quad (0 \leqslant t \leqslant \tau) \qquad (10\text{-}14)$$

同理亦可得出两室模型药物 n 次口服给药后的血药浓度公式：

$$C_n = A_1 \cdot \left(\frac{1 - e^{-nk_a\tau}}{1 - e^{-k_a\tau}} \right) \cdot e^{-k_a t} + A_2 \cdot \left(\frac{1 - e^{-n\alpha\tau}}{1 - e^{-\alpha\tau}} \right) \cdot e^{-\alpha t} + A_3 \cdot \left(\frac{1 - e^{-n\beta\tau}}{1 - e^{-\beta\tau}} \right) e^{-\beta t} \quad (0 \leqslant t \leqslant \tau)$$

$$(10\text{-}15)$$

式中 A_1、A_2 与 A_3 含义及公式详见第九章第三节。

例 10-2　已知某药物在体内呈单室模型分布，并测得其 $k_a = 0.876 \text{h}^{-1}$，$k = 0.091 \text{h}^{-1}$，$V = 31.5 \text{L}$，现给病人多剂量口服，方法是每隔 8h 服用 0.3g，求服药后 48h 的血药浓度（已知 $F = 0.85$）。

解：根据题意，$\tau = 8$，$n = 7$，$t = 0$，按式 10-14，则：

$$C = \frac{0.876 \times 0.85 \times 300}{31.5(0.876 - 0.091)} \cdot \left(\frac{1 - e^{-7 \times 0.091 \times 8}}{1 - e^{-0.091 \times 8}} - \frac{1 - e^{-7 \times 0.876 \times 8}}{1 - e^{-0.876 \times 8}} \right) = 8.33 \; (\mu\text{g/ml})$$

第二节　稳态血药浓度

在等间隔及等剂量重复给药过程中，只要 τ 小于药物的一次剂量由体内完全消除的时间，血药浓度将随给药次数的增加而递增，而血药浓度的增幅则随给药次数增加而逐渐减慢，直至不再递增，只是随着 τ 作周期性波动，即每次给药后，血药浓度曲线将稳定在同一级水平上作周期性的重复变化，此时血药浓度已进入"稳态"或已达到"坪水平"（plateau level），稳态血药浓度（steady-state plasma drug concentration）以 C_{ss} 表示。图 10-2 表明了多次静脉注射达稳态的情况。

在药物的多剂量临床治疗中，稳态血药浓度往往对治疗成败具有关键意义。特别对于一些疗程较长、需长期靠药物控制的疾病，如高血压及其他心血管系统疾病、癫痫、精神病、自主神经功能紊乱性疾病等，稳态血药浓度是否理想尤为重要。

一般当病人的血药浓度低于最低有效浓度（minimum effective concentration，MEC）时，就无法产生治疗作用；而当血药浓度超出最大安全浓度（maximum safety concentration，MSC）时，药物将呈现较大的毒副作用。在 MEC 至 MSC 区间内的浓度范围常被称为该药物的"治疗窗"（therapeutic window，TW），也称之为有效治疗浓度范围。设计给药方案和监测血药浓度的目的，是为了保证使受药者的稳态血药浓度波动范围基本上在药物

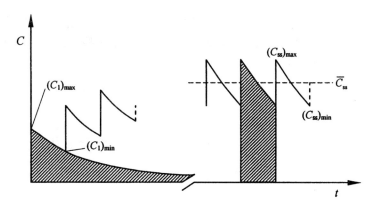

图 10-2 单室模型药物以等间隔及等剂量多次静脉注射给药的血药浓度-时间曲线

的治疗窗之内，尽可能远离 MSC 以确保安全，并尽可能在 MEC 之上，以免影响疗效或产生耐药性，以上即为"理想"的稳态血药浓度的含义。

一、多次静脉注射

根据多次静脉注射给药血药浓度公式（10-10），达稳态时，令 $n \to \infty$，则 $e^{-nk\tau} \to 0$，因此可得到稳态血药浓度（C_{ss}）的公式：

$$C_{ss} = \frac{X_0}{V} \cdot \frac{1}{1 - e^{-k\tau}} \cdot e^{-kt} \tag{10-16}$$

$$(0 \leqslant t \leqslant \tau)$$

在稳态时，由于每次静脉注射后瞬间的血药浓度为最高，经过 τ 时间而尚未进行下一次静脉注射时血药浓度为最低。故稳态最大血药浓度（C_{ss}）$_{max}$ 及最小血药浓度（C_{ss}）$_{min}$ 分别为：

$$(C_{ss})_{max} = \frac{X_0}{V} \cdot \frac{1}{1 - e^{-k\tau}} \tag{10-17}$$

$$(C_{ss})_{min} = \frac{X_0}{V} \cdot \frac{1}{1 - e^{-k\tau}} \cdot e^{-k\tau} \tag{10-18}$$

在上述公式中，血药浓度的变化已与给药次数 n 无关，仅在最大与最小血药浓度间波动。式中 $\left(\dfrac{1}{1 - e^{-k\tau}}\right)$ 为达稳态后"多剂量函数"的一种形式。因此，也可根据"多剂量函数法"，给出多剂量给药后稳态血药浓度的通式：

$$C_{ss} = \sum_{i=1}^{m} A_i \cdot \frac{1}{1 - e^{-k_i\tau}} \cdot e^{-k_i t} \tag{10-19}$$

$$(0 \leqslant t \leqslant \tau)$$

由上式可得出两室模型药物多次静脉注射后的稳态血药浓度公式：

$$C_{ss} = \frac{X_0(\alpha - k_{21})}{V_C(\alpha - \beta)} \cdot \left(\frac{1}{1 - e^{-\alpha\tau}}\right)e^{-\alpha t} + \frac{X_0(k_{21} - \beta)}{V_C(\alpha - \beta)}\left(\frac{1}{1 - e^{-\beta\tau}}\right)e^{-\beta t} \tag{10-20}$$

$$(0 \leqslant t \leqslant \tau)$$

例 10-3 某抗生素在体内呈单室模型分布，其生物半衰期约为 9h，体内的表观分布容积为 12.5L。设某长期治疗方案中，希望病人的血药浓度高于 $25\mu g/ml$，而不超过 $50\mu g/ml$，问：①若每隔 6h 静脉注射 250mg，是否合理？②若规定每次静脉注射剂量为 250mg，给药间隔时间应限制在什么范围内？

解：①根据已知条件：$X_0=250mg$、$\tau=6h$、$V=12.5L$，且

$$k=\frac{0.693}{9}=0.077h^{-1}，C_0=\frac{250}{12.5}=20\mu g/ml。$$

多次静脉注射给药达稳态后，其稳态最大及最小血药浓度分别为：

$$(C_{ss})_{max}=20\cdot\frac{1}{1-e^{-0.077\times6}}=54.06（\mu g/ml）$$

$$(C_{ss})_{min}=20\cdot\frac{1}{1-e^{-0.077\times6}}\cdot e^{-0.077\times6}=34.06（\mu g/ml）$$

由以上计算结果可见比治疗方案中要求的 $(C_{ss})_{min}=25\mu g/ml$、$(C_{ss})_{max}=50\mu g/ml$ 稍高些，因此可适当减小静注剂量，或适当延长给药间隔时间。

②如果规定每次静脉注射剂量为 250mg，为了使 $(C_{ss})_{min}>25\mu g/ml$ 而 $(C_{ss})_{max}\leqslant50\mu g/ml$，则应：

$$20\cdot\frac{e^{-0.077\times\tau}}{1-e^{-0.077\times\tau}}>25\quad 与\quad 20\cdot\frac{1}{1-e^{-0.077\times\tau}}\leqslant50$$

设 $y=e^{-0.077\tau}$，则上两式可写为：

$$20\cdot\frac{y}{1-y}>25\quad 与\quad 20\cdot\frac{1}{1-y}\leqslant50$$

显然，$0<y<1$，对上两式进行整理，解出 y：

$20\leqslant50(1-y)$，得：$y\leqslant0.6$

$20y>25(1-y)$，得：$y>0.5556$

综合以上两个不等式，得：$0.5556<y\leqslant0.6$

亦即：$0.5556<e^{-0.077\tau}\leqslant0.6$

两边取对数，得：$\ln 0.5556<-0.077\tau\leqslant\ln 0.6$

上式化简后得：$6.63\leqslant\tau<7.63$（h）

在多剂量给药中，为了达到某种治疗要求，给药间隔的选择范围往往很窄，一旦超出，必然给治疗带来问题，甚至使治疗失败，这就需要克服盲目性，做到精确估计，精密给药。在本例中，选择 7h 作为给药间隔时间，显然是理想的。

二、多次口服给药

（一）稳态血药浓度

具一级吸收单室模型特征的药物，多次口服给药达稳态时，其稳态血药浓度公式亦可由式 10-19 导出：

$$C_{ss}=\frac{k_aFX_0}{V(k_a-k)}\left(\frac{1}{1-e^{-k\tau}}\cdot e^{-kt}-\frac{1}{1-e^{-k_a\tau}}\cdot e^{-k_at}\right)\quad(0\leqslant t\leqslant\tau)\quad(10-21)$$

多次口服达稳态时最大血药浓度 $(C_{ss})_{max}$ 可由单次口服给药后血药浓度峰值公式（式

8-51) 乘以"多剂量函数"得出。值得注意的是多次口服的 $(C_{ss})_{max}$ 不是在 $t=0$ 时达到，而是在稳态血药浓度达峰时（$t=t'_{max}$）达到最大稳态浓度，并且多次口服给药稳态达峰时间 t'_{max} 与单剂量给药的 t_{max} 不相等。

$$(C_{ss})_{max} = \frac{FX_0}{V} \cdot \frac{1}{1-e^{-k\tau}} \cdot e^{-kt'_{max}} \tag{10-22}$$

稳态时最小血药浓度 $(C_{ss})_{min}$ 可由式 10-21 当 $t=\tau$ 时得出。值得注意的是当 $t=\tau$ 时，吸收已基本完成，故 $e^{-k_a\tau}$ 已趋近于零，则 $(C_{ss})_{min}$ 公式应为：

$$(C_{ss})_{min} = \frac{k_a FX_0}{V(k_a-k)} \cdot \frac{1}{1-e^{-k\tau}} \cdot e^{-k\tau} \tag{10-23}$$

根据"多剂量函数法"，由多剂量给药后稳态血药浓度的通式（10-19）也可得出两室模型药物多次口服给药后的稳态血药浓度公式：

$$C_{ss} = A_1 \cdot \left(\frac{1}{1-e^{-k_a\tau}}\right) \cdot e^{-k_a t} + A_2 \cdot \left(\frac{1}{1-e^{-\alpha\tau}}\right) \cdot e^{-\alpha t} + A_3 \cdot \left(\frac{1}{1-e^{-\beta\tau}}\right) e^{-\beta t}$$
$$(0 \leqslant t \leqslant \tau) \tag{10-24}$$

式中 A_1、A_2 与 A_3 含义及公式详见第九章第三节。

（二）稳态时血药浓度峰时 t'_{max}

稳态时的血药浓度达峰时间（t'_{max}），可通过求函数极大值的方法求得。将多次口服给药稳态血药浓度公式 10-21 对时间求一阶导数，一阶导数等于零时该函数取得极大值，即：

$$\frac{dC_{ss}}{dt} = \frac{k_a FX_0}{V(k_a-k)}\left(\frac{-k}{1-e^{-k\tau}} \cdot e^{-kt'_{max}} - \frac{-k_a}{1-e^{-k_a\tau}} \cdot e^{-k_a t'_{max}}\right) = 0 \tag{10-25}$$

整理后得：

$$t'_{max} = \frac{2.303}{k_a-k}\lg\frac{k_a(1-e^{-k\tau})}{k(1-e^{-k_a\tau})} \tag{10-26}$$

比较单剂量给药血药浓度达峰时间 t_{max} 的公式 8-50，可见 t'_{max} 与 t_{max} 不等。通常 $k_a > k$，故 $(1-e^{-k\tau}) < (1-e^{-k_a\tau})$，所以 $t'_{max} < t_{max}$。

三、达稳态血药浓度某一分数的时间

通常，多剂量给药后到达稳态一般指达稳态浓度的 90%～99%。因此，多剂量给药时往往要计算达到稳态浓度的某一分数值（f_{ss}）需要多少时间。下面以单室模型多次静脉注射的公式推导达稳态血药浓度某一分数的时间（$n\tau$）的计算式。

根据式 10-10 和式 10-16，f_{ss} 可由下式给出：

$$f_{ss} = \frac{C_n}{C_{ss}} = 1-e^{-nk\tau} \tag{10-27}$$

将上式移项： $\qquad\qquad e^{-nk\tau} = 1-f_{ss}$

两边取对数： $\qquad\qquad -nk\tau = \ln(1-f_{ss})$

$$n\tau = -\frac{1}{k} \cdot \ln(1-f_{ss})$$

$$n\tau = -3.32 \cdot t_{1/2} \cdot \lg(1-f_{ss}) \tag{10-28}$$

由式 10-28 可见，达稳态血药浓度某一分数所需时间与药物半衰期长短成正比，而与给药间隔时间 τ 无关。故任何药物达稳态浓度相同分数所需半衰期的倍数相同。例如，达稳态的 90%，需 3.32 倍的 $t_{1/2}$；而达稳态的 99% 则需 6.64 倍的 $t_{1/2}$。但是，τ 的大小将影响到稳态浓度波动幅度的大小，必须引起注意。对于单室模型口服以及两室模型药物多剂量给药，都可用式 10-28 计算达稳态血药浓度某一分数所需时间。

四、稳态时体内浓度的蓄积程度与波动情况

（一）蓄积因子

多次给药后常引起体内药物的积累，药物积累的程度可用多种方法表示。一种方法是比较稳态最小血药浓度与首次给药后体内最小血药浓度，该比值定义为蓄积因子 R。即：

$$R = \frac{(C_{ss})_{min}}{(C_1)_{min}} = \frac{1}{1 - e^{-k\tau}} \tag{10-29}$$

通过蓄积因子反映了多次给药的积累程度。设某药 $t_{1/2} = 24h$，当 $\tau = 24h$，则 $R = 2.0$；但若 $\tau = 6h$，则 $R = 6.3$，体内积蓄程度为第一种情况的 3 倍，故 τ 小则 R 大。

（二）波动百分率

某些药物的治疗浓度范围较窄，如苯妥英钠为 $10 \sim 20\mu g/ml$，如果稳态时血药浓度波动幅度很大，超出该范围就有可能出现中毒症状。所以临床希望这类药物的波动百分率不能太大，波动百分率可表示如下：

$$波动百分率 = \frac{(C_{ss})_{max} - (C_{ss})_{min}}{(C_{ss})_{max}} \times 100\% = (1 - e^{-k\tau}) \times 100\% \tag{10-30}$$

由此可见，波动百分率仅为 $t_{1/2}$ 与 τ 的函数，一般 $t_{1/2}$ 是恒定的，故主要通过调节 τ 来调整稳态血药浓度波动幅度，τ 小则波动幅度小。

第三节　平均稳态血药浓度

尽管达到稳态后血药浓度已不受给药次数的影响，但此时血药浓度在给药间隔周期内仍为时间的函数，随时间而变化。因此，有必要从达稳态后血药浓度周期性变化中，找出一个有代表性的特征参数来反映多剂量给药后的血药水平。因此，引进一个平均数值的概念，称为"平均稳态血药浓度"（average steady-state plasma drug concentration），用符号 $\bar{C}_{ss}$ 表示，如图 10-2 所示。

多剂量给药后的"平均"稳态血药浓度（$\bar{C}_{ss}$），是指当血药浓度达到稳态后，在一个给药间隔时间内，血药浓度-时间曲线下面积除以时间间隔 τ 所得商值。用公式表示，即：

$$\bar{C}_{ss} = \frac{AUC_{0 \to \tau}}{\tau} = \frac{\int_0^\tau C_{ss} dt}{\tau} \tag{10-31}$$

由多剂量给药后稳态血药浓度的通式（式 10-19）：

$$C_{\mathrm{ss}} = \sum_{i=1}^{m} A_i \cdot \frac{1}{1-e^{-k_i\tau}} \cdot e^{-k_i t}$$

可以导出多剂量给药后平均稳态血药浓度（$\bar{C}_{\mathrm{ss}}$）的通式。首先由式 10-19 推导出 $\left(\int_0^\tau C_{\mathrm{ss}}\mathrm{d}t\right)$ 的公式：

$$
\begin{aligned}
\int_0^\tau C_{\mathrm{ss}}\mathrm{d}t &= \int_0^\tau \left(\sum_{i=1}^{m} \frac{A_i}{1-e^{-k_i\tau}} \cdot e^{-k_i t} \right)\mathrm{d}t \\
&= \sum_{i=1}^{m} \left[\frac{A_i}{1-e^{-k_i\tau}} \int_0^\tau e^{-k_i t}\,\mathrm{d}t \right] \\
&= \sum_{i=1}^{m} \left[\frac{A_i}{1-e^{-k_i\tau}} \left(\frac{1}{k_i} - \frac{e^{-k_i\tau}}{k_i} \right) \right] \\
&= \sum_{i=1}^{m} \frac{A_i}{k_i}
\end{aligned}
\tag{10-32}
$$

将式 10-32 代入式 10-31 得到平均稳态血药浓度（$\bar{C}_{\mathrm{ss}}$）的通式：

$$\bar{C}_{\mathrm{ss}} = \frac{1}{\tau} \cdot \sum_{i=1}^{m} \frac{A_i}{k_i} \tag{10-33}$$

由通式 10-33 可以求出单室模型药物的平均稳态血药浓度。

静脉注射给药：

$$\bar{C}_{\mathrm{ss}} = \frac{1}{\tau} \cdot \frac{X_0}{Vk} = \frac{X_0}{Vk\tau} \tag{10-34}$$

口服给药：

$$\bar{C}_{\mathrm{ss}} = \frac{1}{\tau} \cdot \frac{FX_0 k_a}{V(k_a-k)} \cdot \left(\frac{1}{k} - \frac{1}{k_a} \right) = \frac{FX_0}{Vk\tau} \tag{10-35}$$

由上述公式可见，对于某种药物，V 和 k 均为常数，要获得理想的 $\bar{C}_{\mathrm{ss}}$，可方便地调整给药剂量 X_0 或给药间隔时间 τ。因此，在设计多剂量给药方案时，常把有效治疗浓度设计为平均稳态血药浓度，然后估算 X_0 和 τ。

同理也可由通式 10-33 得出两室模型药物的平均稳态血药浓度公式。

静脉注射给药：

$$\bar{C}_{\mathrm{ss}} = \frac{X_0}{V_C k_{10}\tau} \tag{10-36}$$

口服给药：

$$\bar{C}_{\mathrm{ss}} = \frac{FX_0}{V_C k_{10}\tau} \tag{10-37}$$

例 10-4　某药物在体内符合单室模型分布，$t_{1/2}=6\mathrm{h}$，$V=40\mathrm{L}$，以 210mg 的剂量作等间隔多次静脉注射，欲使平均稳态血药浓度维持在 $4\mu\mathrm{g/ml}$，试问给药间隔多大为宜。

解：根据式 10-34，且 $k=\dfrac{0.693}{6}=0.1155\mathrm{h}^{-1}$，则：

$$\tau = \frac{X_0}{Vk\bar{C}_{\mathrm{ss}}} = \frac{210}{40\times 0.1155\times 4} = 11.4 \;(\mathrm{h})$$

在第八章介绍了血药浓度-时间曲线下面积，其定义为：

$$AUC_{0 \to \infty} = \int_0^\infty C \mathrm{d}t \tag{10-38}$$

如将线性药物动力学血药浓度的通式（10-11）代入上式进行积分，则：

$$
\begin{aligned}
\int_0^\infty C \mathrm{d}t &= \int_0^\infty \left(\sum_{i=1}^m A_i \cdot e^{-k_i t} \right) \mathrm{d}t \\
&= \sum_{i=1}^m \left(\int_0^\infty A_i \cdot e^{-k_i t} \mathrm{d}t \right) \\
&= \sum_{i=1}^m \frac{A_i}{k_i}
\end{aligned} \tag{10-39}
$$

上式推导的结果与式 10-32 结果一致。因此，单剂量给药后血药浓度-时间曲线下面积等于多剂量给药达稳态后的一个时间间隔内血药浓度-时间曲线下面积，即：

$$AUC_{0 \to \infty} = AUC_{0 \to \tau} \tag{10-40}$$

以上公式的推导很重要，它不仅提供了单剂量给药与多剂量给药后到达稳态时 AUC 的计算公式，而且表明 $AUC_{0 \to \infty}$ 可以用 $AUC_{0 \to \tau}$ 来估算。$AUC_{0 \to \infty}$ 是药物制剂生物利用度研究中一个很重要的参数，它代表药物吸收的程度。有关药物生物利用度的内容将在第十七章介绍。

第四节　首剂量与维持剂量

在多剂量给药中，如药物半衰期较长，则欲达稳态血药浓度需要相当长的时间。为克服此弊端，常常在用药开始时给予一个较大剂量，使血药浓度立即达到稳态水平（或有效治疗浓度），如图 10-3 所示。该剂量称为负荷剂量、首剂量或底剂量，用 X_0^* 表示。然后每隔 τ 时间再给予正常维持剂量 X_0，使血药浓度自始至终维持在稳态水平。

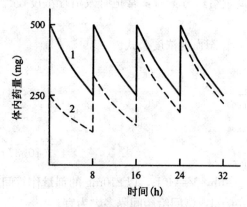

1. 首剂量 500mg，维持剂量 250mg；
2. 首剂量 250mg，维持剂量 250mg

图 10-3　多剂量静脉注射四环素的体内药量-时间曲线

如要求首剂量立即达到稳态，则先以一个较大的负荷剂量 X_0^* 给药后，经过 τ 时间达最低血药浓度 $(C_1)_{\min}$，并使得：

$$(C_1)_{\min} = (C_{ss})_{\min} \tag{10-41}$$

对于单室模型静脉注射给药：

$$(C_1)_{\min} = \frac{X_0^*}{V} \cdot e^{-k\tau} \tag{10-42}$$

则 $\dfrac{X_0^*}{V} \cdot e^{-k\tau} = \dfrac{X_0}{V} \cdot \dfrac{1}{1 - e^{-k\tau}} \cdot e^{-k\tau}$

$$\tag{10-43}$$

因此　$X_0^* = X_0 \cdot \dfrac{1}{1 - e^{-k\tau}} \tag{10-44}$

多次口服给药亦常采取首次给予负荷剂量，使立即达到稳态水平。单室模型药物口服给药的负荷剂量公式为：

$$X_0^* = X_0 \cdot \frac{1}{(1-e^{-k\tau}) \cdot (1-e^{-k_a\tau})}$$ (10-45)

若前一次剂量吸收基本结束后再给予后一次剂量，则此时 $e^{-k_a\tau}$ 已趋于零，上式可化简为：

$$X_0^* = X_0 \cdot \frac{1}{1-e^{-k\tau}}$$ (10-46)

对于半衰期为 6～24h 的药物，多剂量给药的最佳方案是按"首剂量加倍原则"。即"给药间隔等于药物半衰期时，首剂量加倍"，证明如下：

设 $\tau = t_{1/2}$，而 $k\tau = \dfrac{0.693}{t_{1/2}} \cdot t_{1/2} = 0.693$

则
$$X_0^* = X_0 \cdot \frac{1}{1-e^{-0.693}} = 2X_0$$

例 10-5 已知某抗生素的消除速度常数 $k = 0.27\text{h}^{-1}$，最低抑菌浓度为 1～16μg/ml，对于一个体重 70kg 的病人，$V = 19.5\text{L}$，医生希望维持 2μg/ml 以上的治疗浓度，每隔 12h 静脉注射该抗生素一定剂量。试问：维持量与负荷剂量应为多大？并预计稳态最大血药浓度及稳态平均血药浓度。

解：按题意设 $(C_{ss})_{min} = 2\mu\text{g/ml}$，根据式 10-18，维持剂量为：

$$X_0 = \frac{(C_{ss})_{min} \cdot V \cdot (1-e^{-k\tau})}{e^{-k\tau}} = \frac{2 \times 19.5(1-e^{-0.27 \times 12})}{e^{-0.27 \times 12}} = 957 \text{（mg）}$$

按式 10-44，负荷剂量为：

$$X_0^* = 957 \cdot \frac{1}{1-e^{-0.27 \times 12}} = 996 \text{（mg）}$$

稳态浓度为：

$$(C_{ss})_{max} = \frac{957}{19.5} \cdot \frac{1}{1-e^{-0.27 \times 12}} = 51.1 \text{（μg/ml）}$$

$$\overline{C}_{ss} = \frac{957}{19.5 \times 0.27 \times 12} = 15.1 \text{（μg/ml）}$$

第五节 间歇静脉滴注

间歇静脉滴注较单次静脉滴注在临床使用更多。该滴注方式是每次固定滴注 t 时间，然后停止滴注 T 时间，再如此反复进行，其过程如图 10-4 所示。给药间隔 τ 为滴注时间 t 与停滴时间 T 之和（即 $\tau = t + T$）。

一、滴注过程中的血药浓度

设 t' 为滴注过程中任意时间（$0 \leqslant t' \leqslant t$），第 1 次滴注过程中 t' 时间的血药浓度

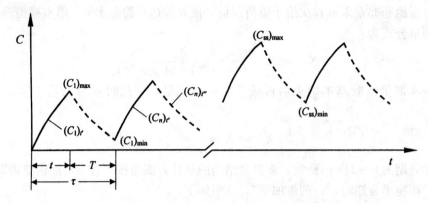

图 10-4　间歇静脉滴注给药的血药浓度-时间曲线

$(C_1)_{t'}$ 为：

$$(C_1)_{t'} = \frac{k_0}{kV}(1 - e^{-kt'})$$

$$(0 \leqslant t' \leqslant t) \tag{10-47}$$

第 1 次滴注的最大血药浓度 $(C_1)_{\max}$ 与最小血药浓度 $(C_1)_{\min}$ 为：

$$(C_1)_{\max} = \frac{k_0}{kV}(1 - e^{-kt}) \tag{10-48}$$

$$(C_1)_{\min} = \frac{k_0}{kV}(1 - e^{-kt}) \cdot e^{-kT} \tag{10-49}$$

第 n 次滴注过程中 t' 时间血药浓度 $(C_n)_{t'}$ 为：

$$(C_n)_{t'} = \frac{k_0}{kV}\Big[1 + \frac{e^{-kT} + e^{-nk\tau}(1 - e^{kt}) - 1}{1 - e^{-k\tau}} \cdot e^{-kt'}\Big]$$

$$(0 \leqslant t' \leqslant t) \tag{10-50}$$

二、停止滴注过程中的血药浓度

设 t'' 为停滴过程中的任意时间（$t \leqslant t'' \leqslant \tau$），停止滴注过程中 t'' 时间的血药浓度 $(C_n)_{t'}$ 为：

$$(C_n)_{t'} = \frac{k_0}{kV}(e^{kt} - 1) \cdot \frac{1 - e^{-nk\tau}}{1 - e^{-k\tau}} e^{-kt''}$$

$$(t \leqslant t'' \leqslant \tau) \tag{10-51}$$

三、稳态血药浓度

稳态时滴注过程中 t' 时间的血药浓度可根据式 10-50，令 $n \to \infty$，则 $e^{-nk\tau} \to 0$，整理得：

$$(C_{ss})_{t'} = \frac{k_0}{kV}(1 - \frac{1 - e^{-k(\tau-t)}}{1 - e^{-k\tau}} \cdot e^{-kt'})$$

$$(0 \leqslant t' \leqslant t) \tag{10-52}$$

稳态时停滴过程中 t'' 时间的血药浓度可根据式 10-51，令 $n \to \infty$，$e^{-nk\tau} \to 0$，整理得：

$$(C_{ss})_{t'} = \frac{k_0}{kV}(e^{kt} - 1)\frac{1}{1 - e^{-k\tau}} \cdot e^{-kt''}$$

$$(t \leqslant t'' \leqslant \tau) \tag{10-53}$$

稳态时最大血药浓度 $(C_{ss})_{max}$ 可由式 10-52，$t'=t$ 时得出：

$$(C_{ss})_{max} = \frac{k_0}{kV} \cdot \frac{1 - e^{-kt}}{1 - e^{-k\tau}} \tag{10-54}$$

稳态时最小血药浓度 $(C_{ss})_{min}$ 为：

$$(C_{ss})_{min} = (C_{ss})_{max} \cdot e^{-k(\tau-t)} \tag{10-55}$$

整理得：

$$(C_{ss})_{min} = \frac{k_0}{kV} \cdot \frac{e^{kt} - 1}{e^{k\tau} - 1} \tag{10-56}$$

由式 10-55 可得出滴注速度 k_0 的计算公式：

$$k_0 = k \cdot V \cdot (C_{ss})_{min} \cdot \frac{e^{k\tau} - 1}{e^{kt} - 1} \tag{10-57}$$

四、给药间隔时间 τ

由式 10-55 可给出 τ 的计算公式，则：

$$e^{-k(\tau-t)} = \frac{(C_{ss})_{min}}{(C_{ss})_{max}} \tag{10-58}$$

整理得：

$$\tau = t + \frac{2.303}{k} \cdot \lg \frac{(C_{ss})_{max}}{(C_{ss})_{min}} \tag{10-59}$$

例 10-6 杜布霉素（tobramycin）的 $t_{1/2}=2.15h$，$V=17.6L$，临床治疗烧伤病人需间歇静脉滴注，每次滴注 0.5h，欲使 $(C_{ss})_{max}$ 维持在 $8\mu g/ml$，$(C_{ss})_{min}$ 维持在 $1.4\mu g/ml$，试求最佳给药间隔 τ 和最佳静脉滴注速度 k_0。

解：根据式 10-59，已知 $t=0.5h$，$k=\frac{0.693}{2.15}=0.3323h^{-1}$，则：

$$\tau=0.5+\frac{2.303}{0.3223} \cdot \lg \frac{8}{1.4}=5.9 \ (h)$$

根据式 10-57，k_0 为：

$$k_0=0.3223 \times 17.6 \times 1.4 \times \frac{e^{0.3223 \times 6} - 1}{e^{0.3223 \times 0.5} - 1}=269 \ (mg/h)$$

即给药间隔可定为 6h，每次在 0.5h 内滴注 135mg 药物，可达到有效治疗浓度。

第十一章

非线性药物动力学

第一节　药物体内过程的非线性现象

目前临床使用的药物中，绝大多数的体内动力学过程属于线性药物动力学（linear pharmacokinetics），这类药物在体内的转运和消除近似为一级过程，可用线性微分方程（组）来描述药物在体内的动态规律。在线性药物动力学中，无论是具备单室或多室模型特征的药物，当剂量改变时，其相应时间的血药浓度与剂量成正比改变，并且血药浓度-时间曲线下面积、多剂量给药的稳态浓度均与剂量成正比，而药物的生物半衰期则与剂量无关，其体内药物动力学呈现非剂量依赖性（dose-independence）。

但还有一些药物的体内过程，不能用一级速度过程或线性过程来描述，呈现较明显的非线性过程，如1965年Levy从文献中发现了水杨酸盐的消除半衰期随剂量的增加而明显延长的现象，现已证实有很多药物都有类似的情况，如地高辛、肝素、华法林钠、乙醇、苯妥英、乙酰唑胺、氯喹、氢化泼尼松、对氨基水杨酸、苯海拉明等。这些药物的体内过程呈现与线性药动学不同的动力学特征，其体内动力学称为非线性药物动力学（nonlinear pharmacokinetics）。由于非线性药动学的一些动力学参数随剂量不同而改变，因此也称之为剂量（或浓度）依赖性药物动力学（dose-dependent pharmacokinetics）。

在药物吸收、分布、代谢与排泄过程中，有些过程与酶或载体传递系统有关，当药物浓度很高时酶或载体的传递过程可能被饱和，因而呈现明显的非线性特征。如吸收过程中主动转运系统中载体的饱和、药物在胃肠道中溶出的限速过程、分布过程中药物与血浆蛋白结合部位的饱和、排泄过程中肾小管重吸收的饱和等等，都可能使这些过程呈现非线性动力学特征，因此，这些药物的体内过程需用非线性动力学模型来解释。

1. 非线性吸收　具有非线性吸收特征的药物，主要有核黄素、安替比林、灰黄霉素、叶酸、戊巴比妥、磺胺噻唑等。药物吸收过程中的非线性过程可通过药物生物利用度的改变或吸收速度-时间曲线的改变反映出来。非线性吸收常见于以下几种情况：

（1）药物溶解度以及药物在胃肠道中溶出的限速过程　口服较大剂量的低溶解性药物时，溶解度可能成为药物非线性吸收的原因。在通过胃肠道的短暂时间内，药物的吸收量不可能与服用量成比例地增加。例如灰黄霉素为微溶于水的药物（溶解度为10mg/L），当剂量从250mg增至500mg时，其生物利用度降低。

（2）药物经胃肠道跨膜转运的饱和性　有些药物的吸收受胃肠道限制性转运机制的影响。例如β-内酰胺抗生素（羟氨苄青霉素）是通过小肠多肽转运机制吸收的，当其剂量增加时（375mg→3000mg），药物的生物利用度降低（标准化后的 C_{max} 和 AUC 均下降），但达峰时间（t_{max}）几乎不变。生物利用度的降低可以通过胃肠道限制性转运机制的特征解释；达峰时间变化不大是小肠吸收部位面积有限的结果，故剂量的大小并不影响药物从摄取至转运部位的时间。

（3）药物经胃肠道跨膜转运的饱和性 口服治疗量后，在肝脏或胃肠壁表现出饱和性首过代谢的药物主要有心得舒、普萘洛尔、Methoxysalen、5-氟尿嘧啶、尼卡地平、维拉帕米、水杨酰胺、肼苯哒嗪、丙氧芬等。许多药物口服后，被肝脏和肠道组织高度代谢，这类药物口服后常表现出饱和性首过代谢。例如尼卡地平以不同剂量每隔 8h 重复给药，达稳态时的饱和性首过代谢如表 11-1 所示。

表 11-1　　　　　　　尼卡地平给药后稳态时所观察到的饱和首过代谢（$n=6$）

剂量（mg）	10	20	30	40
生物利用度（%）*	19（4）	22（5）	28（5）	38（6）

*来自 6 个受试者的均值与标准差

2. 非线性分布 非线性蛋白结合的存在，亦可能产生非线性现象。一般假定药物在血液和组织中的结合分数不变，但实际上，往往每一组织能结合某一药物的量是一定的。单位重量组织能结合药物的量与其可结合部位数目有关，同时与亲和常数有关。因此，浓度增加到一定值时，可发现其结合分数随浓度增加而降低，从而引起药物体内分布的变化。具有非线性分布特性的药物，主要有阿司匹林、卡那霉素、硫喷妥钠、地高辛、苄基青霉素等。

3. 非线性消除 非线性消除过程包括非线性代谢和非线性排泄。其中，最具特征的非线性动力学机制就是非线性代谢，即能力-限制性代谢，此为一种特征性的酶反应。具有非线性代谢特性的药物，主要有乙醇、苯妥英钠、水杨酸盐、阿司匹林、肝素、苄丙酮、双香豆素、四环素等。药物对本身代谢的诱导作用也会引起非线性过程，如卡马西平具有这种自诱导的非线性动力学特征。

对于非线性排泄，如果药物在消除过程中，有一部分通过肾小管主动重吸收过程回到体内，这一主动重吸收过程具有饱和的性质。因此，剂量增加到一定值时，重吸收达到饱和状态，随着剂量的增大，其排泄速度的加快和体内药量或血药浓度不呈比例关系，如核黄素、苄甲脲、头孢菌素类药物等都具有饱和重吸收过程。同样药物通过胆汁排泄消除也存在饱和性质。非线性胆汁排泄的药物主要有四环素、核黄素等。

除上述原因外，引起药物体内非线性过程还有其他原因，有时由于病理变化也会引起药物在体内产生非线性动力学过程，如氨基糖苷类药物。表 11-2 列举了一些药物呈现非线性动力学的原因。

表 11-2   一些呈现非线性动力学特征的药物及其产生原因

体内过程	原因	药物
吸收	主动吸收	核黄素、阿莫西林、左旋多巴
	难溶性药物	灰黄霉素
	可饱和的肠或肝首过代谢	普萘洛尔、水杨酰胺、尼卡地平
	可饱和的胃肠分解	青霉素 G、奥美拉唑、沙奎那韦
分布	可饱和的血浆蛋白结合	保泰松、水杨酸盐、萘普生
	可饱和的组织结合	卡那霉素、硫喷妥
	出入组织的可饱和转运	氨甲蝶呤
肾消除	主动分泌	青霉素 G、美洛西林、对氨基马尿酸
	主动重吸收	抗坏血酸、头孢西林、
	尿 pH 值的变化	水杨酸、左旋苯丙胺
	较高剂量时的肾中毒	氨基糖苷类
肾外消除	胆汁分泌	胆影酸、磺溴酞钠
	肠肝循环	西米替丁、异维 A 酸钠
	可饱和的代谢过程	苯妥英钠、茶碱、水杨酸、乙醇
	酶诱导	酰胺咪唑、卡马西平
	较高剂量时的肝中毒	对乙酰氨基酚
	肝血流的变化	普萘洛尔、维拉帕米
	代谢物的抑制作用	地西泮

第二节　非线性药物动力学的特点与判别

一、非线性药物动力学的特点

与线性药物动力学相比，非线性药物动力学有以下特点：

（1）药物消除不遵守简单的一级动力学过程，而遵从 Michaelis-Menten 方程。

（2）药物的消除半衰期随剂量的增加而延长，如图 11-1 所示。

（3）AUC 与剂量不成正比；如对于非线性消除过程，当剂量增加时，AUC 显著增加，如图 11-2 所示。

（4）剂量与血药浓度不成正比。

（5）平均稳态血药浓度也不与剂量成正比。

（6）药物代谢产物的组成和（或）比例可因剂量变化而改变。

二、非线性药物动力学的判别

如前所述，线性与非线性药物动力学之间存在本质区别。但是，在实践中要准确判别一种药物的动力学过程是呈线性还是非线性过程，却不容易。目前，判别非线性动力学，可采用以下方法。

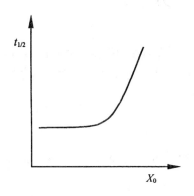 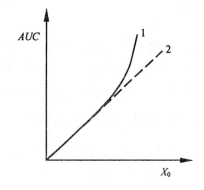

图 11-1　非线性药动学的消除半衰期-剂量曲线

1. 非线性消除动力学；2. 线性动力学

图 11-2　非线性药动学的 AUC-剂量曲线

1. 静脉注射不同剂量的药物，并尽可能早地采取血样，测定药物浓度，得到不同剂量的几组血药浓度-时间数据。然后，将每组血药浓度值除以相应的剂量，并将这些比值对时间作图。若所得曲线明显不重叠，则可预计该药物存在某种非线性过程。

2. 同上法静注后，得到几组血药浓度-时间数据。将各个剂量的血药浓度-时间曲线下面积（AUC）分别除以相应的剂量。如果所得的各个比值明显不同（超出实验误差范围），则可预计该药物存在某种非线性过程。

3. 同上述方法，将各剂量的血药浓度-时间数据依次拟合成合适的线性模型，并求出各个参数。如果部分或所有的药动学参数值明显地随剂量的大小而变，则表明存在非线性动力学过程。

例如，对关节炎病人的氯喹血清药物浓度数据进行分析，发现由 $\lg C \sim t$ 曲线求得的 $t_{1/2}$ 明显随剂量增大而延长，并且血药浓度-时间曲线下面积（AUC）与剂量（X_0）不成比例增加，将 AUC 值按剂量标准化后仍明显不同，见表 11-3。表明氯喹在关节炎病人中存在某种非线性动力学过程。

表 11-3　　氯喹的药物动力学参数

X_0（mg）	$t_{1/2}$（h）	AUC（μg·h/ml）	AUC（标准化）
250	3.1	0.98	0.004
500	42.9	2.80	0.006
1000	312.0	38.65	0.039

第三节　非线性药物动力学方程

药物的生物转化、肾小管主动分泌及胆汁的分泌，通常需要酶或载体系统参与，这些系统相对于底物有较高的专属性，且能力有一定的限度，即具有饱和性。通常，这些饱和过程的动力学可用 Michaelis-Menten 方程来表征。

一、Michaelis-Menten 方程

具有非线性药物动力学特征的药物，常用米氏（Michaelis-Menten）方程来描述，对于非线性消除过程，其动力学方程为：

$$-\frac{dC}{dt} = \frac{V_m C}{K_m + C} \tag{11-1}$$

式中，$-\dfrac{dC}{dt}$ 为药物的消除速度；V_m 为这一过程理论上最大的速度；K_m 为 Michaelis 常数，简称为米氏常数，实际上 K_m 等于速度为最大理论值一半时的药物浓度。具非线性消除过程的药物动力学参数 K_m、V_m，在一定条件下为常数，取决于药物的性质以及酶或载体介导的过程。当药物体内过程受到各种因素影响而变化时，这些参数亦会随之变化。

米氏方程有两种特殊的情况，即：

（1）当 $K_m \gg C$ 时，即血药浓度很低时，式 11-1 可简化为：

$$-\frac{dC}{dt} = \frac{V_m}{K_m} \cdot C = k' \cdot C$$

上式表明药物的消除速度与血药浓度的一次方成正比，与一级消除速度过程即线性药物动力学过程相同。在一般情况下，具有非线性动力学特征的药物，当低剂量给药时血药浓度比 K_m 小得多，故可用一级动力学过程来近似描述。

（2）当 $C \gg K_m$ 时，式 11-1 则简化为：

$$-\frac{dC}{dt} = V_m$$

在此情况下，药物的消除速度已与浓度无关，此过程以恒定的速度 V_m 进行，即相当于零级速度过程。

根据上述特点，如以消除速度（$-\dfrac{dC}{dt}$）对浓度（C）作图，得到如图 11-3 中的曲线，当 C 很小时，消除速度随浓度呈线性增加，表现为一级动力学的特点。当浓度进一步增大时，速度与浓度不呈线性关系。最后消除速度渐近于 V_m，此时，消除速度不随浓度的增大而增加，表现为零级动力学。

二、血药浓度与时间的关系

具非线性消除动力学特点的药物，静脉注射给药后，其血药浓度-时间关系式可通过将

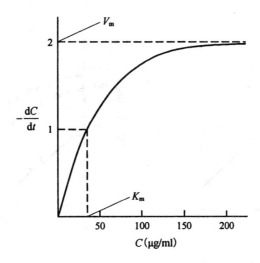

图 11-3　Michaelis-Menten 过程中药物的消除速度-浓度曲线

米氏方程进行积分，求得其函数表达式而得到。将式 11-1 移项，可得：

$$-\frac{\mathrm{d}C}{C}(C+K_\mathrm{m})=V_\mathrm{m}\mathrm{d}t$$

整理得：

$$-\mathrm{d}C-\frac{K_\mathrm{m}}{C}\mathrm{d}C=V_\mathrm{m}\mathrm{d}t \tag{11-2}$$

对上式进行不定积分，并代入初始条件（$t=0$，$C=C_0$），得到米氏方程的函数表达式：

$$V_\mathrm{m}t=C_0-C+K_\mathrm{m}\cdot\ln\frac{C_0}{C} \tag{11-3}$$

整理得：

$$t=\frac{C_0-C}{V_\mathrm{m}}+\frac{K_\mathrm{m}}{V_\mathrm{m}}\cdot\ln\frac{C_0}{C} \tag{11-4}$$

或表示为：

$$\lg C=\frac{C_0-C}{2.303K_\mathrm{m}}+\lg C_0-\frac{V_\mathrm{m}}{2.303K_\mathrm{m}}t \tag{11-5}$$

由式 11-3 与式 11-5 可看出，式中同时存在 C 及 $\lg C$（或 $\ln C$），故不能明确解出 C。

图 11-4 所示为具有非线性动力学特征的药物苯妥英钠，在不同剂量时体内的消除过程（苯妥英纳以三种不同剂量给药 3 天后，以最后一次剂量给药后 12h 的血药浓度为初始浓度的血药浓度曲线）。图中最小剂量反映了 $K_\mathrm{m}\gg C$ 的情况，此时，血药浓度随时间下降为一级速度过程。而最高剂量所产生的初始血药浓度大大超过了 K_m，所以开始时，血药浓度以接近恒速下降。此图还表明，无论给药剂量为多少，当血药浓度下降到很低（比 K_m 低得多）时，药物的消除都为一级速度过程。此时，药物半衰期与剂量大小无关。

口服不同剂量的乙酰水杨酸后，其体内药量经时过程（图 11-5）与图 11-4 有相似的特点。

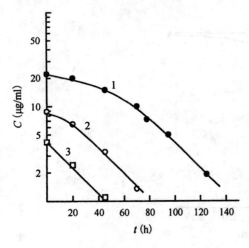

图 11-4　苯妥英钠血药浓度-时间半对数图

1. 7. 9mg/kg；2. 4. 7mg/kg；3. 2. 3mg/kg

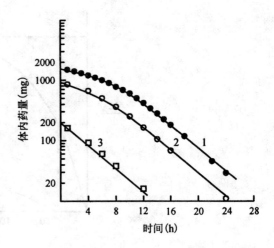

图 11-5　不同剂量乙酰水杨酸口服给药的
体内药量-时间半对数图

1. 1. 5g；2. 1. 0g；3. 0. 25g

三、V_m 与 K_m 的求算

1. 利用 Lineweaver-Burk 公式计算 V_m 与 K_m　对于具有非线性动力学过程的药物，给药后测得血药浓度数据，可采取将米氏方程式 11-1 直线化的方法来估算 V_m 与 K_m 值。根据式 11-1，取其倒数：

$$\frac{1}{-\dfrac{dC}{dt}} = \frac{K_m}{V_m C} + \frac{1}{V_m} \tag{11-6}$$

实际计算时是将瞬时速度（$\dfrac{dC}{dt}$）以平均速度（$\dfrac{\Delta C}{\Delta t}$）代替，并且将 C 以 C_m（平均血药浓度，即取样间隔时间 Δt 前后两点血药浓度的平均值）代替。故式 11-6 的近似计算公式为：

$$\frac{1}{-\dfrac{\Delta C}{\Delta t}} = \frac{K_m}{V_m} \cdot \frac{1}{C_m} + \frac{1}{V_m} \tag{11-7}$$

由式 11-7 可以看出，以 $-\dfrac{\Delta C}{\Delta t}$ 的倒数对 C_m 的倒数作图得一直线，其截距为 $\dfrac{1}{V_m}$，斜率为 $\dfrac{K_m}{V_m}$。

2. 利用 Hanes-Woolf 公式计算 V_m 与 K_m　若将式 11-7 两边同时乘以 C_m，则可得到另一种近似计算公式：

$$\frac{C_m}{-\dfrac{\Delta C}{\Delta t}} = \frac{K_m}{V_m} + \frac{1}{V_m} \cdot C_m \tag{11-8}$$

上式中，以 $-\dfrac{C_m}{\dfrac{\Delta C}{\Delta t}}$ 对 C_m 作图得一直线，其斜率为 $\dfrac{1}{V_m}$，截距为 $\dfrac{K_m}{V_m}$。

例 11-1 某药物静注后测得血药浓度数据如下（表 11-4），计算 V_m 与 K_m。

表 11-4 血药浓度数据计算表

t (h)	C (μg/ml)	Δt	ΔC	C_m	$\dfrac{1}{C_m}$	$-\dfrac{\Delta C}{\Delta t}$	$\dfrac{1}{-\dfrac{\Delta C}{\Delta t}}$
2	35						
		2	−5	32.5	0.031	2.5	0.400
4	30						
		2	−7	26.5	0.038	3.5	0.286
6	23						
		2	−6	20.0	0.050	3.0	0.333
8	17						
		4	−9	12.5	0.080	2.3	0.435
12	8						
		4	−5.2	5.4	0.185	1.3	0.769
16	2.8						
		4	−2.2	1.7	0.588	0.55	1.818
20	0.6						
		2	−0.3	0.45	2.222	0.15	6.667
22	0.3						

解： 根据 Lineweaver-Burk 公式（11-7），将 $\dfrac{1}{-\dfrac{\Delta C}{\Delta t}}$ 对 $\dfrac{1}{C_m}$ 的数据进行线性回归，其回归方程为：

$$\frac{1}{-\dfrac{\Delta C}{\Delta t}} = 2.8962\,\frac{1}{C_m} + 0.2081$$

$$V_m = \frac{1}{0.2081} = 4.81\,[\mu g/(ml \cdot h)]$$

$$K_m = 2.8962 \times 4.81 = 13.9\,(\mu g/ml)$$

3. 利用静脉注射后的 $\lg C \sim t$ 数据计算 V_m 与 K_m 单纯非线性消除的药物，其血药浓度-时间关系式如式 11-5 所示，当血药浓度很低时，$C_0 - C \approx C_0$，该曲线末端为直线，其直线方程为：

$$\lg C = \frac{C_0}{2.303K_m} + \lg C_0 - \frac{V_m}{2.303K_m}t \tag{11-9}$$

将该直线外推至纵坐标，可得截距（以 $\lg C_0^*$ 表示），则

$$\lg C_0^* = \frac{C_0}{2.303K_m} + \lg C_0 \tag{11-10}$$

经整理，K_m 为：

$$K_m = \frac{C_0}{2.303(\lg C_0^* - \lg C_0)} \tag{11-11}$$

式 11-11 中 $\lg C_0^*$ 可从 $\lg C \sim t$ 曲线末端直线段外推求得，故可求得 K_m 值；再根据直线的斜率求得 V_m（$V_m = -2.303 \times K_m \times$ 斜率）。

第四节　非线性药物动力学的体内参数

一、生物半衰期

在线性药物动力学中，药物的生物半衰期为一定值，仅与药物的消除速度常数有关，而与给药剂量以及体内药量（或血药浓度）均无关。对于具有非线性消除过程的药物，其生物半衰期可由式 11-4 推导出，即当 $t = t_{1/2}$、$C = \dfrac{C_0}{2}$，则：

$$t_{1/2} = \frac{0.5C_0 + 0.693K_m}{V_m} \tag{11-12}$$

上式表明，非线性消除过程的 $t_{1/2}$ 具有浓度（或剂量）依赖性，初始浓度（或给药剂量）愈大，$t_{1/2}$ 愈长。只有在 C_0 相当低（剂量较小）或血药浓度下降到很低时，此时血药浓度对 $t_{1/2}$ 影响不明显，才能近似地认为 $t_{1/2}$ 与浓度无关。

二、血药浓度-时间曲线下面积

线性药物动力学中，药物的血药浓度-时间曲线下面积（AUC）理论上与剂量（X_0）呈正比。但对于具有非线性消除过程的药物，其 AUC 与 X_0 不呈比例关系。将式 11-1 整理得：

$$Cdt = -\frac{K_m + C}{V_m}dC \tag{11-13}$$

根据 AUC 定义，将上式从 $t=0$、$C=C_0$，到 $t=\infty$、$C=0$ 积分，得：

$$\int_0^\infty Cdt = \int_{C_0}^0 -\frac{K_m + C}{V_m}dC$$

最后得：

$$AUC = \frac{C_0}{V_m}\left(K_m + \frac{C_0}{2}\right) \tag{11-14}$$

上式表明，具有非线性消除过程的药物其血药浓度-时间曲线下面积与剂量（或血药浓

度）不成正比关系。

分析式 11-14 可以看出，当剂量相当小时，即 $K_m \gg \dfrac{C_0}{2}$，上式可简化为：

$$AUC = \frac{K_m C_0}{V_m} = \frac{K_m}{V_m} \cdot \frac{X_0}{V}$$

仅在此条件下，AUC 才与剂量成正比。

当剂量很大时，即 $\dfrac{C_0}{2} \gg K_m$，式 11-14 则为：

$$AUC = \frac{C_0^2}{2V_m} = \frac{X_0^2}{2V_m V^2}$$

在此条件下，AUC 与 X_0 的平方成正比，稍增加剂量，血药浓度-时间曲线下面积将显著增加。

三、清除率

非线性药物动力学中药物的总体清除率（CL）和线性药动学相仿，亦等于消除速度（$\dfrac{\mathrm{d}X_E}{\mathrm{d}t}$）除以血药浓度（$C$）。单纯按饱和过程消除的药物，其消除速度的公式可写为：

$$\frac{1}{V} \cdot \frac{\mathrm{d}X_E}{\mathrm{d}t} = \frac{V_m C}{K_m + C}$$

或

$$\frac{\mathrm{d}X_E}{\mathrm{d}t} = \frac{V_m V C}{K_m + C} \tag{11-15}$$

式中，V 为总体表观分布容积。将上式两边除以 C，得：

$$CL = \frac{V_m V}{K_m + C} \tag{11-16}$$

当 $K_m \gg C$ 时：

$$CL = \frac{V_m}{K_m} \cdot V$$

当 $C \gg K_m$ 时：

$$CL = \frac{V_m}{C} \cdot V$$

由此可见，非线性药动学中药物的总体清除率随着浓度的增高而降低，血药浓度越高，药物从血浆中消除越慢，只有在浓度相当低的时候，清除率才与浓度无关。

四、稳态血药浓度

具非线性消除过程的药物多次给药时，体内血药浓度的变化速度可由下式表示：

$$\frac{\mathrm{d}C}{\mathrm{d}t} = \frac{R}{V} - \frac{V_m \cdot C}{K_m + C} \tag{11-17}$$

式中，R 为给药速度（即每日剂量，mg/d）；V 为总体表观分布容积。达稳态时，进入和消除达到平衡，$\dfrac{\mathrm{d}C}{\mathrm{d}t} = 0$，令 $V_m' = V_m \cdot V$（V_m' 为以体内药量表示的最大消除速度），则：

$$R = \frac{V_m' \cdot C_{ss}}{K_m + C_{ss}} \tag{11-18}$$

整理后得稳态浓度：

$$C_{ss} = \frac{K_m \cdot R}{V'_m - R}$$ (11-19)

上式表明，稳态浓度与给药速度（或给药剂量）不成正比。仅当 R 较小时，C_{ss} 与给药速度（R）呈线性关系（即 $C_{ss} \approx \frac{K_m}{V'_m} \cdot R$）。随着 R 增大其非线性特征逐渐明显，而当 R 趋近于 V'_m 时，达到酶饱和，C_{ss} 急剧上升，见图 11-6。

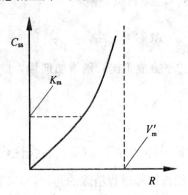

图 11-6　非线性药动学的稳态血药浓度-给药速度曲线

例如苯妥英钠为具有非线性消除过程的药物，其 $K_m = 11.5\mu g/ml$，$V'_m = 10.2mg/(kg \cdot d)$，当 $R = 3mg/(kg \cdot d)$ 时，$C_{ss} = 4.8\mu g/ml$；$R = 6mg/(kg \cdot d)$ 时，$C_{ss} = 16.4\mu g/ml$；R 增加了一倍，而 C_{ss} 则增加了两倍多。

第十二章

非房室模型的
统计矩分析

经典的药物动力学研究，是以房室模型理论为基础的分析方法。这种方法计算公式多，解析繁杂，一些计算工作如房室模型的拟合常需要借助计算机处理，并且药动学分析的结果依赖于房室模型的选择；而房室模型的选择具有不确定性，一旦模型选择有误，所得药动学参数的偏差就会很大。20 世纪 70 年代前后，一种以统计矩理论（statistical moment theory）为基础的分析方法被引入药物动力学的研究。该方法在估算药动学参数时不依赖于房室模型，而是以药-时曲线下面积为主要计算依据，只要药物的体内过程符合线性动力学特征，对任何房室模型都适用，故称其为非房室模型分析法（non-compartment analysis，NCA）。此外，该方法计算简单，亦适用于缓释、控释制剂的药物动力学研究，极具实用价值。

统计矩理论在化学工程上早已广泛应用于数据分析。1969 年 Perl 和 Sarnuris 等率先将统计矩原理应用于生物体内胆固醇的动力学研究；1975 年 Oppenheimer 等用统计矩原理进行了碘甲腺氨酸在人体内的分布与代谢的动力学研究；1978 年 Yamaoka 和 Cutler 先后发表了将矩量的统计概念应用于药动学研究的文章，提出统计矩是药物配置动力学分析的一种新方法，并阐述了应用原理及方法；1980 年 Riegelman 和 Collier 将统计矩应用于评价剂型中药物在体内的溶出、释放及吸收过程。目前，统计矩分析已成为一种研究药物在体内释放、吸收、分布及消除过程的重要方法，在药物动力学研究领域中的应用日益广泛。

第一节 统计矩基本概念及计算

一、统计矩的基本概念

矩（moment）属于概率统计范畴，借以表示随机变量的某种分布特征。常用的矩有两种，即原点矩和中心矩。

1. k 阶原点矩 在数理统计中，随机变量各种可能取值与相应的概率相乘后求和，如确能得到一个有限的数值，它就称为随机变量总体的均值（或称数学期望）。

设连续型随机变量 x 的概率密度函数为 $f(x)$，如随机变量的取值范围为 $(-\infty, +\infty)$，且 $\int_{-\infty}^{+\infty} x f(x) \mathrm{d}x$ 是有限值，则样本总体的均值为 $\mu = \int_{-\infty}^{+\infty} x f(x) \mathrm{d}x$；随机变量 x 的 k 次幂的数学期望称为随机变量 x 的 k 阶原点矩，记作 $\mu_k (k=1, 2, 3, \cdots\cdots, n)$，即：

$$\mu_k = \int_{-\infty}^{+\infty} x^k f(x) \mathrm{d}x \tag{12-1}$$

2. 一阶原点矩　当 $k=1$ 时，μ_1 为一阶原点矩，通常称为数学期望值，是描述随机变量 x 取值的平均水平或中心位置的特征值，特记为 μ，即：

$$\mu = \mu_1 = \int_{-\infty}^{+\infty} x f(x) \mathrm{d}x \tag{12-2}$$

3. k 阶中心矩　随机变量 x 的离差（即 x 与 x 的总体均值的差）的 k 次幂的数学期望，称为随机变量 x 的 k 阶中心矩，记作 ν_k（$k=1, 2, 3, \cdots\cdots, n$），即：

$$\nu_k = \int_{-\infty}^{+\infty} (x-\mu)^k f(x) \mathrm{d}x \tag{12-3}$$

4. 二阶中心矩　当 $k=2$ 时，ν_2 为二阶中心矩，通常称为方差。是描述随机变量 x 取值在其总体均值周围的分散程度或变异大小的特征数，特记为 σ^2，即：

$$\sigma^2 = \nu_2 = \int_{-\infty}^{+\infty} (x-\mu)^2 f(x) \mathrm{d}x \tag{12-4}$$

必须指出，任何概率密度函数 $f(x)$ 在区间（$-\infty$，$+\infty$）上的积分必定等于 1，即：

$$\int_{-\infty}^{+\infty} f(x) \mathrm{d}x = 1 \tag{12-5}$$

二、药物动力学中矩量及其计算

当一定量的药物输入机体后，不论是在给药部位或是在整个机体内，各药物分子滞留时间的长短，均属随机变量。药物的吸收、分布及消除可视为这种随机变量所形成的总体效应，因此，血药浓度-时间曲线也可被看作药物分子在体内滞留时间的概率统计曲线。设给药后 t 时间体内血药浓度为 C，则药-时曲线下的总面积为：

$$AUC = \int_0^\infty C \mathrm{d}t$$

上式实际上是式 12-1 中 $k=0$ 时的值，所以称为零阶矩。既然药-时曲线为某种概率统计曲线，则其概率密度函数为：

$$f(t) = \frac{C}{AUC} \tag{12-6}$$

$$(0 \leqslant t < \infty)$$

由于在区间（$-\infty$，0）上，$C=0$，则 $f(t)=0$，因此有：

$$\int_{-\infty}^{\infty} f(t) \mathrm{d}t = \int_0^\infty \frac{C}{AUC} \mathrm{d}t = \frac{AUC}{AUC} = 1$$

表明函数 $f(t)$ 可视为随机变量——药物分子在体内滞留时间的概率密度函数。

（一）零阶矩

血药浓度-时间曲线下（时间由 $0 \sim \infty$）面积（AUC）定义为药-时曲线的零阶矩（zero moment）（S_0）。

$$S_0 = AUC = \int_0^\infty C \mathrm{d}t \tag{12-7}$$

实际计算中，由于 C 通常只能测到某一有限时刻 t_n，时间由 $t_n \sim \infty$ 的血药浓度-时间曲线下面积可应用末端呈单指数项的方程求得（通常当 t_n 充分大时，曲线末端符合 $Ae^{-\lambda t}$），因此：

$$AUC = \int_0^{t_n} Cdt + \int_{t_n}^{\infty} Cdt = \int_0^{t_n} Cdt + \frac{C_n}{\lambda} \quad (12\text{-}8)$$

式中，C_n 为 t_n 时间的血药浓度；λ 可由 $\lg C \sim t$ 曲线末端直线的斜率（$-\dfrac{\lambda}{2.303}$）求得。

时间由 $0 \sim t_n$ 的血药浓度-时间曲线下面积一般采用"线性梯形法"近似计算，其示意图见图 12-1。由实验数据可按下式计算 AUC：

$$AUC = \sum_{i=1}^{n} \frac{C_{i-1} + C_i}{2} \cdot (t_i - t_{i-1}) + \frac{C_n}{\lambda} \quad (12\text{-}9)$$

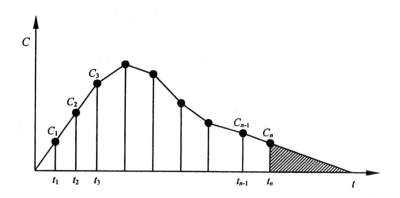

图 12-1　线性梯形法近似计算 AUC 示意图

（二）一阶矩

药物在体内的平均滞留时间（mean residence time，MRT）被定义为药-时曲线的一阶矩（first normal moment）。

$$\text{MRT} = \mu = \int_0^{\infty} t \cdot f(t)dt = \int_0^{\infty} \frac{t \cdot C}{AUC}dt = \frac{1}{AUC}\int_0^{\infty} t \cdot Cdt = \frac{\int_0^{\infty} t \cdot Cdt}{\int_0^{\infty} Cdt} \quad (12\text{-}10)$$

MRT 表示药物分子通过机体（包括在机体内药物的释放、吸收、分布与消除过程）所需要的"平均"时间。

设：
$$S_1 = AUMC = \int_0^{\infty} t \cdot Cdt \quad (12\text{-}11)$$

式中，$AUMC$（area under the first moment）为一阶矩曲线下面积。因此：

$$\text{MRT} = \frac{AUMC}{AUC} = \frac{S_1}{S_0} \quad (12\text{-}12)$$

$AUMC$ 的计算公式为：

$$AUMC = \int_0^{\infty} t \cdot Cdt = \int_0^{t_n} t \cdot Cdt + \int_{t_n}^{\infty} t \cdot Cdt \quad (12\text{-}13)$$

可由实验数据按线性梯形法计算 $AUMC$：

$$AUMC = \sum_{i=1}^{n} \frac{t_{i-1}C_{i-1} + t_iC_i}{2} \cdot (t_i - t_{i-1}) + \frac{t_nC_n}{\lambda} + \frac{C_n}{\lambda^2} \tag{12-14}$$

平均滞留时间（MRT）中的"平均"是统计学上的涵义。理论上，正态分布的累积曲线，其平均值在样本总体的 50% 处，即：

$$平均 = \frac{1}{n} \sum_{i=1}^{n} (y_i) \tag{12-15}$$

但对于线性药物动力学过程，符合指数函数衰减规律，故其"平均"实际上遵从"对数-正态分布"，平均值在样本总体的 63.2% 处。如静脉注射给药后，其血药浓度-时间曲线呈单指数函数特征时，MRT 则表示消除给药量的 63.2% 所需要的时间。

（三）二阶矩

平均滞留时间的方差（variance of mean residence time，VRT）被定义为药-时曲线的二阶矩（second central moment）。

$$VRT = \int_0^\infty (t - MRT)^2 \cdot \frac{C}{AUC} dt = \frac{\int_0^\infty (t - MRT)^2 Cdt}{\int_0^\infty Cdt} = \frac{1}{AUC}\int_0^\infty t^2 \cdot Cdt - (MRT)^2 \tag{12-16}$$

设 $S_2 = \int_0^\infty t^2 \cdot Cdt$，代入式 12-16，得：

$$VRT = \frac{S_2}{AUC} - (MRT)^2 = \frac{S_2}{S_0} - (\frac{S_1}{S_0})^2 \tag{12-17}$$

S_2 也可采用线性梯形法求算。但二阶矩在药物动力学研究中应用不多，这是因为较高阶的矩用数值积分法（如线性梯形法）计算时误差较大，结果难以肯定，故失去了实际意义。一般仅用零阶矩和一阶矩进行药物动力学分析。

三、尿药排泄速度-时间曲线的矩量

设 t 时间尿中排泄的原形药物累积量为 X_u，则尿药排泄速度为 $\frac{dX_u}{dt}$。与定义血药浓度-时间曲线的矩量相似，可定义尿药排泄速度-时间曲线的矩量。

尿药排泄速度-时间曲线下总面积为：

$$X_u^\infty = \int_0^\infty \left(\frac{dX_u}{dt}\right)dt \tag{12-18}$$

式中，X_u^∞ 为尿中排泄的原形药物总量。

与血药浓度法相似，滞留时间的概率密度函数为：

$$g(t) = \frac{\frac{dX_u}{dt}}{X_u^\infty} \tag{12-19}$$

参照式 12-10 和式 12-16，可定义尿药排泄速度-时间曲线的平均滞留时间（MRT_u）和平均滞留时间的方差（VRT_u）：

$$\mathrm{MRT_u} = \frac{1}{X_u^\infty} \int_0^\infty t \cdot \left(\frac{\mathrm{d}X_u}{\mathrm{d}t}\right)\mathrm{d}t \tag{12-20}$$

$$\mathrm{VRT_u} = \frac{1}{X_u^\infty} \int_0^\infty (t - \mathrm{MRT_u})^2 \cdot \left(\frac{\mathrm{d}X_u}{\mathrm{d}t}\right)\mathrm{d}t \tag{12-21}$$

X_u^∞、$\mathrm{MRT_u}$ 和 $\mathrm{VRT_u}$ 三个矩量可以采用与血药浓度-时间曲线矩量相同的方法来计算。因尿药排泄速度与体内药量成正比，即：

$$\frac{\mathrm{d}X_u}{\mathrm{d}t} = k_e X = k_e VC \tag{12-22}$$

将上式在区间（0，∞）积分，得：

$$\int_0^\infty \left(\frac{\mathrm{d}X_u}{\mathrm{d}t}\right)\mathrm{d}t = k_e V \int_0^\infty C\mathrm{d}t$$

故：

$$X_u^\infty = k_e \cdot V \cdot AUC \tag{12-23}$$

将式 12-22 和式 12-23 带入式 12-19，得：

$$g(t) = \frac{k_e \cdot V \cdot C}{k_e \cdot V \cdot AUC} = \frac{C}{AUC} = f(t) \tag{12-24}$$

因此，概率密度函数 $g(t)$ 与 $f(t)$ 相同，故有：

$$\mathrm{MRT_u} = \mathrm{MRT} \tag{12-25}$$

$$\mathrm{VRT_u} = \mathrm{VRT} \tag{12-26}$$

式 12-25 与式 12-26 表明，应用尿药排泄数据同样可以估算药物在体内的平均滞留时间及其方差，进而可求算一系列药物动力学参数。

例 12-1　某患者体重为 50kg，单次静脉注射（剂量为 20mg/kg）某抗生素后，不同时间间隔测得尿中原形药量如下表所示，试计算 MRT 值。

t（h）	0～0.25	0.25～0.5	0.5～1	1～2	2～4	4～6
ΔX_u（mg）	160	140	200	250	188	46

解：实际计算中以 $\dfrac{\Delta X_u}{\Delta t}$ 代替 $\dfrac{\mathrm{d}X_u}{\mathrm{d}t}$、$t_中$ 代替 t，根据尿药排泄数据，计算出 $t_中$ 和 $\dfrac{\Delta X_u}{\Delta t}$ 值，见表 12-1；

表 12-1　　　　　平均尿药排泄速度与集尿间隔中点时间数据表

$t_中$（h）	0.125	0.375	0.75	1.5	3.0	5.0
$\dfrac{\Delta X_u}{\Delta t}$（mg/h）	640	560	400	250	94	23

将上表中最后 3 组数据按 $\lg \dfrac{\Delta X_u}{\Delta t} \sim t_中$ 进行的线性回归，得：$\lambda = 0.6830$

根据式 12-9 与式 12-14，得：

$$AUC = \sum_{i=1}^{n} \frac{(t_中)_i - (t_中)_{i-1}}{2} \left[(\frac{\Delta X_u}{\Delta t})_i + (\frac{\Delta X_u}{\Delta t})_{i-1} \right] + \frac{1}{\lambda}(\frac{\Delta X_u}{\Delta t})_n = 1022.94$$

$$AUMC = \sum_{i=1}^{n} \frac{(t_中)_i - (t_中)_{i-1}}{2} \left[(t_中)_i \cdot (\frac{\Delta X_u}{\Delta t})_i + (t_中)_{i-1} \cdot (\frac{\Delta X_u}{\Delta t})_{i-1} \right] +$$
$$\frac{1}{\lambda} \cdot (t_中)_n (\frac{\Delta X_u}{\Delta t})_n + \frac{1}{\lambda^2}(\frac{\Delta X_u}{\Delta t})_n = 1501.49$$

平均滞留时间（MRT）为：

$$MRT = MRT_u = \frac{AUMC}{AUC} = \frac{1501.49}{1022.94} = 1.47 \ (h)$$

第二节　矩量法估算药物动力学参数

用矩量法估算药物动力学参数，通常不需要对药物的体内过程做隔室模型的假定，只需药物的体内过程符合线性动力学过程，都可以应用此法进行药物动力学分析，计算相关药动学参数。

一、生物半衰期与消除速度常数

前面已指出，MRT 代表静脉给药后消除掉 63.2% 给药剂量所需要的时间，即 $MRT_{iv} = t_{0.632}$。因药物的消除符合一级动力学过程，故有：

$$\ln C = \ln C_0 - kt$$

$$\ln \frac{C_0}{(1 - 0.632)C_0} = k \cdot t_{0.632}$$

$$MRT_{iv} = t_{0.632} = \frac{0.9997}{k} \approx \frac{1}{k} \tag{12-27}$$

对于静脉注射后具单室模型特征的药物，其半衰期 $t_{1/2} = \dfrac{0.693}{k}$，故：

$$t_{1/2} = 0.693 \cdot MRT_{iv} \tag{12-28}$$

对于分布较慢，具多室模型特征的药物，也可用式 12-28 来估算药物的生物半衰期。不管药物的分布特征如何，MRT_{iv} 总是代表静脉注射剂量被消除掉 63.2% 所需时间。如果采用尿药数据法，只要测出尿药排泄量等于尿药排泄总量 63.2% 所需要的时间，就能估算 MRT。

此外，平均滞留时间与给药方法有关，非瞬时给药的 MRT 值总是大于静脉注射给药的 MRT。例如静脉滴注给药，其平均滞留时间为：

$$MRT_{inf} = MRT_{iv} + \frac{T}{2} \tag{12-29}$$

式中，T 为静脉滴注时间。

二、总体清除率

清除率（CL）为表征药物消除的重要参数。可以把清除率定义为快速静脉注射给药后剂量标准化的药-时曲线的零阶矩的倒数。即：

$$CL = \frac{(X_0)_{iv}}{AUC_{iv}} \tag{12-30}$$

清除率通常在静注一定剂量后估算，有时也可以通过肌内注射来求算，但前提是肌注必须能使全部药量进入体循环，因此清除率一般不能通过口服给药来估算。

如果一种药物在胃肠道全部吸收（在胃肠液及肠壁上不分解或代谢），而且仅在肝中代谢时，则口服剂量与 AUC 比值等于该药在肝脏的固有清除率，它往往与药物代谢的酶过程的参数 V_m 与 K_m 有关。

三、表观分布容积

稳态表观分布容积是表征药物分布的重要参数。药物单剂量静注后，稳态表观分布容积（V_{ss}）可定义为清除率与平均滞留时间的乘积。

因为 $$CL = k \cdot V_{ss}, \quad V_{ss} = \frac{CL}{k}$$

$$MRT_{iv} = \frac{1}{k}, \quad k = \frac{1}{MRT_{iv}}$$

即： $$V_{ss} = MRT_{iv} \cdot CL \tag{12-31}$$

对于不同给药途径，根据上式可得到相应的计算 V_{ss} 的公式。

（1）静脉注射给药

由于 $$MRT_{iv} = \frac{AUMC}{AUC}, \quad CL = \frac{X_0}{AUC}$$

则： $$V_{ss} = \frac{X_0 \cdot AUMC}{AUC^2} \tag{12-32}$$

式中，X_0 为静注剂量；AUC 和 $AUMC$ 由静脉注射给药的药-时曲线求得。

（2）静脉滴注给药

由式 12-29 可得：

$$MRT_{iv} = MRT_{inf} - \frac{T}{2} = \frac{AUMC}{AUC} - \frac{T}{2}$$

则 $$V_{ss} = \left(\frac{AUMC}{AUC} - \frac{T}{2} \right) \cdot \frac{X_0}{AUC} = \frac{X_0 \cdot AUMC}{AUC^2} - \frac{X_0 T}{2AUC} \tag{12-33}$$

式中，T 为滴注时间；AUC 和 $AUMC$ 由静脉滴注给药的药-时曲线求得；X_0 为滴注剂量，滴注剂量等于滴注速度 k_0 乘以 T；故式 12-33 又可表示为：

$$V_{ss} = \frac{k_0 \cdot T \cdot AUMC}{AUC^2} - \frac{k_0 \cdot T^2}{2AUC} \tag{12-34}$$

（3）血管外给药

$$V_{ss} = \frac{FX_0}{AUC} \cdot \left(\frac{AUMC}{AUC} - \frac{1}{k_a} \right) \qquad (12\text{-}35)$$

式中，X_0 为血管外给药的剂量；F 为药物的吸收分数；k_a 为吸收速度常数；AUC 和 $AUMC$ 由血管外给药的药-时曲线求得。

四、平均稳态血药浓度和达稳态时间的预测

在前面的章节已经探讨过，当药物以一定剂量及相等的间隔时间作多剂量给药后，在稳态时一个剂量间隔（τ）时间内血药浓度-时间曲线下面积等于单剂量给药后血药浓度-时间曲线下面积。因此可以利用单剂量给药后的药-时曲线下总面积（AUC，即零阶矩）除以给药间隔时间（τ）来预测平均稳态血药浓度（$\bar{C}_{ss}$），即：

$$\bar{C}_{ss} = \frac{AUC}{\tau} \qquad (12\text{-}36)$$

用单室模型来表征的药物，达稳态某一分数所需时间与该药的生物半衰期有简单的函数关系，而具多室特征的药物则情况较为复杂，统计矩原理为解决这一问题提供了独特的方法。可采用与多剂量给药时相同的给药方式做单剂量给药，通过面积分析可以预测达稳态某一分数所需时间。即可用单剂量给药后药-时曲线下面积 $AUC_{0 \to t}$ 与总面积 AUC 来预测多剂量给药后达稳态的分数值（f_{ss}）或某一达稳分数所需的时间。这种关系可表示为：

$$f_{ss} = \frac{AUC_{0 \to t}}{AUC} \qquad (12\text{-}37)$$

例 12-2　某药物在体内呈两室模型特征，静脉注射 1000mg 后，测得血药浓度数据见下表。试用矩量法计算消除速度常数（β）、生物半衰期 $[t_{1/2(\beta)}]$、CL 和 V_{ss}。

t(h)	0	0.165	0.5	1.0	1.5	3.0	5.0	7.5	10
$C(\mu g/ml)$	100	65.03	28.69	10.04	4.93	2.29	1.36	0.71	0.38

解：对最后 4 点数据按 $\lg C \sim t$ 进行线性回归，得：$\lambda = 0.2569$

根据式 12-9，得：

$$AUC = \sum_{i=1}^{n} \frac{C_i + C_{i-1}}{2} \cdot (t_i - t_{i-1}) + \frac{C_n}{\lambda} = 57.23$$

根据式 12-14，得：

$$AUMC = \sum_{i=1}^{n} \frac{t_i C_i + t_{i-1} C_{i-1}}{2} \cdot (t_i - t_{i-1}) + \frac{t_n C_n}{\lambda} + \frac{C_n}{\lambda^2} = 87.12$$

则：

$$MRT_{iv} = \frac{AUMC}{AUC} = \frac{87.12}{57.23} = 1.522 \, (h)$$

根据式 12-27，消除速度常数为：

$$\beta = \frac{1}{MRT_{iv}} = \frac{1}{1.522} = 0.657 \, (h^{-1})$$

根据式 12-28，半衰期为：

$$t_{1/2(\beta)} = 0.693 \cdot MRT_{iv} = 0.693 \times 1.522 = 1.05 \text{ (h)}$$

根据式 12-30，CL 为：

$$CL = \frac{(X_0)_{iv}}{AUC_{iv}} = \frac{1000}{57.23} = 17.47 \text{ (L/h)}$$

根据式 12-32，V_{ss} 为：

$$V_{ss} = \frac{X_0 \cdot AUMC}{AUC^2} = \frac{1000 \times 87.12}{57.23^2} = 26.6 \text{ (L)}$$

矩量分析法求算药物动力学参数具有简单与普遍适用的优点，有较大的实用价值。但不适用于非线性动力学问题，而且统计矩分析得到的资料有限，且多为平均值，还有待进一步研究。

第三节　统计矩分析在药物剂型研究中的应用

一、释放动力学与吸收动力学研究

在血管外途径给药中，存在着复杂的药物吸收过程。如药物以固体剂型（片剂、胶囊剂）应用时，在吸收前存在崩解、溶出等过程（图 12-2），为了研究药物释放系统，了解整个吸收过程中对吸收速度起决定性作用的过程，有必要估计某一制剂在体内崩解及溶出或药物释放过程所需时间。这些问题用房室模型动力学分析是难以解决的，而基于非房室模型的统计矩分析则为药物在体内的释放与吸收动力学研究提供了解决的办法。

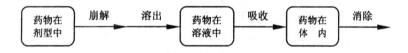

图 12-2　固体制剂体内过程示意图

药物以固体剂型（例如片剂）应用后，其体内平均滞留时间（MRT）包括了制剂中药物的平均崩解时间（mean disintegration time，MDIT）、平均溶出时间（mean dissolution time，MDT）、平均吸收时间（mean absorption time，MAT）和药物在体内的平均处置时间（主要包括体内分布、代谢与排泄过程，等同静注给药的 MRT_{iv}）。

而对于同一药物不同固体剂型的药物口服后，其 MRT 的组成又不同，例如：

溶液的平均滞留时间：$MRT_{溶液} = MAT_{溶液} + MRT_{iv}$

散剂的平均滞留时间：$MRT_{散剂} = MDT_{散剂} + MAT_{溶液} + MRT_{iv}$

片剂的平均滞留时间为：$MRT_{片剂} = MDIT_{片剂} + MDT_{散剂} + MAT_{溶液} + MRT_{iv}$

若一种药物分别以不同剂型给药，进行交叉实验（假设在研究过程中各种剂型中药物的处置参数不变），即可应用各剂型的统计矩参数研究制剂体内释放与吸收动力学过程。例如片剂的体内释放与吸收动力学统计矩参数为：

$$MDIT_{片剂} = MAT_{片剂} - MAT_{散剂}$$
$$= MRT_{片剂} - MRT_{散剂}$$
$$MDT_{片剂} = MAT_{片剂} - MAT_{溶液}$$
$$= MRT_{片剂} - MRT_{溶液}$$
$$MAT_{片剂} = MRT_{片剂} - MRT_{iv}$$

不同剂型的统计矩参数的关系如图 12-3 所示。

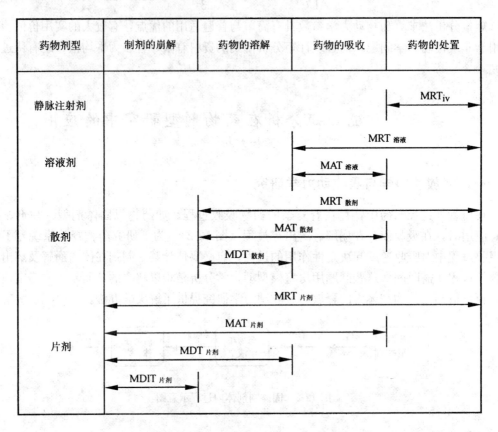

图 12-3　不同剂型的 MRT、MAT、MDT 及 MDIT 示意图

　　研究药物吸收动力学时，常以吸收速度常数 k_a 或血药浓度达峰时间 t_{max} 来表示药物吸收的快慢，但 t_{max} 不仅受吸收速度常数的影响，而且还与消除速度常数有关；而 k_a 则无法区分固体剂型中药物的崩解、溶出、吸收等过程，仅为一表观常数。因此，k_a 和 t_{max} 并不是研究吸收的最好指标。而应用统计矩分析，可用平均吸收时间（MAT）来描述剂型中药物吸收动力学特征。同时 MAT 也可以估算吸收速度常数 k_a 等药物动力学参数。

　　MAT 可定义为非瞬时给药的平均滞留时间（MRT_{ni}）与静脉注射给药的平均滞留时间（MRT_{iv}）之差，即：

$$MAT = MRT_{ni} - MRT_{iv} \tag{12-38}$$

因

$$\mathrm{MRT_{iv}} = \frac{1}{k}$$

故：

$$\mathrm{MAT} = \mathrm{MRT_{ni}} - \frac{1}{k} \tag{12-39}$$

若吸收属于单纯一级过程时，则：

$$\mathrm{MAT} = \frac{1}{k_a} \tag{12-40}$$

吸收半衰期 $[t_{1/2(a)}]$ 为：

$$t_{1/2(a)} = 0.693 \cdot \mathrm{MAT} \tag{12-41}$$

若吸收为零级过程（如静脉滴注），则：

$$\mathrm{MAT} = \frac{T}{2} \tag{12-42}$$

式中，T 为滴注时间。

Tanigawara 等用矩量法分析了两种氨苄西林胶囊（A 为三水物，B 为无水物）的体内过程。由 4 名受试者以静脉注射与口服（溶液、散剂、胶囊）给药后的尿药排泄数据测得平均参数见表 12-2。由表中数据可见，该药物的 $\mathrm{MRT_{iv}}$ 小于口服制剂的 MAT，即吸收慢而处置快；虽因实验误差干扰，对胶囊的 MDIT 不能作出可靠的估计，但仍可由此得出结论：溶出与崩解不是氨苄西林吸收的限速步骤，而其通过胃肠黏膜进入体循环为限速步骤，因此可利用酯化衍生物等方法来改善药物的吸收。

表 12-2 氨苄西林的矩分析结果

	静脉注射剂	溶液	散剂	胶囊 A	胶囊 B
MRT	0.772	2.35	2.89	3.24	2.64
MAT		1.58	2.12	2.47	1.87
MDT			0.54	0.89	0.29
MDIT				0.35	−0.26

二、缓释、控释制剂体内释放与吸收的研究

由前面分析可知，口服制剂的平均滞留时间（$\mathrm{MRT_{po}}$）是平均吸收时间（$\mathrm{MAT_{po}}$）与静脉注射给药的平均滞留时间 $\mathrm{MRT_{iv}}$ 之和，即：

$$\mathrm{MRT_{po}} = \mathrm{MAT_{po}} + \mathrm{MRT_{iv}} \tag{12-43}$$

缓释、控释制剂由于具有较长的药物释放过程，因此其 MAT 大于普通制剂。因此，根据 MRT 的大小可以分析缓释、控释制剂的释药效果，MRT 大，则释药速度慢。

例如用统计矩方法对茶碱控释胶囊、缓释片体内过程进行研究，采用单剂量和多剂量给药，以茶碱糖浆剂作为参比制剂。单剂量给药后求得的 MRT、MAT 及 MDT 见表 12-3。

表 12-3   茶碱缓释、控释制剂单剂量给药参数（$\bar{x} \pm s$）

制剂	MRT（h）	MAT（h）	MDT（h）
参比制剂（300mg）	11.6±2.9	0.5±0.3	—
控释胶囊（300mg）	18.8±2.7	5.6±1.3	5.1±1.2
缓释片（300mg）	15.1±2.9	3.6±1.4	3.1±1.4

多剂量给药后求得的剂量间隔平均滞留时间（MRT）和有效浓度滞留时间（DEL）结果见表 12-4。DEL 为剂量间隔时间内保持血药浓度在 $10\mu g/ml$（茶碱）以上的时间，该时间可通过最后一次给药后连续收集样品测得。

表 12-4   茶碱缓释、控释制剂多剂量给药参数（$\bar{x} \pm s$）

制　剂	给药方法	给药间隔 τ（h）	MRT（h）	DEL（h）	$\dfrac{DEL}{\tau} \times 100\%$
参比制剂	200mg，qid，5d	6	2.8±0.1	3.5±2.2	58.3
控释胶囊	400mg，bid，5d	12	5.9±0.1	10.5±2.4	87.5
缓释片	400mg，bid，5d	12	5.9±0.1	7.3±4.9	60.8

上述研究表明，茶碱控释胶囊的 MRT 长达 18.8h，比参比制剂大得多，其原因主要是由于 MAT 大，即平均吸收时间延长，而吸收慢的原因是由于溶出释放慢，即 MDT 较大，故可达到缓释、控释的目的。由 DEL 可更具体地了解稳态时的有效滞留时间。

因此，统计矩分析不受数学模型的限制，通过 MAT、MRT 和 DEL 可直观地了解缓释、控释制剂的吸收、消除及有效浓度滞留时间等情况。

第三篇 药物动力学的进展与应用

第十三章
药物动力学研究进展

第一节 生理药物动力学模型

一、概述

如前所述，要定量描述或预测药物的体内过程，需要建立药物动力学模型。经典的房室模型使药物复杂的体内过程大大简化，因此被广泛应用。随着人们对药物体内过程研究的深入，药物在其特定作用部位、作用靶点、分布和代谢组织器官的经时变化成为关注的热点。而经典房室模型由于基础理论的原因，存在以下缺陷：①首先其房室只是一个动力学概念，不具有机体解剖结构或生理功能上的明确意义；②提供的信息量有限，只能描述血中药物浓度变化的规律，而不知道其他重要组织器官中药物浓度的变化，这恰恰与药效和毒性的关系更为密切；③不能描述组织间浓度差异较大的生理系统，如对某些组织具有高亲和力或毒性的药物、具有特殊靶向性的药物，用该模型则很难进行研究。

生理药物动力学模型（physiological pharmacokinetic models）正是为了克服经典房室模型的不足而产生的。Teorell 在 1937 年首先提出用生理模型来描述化学物质在体内的动力学过程；在 20 世纪 60～70 年代，Bischoff 和 Dedrich 等人做了一系列的工作，使生理药物动力学模型更加完善。目前药物动力学的生理模型主要用于毒物和临床上应用较成熟的药品的评价，在药物开发中扮演着越来越重要的角色。

生理药物动力学模型（简称生理药动学模型，也称为药物动力学的生理模型）是一种整体模型，根据机体生理学和解剖学特征，模拟机体循环系统的血液流向，将各器官、组织相互连接，每一房室（compartment）即代表一种或一组特殊的器官或组织，每一器官或组织（房室）在实际血液流速和药物的组织/血液分配系数以及药物理化性质等生理参数的控制下遵循物质平衡（mass balance）原理进行物质转运，并以此为基础处理药动学数据。该模型认为，药物的体内过程不仅与药物的理化性质有关，还与机体的生理状态和生化状态有关，是把药物随时间变化的规律与机体的生理、生化参数联系起来的一种数学模型。它与经典房室模型最本质的区别在于：模型中药物的转运基于心输出量（cardiac output）、器官血流灌注速度（blood flow rate of organs）、药物的组织-血液分配系数（the tissue-to-blood partition coefficients）、器官/组织的容积（volume of organs/tissues）等具有确定意义的可测定或可预期的生理参数。其优点在于：①模型的建立基于可测定或预期的解剖生理参数，较之经典房室模型参数具有更为现实、易于理解的含义；②疾病状态下，机体生理功能的改变可通过这些参数表达出来；③可描述器官或组织内药物及其代谢物浓度的经时变化，有利于描述药物的体内分布过程；④可模拟肝脏等代谢转化的功能，提供药物体内生物转化的资料，便于考察药物在机体特定器官的消除机理，有助于全面认识药物的体内过程；⑤由于生物体的生理学和解剖学参数不受药物影响，可以应用于各种药物；⑥通过改变一些生理或生化参数，可以预测药物在不同种属之间的体内药动学行为，甚至实现不用人体实验，直接从动物外推到人类的理想状态。总之，生理药动学模型可预测药物在特定组织器官内的经时变化过程，并可模拟不同病理、生理条件对药物体内过程的影响。

　　虽然具有上述优势，但生理药动学模型研究还是受到一些限制。主要原因在于实验中需要大量的生理参数，这些参数一般可以通过文献资料获得，但在一个新的药物模型建立过程中，如药物在器官-血液中的分配系数等专属性参数仍要靠实验获得，需要测定药物在各个组织中的浓度，而目前只能在动物身上进行实验，工作量大，研究成本高；药物在人体组织中的浓度更难测定，目前主要来自尸检报告，资料与数据非常有限。此外，为尽可能的模拟机体真实情况，要求按照机体解剖结构和生理功能建立模型，使得模型结构复杂，其数学方程求解困难。尽管近年来伴随着动物和人体生理参数的不断积累、高灵敏度分析技术和计算技术的发展，生理药物动力学模型得到了很大发展，但由于它的特点，更适于解决那些在分布和消除部位具有特殊意义药物的动力学问题，如抗肿瘤药物、心血管药物、作用于中枢神经系统的药物以及毒性化合物等，目前也以这些化合物的研究最多。近些年，针对生理药动学模型求解方程的复杂性，又出现了混杂生理模型。其建立模型的方式是在需要详细信息的部分增加模型的复杂性，即增加描述，而在不需要的地方则进行简化，这样突出了重要部分，忽略次要部分，相对简化了生理模型的复杂性而突出了研究重点。本节主要介绍生理药物动力学模型研究的基本理论和方法。

二、生理药动学模型的研究方法

（一）生理模型的分类

　　药物的分布包含了药物经由体循环运送至各器官组织的毛细血管和药物通过各种转运途径透过生物膜进入组织细胞两个过程。因此，药物从血液向组织器官分布的速度取决于组织器官的血流灌注速度和药物与组织器官的亲和力（或药物的透膜转运速度）。依据药物分布过程中血流灌注速度与药物透膜转运速度的相对差异，可将药物动力学的生理模型分为血流限速型（blood flow-limited transport）与膜限速型（membrane-limited transport）。

　　如图13-1所示，药物分子随着血液从动脉流向各组织的毛细血管，再从各组织的毛细血管流回到静脉中。如果药物的透膜转运速度极快，即器官或组织细胞内药物浓度与毛细血管中药物浓度很快达到平衡，药物随血液循环到达毛细血管的过程就成为药物分布的限速过程，则药物在机体各器官的分布主要由各器官的血流灌注速度决定，这样的转运过程即称为血流限速的药物转运过程，这类药物的生理模型属于血流限速型生理模型，或者叫血液灌注模型（perfusion model）。大多数药物（如小分子药物、脂溶性药物、弱解离型药物、吸收良好的药物等）都属于此类。

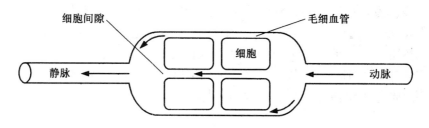

图 13-1　药物在组织的分布示意图

如果血流灌注速度大于药物分子透过生物膜的速度，则这类药物的体内分布速度主要由透过生物膜的速度来决定，其生理模型就为膜限速型。一些极性较强、离子化程度较高的药物其体内过程属于膜限速型。这类药物的研究较少，目前发现甲氨蝶呤（MTX）、四乙基铵离子和放线菌素 D 在体内向某些组织器官的转运过程属于膜限速型。

血流限速型与膜限速型有时可以并存于同一生理模型中，但用微分方程来描述隔室内药物动态变化的规律时，它们的数学表达式是不同的，后者往往在宏观上表现为一种非线性、可饱和的动力学过程，所以要区别这两种模型。

（二）房室的选择

确定生理模型的房室数时，药物发挥药理效应或毒理效应的部位应首先考虑。如对于抗肿瘤药物，肿瘤组织就应该成为一个房室；对于有心脏毒性的药物，可把心脏作为一个房室；对于中枢神经系统（CNS），大脑可作为一个房室；药物的消除器官如肝和肾等，决定了药物在体内的主要走向，也要设定房室；血液和肺是构成血液循环的基本前提，也不可少。此外，还应考虑易于取样进行分析的组织或器官、药量相对比较丰富的组织或器官，否则会影响药物整体的体内过程。有时为了简化，可以把血管比较丰富的组织器官（如内脏）合并作为一个房室，称为快分布组织或内脏室；同样，可以把血管较少的一些组织（如脂肪、静止肌肉等）合并作为一个房室，称为慢分布组织、肌肉室或脂肪室等；对于药物确实分布较少的组织器官，也可忽略不计。如对于极性很强的药物，由于其不易进入脂肪组织，故可不设脂肪室。

总之，所选择房室的数目应该适当。数目过少不足以说明问题，而且也会失去生理模型的意义，与经典房室模型差别不大；若房室数目过多，微分方程组就会过于繁杂，数学处理就比较困难。

（三）研究步骤与方法

1. 实验过程与数据的获得　实验对象可以是不同种类的动物，如小鼠、大鼠等。将若干动物随机分组，给药后在不同的时间点取样进行分析。一般先取血液，然后处死动物，尽量在无菌状态下剖取心、肝、脾、肺、胃、肌肉等需要考察的组织器官，精密称定后，用消化液进行消化，再采用适当的分析方法测定不同时间点所对应的各组织器官中药物的浓度，获得 $C \sim t$ 数据。

2. 模型参数的获得　通常需要收集以下资料：①解剖学方面的资料，如器官的容积及组织的大小等；②生理学方面的资料，如血流速度等；③热力学方面资料，如药物与蛋白质结合的等温线等；④药物转运和转化方面的资料，如膜的通透性、药物的转运机理与特点以及生物转化特性及参数等；⑤药物的理化性质如亲脂性、电离性、分配系数等。上述资料多数可从文献查得，如各组织器官的容积（V）和相应的血液流速（Q）可从生理学的文献中获得，不同体重的动物可用标准体重的动物数据进行校正，但也有一些需要通过实验获得。

3. 血流图的设计　建立一种生理模型，需先设计生理模型血流图。血流图应是整体的，不仅包括各重要器官，还应与机体一致，各器官（房室）间通过循环系统相互联结，并有肝代谢、肝肠循环、肾消除、肠道消除等药物处置过程。血流图设计必需突出重点，去繁存精。对于模型中所需解决的关键问题，应按生理学、解剖学的知识设计，尽量满足研究目的及要求；其他方面则应尽量简化，以利于实际应用，不必过分强调模型的复杂性和多室性。在同一生理模型中，可针对具体问题，同时用血流限速和膜限速房室模型，还可引入经典的一室或二室模型进行数据处理。一个成功的血流图应能达到预期研究目的，并取得实际成效。

4. 物质平衡方程的建立　如前所述，区分每一不同器官（房室）的生理模型类型，分别列出各自的物质平衡方程。

5. 模型的验证和修订　模型的验证是通过对模型的实际应用和考察来确认的。事实上，任何一个有创造性和实用价值的模型在建立时都很难一次成功，有一个反复验证与修订、不断完善的过程。在验证和修订模型的同时，还应考虑研究目的、研究内容是否过多，要求是否太高；尽量由少而多，由简而繁，分阶段改进模型，以便达到最终目的。

6. 生理药动学模型的运算方法　生理模型的数学表达式建立起来后，就需要对相应的微分方程组进行运算，以获得有关的数字解或参数解。所谓数字解，就是给出不同时间点不同房室中药物浓度的理论值，但不能获得有关参数的理论值。所谓参数解就是给出模型中所有未知的参数，从而使数学模型固定下来，然后用其去计算任意时间点任意组织器官中药物的浓度。

代表生理药物动力学模型的微分方程组一般有两类运算方法。

（1）Runge-Kutta 法　为高等数学中解微分方程组的常用方法。首先要简化微分方程组，将生理参数和药动学参数分别代入相应的方程中，所有浓度 C 用符号 y 代表，此时微分方程组即为以下形式：

$$\frac{\mathrm{d}y_1}{\mathrm{d}t} = Ay_3 - By_1 \tag{13-1}$$

$$\frac{\mathrm{d}y_2}{\mathrm{d}t} = Cy_4 - Dy_2 \tag{13-2}$$

式中，A、B、C、D 等是根据代入的已知参数（Q、V、K、CL' 和 f_B 等，含义具体见下文）计算出来的系数。Runge-Kutta 法运算已经有现成的 Basic 程序，可以在 qBasic 或 tubo-Basic 状态下进行。要注意设定合理的时间范围（即计算中止时间）和步长（给出数据的时间间隔），时间范围大则计算时间长，步长大则给出数据少；另外应注意初始条件，对于静脉给药来讲，当 $t=0$ 时，只有 $C_V = \dfrac{X_0}{V_V}$，其他所有房室的药物浓度均为 0。输入上述简化的微分方程组、所有系数、初始条件和 $C \sim t$ 数据，就可以进行计算了。

Runge-Kutta 法只能给出数字解，即给出不同时间点房室中药物浓度的理论值，可用于作图，再与药物浓度的实验观察值进行比较，通过拟合优度 r^2、离差平方和等评价其吻合度。如果拟合效果较好，可以把动物实验获得的系数 A、B、C、D 等换成人的 A、B、C、D 等（只是换用人的 Q 和 V 值等，某些参数如药物在组织和血浆中的浓度比 K_i 可视为不变），这样建立起来的新模型可以用于外推、预测人体给药后各组织器官中的药物浓度。

（2）应用计算机软件运算　还有很多药物动力学专用程序可以用于生理模型的建立、拟合与计算。例如著名的 NONLNE 程序就可以完成此项工作。首先把微分方程用计算机语言写成一段子程序，输入计算机中；然后将有关参数（Q、V、K、C、CL' 和 f_B 等）和药物浓度数据按要求写成一个数据程序，输入计算机；最后将 NONLNE 主程序调入，就可进行运算。这种方法给出的是参数解，即通过计算给出各种 PK 参数，如 K_i、CL' 和 f_B 等。有了这些参数，就可以确定整个微分方程组，也就可以计算出任何时间点任何组织中药物的浓度，同样可以进行外推和预测。

目前可用于生理药动学数据处理的计算机商业软件有三类：①通用的拟合软件包；②专门拟合药物处置过程某一环节（如吸收、代谢）的软件；③专用于完整的机体生理模型拟合程序（血流限速型或膜限速型）。通用的拟合软件包不是专门为生理药动学模型编制开发的，但可用来建立生理模型并求解。这类软件包主要有 acslXtreme® 和 Berkeley Madanno™，其中 acslXtreme® 是 Acsl 的最新版本，在报道的药物动力学的生理模型研究中被广泛采用，并被认为是生理药动学模型拟合的标准程序。该程序中提供了"药理学与毒理学"工具箱，包含了各种器官模型的构建模块，以便快速方便地建立模型。Berkeley Madanno™ 的特点是为拟合生物系统过程开发的，提供了所有必要的功能，运行速度快。拟合药物处置某一过程的专用拟合软件有 GastroPlus™、iDEA™（拟合肠道吸收过程）和 Sim-Cyp®（拟合药物代谢过程）等；专用于完整的机体生理模型的拟合程序有 PK-Sim®、CloePK™、pkEXPRESS™ 等，其中常用的为 PK-Sim®。

三、生理药动学模型简介

下面通过几个简单的模型来说明血流限速型生理模型的建立过程。

（一）简单的生理模型

血流限速型生理模型的基本假设主要有三点：①各房室之间主要由血液相连，药物在组织中的分布速度由血液流速决定；②在每一个房室中药物的输入和输出过程（如吸收、消除、转运等）都是线性的；③从各器官流出的血液中药物浓度已经与该器官细胞内液中药物浓度达到平衡。

建立生理模型所需的基本参数包括：组织或器官的容积 V（ml）、组织或器官中的血流速度 Q（ml/min）、药物在组织和血浆中的浓度比（分配系数）K_i、血浆药物浓度-时间（$C\sim t$）数据等，有时还需要血中游离药物分数 f_B 和药物的内在清除率 CL_{int} 等药物动力学参数。

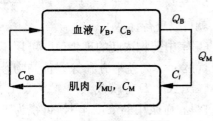

图 13-2　模型Ⅰ示意图

图 13-2 所示的模型Ⅰ是最简单的生理药物动力学模型，它由血液室和肌肉室两个房室组成，无消除过程。其中 Q_M 为流经肌肉的血液流速，Q_B 为血液室的血液流速。由于是封闭的循环，故 $Q_M = Q_B$；C_i 和 C_{OB} 分别为进入和离开肌肉室的血药浓度，相当于离开和进入血液室的血药浓度；C_B 为动脉血中的药物浓度，由于假设血中药物没有消除，故 $C_B = C_i$；C_M 为肌肉中药物的浓度；V_B 和 V_{MU} 分别为血液室和肌肉室的容积。

药物体内过程的速度（如吸收速度、消除速度等），常用 $\dfrac{dX}{dt}$ 来表示；$\dfrac{dX}{dt}$ 可以写成 $\dfrac{V \cdot dC}{dt}$ 的形式。另外，血液流速与血药浓度的积（QC）也代表药物体内过程的速度。从两者相乘后单位的变化更易理解：$Q(\text{ml/min}) \times C(\mu\text{g/ml}) \rightarrow QC(\mu\text{g/min})$。根据"药物进入一个房室的速度等于离开此房室的速度"的原理，建立模型Ⅰ的微分方程组。

血中药量的变化：

$$V_B \cdot \frac{dC_B}{dt} = Q_M C_{OB} - Q_M C_i \qquad (13\text{-}3)$$

肌肉中药量的变化：

$$V_{MU} \cdot \frac{dC_M}{dt} = Q_M C_i - Q_M C_{OB} \qquad (13\text{-}4)$$

式中，参数如 V_B、V_{MU}、C_B（等于 C_i）、C_M、Q_M 都是可以获得的，而 C_{OB} 不容易测定。但 C_{OB} 与 C_M 有关，它取决于药物在肌肉组织和血中的分配系数 K_{MU}，即和药物的组织结合力有关。

根据定义：

$$K_{MU} = \frac{C_M}{C_{OB}} \qquad (13\text{-}5)$$

如 $K_{MU} = 1$，则 $C_{OB} = C_M$；如 $K_{MU} \neq 1$，则 $C_{OB} = \dfrac{C_M}{K_{MU}}$。即使不知道 C_{OB}，只要知道 K_{MU}，也可以建立模型并进行有关的计算。任意组织的分配系数 K_i 可用下式表示：

$$K_i = \frac{C_i}{C_{OB}} \qquad (13\text{-}6)$$

式中，C_i 为某一组织中药物的浓度；C_{OB} 则为离开这一组织时血中药物的浓度；若已知 K_i，就可以用 $\dfrac{C_i}{K_i}$ 来表示离开任意组织器官 i 时血中药物浓度 C_{OB}。一般认为 K_i 与某一个时

间点的 $\dfrac{C_i}{C_{OB}}$ 缺乏很好的关系，应采用药物达到稳态时的组织/血浆分配系数。对于非消除性的组织（如肌肉），则：

$$K_{MU} = \frac{C_{ss,M}}{C_{ss,OB}} \tag{13-7}$$

式中，$C_{ss,M}$ 和 $C_{ss,OB}$ 分别为达稳态时肌肉中药物的浓度和离开肌肉室的血药浓度。

对于消除性组织（如肝脏），则：

$$K_L = \frac{C_{ss,L}}{C_{ss,OB}} \cdot \frac{Q_L + f_B CL'_L}{Q_L} \tag{13-8}$$

式中，$C_{ss,L}$ 和 $C_{ss,OB}$ 分别为达稳态时肝脏中药物的浓度和离开肝脏室的血药浓度。求 $C_{ss,OB}$ 和 $C_{ss,L}$ 比较麻烦，需要多次给药，直到达稳态后才能计算。由于 C_{ss} 与 AUC 成正比，而且 AUC 是由多点 C 值计算得出，故可靠性较好。因此常用下法计算 K_i 值。

非消除性组织：

$$K_i = \frac{AUC_i}{AUC_B} \tag{13-9}$$

消除性组织：

$$K_i = \frac{AUC_i}{AUC_B} \cdot \frac{Q_i + f_B CL'_i}{Q_i} \tag{13-10}$$

式中，AUC_i 为组织中药物浓度-时间曲线下面积；AUC_B 为血药浓度-时间曲线下面积；f_B 为血中游离药物分数；CL'_i 为游离药物的清除率。这样，只需要一次给药的 $C \sim t$ 数据，就可以计算出 AUC_i 和 AUC_B，从而求出相应的 K_i 值。

除此之外，还可从血中游离药物分数 f_B 和某一组织中游离药物分数 f_i 的比值来计算 K_i 值。以模型 I 为例，推导如下。

根据定义：

$$f_B = \frac{C_{u,B}}{C_{OB}} \tag{13-11}$$

同样：

$$f_M = \frac{C_{u,M}}{C_M} \tag{13-12}$$

式中，$C_{u,B}$ 和 $C_{u,M}$ 分别表示血液与肌肉组织中游离药物的浓度；f_M 为肌肉组织中游离药物的分数。当药物在体内分布达到平衡时，血液中与组织中游离药物的浓度是相等的，故：

$$\frac{f_B}{f_M} = \frac{C_{u,B}}{C_{OB}} \cdot \frac{C_M}{C_{u,M}} = \frac{C_M}{C_{OB}} \tag{13-13}$$

即：

$$K_{MU} = \frac{f_B}{f_M} \tag{13-14}$$

推而广之，则：

$$K_i = \frac{f_B}{f_i} \tag{13-15}$$

将 C_{OB} 按上述方法进行变换后，模型 I 的微分方程组（式 13-3 与式 13-4）可以改写成：

$$V_B \cdot \frac{dC_B}{dt} = Q_M \cdot \frac{C_M}{K_{MU}} - Q_M C_B \tag{13-16}$$

$$V_M \cdot \frac{dC_M}{dt} = Q_M C_B - Q_M \cdot \frac{C_M}{K_{MU}} \tag{13-17}$$

至此，模型 I 的生理药物动力学模型建立完成。

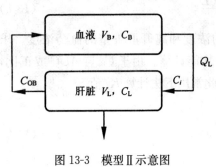

图 13-3 模型 II 示意图

图 13-3 所示的模型 II 与模型 I 略有不同。肌肉室换成了肝脏室，后者比模型 I 多了一个消除过程。血液流速仍然只有一个，即流经肝的血液流速 Q_L；肝组织中的药物浓度为 C_L；肝的容积为 V_L；其他参数不变。因为只有游离药物可以消除，根据 $\frac{dX}{dt} = -kX$，且 $k \cdot X = k \cdot V \cdot C = CL \cdot C$，游离药物的消除速度可以用 $CL' \cdot C'$ 表示，CL' 和 C' 分别代表游离药物的清除率和浓度。

与模型 I 相似，可以建立模型 II 的微分方程组：

血中药量的变化：

$$V_B \cdot \frac{dC_B}{dt} = Q_L \cdot \frac{C_L}{K_L} - Q_L C_B \tag{13-18}$$

肝中药量的变化：

$$V_L \cdot \frac{dC_L}{dt} = Q_L C_B - Q_L \cdot \frac{C_L}{K_L} - CL'_L C'_L \tag{13-19}$$

式中，C'_L 不易测定，可直接测定的往往是 C_L。由于肝中游离药物的浓度等于肝中药物总浓度 C_L 与肝中游离药物分数 f_L 的积。根据式 13-15，$f_L = \frac{f_B}{K_L}$，故：

$$C'_L = C_L \cdot f_L = C_L \cdot \frac{f_B}{K_L} \tag{13-20}$$

式中的 f_B、C_L、K_L 都是可以测定的，因此模型 II 的微分方程组（式 13-18 与 13-19）可以改写为：

$$V_B \cdot \frac{dC_B}{dt} = Q_L \cdot \frac{C_L}{K_L} - Q_L C_B \tag{13-21}$$

$$V_L \cdot \frac{dC_L}{dt} = Q_L (C_B - \frac{C_L}{K_L}) - CL'_L \frac{C_L f_B}{K_L} \tag{13-22}$$

同样，模型 II 的生理药动学模型建立完成。

式 13-22 中最后一项为代谢消除项。如果消除过程是非线性的，按照相关方程，则：

$$\frac{dX'_L}{dt} = CL'_L C'_L = \frac{V_m C'_L}{K_m + C'_L} \tag{13-23}$$

$$\frac{\mathrm{d}X'_\mathrm{L}}{\mathrm{d}t} = \frac{\dfrac{V_\mathrm{m}C_\mathrm{L}f_\mathrm{B}}{K_\mathrm{L}}}{K_\mathrm{m} + \dfrac{C_\mathrm{L}f_\mathrm{B}}{K_\mathrm{L}}} \tag{13-24}$$

式中，V_m 和 K_m 分别为非线性过程中游离药物的最大消除速度和米氏常数。将此米氏方程代入模型 Ⅱ 肝中药量变化表达式（13-19）的消除项中，则有：

$$V_\mathrm{L} \cdot \frac{\mathrm{d}C_\mathrm{L}}{\mathrm{d}t} = Q_\mathrm{L}(C_\mathrm{B} - \frac{C_\mathrm{L}}{K_\mathrm{L}}) - \frac{V_\mathrm{m}C_\mathrm{L}f_\mathrm{B}}{K_\mathrm{m}K_\mathrm{L} + C_\mathrm{L}f_\mathrm{B}} \tag{13-25}$$

图 13-4 所示的模型 Ⅲ 可看作是模型 Ⅰ 和 Ⅱ 加合而成。但是血液室变成了两条途径进入，一条途径离开，进入血液室的药量等于离开肌肉室和肝脏室的药量之和；因为血液分别流向肌肉室和肝脏室，故血液室的流速应该等于流经肌肉室和肝脏室的流速之和，即：$Q_\mathrm{B} = Q_\mathrm{L} + Q_\mathrm{M}$。其他参数与前述模型相同。

根据模型 Ⅲ，可建立如下方程。

血中药量变化：

$$V_\mathrm{B} \cdot \frac{\mathrm{d}C_\mathrm{B}}{\mathrm{d}t} = Q_\mathrm{M} \cdot \frac{C_\mathrm{M}}{K_\mathrm{MU}} + Q_\mathrm{L} \cdot \frac{C_\mathrm{L}}{K_\mathrm{L}} - Q_\mathrm{B}C_\mathrm{B} \tag{13-26}$$

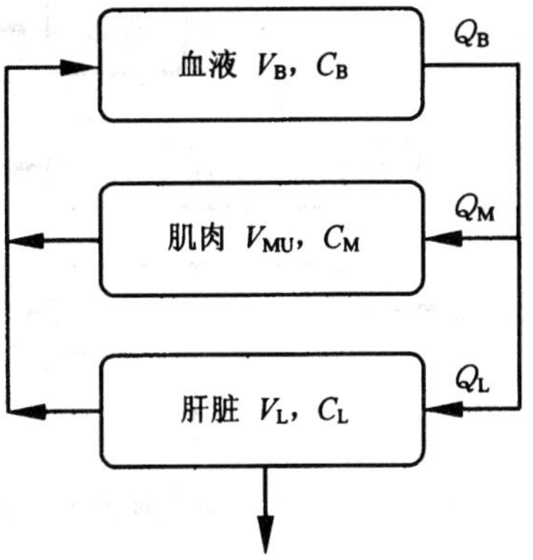

图 13-4　模型 Ⅲ 示意图

肌肉中药量变化：

$$V_\mathrm{MU} \cdot \frac{\mathrm{d}C_\mathrm{M}}{\mathrm{d}t} = Q_\mathrm{M}C_\mathrm{B} - Q_\mathrm{M} \cdot \frac{C_\mathrm{M}}{K_\mathrm{MU}} \tag{13-27}$$

肝中药量变化：

$$V_\mathrm{L} \cdot \frac{\mathrm{d}C_\mathrm{L}}{\mathrm{d}t} = Q_\mathrm{L}(C_\mathrm{B} - \frac{C_\mathrm{L}}{K_\mathrm{L}}) - CL'_\mathrm{L}\frac{C_\mathrm{L}f_\mathrm{B}}{K_\mathrm{L}} \tag{13-28}$$

上述微分方程组代表了模型 Ⅲ 这个生理模型的数学表达式。就建立微分方程组的原理和思路而言，简单的生理模型与复杂的生理模型是基本一致的，复杂的生理模型是以简单的模型为基础不断扩展开来的。

（二）较完整的生理药物动力学模型

现代的生理药物动力学模型多将血液室分成静脉室和动脉室，使整个模型更加直观和合理，这样的模型被称为典型的 Bischoff-Dedrick 生理模型。

例如某一极性很强的药物，几乎不能进入脂肪组织；由于血-脑屏障的原因也不能进入脑部；研究表明该药物在骨髓组织、脾、皮肤等分布很少；另外，该药几乎是百分之百以原型从尿中排泄。根据这些信息，可以建立该药物的生理药物动力学模型，如图 13-5 所示。注意血液的流向（图中箭头表示）与人体内血液流向一致，总是从静脉经肺部流向动脉，再由动脉流向全身各个组织器官，最后由各个组织器官流回静脉。血液从静脉经肺部流向动脉的过程是非常快的，所以可以认为静脉、肺部和动脉中血液的流速是一样的，其血流速度都用 Q 表示。

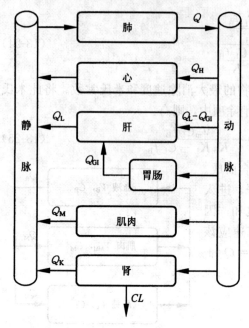

图 13-5 八房室生理模型示意图

根据物质平衡定律，可以分别建立各个器官组织相应的微分方程式。肺部、心脏、肌肉、胃肠道和动脉室的情况最简单并类似，均为一条途径进入一条途径离开；静脉室是四条途径进入，一条途径离开；肝脏室多了一个肠肝循环；而肾是消除器官，增加了一个消除过程。

分别以 LU、H、L、GI、M（或 MU）、K、A 和 V 代表肺、心脏、肝、胃肠道、肌肉、肾、动脉和静脉，建立模型的微分方程组：

$$V_{LU} \cdot \frac{dC_{LU}}{dt} = Q \cdot C_V - Q\frac{C_{LU}}{K_{LU}} \tag{13-29}$$

$$\frac{dC_{LU}}{dt} = Q\frac{C_V}{V_{LU}} - \frac{Q\frac{C_{LU}}{K_{LU}}}{V_{LU}} = Q\frac{C_V - \frac{C_{LU}}{K_{LU}}}{V_{LU}} \tag{13-30}$$

心脏、肌肉、胃肠道与上相似，可用下述通式表示：

$$\frac{dC_i}{dt} = \frac{Q_i(C_A - \frac{C_i}{K_i})}{V_i} \tag{13-31}$$

动脉：

$$\frac{dC_A}{dt} = \frac{Q(\frac{C_{LU}}{K_{LU}} - C_A)}{V_A} \tag{13-32}$$

静脉：

$$\frac{dC_V}{dt} = \frac{Q_H\frac{C_H}{K_H} + Q_M\frac{C_M}{K_{MU}} + Q_K\frac{C_K}{K_K} + Q_L\frac{C_L}{K_L} - QC_V}{V_V} \tag{13-33}$$

上式也可用下述通式表示：

$$\frac{dC_V}{dt} = \frac{\sum \frac{Q_iC_i}{K_i} - QC_V}{V_V} \tag{13-34}$$

肾：

$$\frac{dC_K}{dt} = \frac{Q_KC_A - Q_K\frac{C_K}{K_K} + CL_K'C_K'}{V_K} = \frac{Q_KC_A - (Q_K\frac{C_K}{K_K} + CL_K'\frac{C_Kf_B}{K_K})}{V_K} \tag{13-35}$$

肝：

$$\frac{dC_L}{dt} = \frac{C_A(Q_L - Q_{GI}) + Q_{GI}\frac{C_{GI}}{K_{GI}} - Q_L\frac{C_L}{K_L}}{V_L} \tag{13-36}$$

如果药物在肝脏也有代谢，则上式可改为：

$$\frac{dC_L}{dt} = \frac{C_A(Q_L - Q_{GI}) + Q_{GI}\dfrac{C_{GI}}{K_{GI}} - Q_L\dfrac{C_L}{K_L} - CL_L' \cdot C_L\dfrac{f_B}{K_L}}{V_L}$$

(13-37)

进一步考虑，由于肌肉、皮肤和脂肪这三个组织的容积都较大，药物在这些组织中的分布通常较慢，血液流出端的血药浓度要达到与流入端一致需要一定时间，因此在某个具体时间点，不同部位的肌肉组织中药物的浓度可能不同，这时就需将肌肉室分为数个串联的房室，各肌肉室中药物浓度的变化可依据上述原理推算，其他组织器官的微分方程没有变化。

（三）膜限速型生理模型

在一些水溶性药物（如吡咯蒽醌）、脂溶性药物（如芬太尼）的生理模型研究中，发现用血流限速模型很难准确预测实验结果，解释实验数据。这是因为血流速度对于这些药物的分布只是一个非决定性因素，不符合血流限速生理模型建立的假设，它们在血液和组织中的浓度关系也不能用药物组织-血液分配系数进行准确的量化。

当药物以主动转运和促进扩散等透膜方式进入细胞时，组织器官内的膜性屏障（毛细血管壁、细胞膜等）使药物在血液与组织细胞间的浓度不可能迅速达到平衡，起到限速、限量的作用，透膜过程成为药物体内转运的限速过程。研究发现，氨甲蝶呤（MTX）在肌肉、肾、肝等组织的分布随血药浓度增加而增加，故认为在这些组织器官中是属于血流限速型的。但其在骨髓中的分布与血浆中药物的分布不平行，推测是一个膜限速过程，放线菌素 D 也有类似情况。因此，可将这些组织的速度方程按膜限速过程进行调整，组合入整体方程组中。将膜限速转运过程引入生理模型时，需要在每个器官室中划分出 2～3 个亚室，引入更多的生理参数，模型结构的复杂性和模型理论的不确定性大大增加，模型数学表达中所需的微分方程数量也成倍地增加。膜限速模型可用图 13-6 来表示。

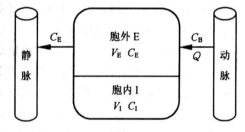

图 13-6 膜限速模型示意图

假设药物通过毛细血管壁很快，可把毛细血管和细胞间隙液合并为一个室，称为细胞外室（E），其容积和药物浓度分别为 V_E、C_E；进入和离开细胞外室的血药物浓度分别为 C_B、C_E；细胞内室（I）的容积和药物浓度分别为 V_I、C_I。

由于只有游离药物才能透过生物膜在细胞内外进行转运，所以细胞外的游离药物量的变化可用下式表示：

$$V_E\frac{dC_E'}{dt} = Q\,C_B' - Q\,C_E' \pm V_I\frac{dC_I'}{dt}$$

(13-38)

式中，C_E' 为细胞外游离药物的浓度；C_B' 为进入细胞外室时血中游离药物的浓度；Q 为血液流速；C_I' 为细胞内室中游离药物的浓度。$V_I\dfrac{dC_I'}{dt}$ 为细胞内室药量的变化，如果细胞内的药量上升，表明药物向细胞内转运，细胞外的药量减少，则上式要减去第三项；相反，如果细胞内的药量下降，表明药物向细胞外转运，细胞外的药量增加，则上式要加上第三项。如果药物是通过被动扩散进入细胞内，则药物在细胞内外的转运过程将符合被动扩散定律，细胞内游离药物量的变化可用下式表示：

$$V_I \frac{dC_I'}{dt} = K(C_E' - C_I') \tag{13-39}$$

式中，K 为药物的细胞通透率。除此之外，药物的膜转运过程还可能是载体转运，而后者是一种非线性过程。有时药物的消除过程，或者与血浆蛋白的结合过程也可能是非线性的，此时需要加入非线性项。

随着免疫学、分子生物学等学科的进展，对药物转运载体、药物外排及药物代谢机理研究的深入，药物在器官内转运过程的复杂性和多样性逐渐显现，"血流限速型"与"膜限速型"的概念已不足以概括药物在器官内的转运过程。受转运载体限制的非线性动力学过程、P-糖蛋白介导的药物外排过程、血脑屏障及胎盘屏障的特殊转运过程等药物转运的特殊形式，已越来越多的纳入到生理模型的研究中，使模型结构类型极大地丰富起来，显示出多样性的特征。

第二节　药物动力学-药效动力学结合模型

药物动力学（pharmacokinetics，PK）与药效动力学（pharmacodynamics，PD）是按时间同步进行的两个密切相关的动力学过程。药动学着重阐明机体对药物的作用（what the body does to the drug），即研究药物在体内的吸收、分布、代谢与排泄过程随时间变化的规律，在了解药物体内作用特点、客观评价现有药物、设计新药以及指导临床合理用药等方面具有重大的应用价值。然而，药动学局限于研究体内药量或血药浓度与时间的关系，而没有考虑到药物效应，即药动学研究不能阐明效应与时间之间的关系。药效学则描述药物对机体的作用（what the drug does to the body），即研究药理效应随浓度变化的规律，虽具有临床实际意义，但未考虑药物的瞬间处置过程。药物的药理效应强度与受体部位的药物浓度有关，受体部位的药物浓度尽管不等于血药浓度，但体内药物分布平衡时，二者随药物剂量的变化而变化，随时间按比例衰减。药物到达和离开受体部位的速度，影响药物作用的起效时间和药理效应持续时间。并随着研究的深入，也发现药物在体内的效应动力学过程极为复杂，其血药浓度与效应之间也并非简单的对应关系。因此，药动学与药效学密切相关，单独从任何一个方面都不能全面而准确地阐明药物的作用。1979 年 Sheiner 等首次提出了药物动力学-药效动力学结合模型（简称 PK-PD 结合模型，PK-PD link models）。PK-PD 结合模型借助传统的药动学与药效学模型，通过效应室将两者有机地结合起来，揭示血药浓度与效应之间的内在联系，即药动学与药效学之间必然的内在联系。这将有助于了解药物在体内作用部位的动力学特征，推论出产生效应的作用部位及药物在作用部位的浓度，并可定量地反应其与效应的关系，给出药物在体内的药效学参数，通过这些参数进一步了解药物的效应在体内动态变化的规律性，更加科学地阐明药物浓度-效应-时间三者之间的关系。PK-PD 结合模型已成为研究药物剂量与药物效应之间定量关系的有效工具,对设计与调整临床用药剂量、提高疗效和减少毒副反应等具有重要的应用价值。

一、血药浓度与药理效应的关系

血药浓度(C)与药理效应(E)之间存在一定的相关性,多数药物在一定范围内随着用药剂量的增大,体内血药浓度按比例升高,其药理效应也相应增强。然而有些药物血药浓度的变化与药理效应的变化往往并不同步,甚至无明确的关系。因此,有必要研究血药浓度和药理效应之间的关系以及在不同血药浓度情况下,药理效应的各种表现形式。

1. 血药浓度与药理效应直接相关 血药浓度与药理效应直接相关指的是随着血药浓度的升高,药效强度也随之增强,最大效应与血药浓度达峰同时发生,即效应-时间之间没有时间上的滞后或提前,完全是平行和对应的关系,如图 13-7(a)所示;药效对血药浓度的对数作图,可得一条"S"型曲线,见图 13-7(b)。

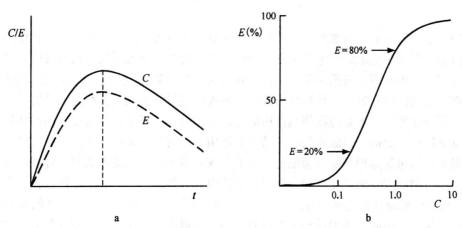

a. 浓度/效应-时间曲线;b. 效应-浓度半对数曲线

图 13-7 血药浓度与药理效应直接相关示意图

这种 S 型曲线表明,药物的作用部位很可能是中央室(即血液室)或血流丰富的器官及组织,这样药物很快分布到作用部位,没有时滞且药物到达作用部位后以原形直接起效。

2. 药理效应滞后于血药浓度 上述血药浓度与药理效应直接相关描述的是最大效应与血药浓度达峰同时发生,但一些药物其药理效应经时过程与血药浓度经时过程没有直接的平行关系,最大药理效应可能产生在血药浓度达峰之前或之后。药理效应滞后于血药浓度的情况比较多见,主要表现为随着时间的增加,血药浓度上升较快,而药效强度的增加相对较慢。相反,当血药浓度下降时,药效强度还处在较高水平,其减弱的速度也相对较慢,如图 13-8(a)。这种情况下,效应-浓度曲线中可看到明显的逆时针滞后环(counter-clockwise hysteresis loop)(即最大效应的出现滞后于血药浓度的峰值),如图 13-8(b)。

药理效应滞后现象的产生原因主要有以下几方面。一为药物的作用部位可能不在中央室,而在周边室或周边室的附近。当血药浓度从中央室分布到周边室后,才逐渐产生药理效

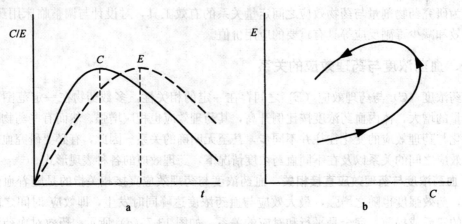

a. 浓度/效应-时间曲线；b. 效应-浓度曲线

图 13-8　药理效应滞后于血药浓度示意图

应，至中央室和周边室血药浓度达平衡时，药理效应达最大，随后药理效应随着血药浓度的衰减而减弱。即滞后现象的产生是药物到达作用部位的分布延迟所致。药效滞后的另一个原因是间接产生药理效应。对某些药物而言，其效应不是药物与受体结合而产生的直接效应，而是存在一系列的中间过程，导致血药浓度与最终效应呈间接相关关系。这种情况下，药效滞后于血药浓度的原因不是药物到达作用部位的分布延迟，而是药物与受体的间接作用机制所致。如华法林一定剂量口服给药后，其抗凝作用通常要到 2 天后才达到最大活性。这是因为华法林的作用机制是抑制凝血酶原复合物的合成，但不能促进凝血酶原复合物的分解，因此给药后一段时间内，由于凝血酶原仍存在于体内，故暂时观察不到明显的抗凝活性，直到 2 天后体内凝血酶原复合物逐渐分解，才达到最大抗凝活性。再有些药物，如激素类，其药理效应的产生是由时间依赖的转导机制所介导的，其最终效应是第二信使控制的信号级连放大结果，当该过程受到限制时，药理效应会显著滞后于血药浓度。另外，如果药物的活性主要来自于代谢产物，则原形药物的药理效应与浓度的关系就不是直接的，因此也会出现药效滞后现象。

3. 血药浓度滞后于药理效应　血药浓度滞后于药理效应的情况不太常见，主要表现为随着时间的增加，血药浓度上升较慢，而药效强度的增加相对较快。相反，当血药浓度刚开始下降时，药效强度已大大减弱，如图 13-9 （a）。这种情况下，效应-浓度曲线中可见明显的顺时针滞后环（clockwise hysteresis loop 或 proteresis）（即血药浓度达峰滞后于最大效应的出现），如图 13-9 （b）。

这种血药浓度滞后现象的产生主要是由于药物耐受性的产生和拮抗性代谢产物的形成等原因所致。

二、血药浓度与药效持续时间的关系

药物起效后，其药理效应能维持多久，即作用的持续时间长短，也是药物治疗时需要考虑的问题。一般认为，只要作用部位的血药浓度大于最低有效浓度，药效就始终存在。因此

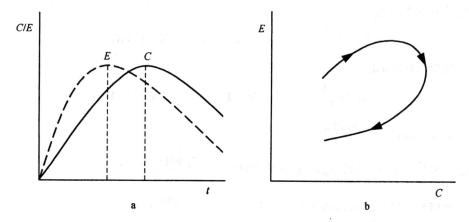

图 13-9　血药浓度滞后于药理效应示意图

a. 浓度/效应-时间曲线；b. 效应-浓度曲线

药效持续时间实际上是给药剂量与作用部位药物消除速度的函数。根据药物动力学原理和血药浓度-时间曲线方程，可计算药效持续时间。

如对于单室模型药物，单剂量静脉注射的血药浓度-时间曲线方程为：

$$C = C_0 e^{-kt} \tag{13-40}$$

设当血药浓度下降至最低有效浓度（C_{eff}）时，所需时间即为药效持续时间（t_{eff}），即：

$$C_{eff} = C_0 e^{-kt_{eff}} \tag{13-41}$$

将 $C_0 = \dfrac{X_0}{V}$ 代入式 13-41，则 t_{eff} 为：

$$t_{eff} = \frac{\ln X_0 - \ln(C_{eff} V)}{k} \tag{13-42}$$

或：

$$t_{eff} = 1.443 \cdot t_{1/2} \left[\ln X_0 - \ln(C_{eff} V) \right] \tag{13-43}$$

式中，$C_{eff}V$ 实际上为产生药理效应所需的最小药量。由式 13-42 和式 13-43 可知，k 值减小或 $t_{1/2}$ 增加时，可导致作用持续时间成比例增长，即作用持续时间与药物的半衰期成正比。

但剂量加倍后，药效持续时间并不随之加倍，而是按剂量每增加一倍，作用持续时间增加一个半衰期的规律来变化的。因为剂量 X_0 所产生的作用持续时间为 t_{eff}，若剂量增大为 $2X_0$，经过一个半衰期体内药量下降至 X_0，此后的作用持续时间还可维持 t_{eff}，因此，剂量增大一倍后，总的作用持续时间应为 $t_{1/2} + t_{eff}$，即作用持续时间增加了一个半衰期。

例 13-1　某药物在体内符合单室模型特征，$V = 10L$，$k = 1.0 h^{-1}$，设其 C_{eff} 为 $0.1\mu g/ml$，试计算单剂量静脉注射 100mg、400mg、800mg 时，其 t_{eff} 各为多少？

解： 当剂量为 100mg 时：

$$t_{eff} = \frac{1}{1.0}(\ln 100 - \ln 0.1 \times 10) = 4.605 \ (h)$$

当剂量为 400mg 时：

$$t_{\text{eff}} = \frac{1}{1.0}(\ln 400 - \ln 0.1 \times 10) = 5.991 \, (\text{h})$$

当剂量为 1000mg 时：

$$t_{\text{eff}} = \frac{1}{1.0}(\ln 800 - \ln 0.1 \times 10) = 6.685 \, (\text{h})$$

该药半衰期为：$t_{1/2} = \frac{0.693}{1.0} = 0.693 \, (\text{h})$

因此，剂量增加至 4 倍，t_{eff} 增加的半衰期数为：$\frac{5.991 - 4.605}{0.693} = 2$

剂量增加至 8 倍，t_{eff} 增加的半衰期数为：$\frac{6.685 - 4.605}{0.693} = 3$

以上计算结果表明，剂量增至 4 倍，作用持续时间增加了 2 个半衰期的时间；而当剂量增至 8 倍时，作用持续时间共延长了 3 个半衰期，比 4 倍的剂量仅延长了一个半衰期的时间。

三、药效动力学模型

药物动力学和药效动力学分别研究在一定剂量下，体液中药物浓度（C）与时间（t）的关系和药理效应（E）与浓度（C）的关系。药动学和药效学过程在体内是同时发生且可用一定的数学模型予以表达。其中药效动力学模型主要分为两类：一类是梯度效应模型（graded model），其描述浓度-效应的等级变化关系，适用于药物浓度的变化能够定量反应生理变化的情况；另一类是质模型，又称固定效应模型（E_{fixed} model），所描述的药效是固定的，机体表现为全或无的效应，如生存与死亡、出现临床不需要的反应与否等。因固定效应模型仅能大约估计浓度-效应的关系，故常用梯度效应模型来定量描述浓度-效应的关系。梯度效应模型主要有：线性模型、对数线性模型、最大效应模型和 Sigmoid E_{max} 模型。

1. 线性模型（linear model） 若药物的效应与浓度呈直线关系，则可用线性模型来描述二者之间的关系，其表达式为：

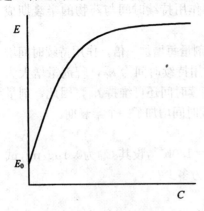

图 13-10　线性模型示意图

$$E = m \cdot C + E_0 \qquad (13-44)$$

式中，E 为效应强度；E_0 为给药前的基础效应；C 为药物浓度；m 为 $E \sim C$ 直线的斜率。

线性模型的参数可以通过线性回归求得。由式 13-44 可知，当 $C = 0$ 时，$E = E_0$，与实际情况相吻合；当 $C \to \infty$ 时，则 $E \to \infty$，但实际情况与此不符，因体内药物效应强度不可能无限增加，C 达一定值后，E 实际上不会再继续增加，如图 13-10 所示。因此，线性模型只能描述一定浓度范围内（中间范围）浓度与效应之间的关系，一般用于描述效应强度在最大效应的 80% 以下的范围内效应-浓度的线性关系。

2. 对数线性模型（lg-linear model） 多数药物的治疗浓度通常介于其最大效应的 20%～80%所对应的血药浓度范围内（图13-7），此时效应强度和血药浓度的对数呈良好的线形关系，可用对数线性模型来描述二者之间的关系，其表达式为：

$$E = m\lg C + e \tag{13-45}$$

式中，m 为 E～$\lg C$ 直线的斜率，代表在一定血药浓度范围内药效衰减速率；e 为外推直线的截距。由式13-45中，解出 $\lg C$，得：

$$\lg C = \frac{E - e}{m} \tag{13-46}$$

对于单室模型静脉注射给药，血药浓度与时间的关系式为：

$$\lg C = \lg C_0 - \frac{k}{2.303}t \tag{13-47}$$

将式13-46代入式13-47，得：

$$\frac{E - e}{m} = \frac{E_0 - e}{m} - \frac{k}{2.303}t \tag{13-48}$$

式中，E_0 为血药浓度等于 C_0 时所对应的药理效应强度。

将式13-48整理后可得：

$$E = E_0 - \frac{k \cdot m}{2.303}t \tag{13-49}$$

式13-49描述了单室模型静脉注射给药后药理效应与时间的关系。当血药浓度随时间呈指数规律衰减时，药理效应则按 km 的恒定速率衰减，表现出线性动力学特征。许多药物都具有这种药效动力学性质，如给未麻醉志愿者静脉注射（＋）-筒箭毒碱 0.1～0.2mg/kg 后，以抬头、手握力和吸气等为指标，测定肌肉收缩抑制百分率。结果表明，这些药理作用都与时间呈线性关系。

对数线性模型可以描述效应强度在 20%～80%最大效应时的药物浓度对数与效应之间的线性关系，但不能预测浓度为零时的基础效应，也不能预测药物的最大效应。

3. 最大效应模型（E_{max} model，E_{max} 模型） 如前所述，式13-45 仅可作为在所观察的一定浓度范围内药物效应的特征描述。有些药物的血药浓度和效应之间不能用式13-45 进行描述，这种情况下可用最大效应模型来描述二者之间的关系，其表达式为：

$$E = \frac{E_{max}C}{EC_{50} + C} \tag{13-50}$$

式中，E_{max} 为药物产生的最大效应；EC_{50} 为产生 50%最大效应时的药物浓度。

最大效应模型描述的是很宽浓度范围内（从给药前的基础效应到药物浓度远远超过 EC_{50} 时的最大效应）的浓度-效应关系。

4. Sigmoid-E_{max} 模型 Sigmoid-E_{max} 模型（又称 Sigmoid-E_{max} 方程，或 Hill 方程）是最大效应模型的扩展。这一模型与最大效应模型都是基于质量作用定律和经典的受体占领学说而建立的，描述了配体-受体的相互作用，但在此仅用来描述浓度-效应之间的非线形关系，其表达式为：

$$E = \frac{E_{max} \cdot C^h}{EC_{50}^h + C^h} \tag{13-51}$$

式中，h 为 Hill 系数，也称为形状因子，反映浓度-效应曲线斜率的一种陡度的参数，一般在 1 附近变化。当 $h=1$ 时，式 13-51 简化为最大效应模型；当 $h<1$ 时，曲线较为平坦；当 $h>1$ 时，曲线变陡，且更趋向 S 形，同时最大效应增大。h 的加入，使得 Sigmoid-E_{max} 模型可以准确地表述浓度与效应之间的定量关系，是目前应用最广泛的一类模型。

四、具效应室的药动学-药效学结合模型

当血药浓度与药理效应直接相关时，可将血药浓度直接代入药效动力学模型来描述血药浓度与药理效应的时间过程。但大多数药物的药理效应时间过程与血药浓度时间过程无直接的平行关系，需要引入更复杂的模型来解释药物浓度与药理效应的暂时错位现象。为此，Sheiner 等提出了具效应室的 PK-PD 结合模型。效应室（如图 13-11）不是药动学模型的一部分，而是与中央室连接的虚拟药效动力学房室，可能是某一特定的组织或器官（如眼、皮肤、消化道、肺脏、中枢神经系统、淋巴系统或肿瘤组织等），也可能是药物的某种活性代谢产物。效应室的引入，起到了桥梁的作用，将经典的药动学模型与药效学模型有机地结合在一起；Sheiner 等应用 PK-PD 结合模型成功解释了 d-筒箭毒碱药理效应滞后于血药浓度的现象。

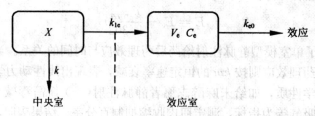

图 13-11　效应室模型示意图

（一）PK-PD 结合模型的基本理论

效应室浓度方程是联系血药浓度与药理效应的纽带，是 PK-PD 结合模型的核心。PK-PD 结合模型是根据经典药动学模型而建立的，在建立时作了如下假设：

（1）药物作用部位处于与中央室相连接的称为生物相（biophase）或效应室（effect compartment）的房室中，药物从中央室分布到效应室，在效应室内药理效应-浓度之间直接相关；且进入效应室药物量极少，以致对于整体的药动学过程几乎不产生明显的影响，在拟合药物体内过程时不必考虑其影响（由于药物全身分布，效应室药物量很少）。

（2）药物只从中央室转运到效应室，基本上不从效应室逆转运到中央室，其转运速度通常是一级过程。药理效应取决于效应室药物浓度和效应室的消除速度常数 k_{e0}。

效应室中药量变化速度可表示为：

$$\frac{dX_e}{dt} = k_{1e}X - k_{e0}X_e \tag{13-52}$$

式中，X 为中央室的药物量；X_e 为效应室的药物量；k_{1e} 为药物从中央室转运至效应室的一级转运速度常数；k_{e0} 为药物从效应室消除的一级速度常数。

k_{e0} 不仅能反映药物在效应室的消除速度，而且能反映药物在中央室与效应室之间的平衡速度。因此，药效滞后于血药浓度的现象在理论上与药物在中央室和效应室的分布平衡相关，k_{e0} 可反映药物滞后效应的强弱，k_{e0} 越小，滞后效应越明显。

效应室的药物浓度可用典型的 PK 模型描述，如符合单室模型的药物静脉注射给药后，效应室的药物浓度可表示为：

$$C_e = \frac{k_{1e} X_0}{V_e (k_{e0} - k)} (e^{-kt} - e^{-k_{e0} t}) \tag{13-53}$$

式中，V_e 为效应室的表观分布容积；k 为药物的（一级）消除速度常数。

（二）效应室的确定

在 PK-PD 结合模型中效应室的确定至关重要。因为它是连接 PK 模型和 PD 模型的枢纽，PK 与 PD 的转换是通过效应室而实现的，效应室的归属直接关系到 PK-PD 模型解析的正确与否。因此在建立 PK-PD 模型时首先要确定效应室。效应室的确定常采用以下几种方法：

1. Wagner 法 该法是基于药物所产生的效应变化与其在作用部位的药量变化相平行的原理。其方法是分别观察各室内药量的经时变化规律，与效应的经时变化规律进行比较，以二者的变化情况是否同步来判别效应室的归属。若效应的经时变化与某一室内药量的经时变化是平行的，则说明其效应室就在该室之中。

2. Gibaldi 法 该法的理论基础是药物所产生的效应与其在作用部位的药量应是一一对应的关系。其方法是采用多个剂量给药后观察各室中产生同一强度效应所需的药量（或浓度）是否相同来判定效应室。若为效应室，则产生相同的药效所需的药量（或浓度）应是相同的，与给药剂量无关；若不同，则说明该室不是效应室。

3. Paalzow 法 该方法是通过作图来判定效应室。若血药浓度-效应曲线呈 S 形，则说明血药浓度和效应是严格的一一对应关系，提示效应室就在血液室；若血药浓度-效应曲线呈现明显的逆时针滞后环，则说明血药浓度与效应不是严格的对应关系，提示效应室不在血液室；若血药浓度-效应曲线呈现明显的顺时针滞后环，也说明血药浓度和效应不是严格的对应关系，表明该药物在体内可能出现了快速耐受性。

除了应用上述方法来确定效应室以外，Sheiner 提出的效应室概念则认为有必要在经典的药动学模型中增设一个效应室，并将效应室视为独立的房室，而不归属在哪一个房室中，效应室与中央室则按一级过程相连。

（三）PK-PD 结合模型的分类

根据药动学与药效学数据的相关性，可将 PK-PD 结合模型分为四种类型：

1. 直接连接与间接连接模型 依据血药浓度与效应部位药物浓度之间的关系，可分为直接连接与间接连接模型。

直接连接模型是指被测血药浓度与效应部位药物浓度很快达到平衡，二者的比值保持恒定。这种情况下，峰浓度和最大效应同步达到，效应-浓度曲线上无滞后环。测得的血药浓度可直接作为效应室的输入函数。与直接连接模型相对应，间接连接模型是指血药浓度和效应之间存在错位，且效应-浓度曲线上的逆时针滞后环是由药物从中央室至效应室的分布延迟所致。某些情况下，药物分布到作用位点的过程与药动学多室模型中药物分布至外周室的过程相似，因此可将外周室的药物浓度作为输入函数。

2. 直接反应与间接反应模型　依据反应系统和效应部位浓度的相关方式，PK-PD 模型可分为直接反应与间接反应模型。

直接反应模型是指药物在效应部位直接与效应组织相互作用而产生药理效应，因此药理效应直接取决于效应部位的药物浓度。上述直接连接和间接连接模型均属于直接反应模型。间接反应模型是指药物不直接作用于效应部位的受体，而是作为诱导源，通过一条因果传递链，最终使其他物质和能量释放于效应部位的受体从而产生药理效应，这导致在浓度-效应曲线上形成逆时针滞后环。间接反应模型一般较复杂，主要用于内源性物质的解析。

3. 软连接与硬连接模型　依据建立 PK-PD 结合模型的信息类型，可分为软连接与硬连接模型。

多数情况下，PK-PD 结合模型的建立，以假想的"效应室"为纽带，拟合药动学和药效学两组数据，使两部分的数据吻合，此称为"软连接"。在软连接模型中，药动学数据和药效学数据均与连接模型的特征相关，信息的流向是双向的。因此，当不考虑药物作用机制（如药物处置或其他复杂过程），只描述血药浓度-效应的滞后关系时，效应室模型是软连接模型的典型代表。与软连接模型相对应的是硬连接模型，这一模型中，药动学数据与体外试验结果（如抗生素的最小抑菌浓度，受体、酶、离子通道与药物的亲和力等）相拟合，以预测药效的经时过程。因而这种连接是非直接的，信息的流向是单向的。因此，硬连接模型是以药物作用机制为基础的模型，可清楚地描述药物有关特性、预测新化合物的药效学活性。

4. 时间依赖与非时间依赖模型　依据药效学模型的时间依赖性，PK-PD 结合模型可分为时间依赖和非时间依赖模型。

时间依赖模型是指某些药物的药动学参数（如 E_{max}、EC_{50} 等）可能呈时间依赖性变化，在效应部位浓度相同情况下，药效强度可能会发生敏感性升高或降低的变化。若发生敏感性降低即耐受现象，常是由于受体数目的减少或药物与受体亲和力的下降，在浓度-效应曲线中出现顺时针滞后环；若发生敏感性增高即增敏现象，则与耐受现象相反，在浓度-效应曲线中出现逆时针滞后环。

非时间依赖模型是指药效学参数不随时间的改变而变化，药物的效应强度取决于效应部位药物浓度的高低，大多数药物遵循这一规律。

（四）PK-PD 结合模型的建立

PK-PD 结合模型的建立方法主要有两种。一种为贯序解析法，如给药后测定不同时间的血药浓度与药理效应，利用药物动力学模型计算药动学参数，利用式 13-51 与式 13-53 同时拟合药理效应-时间曲线，求出药效动力学参数。一般使用计算机程序拟合药动学、药效学模型并计算参数；另一种为同步解析法，将药物动力学与药效动力学两部分数据同时拟合，一次性得到药动学和药效学的全套参数。在同步解析法中，由于药动学、药效学两部分数据的误差类型与误差水平可能不同，使得药动学数据的精确度往往高于药效学的数据，所以常用贯序解析法来建立 PK-PD 结合模型。下面以单室模型为例介绍 PK-PD 结合模型的建立过程。

1. 静脉注射给药的 PK-PD 结合模型　静脉注射给药后，效应室药量的变化可用下式来表示：

$$\frac{\mathrm{d}X_e}{\mathrm{d}t} = k_{1e}X - k_{e0}X_e \tag{13-54}$$

中央室药量的变化可表达为：

$$\frac{\mathrm{d}X}{\mathrm{d}t} = -kX \tag{13-55}$$

对式 13-54 和 13-55 进行拉氏变换，得：

$$s\overline{X}_e = k_{1e}\overline{X} - k_{e0}\overline{X}_e$$

$$s\overline{X} - X_0 = -k\overline{X}$$

经整理得：

$$\overline{X} = \frac{X_0}{(s+k)}$$

$$\overline{X}_e = \frac{k_{1e}\overline{X}}{(s+k_{e0})} = \frac{k_{1e}X_0}{(s+k)(s+k_{e0})}$$

经拉氏逆变换得到效应室中药量变化的函数表达式：

$$X_e = \frac{X_0 k_{1e}}{(k_{e0}-k)}(\mathrm{e}^{-kt} - \mathrm{e}^{-k_{e0}t}) \tag{13-56}$$

将式 13-56 除以效应室的分布容积 V_e，得到效应室中药物浓度 C_e 的函数表达式。

$$C_e = \frac{X_0 k_{1e}}{V_e(k_{e0}-k)}(\mathrm{e}^{-kt} - e^{-k_{e0}t}) \tag{13-57}$$

式中，X_0 为静注剂量；C_e 为效应室药物浓度。将 $C_e \sim t$ 关系式代入 Hill 方程（式 13-51），可得到药物效应与时间的函数关系式。

2. 静脉滴注给药的 PK-PD 结合模型　静脉滴注给药后，效应室与中央室药量的变化可用以下微分方程组表示：

$$\frac{\mathrm{d}X_e}{\mathrm{d}t} = k_{1e}X - k_{e0}X_e \tag{13-58}$$

$$\frac{\mathrm{d}X}{\mathrm{d}t} = k_0 - kX \tag{13-59}$$

经拉氏变换，整理得：

$$\overline{X}_e = \frac{k_{1e}k_0}{s(s+k)(s+k_{e0})} \tag{13-60}$$

将上式经拉氏逆变换得到效应室中药物浓度变化的函数表达式：

$$C_e = \frac{k_{1e}k_0}{V_e k(k_{e0}-k)}(1-e^{-kT})e^{-kt'} + \frac{k_{1e}k_0}{V_e k_{e0}(k-k_{e0})}(1-e^{-k_{e0}T})e^{-k_{e0}t'} \tag{13-61}$$

式中，T 为滴注时间；t' 为停滴后时间；k_0 为滴注速度。

3. 血管外给药的 PK-PD 结合模型　血管外给药后，效应室药量的变化可以表示为：

$$\frac{\mathrm{d}X_e}{\mathrm{d}t} = k_{1e}X - k_{e0}X_e \tag{13-62}$$

$$\frac{\mathrm{d}X}{\mathrm{d}t} = k_aX_a - kX \tag{13-63}$$

$$\frac{\mathrm{d}X_a}{\mathrm{d}t} = -k_aX_a \tag{13-64}$$

经拉氏变换，整理得：

$$\overline{X}_e = \frac{k_{1e}FX_0k_a}{(s+k)(s+k_{e0})(s+k_a)} \tag{13-65}$$

经拉氏逆变换得效应室中药物浓度变化的函数表达式：

$$C_e = \frac{k_{1e}FX_0k_a}{V_e}\left[\frac{e^{-kt}}{(k_{e0}-k)(k_a-k)} + \frac{e^{-k_at}}{(k_{e0}-k_a)(k-k_a)} + \frac{e^{-k_{e0}t}}{(k_a-k_{e0})(k-k_{e0})}\right] \tag{13-66}$$

式中，X_0 为血管外给药剂量；F 为药物血管外给药的吸收分数；k_a 为表观一级吸收速度常数。

五、PK-PD 结合模型研究实例

1. 研究目的　通过测定给药后 Beagle 犬体内血药浓度，并以给药后的 $Q-Tc$ 间期延长率作为效应指标，建立了 Beagle 犬体内蝙蝠葛林苏碱（daurisoline，DS）和蝙蝠葛碱（dauricine，Dau）的 PK-PD 结合模型，进行药动学-药效学结合研究。

2. 研究方法与结果

（1）实验方法　Beagle 犬，随机分成两组（DS 组和 Dau 组），每组 4 只，麻醉后从右颈总动脉插管至左心室腔，并经右股静脉插管观察测量血流动力学各参数变化，同时测量心电图变化（$Q-Tc$ 间期）。术后稳定 30min 开始给药，稳定后的心电参数值为基线值。观察并记录给药前及给药后 0、2、5、10、15、20、30、45min 与 1、1.5、2、3、4、6、8h 的 $Q-Tc$ 间期时程，计算其延长率，以此作为效应指标。同时分别从股静脉取血 3ml，采用 HPLC 法测定各时间点的血药浓度，所得数据经拟合求出药动学参数，并用 Sheiner 的 PK-PD 结合模型进行 PK-PD 结合研究。

（2）药动学研究　Beagle 犬分别静脉注射 DS 和 Dau（剂量均为 6mg/kg）后，其体内血药浓度经时过程均呈双指数衰减。经 3P87 程序拟和后，血药浓度-时间曲线均符合二室开放模型，药动学参数见表 13-1。

（3）药效学研究　Beagle 犬分别静脉注射 DS 和 Dau 后，$Q-Tc$ 间期明显延长，结果见图 13-12。DS 静脉注射 10min 后，$Q-Tc$ 间期较给药前延长（23.2 ± 11.6）%（$P<0.05$）；Dau 静脉注射 15min 后，$Q-Tc$ 间期较给药前延长（25.5 ± 9.4）%（$P<0.01$）。

（4）药动学-药效学结合研究　DS 和 Dau 静脉注射后血药浓度均立即达峰，而药效的达峰时间约为给药后 10~15min，药物效应与血药浓度间存在逆时针滞后环，效应并不与血药浓度直接相关，见图 13-13（a）和（b）。

采用药动学-药效学参数计算机程序进行数据处理，拟合的 PK-PD 模型参数见表 13-2。

表 13-1　　　　静注 DS 和 Dau 后 Beagle 犬体内的药物动力学参数（$n=4$, $\bar{x}\pm s$）

参数	DS	Dau
$t_{1/2(\alpha)}$ (h)	0.026 ± 0.014	0.049 ± 0.016
$t_{1/2(\beta)}$ (h)	3.102 ± 0.876	2.699 ± 0.618
k_{21} (h^{-1})	3.265 ± 1.537	2.113 ± 0.907
k_{12} (h^{-1})	2.171 ± 0.166	1.483 ± 0.167
AUC(μg $\cdot$ h/ml)	26.962 ± 11.787	11.769 ± 5.091
V(L/kg)	12.259 ± 2.910	15.781 ± 3.480
MRT(h)	7.958 ± 1.900	7.513 ± 0.959
CL(L/kg $\cdot$ h)	2.776 ± 0.220	4.082 ± 0.425

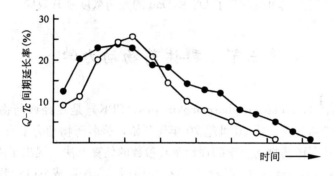

● DS；○ Dau

图 13-12　Beagle 犬静脉注射 DS 和 Dau 的药效-时间曲线　（$n=4$）

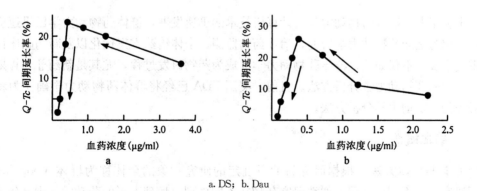

a. DS；b. Dau

图 13-13　Beagle 犬静脉注射 DS 和 Dau 的药效-血药浓度曲线　（$n=4$）

表 13-2　　　　　　　DS 和 Dau 对 $Q-Tc$ 间期延长率的 PK-PD 模型参数 （$n=4$, $\bar{x}\pm s$）

参数	DS	Dau
k_{e0}	5.648 ± 2.081	4.671 ± 0.839
E_{max} （%）	39.300 ± 25.900	39.900 ± 15.400
EC_{50} （g/ml）	0.399 ± 0.181	0.399 ± 0.160
h	3.363 ± 2.967	3.549 ± 2.581

3. 结论　　通过对 DS 和 Dau 在 Beagle 犬体内的药动学研究，并以给药后的 $Q-Tc$ 间期延长率作为效应指标，采用 Sheiner 等提出的 PK-PD 结合模型进行 PK-PD 结合研究。研究结果表明，药物效应与效应室浓度呈良好的相关性，符合 Sigmoid-E_{max} 模型，并通过计算机程序拟合得出相应的 PK-PD 模型参数，且效应的预测值与实测值拟合良好。因此，本试验在 Beagle 犬体内成功地建立了 DS 和 Dau 的 PK-PD 结合模型，建立了药物效应-血药浓度-时间之间的关系，并较为成功地预测了 DS 和 Dau 的血药浓度及其效应。

第三节　群体药物动力学

群体药物动力学（population pharmacokinetics，PPK）是在经典药物动力学基础上发展起来的药物动力学新分支。从 20 世纪 70 年代开始，著名药物动力学家 Sheiner 等先后发表了多篇论文，论述群体药物动力学的理论及其参数的估算方法，提出了用于分析常规检测药物的稀疏数据（sparse data）的非线性混合效应模型，并编制成 NONMEN 程序，又根据 Bayesian 反馈法提出由群体药物动力学参数预测个体药物动力学参数的方法，这些理论和方法将经典药物动力学模型与群体统计学模型结合，从而为群体药物动力学的发展奠定了基础。

二十多年来，随着药物动力学、计算机技术的迅速发展，群体药物动力学已迅速应用于临床，并成为临床药物动力学研究、治疗药物监测、个体给药方案优化以及新药临床评价的一个重要手段。不仅如此，群体药物动力学已成为药物研发过程，尤其是新药 Ⅱ～Ⅳ 期临床试验中常用的药物动力学分析方法。目前，美国 FDA 已经将群体药物动力学确立为新药开发中必需的药物动力学分析方法。

一、基本概念

1. 群体与群体方法　　根据研究目的所确定的研究对象的全体称为群体（population）。群体因研究目的不同而不同，如欲研究药物在不同生理、病理人群的药动学，则老年人、儿童、妇女以及心脏病、肝病、肾病等患者可分别构成不同的群体。群体方法（population approach）是运用数学模型分析个体的观察值以描述和解释个体间的差异，说明群体或亚群体（subpopulation）的体内动力学行为。

2. 群体药物动力学　群体药物动力学（简称群体药动学）即药动学的群体分析法，是将经典的药动学原理与统计学方法相结合，研究药物体内过程的群体规律和药动学参数的统计学分布及其影响因素的药动学分支学科。

众所周知，由于受试对象的个体特征、营养状况、遗传因素等造成药物体内过程的差异性，致使药动学存在很大的个体间及个体内差异。为了描述来自各受试者药动学参数的离散程度与分布情况，确定参数平均值与标准差，以便能估算单个个体的药动学参数，研究疾病对药动学的影响，就必须研究药动学的群体参数。

群体药动学就是根据被称之为固定效应和随机效应的许多因素对群体内固有的药动学差异性进行描述，即运用群体分析法定量考察群体中药物浓度的决定因素。群体药动学参数，包括群体典型值、固定效应参数、个体间变异、个体内变异。在群体药动学研究中，通常将药动学参数的平均值作为群体药动学参数，由群体平均值与标准差相结合构成药动学参数的群体分布。

群体药动学与传统药动学的差别主要在于：前者将群体作为分析单位，其注意力集中于表征与描述个体药动学参数的离散程度与分布情况，确定各参数的平均值与标准差；而后者以个体作为分析单位，其注意力集中于个体参数的求算，一般注重其平均值。其次，前者研究对象为非均质群体，它既能用于均匀数据，也能用于非均匀数据的处理；而后者研究的对象通常为健康志愿者或经严格挑选的患者，属于均质群体，它只能处理均匀数据，对个体间差异常设法消除，这种在人为干预下进行的研究难以准确地指导药物的临床合理应用。

3. 群体典型值　亦称群体值，用于描述药物在典型患者体内的处置状况，常以参数的平均值表示，这些参数是有代表性的能表征群体特征的药动学参数。

4. 固定效应及固定效应参数　固定效应（fixed effects）指年龄、体重、身高、体表面积、性别、种族、肝肾等主要脏器功能、疾病状况，以及用药史、合并用药、吸烟、喝酒、饮食习惯、环境、遗传特性等对药物处置的影响；这些因素是相对明确和固定的，又称确定性变异。常用 θ 表示，θ 称为固定效应参数（fixed effect parameters），在回归方程中用其估计药动学参数的典型值。

5. 随机效应及随机效应参数　随机效应（random effects）又称随机性变异，指不能通过固定效应加以解释的药动学差异性，包括药动学的个体间和个体内变异性。个体间变异系指确定性变异之外，不同患者之间的随机误差，常用 η 表示，其方差表示为 ω^2；个体内变异即个体自身变异，指因不同研究者、不同实验方法和患者自身随时间的变异以及模型选定的误差等，常用 ε 表示，其方差表示为 σ^2。以上 η 和 ε 称为随机效应参数（random effect parameters）。

二、群体药物动力学研究所需数据的搜集与整理

（一）实验设计与数据搜集

严谨的实验设计和良好的数据质量是群体药动学研究的基础。实验的类型可分为前瞻性研究和回顾性研究。因为需要分析各种效应，故与传统方法相比，群体药动学所需数据要复杂一些，包括动力学数据和影响因素数据。动力学数据是指血药浓度-时间数据、给药剂量、

给药间隔时间等，是估算药动学参数的基本数据；影响因素数据是指性别、身高、体重、各项生理病理指标、合并用药、是否吸烟饮酒等数据，用来分析这些影响因素中哪些对药动学参数有统计学意义的影响。

数据的搜集与贮存可通过特定设计的临床药动学/临床药效学资料库进行，现已有许多相关的资料库程序可供使用，如 dBase（Ashton-Tate），Lotus123（Lotus Development Corp.）等。

（二）数据的归类整理

数据的归类与整理是群体药动学研究中需要特别重视的。分析工作者需要将众多不同来源的数据加以归类，不仅需要时间，而且涉及相当多的人员。为了确保数据的准确性和一致性，研究过程中测定方法、检测限以及操作步骤不得任意改变，否则将严重影响药动学测定结果的一致性。

数据归纳整理经常采用图示法，有散点图法和直方图法。例如，浓度对时间散点图，血清肌酐浓度、体重、年龄等的频度直方图等。

三、群体药物动力学研究的基本方法

（一）单纯聚集数据法

单纯聚集数据法（naive pooled data approach，NPD）简称单纯聚集法，该法将所有个体的原始血药浓度-时间数据合并，将这些数据视为来源于同一个虚拟的个体并对其进行拟合，以确定群体药动学参数。在某些情况（如每个个体只测定一个血药浓度数据）下，NPD 法是唯一的方法。但此法有几个较大缺陷：①采用简单的非线性最小二乘法，在血药浓度方差不齐时，难以解决权重问题；②忽视了个体间的药动学特征差异，把数据看成来自同一个体而未能把个体间变异从总变异中区分开来，因此表现为混合误差，由于其对参数的估计较为粗略，因此得不到个体间变异数据；③只能估算单项参数的均值，不能获得参数的标准差，且精度较差。这些原因导致 NPD 法临床使用价值不大。

（二）标准两步法

标准两步法（standard two-stage method，STS）是药物动力学中一种常用的处理方法，分两步进行。第一步：对各个体数据分别拟合，得出每一个体的药物动力学参数；第二步：根据个体参数求算群体参数（平均值、方差和协方差等）。此方法要求每一个体的数据点均应分布于各个时段，且分布大致相似。

STS 法应用简单，与 NPD 法相比可以得到每一个体的药物动力学参数，并对相关因素加以分析，但所有个体均须以相同的模型进行拟合，且无法区分个体间/个体内变异。在群体药动学分析过程中，STS 法可以作为预分析的手段，将得到的参数用作正式分析时的初始值。

（三）迭代二步法

迭代二步法（iterative two-stage method，ITS）首先需要建立一个近似的群体预模型（prior population model），其群体药动学参数可通过文献报道、NPD 法或 STS 法计算等途径获得，这些近似的参数作为所有患者个体化参数 Bayes 估定值的初值，以新的个体参数重新计算得到的群体参数作为新的近似群体参数，再重复 Bayes 估定步骤，从而得到更准确的个体参数，如此重复直至新老近似值的差值为零。此法适用于充足的数据或稀疏数据，能较好的估算出个体参数与群体参数以优化个体给药方案和预测血药浓度，可满足临床需要。

（四）非线性混合效应模型法

非线性混合效应模型法（nonlinear mixed effect model method，NONMEN）是将患者群体的常规检测数据（如体液浓度、肌酐清除率等）、各种相关信息（剂量、给药途径和病理生理特性等）以及可能引入的误差用一个药动学-统计学模型（PS 模型）加以拟合，用广义最小二乘法（extended least square，ELS）一步求算出参数。NONMEM 法把经典的药动学模型与各固定效应因素影响的结构模型及个体间、个体内变异的统计模型结合起来，数据来源为不均匀的群体，对不同个体在不同时间取不同次数的血样进行测定；对每一具体个体取样次数不多，易被接受，而对较多的个体来说，却可以得到很多数据并包含随机变异。NONMEM 法用固定效应模型描述遗传、环境、生理或病理等因素对药物处置的影响，用假设检验来鉴别各因素是否存在显著性影响，较传统药动学研究方法具有很多优点：①能处理临床收集的零散数据；②每个个体取样点少，顺应性较好；③随机设计实验；④一步法估算各类参数，定量考察生理、病理等因素对药动学参数的影响；⑤各类参数有较好的点和区间估算。该方法缺点是模型比较复杂。目前已有美国加利福尼亚大学开发的 NONMEM 软件可供应用，国内也有基于 NONMEM 法和 Bayesian 反馈法开发的临床药动学给药个体化程序（CPKDP）。

（五）其他方法

其他方法包括非参数法（nonparametric method，NPM）和吉布斯取样法（Gibbs samples，GS）。NPM 不需要假设未知参数的概率分布符合正态或对数正态分布，因而应用范围较广。GS 是一种更为通用的分析群体数据的方法，可应用于较为复杂的模型。此外，使用神经网络模型分析群体药动学数据的适用性也有报道。

四、NONMEM 法计算群体药物动力学参数

NONMEN 法计算参数一般分为 6 步，即数据检查、建立药动学模型、建立统计学模型、模型优化、假设检验和参数计算。其流程见图 13-14。

（一）数据检查

可采用索引散点图（index plots）来观察异常的数据，其步骤为：①建立一个简单的房室模型以满足初步分析的需要；②将各药动学参数表示为单一固定效应参数 θ；③引入尽可能少的随机效应参数 η、ε；④代入文献中的初始值进行计算。然后观察 ID（编号）与各自变量的索引散点图，寻找异常数据的来源。

（二）建立药动学模型

与传统的基础药动学模型一致，可视其具体情况加以选用。通常是线性模型、非线性模型或生理学模型，如：

单室模型静脉注射给药：

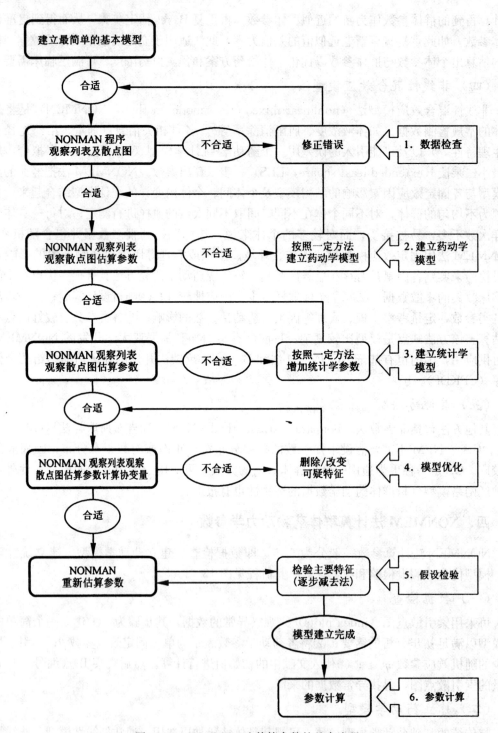

图 13-14　NONMEN 法估算参数的基本流程

$$C_{ij} = \frac{X_{0,j}}{V_j} \cdot e^{-k_j t_{ij}} + C_0 \cdot e^{-k_j t_{ij}} \tag{13-67}$$

单室模型口服给药：

$$C_{ij} = \frac{k_{a,j} F X_{0,j}}{V_j (k_{a,j} - k_j)} \cdot (e^{-k_j t_{ij}} - e^{-k_{a,j} t_{ij}}) + C_0 \cdot e^{-k_j t_{ij}} \tag{13-68}$$

非线性动力学模型：

$$R_{ij} = \frac{V_{m,j} \cdot C_{ss,ij}}{K_{m,j} + C_{ss,ij}} \tag{13-69}$$

上述公式中，j 表示各受试者序号；i 表示各受试者的采样序号；C_0 表示初始血药浓度；R 表示给药速度（及每日剂量）。

（三）建立统计学模型

该模型用于描述随机效应参数。NONMEM 法在估算群体药动学参数时，充分考虑到随机效应的影响，不仅考虑到个体间而且考虑到个体内的变异所造成的误差。统计学模型的选择与一般药动学模型结合，按照药动学参数分布特点可选用加法模型、对数加法模型、常系数模型等。在进行该步骤时，最有用的是权重残差与各药动学参数及预测值之间的散点图。通过观察散点随变量变化的趋势线来确定应采用何种模型。

（四）模型优化

目的是剔除、改变可疑特征。由于药动学参数之间存在着密切的关系，因此在一个药动学参数中加入了某一固定效应可能影响其他药动学参数的估算。此时可运行程序求算各参数的均值与标准误，进而估算各参数的置信区间，若某一参数的置信区间包括 0，则可剔除该固定效应，以提高其他参数估算的准确度。

（五）假设检验

NONMEM 法需对参数进行显著性检验，目的是逐步剔除多余变量，留下有显著统计学意义的参数，进而得到最终回归方程。具体运行中，可固定全量回归模型（full regression model，FRM）中某一固定效应参数，即令 θ 为 0，得限制性回归模型（regression model，RRM）。比较 RRM 与 FRM 两个模型之间的差值，从而作假设检验。NONMEM 法在进行假设检验时根据 ELS 与极大似然值（ML）估计一致，即目标函数的极小值（OBJ_{min}）等于最大似然值（$-2\lg L_{max}$）进行检验，以下式表示：

$$OBJ_{min} = -2\lg L_{max} \tag{13-70}$$

于是 RRM 与 FRM 之差就是 $-2\lg L_{max}$ 之差，它服从 F 分布，近似 χ^2 分布，定显著性水平 $\alpha = 0.05$，自由度（n）为被固定的参数（θ）的个数（通常 $n=1$）。进而比较目标函数之差（$OBJ_{min}^{RRM} - OBJ_{min}^{FRM}$）与 $\chi_{0.05,1}^2$（3.84），若 $OBJ_{min}^{RRM} - OBJ_{min}^{FRM}$ 之差大于 3.84，则 $P < 0.05$，便认为该固定效应对群体典型值的影响有显著意义，归入最终方程；若差值小于 3.84，则 $P > 0.05$，便认为该固定效应的影响无显著意义，即成为无效参数而去除之，如此最终得全量回归方程，并估算出药动学参数的群体典型值、个体间与个体内自身变异和固定效应值。

（六）参数计算

NONMEN 法进行参数计算采用扩展的最小二乘法（ELS 法），使目标函数达最小，从而求出各类参数。传统的药动学参数估算法一般采用简单最小二乘法，其目标函数为：

$$OBJ(\theta,y) = \sum_{i=1}^{n}[y_i - f(\theta,x_i)]^2 \tag{13-71}$$

式中，$OBJ(\theta,y)$ 为目标函数；θ 为药动学参数；y_i 为浓度观察值；$f(\theta,x_i)$ 为浓度的药动学模型拟合值；n 为观察点数。有时为了减小误差，采用权重，即公式为：

$$OBJ(\theta,y) = \sum_{i=1}^{n}\frac{[y_i - f(\theta,x_i)]^2}{z_i} \tag{13-72}$$

式中，z_i 为权重系数，$z_i = f(\theta,x_i)^0$ 或 $f(\theta,x_i)^1$ 或 $f(\theta,x_i)^2$。在群体药动学中，由于处理的对象多为曲线形式，采用以上公式估算参数误差较大。因此，NONMEM 法在拟合时采用 ELS 法目标函数：

$$OBJ(\theta,y,\sigma^2) = n\lg\sigma^2 + \sum_{i=1}^{n}\frac{[y_i - f(\theta,x_i)]^2}{\sigma^2} \tag{13-73}$$

式中，σ^2 为随机残差变异的方差。NONMEM 在运算时使上述目标函数 $OBJ(\theta,y,\sigma^2)$ 达最小，即可估算出各药动学参数值。

（七）NONMEN 软件与应用简介

群体药动学研究是一个十分复杂的过程，目前多借助于特定的计算机应用软件。目前国际上广泛应用的软件为 NONMEM 程序包，该软件是由美国旧金山加州大学 NONMEM 课题组根据非线性混合效应模型理论，应用 FORTRAN 语言编制而成的计算机软件，主要用于估算临床监测药物的各类群体参数。它由三大模块组成，即：①NONMEM 模块，为 NONMEM 的核心模块，用于拟合一般统计非线性回归型数据，能同时分析固定效应和随机效应；②PREDPP 模型，为 PPK 房室模型模块，适用于不同给药途径的线性和非线性药动学模型；③NM-TRAN 模块，为 NONMEM 控制文件和数据文件的翻译器、预处理器，它将用户编写的较自由式的控制文件和数据文件翻译成 NONMEM 必需的固定格式。

例 13-2　NONMEM 法计算地高辛群体药物动力学参数

1. 研究目的　应用 NONMEM 程序研究地高辛在日本成年患者中的群体药物动力学。通过收集常规临床监护期间的稀疏数据估算群体药动学参数，确立患者特征对药动学参数的影响，并应用所获得的参数建立用于预测药物清除率和稳态血药浓度的数学方程式。

2. 研究方法与结果

（1）资料来源　总病例人数 184 人（男性 93 人，女性 91 人）均为 Kyushu 大学医院患者，所有患者均具有稳定的肝肾功能，血样采集时间为早晨给药前。地高辛的血清浓度采用荧光偏振免疫测定法（FPIA），该法的变异系数＜10%。这些患者的特征为：年龄（58.2±12.8）岁，体重（49.7±10.6）kg，给药剂量（4.21±1.45）$\mu g/(kg \cdot d)$，稳态血药浓度（0.87±0.39）ng/ml。

（2）建立药动学模型　所得资料拟合下式所示的一室稳态药动学模型：

$$C_{ss,ij} = \frac{X_{0,ij}}{CL_{ij} \cdot \tau_{ij}}$$

式中，$X_{0,ij}$ 为第 j 个患者第 i 次稳态浓度（C_{ss}）的地高辛剂量（μg）；$C_{ss,ij}$ 为第 j 个患者接受第 i 次给药后测得的稳态血清浓度；CL_{ij} 为第 j 个患者的第 i 次总体清除率（L/d）；τ_{ij} 为第 j 个患者第 i 次剂量的给药间隔时间（day）。生物利用度（F）未予考虑，否则，CL_{ij} 应为（CL_{ij}/F）$_{ij}$。对各种影响总体清除率群体平均值的因素进行统计与检查，包括年龄、性别、总体重、理想体重、体表面积、血清肌酐和肌酐清除率。

（3）建立统计学模型 总体清除率的个体间变异按下式所示以加法误差建立模型。

$$CL_{ij} = \hat{CL}_{ij} + \eta_{ij}$$

式中，CL_{ij} 为第 j 个患者第 i 次清除率真值；$\hat{CL}_{ij}$ 为清除率预测值；η_{ij} 为独立的随机分布变异，其平均值为 0，方差为 ω_{Cl}^2。个体内变异或残余误差按下式所示以加法误差建立模型。

$$C_{ss,ij} = \hat{C}_{ss,ij} + \varepsilon_{ij}$$

式中，$C_{ss,ij}$ 为第 j 个患者第 i 个观察点测得的稳态血药浓度；$\hat{C}_{ss,ij}$ 为相应的稳态血药浓度的估算值；ε_{ij} 为患者个体内残余差异项，其平均值为 0，方差为 σ_E^2。

（4）模型优化 应用 NONMEM 程序进行，使每个拟合的目标函数值达到最小，它相当于使资料的似然值达最大。假设检验通过监测目标函数的变化进行。模型中一个或更多个参数首先通过迭代予以估算，然后限定于一个固定值，通过模型的比较获得的目标函数值的差异近似于 χ^2 分布。其自由度等于两种模型间参数数目之差。

在模型建立的第一阶段，以最少数目的被疑为对地高辛清除率有影响的参数进行起动，不同的统计学模型在这一阶段予以检验以确定何种模型能够对资料进行最佳拟合。另外的参数以逐步的方式被加入到初始回归模型中从而建立全量回归模型，任何能够使得目标函数减少 >6.63 的固定效应（$\chi_{0.01,1}^2 = 6.63$）被认为具有显著性，并被加入到最终回归方程。

优化后的回归方程为：

$$CL_{ij} = \theta_1(1 + \theta_2 \cdot 年龄_{ij}) \cdot 体重_{ij}^{\theta_3} \cdot 血清肌酐_{ij}^{\theta_4} \cdot 性别_j$$

（5）参数检验 参数假设检验结果见表 13-3。

表 13-3 利用 FRM 和 RRM 模型进行参数假设检验

假设命题	参数	目标函数之差	P 值	结论
年龄影响清除率	$\theta_1 = 0$	27.6	<0.001	是
体重影响清除率	$\theta_3 = 0$	36.5	<0.001	是
体重以指数方式影响清除率	$\theta_3 = 1$	3.1	>0.05	否
血清肌酐影响清除率	$\theta_4 = 0$	93.9	<0.001	是
血清肌酐以指数方式影响清除率	$\theta_4 = -1$	32.2	<0.001	是
性别影响清除率	$\theta_5 = 1$	10.9	<0.001	是

从表 13-3 可知，体重以指数方式影响清除率无显著性，故从最终回归方程中删除。其他几项包括年龄、性别、体重、血清肌酐均对清除率产生显著性影响，故加至最终回归方程，其最终估计值见表 13-4。

表 13-4　　　　　　　　　　　最终的参数估计值

参数	NONMEM 估计值	
	平均值	95％置信区间
θ_1	8.03	6.84～9.22
θ_2	−0.0059	−0.0072～−0.0046
θ_3	1.0	——
θ_4	−0.6	−0.714～−0.486
θ_5	0.881	0.791～0.971
ω_{CL} （L/d）	46.15	23.67～60.83
σ_E （ng/ml）	0.209	0.140～0.261

（6）回归方程　经上述假设检验，最终回归方程如下：

$$CL_{ij} = 8.03(1 - 0.0059 \times 年龄_{ij}) \times 体重 \times 血清肌酐^{-0.6} \times 性别$$

上述方程定量描述了年龄、体重、血清肌酐、性别对地高辛清除率的影响，可用于预测在给定维持剂量时的血清稳态浓度，并据此拟定给药方案。

五、群体药物动力学的应用

（一）在临床药学中的应用

1. 合并用药的定量化研究　定量研究同时或序贯应用两种或两种以上药物时所发生的药物相互作用，对临床合理用药具有十分重要的意义。合并用药也是群体药动学研究中常需考虑的重要固定效应之一，通过群体药动学的研究能够对药物相互作用做出更为可靠而精确的定量研究。经典的药物相互作用研究多停留在定性水平上，NONMEM 法由于结合了药动学模型和统计学模型，在考察固定效应时还引入结构模型，能够同时对多因素进行考虑。采用了 ELS，解决了一般非线性最小二乘法中难以解决的权重问题因而能够定量研究固定效应参数。近年来，群体药动学应用于药物相互作用的研究报道较多，典型的例子有阿普唑仑与丙米嗪的相互作用，奎尼丁对地高辛药动学参数的影响，丙戊酸合用卡马西平、苯妥英、苯巴比妥的药物相互作用等，这种定量化分析合并用药的相互影响作用，能使合理用药更精确。

2. 优化个体给药方案　群体药动学研究的主要目的就是要指导临床合理用药，由于药物作用存在明显的个体差异，因此临床给药方案必须采取个体化原则。近年来，群体药动学方法在个体化给药和治疗药物监测中取得了明显成果，可达到优化个体给药方案的目的。其中以 Bayesian 反馈法应用较多，该方法系应用 Bayes 条件概率模型（式 13-74），以测得的少量患者的血药浓度为反馈，即可得到比较准确的个体药动学参数，进而制定、优化个体给药方案。

$$OBJ_{Bayes} = \sum_{j=1}^{n} \left(\frac{P_j - \hat{P}_j}{\omega_j} \right)^2 + \sum_{i=1}^{n} \left(\frac{C_i - \hat{C}_i}{\sigma_i} \right)^2 \tag{13-74}$$

式中，i 为血药浓度数据个数；j 为参数个数；P_j 为药动学参数的群体值；$\hat{P}_j$ 为药动学参数的估算值（即个体值）；C_i 为血药浓度实测值；$\hat{C}_i$ 为血药浓度估算值；ω_j 为参数变异；σ_i 为血药浓度测定变异。其具体过程为通过反复迭代法使 OBJ_{Bayes} 最小。以不同取样时间的血药浓度作为反馈估算出药动学参数，并对观察值与估算值之间的相关性进行比较。以估算出的药动学参数计算出血药浓度 $\hat{C}_i$ 并与实测值 C_i 相比较，如此反复循环。以相关系数及平均残差平方根作为评价指标

（二）群体生物利用度研究

利用群体药物动力学方法研究药物生物利用度称之为群体生物利用度（population bioavailability）。目前 NONMEM 法已用于评价药品的生物利用度。虽然生物利用度的研究可用经典的药动学方法，但 NONMEM 法具有经典法不具备的一些特点：①能够处理稀疏数据，测得群体生物利用度，并可提取较多信息；②可比较单次及多次给药试验中的个体自身变异；③可比较速释及控释制剂中的个体间变异；④可根据血药浓度数据直接进行统计分析中的假设检验；⑤NONMEM 模型中引入 F 参数，可获得药物制剂的相对生物利用度，故可用于评价药品的群体生物等效性和个体生物等效性。

近年来，美国 FDA 已提出用群体生物等效性（population bioequivalence，PBE）和个体生物等效性（individual bioequivalence，IBE）代替目前的生物等效性实验方法。因为后者只考察试验制剂及参比制剂生物利用度参数的平均值，从样本均数推断总体均数是否等效，但平均生物利用度只考虑参数平均值，未考虑变异及分布，对低变异和高变异药物设置的生物等效性标准一样，不能保证药物制剂对每个受试者都具有生物等效性。而群体生物等效性评价的目的是为了获得药物应用于人群的效果，除估算平均生物等效性外，还评估受试及参比制剂生物利用度总变异，从而保证了受试制剂与参比制剂的可替换性，使药物的不同制剂在同一个体中产生稳定、有效又安全的作用。

在国内，目前对群体生物等效性和个体生物等效性评价方法尚缺乏经验，且现今大多数药物运用平均生物等效性评价方法也基本满足要求，故国家药品监督管理部门暂未对此提出要求。

（三）新药开发与临床评价

目前新药 I 期临床试验中所采用的药动学经典研究方法存在着一定的局限性：如：①受试对象是健康志愿者或病情稳定的患者；②受试人数较少；③受试对象即使为患者，一般也少有并发症，且很少合并用药。这种基本上属匀质群体的 I 期临床试验对象，与 III、IV 期中大量试验群体比较，存在很大差别。例如，某些病理生理状态常可改变药物剂量与血药浓度的关系，某些特殊人群如老人、儿童和妇女具有某些特殊的药动学特征，一般不作为 I 期临

床药动学的研究对象，但这些群体的药动学特征对某种新药最适给药方案的设计与修正至关重要。NONMEM 法利用稀疏数据，采血次数少，很适合这类群体的临床药动学研究。美国 FDA 已批准对婴儿及肿瘤患者等群体可采用 NONMEM 法进行新药的临床药动学评价，从而促进新药的研发。

（四）群体药物动力学-药效动力学研究

群体药动学-药效学研究即 PK-PD 的群体分析法。它从群体的角度定量考察患者群体中血药浓度和药物效应的决定因素，包括群体典型值、固定效应参数、个体间和个体自身变异。它使治疗药物监测从单纯的血药浓度上升到浓度与药效的结合，并着重考察对临床更有意义的药效学指标，因而能够更合理、有效地优化给药方案。

群体药效动力学的基本原理和方法与群体药物动力学基本一致，不同之处在于群体药效动力学将经典的药动学模型用药效学模型代替，考察固定效应对药效学参数的影响，以及药效动力学参数的个体间变异和药效的残差误差。

第四节　时辰药物动力学

一、时辰药物动力学的概念与研究内容

（一）时辰药物动力学的概念

药物进入人体后，在发挥药效和产生不良反应的同时，也会受到机体的代谢。随着时间生物学（chronobiology）研究的进展，发现机体中许多功能如心输出量、各种体液分泌量、体液的 pH 值、胃肠运动、肝肾血流量、酶含量和活性、膜通透性等都具有节律性变化，使得药物在体内转运和转化的各个环节都受到一种或多种因素影响，导致某些药物动力学参数发生变化；药物的效应、毒性反应和代谢过程也因此具有节律性，由此产生了时辰药理学（chronopharmacology）。不同于普通药理学，时辰药理学重点研究在相同剂量下不同时间给药的药物效应、不良反应和代谢过程的时间节律性，分别称之为时辰药效动力学（chronopharmacodynamics）、时辰毒理学（chronotoxicology）和时辰药物动力学（chronophamacokinetics）。时辰药物动力学亦称时间药物动力学，是研究药物及其代谢物在体内过程中的节律性变化以及规律和机制的科学，是基于时辰生物学与药物动力学的一门新的分支学科。

由于时间生物学的基本理论问题尚未彻底解决，所以限制了时辰药物动力学的进展。但是人们知道，节律是生物的基本特征，机体对药物作用的时间节律是客观存在的。近些年来许多学者努力进行大量研究，提出了时间机构学说、膜学说等理论去认识和解释药物的依时作用及探索其规律性，希望在理论和实践上有更大突破，将时辰药动学规律常规地应用于临床用药治疗中。目前已经进行时辰药动学研究的药物种类还不全面，很难从中归纳出各类药物用药时间节律的整体规律性，还有待进一步深入研究。已报道具有时辰药动学规律的药物见表 13-5。

表 13-5　　　　　　　　　　具有时辰药物动力学规律的药物

氨基比林	皮质激素	氨苄西林	环孢素	丙戊酸
布洛芬	两性霉素 B	地高辛	锂盐	阿司匹林
红霉素	去甲替林	卡马西平	乙醇	对乙酰氨基酚
顺铂	硫酸亚铁	水杨酸钠	肝素	吲哚美辛
苯妥英	茶碱	苯丙胺	普萘洛尔	双嘧达莫
喷他佐新				

（二）时辰药物动力学研究的意义

1. 指导临床合理用药　在临床用药中，一般已习惯将全天药量均分成若干份，在一天内分次等间隔给药，而对不同给药时间是否对药物浓度水平有影响未加考虑。实际上由于生物节律的影响，使得药物在一天内不同的时间给予，其血药浓度水平及药物在体内存留时间的长短均有差异，导致疗效出现差异，有时还会因之出现严重的不良反应。时辰药动学的研究可以发现药动学参数的时间节律变化，有助于调整给药时间与剂量，使之与疾病节律相适应。例如，哮喘病人夜间比白天病情重，服用茶碱后的代谢节律表明，有的剂型血药浓度白天较夜间高，显然与病情的变化节律不吻合。通过调整给药剂量，可以解决这个问题，即晚间服药量多一些，白天服药量少一些，而全天服药量不变，其疗效有显著不同。这一剂量调整方案已在实践中予以证实。氨基糖苷类抗生素通常是每 12h 用药一次，每次用药量均相同。实验结果表明，该类药主要经肾排泄，并对肾和听神经有毒性，该类药物的血药浓度白天低，晚上高。如果将晚间用药量减少，白天用药量增多，则既不会影响药物的抗菌效果，同时又减弱了该药的毒性反应。

2. 指导药物新剂型的开发　时辰药动学的深入研究不仅为临床合理用药和设计给药方案提出了新问题和新方法，也对新药研究具有指导意义。时辰药动学研究为评价药物制剂的时间生物利用度提供了可能性，为设计、研究与评价具有节律性给药特点的新制剂提供了科学依据和方法。此外，还有助于阐明药物疗效和毒性反应的节律变化机制。

（三）时辰药物动力学的研究内容及方法

时辰药动学主要研究药物浓度-时间规律并由此得出重要药动学参数的节律性变化。这些药动学参数包括药物峰浓度（C_{max}）、达峰时间（t_{max}）、吸收速度常数（k_a）、表观分布容积（V）、血浆蛋白结合率（P_b）、消除速度常数（k）、生物半衰期（$t_{1/2}$）、清除率（CL）、血药浓度-时间曲线下面积（AUC）、生物利用度（F）等，这些参数是临床制定给药方案的主要依据。现已证明，约有 100 多种药物的药动学参数有时间节律变化，随着研究的进展，数量还在不断地增加。

时辰药动学主要采用时间生物学的研究方法，同时结合药物动力学的研究方法。目前常采用的方法有宏观方法、微观方法及频谱分析方法。

（1）宏观方法　是将实际测得的原始数据的平均值及标准差或标准误，按其采样时间顺序，标示在普通坐标图上。此法的优点是简便易行，较为直观，缺点是采样点在一个周期内要足够密集，分析结果较为粗略，不能定量反映周期变化规律。

（2）微观方法　是在宏观方法的基础上选配适当的数学模型，拟合出曲线，建立函数方程，得出节律参数。该方法的优点是在一个周期内采样点少，所得节律参数能定量反映节律变化的特征及有无节律特征，缺点是只能反映一种节律的变化，不能同时反映多种节律的变化。

（3）频谱分析方法　对于长时间测得的原始数据，可以用该方法分析其有无节律性变化，并确定其有几种节律成分，各种节律的相对显著性如何。

二、药物体内过程的时间节律

药物的体内过程包括吸收、分布、代谢与排泄，已经发现许多药物的体内过程具有不同程度的节律变化。有些药物仅在一个环节具有节律变化，有些药物则在两个或三个环节有节律变化。

（一）药物吸收的时辰差异

以口服给药为例，药物的吸收受药物的理化性质以及解剖与生理条件的影响。胃酸分泌量、胃液 pH 值、胃肠的蠕动强度、胃排空时间以及胃肠血流量等都具有昼夜节律性。分别于 7：30、13：00、21：00 给健康男性空腹服用 1000mg 对乙酰氨基酚，结果发现，其吸收速度常数（k_a）在 7：30 时明显比 13：00 和 21：00 高；在 7：30 给药时，血药浓度很快达到峰值（C_{max}，22.31 ± 4.24mg/ml），而在 13：00 和 21：00 给药时，血药浓度达峰时间明显比 7：30 长，且 C_{max} 值降低了 9.64％和 11.7％，但三个给药时段得到的 AUC 值差别不大，说明体内血药浓度-时间曲线以夜间服药者更加平稳。如考虑到对乙酰氨基酚的副作用，临床上不宜将每日总剂量平均分配，可考虑晚间适当增加剂量。

此外，透皮、肌注、眼部给药的吸收也受到昼夜节律的影响。给儿童外用利多卡因，早晨 7：00 给药，1h 后的血药浓度为 $0.87\pm0.12\mu g/ml$，其局部麻醉作用维持时间较短；而药物在下午的经皮渗透速度较高，给药 1h 后血药浓度达到 $1.55\pm0.29\mu g/ml$，其局部麻醉作用维持时间较长。又如，哌替啶肌内注射上午的吸收速度为晚上的 3.5 倍。

在研究上述现象的发生原因时，发现具有吸收昼夜节律变化的药物其吸收多半依赖某些因素，主要包括胃液的 pH 值、胃液分泌量及胃排空和肠蠕动。已有报道证明，胃液 pH 值和胃液分泌量有明显的昼夜变化，因此使得某些药物在早晚不同时间给药吸收不同。胃排空速度也有明显的昼夜变化，晚间的胃空速率较白天低，小肠蠕动速度晚间小于白天。这使得某些依赖胃空速率和小肠蠕动速度的药物其吸收过程有明显的节律性。此外，药物的脂溶性和水溶性及吸收部位的血流量也会使吸收过程发生节律性变化。研究表明，药物吸收速度的昼夜变化似乎与药物的脂溶性或水溶性有关。曾发现，脂溶性强的药物在大鼠体内晚间的吸收较早晨快，而水溶性强的药物则无此规律。有些学者测定了禁食大鼠胃黏膜血流量的昼夜变化，发现大鼠胃黏膜血流量在活动期较高，休息期较低，其他一些学者同样发现大鼠小肠、肌肉、肝脏和腹腔血流量也有昼夜变化，其高峰期在 21：00～3：00，吸收部位血流量的昼夜变化，使得药物在这些部位的吸收呈现昼夜节律变化。

（二）药物分布的时辰差异

药物分布的时辰差异取决于器官血流量、药物的理化性质、血浆及组织蛋白的结合率以及细胞膜通透性的节律性变化。

1. 血容量和组织器官血流量 血流量的昼夜节律变化可影响到药物在组织中的分布。早期研究已证明，活动期大鼠的血流量和局部血流量均较休息期增多，给大鼠腹腔注射 50mg/kg 普鲁卡因胺，吸收未见昼夜的节律变化，而表观分布容积的变化较明显，即在 4：00最高（$2.35\pm0.17L/kg$），这主要与血容量及组织灌流量的昼夜变化有关。

2. 组织细胞膜的通透性 组织细胞膜的通透性也有昼夜节律变化。由于红细胞容易采集，其膜的通透性有一定的代表性，因此常被用作研究药物通过细胞膜的模型。大鼠在 4：00，10：00，16：00 和 22：00 分别给予利多卡因后采集全血，分别测定血浆中总的药物浓度和游离药物浓度以及红细胞中的药物浓度。结果表明，除了血浆中总的药物浓度和游离药物浓度有昼夜变化外，红细胞中的药物浓度也有明显的昼夜变化，在 22：00 最高，4：00 最低，红细胞内药物浓度与血浆药物浓度比值在 22：00 时为 0.74，10：00 为 0.48。这说明，红细胞内药物浓度的变化不单纯依赖于血浆中药物浓度的变化，而是有其自身的变化规律。

3. 药物理化特性 脂溶性强的药物在血浆中的 AUC 明显低于水溶性药物。前者在脑、肺中 AUC 较高，而后者在其他组织中较高。脂溶性药物在血浆、肺、脑中的初始浓度具有节律性变化，而水溶性药物无明显昼夜变化。由此看来，脂溶性强的药物在血容量和膜的通透性方面的节律性变化明显大于水溶性强的药物。

4. 血浆蛋白结合 已经发现血浆蛋白含量有明显的昼夜变化，除了蛋白含量有昼夜变化外，蛋白结合能力也有昼夜变化。通过测定 10 名正常受试者的血清皮质激素转运球蛋白与泼尼松龙的结合能力，发现在夜间高、白天低，最大结合能力在 0：00。已发现许多药物与血浆蛋白结合均有昼夜变化。

5. 细胞外液 pH 值 细胞外液 pH 值的昼夜变化较细胞内明显，而细胞内液 pH 值相对比较稳定。当夜间睡眠时，细胞外液 pH 值降低，使酸性药物在细胞外液非解离部分增加，药物分子由细胞外流入细胞内，使分布容积改变。

（三）药物生物转化的时辰差异

肝脏是药物代谢的主要场所，药物代谢取决于肝药酶的活性以及肝脏的血流量。一些药物的肝提取率较高（即 $ER>0.7$），此时肝血流量的大小是肝代谢的限制因素，药物代谢的节律变化主要依赖于肝血流量的节律变化。对硝苯地平的时辰药动学进行研究，分别于 8：00 和 20：00 以 2mg/kg 的剂量给家兔灌胃，结果前者的 AUC 值为 974.69±273.23 $\mu g\cdot h/L$，而后者为 536.29±121.04$\mu g\cdot h/L$，且前者的平均滞留时间比后者长；这是由于 8：00 给药时家兔肝血流量减少，药物代谢较少，因而血药浓度较高（C_{ss} 为 162.15±54.56$\mu g/L$），20：00 给药时家兔肝血流量大，硝苯地平首过效应较强，因此血药浓度较低（C_{ss} 为 93.61±29.06$\mu g/L$）。然而，人与动物肝血流量的时辰节律并不相同。健康者仰卧时，早晨 8：00 肝血流量最大，中午 14：00 最小。在服用高提取率的药物如咪达唑仑、苯佐地西泮、硝酸甘油时，其清除率白天增加，夜晚较少，相应地半衰期白天较短，夜晚延长。

另有一些药物的肝提取率较低（即 $ER<0.3$），此时酶的清除速率成为限制因素，使得

药物的代谢节律随着酶清除节律的变化而改变。动物研究证实，肝、肾、脑中许多代谢酶的活性存在昼夜节律变化。研究小鼠肝微粒体药物代谢酶，考察 CYP450 总量、NADPH-细胞色素 C 还原酶和二甲基亚硝胺脱甲基酶 3 项指标在 24h 中 8 个不同时间点的变化，发现存在昼夜变化且三者同步。最高值出现在 21：00～0：00，凌晨 3：00 开始下降，至 6：00 达最低，然后缓慢上升，傍晚 18：00 后明显上升，21：00 达峰值，3 个酶指标在不同时相存在显著性差异。又如分别在 10：00 和 22：00 给予大鼠磷酸二酯酶抑制剂 DA-8159，22：00 的清除率明显小于 10：00，而 AUC 值明显大于 10：00。由于 DA-8159 是由 CYP1A1 和 CYP2D1 代谢的，所以 DA-8159 代谢的时辰差异可归因于大鼠肝药酶活性的昼夜节律变化。在药物代谢研究中，常用肝提取率低的安替比林作为工具药以研究体内药酶活性的改变，结果表明：大鼠体内药动学参数除 V 外，AUC、$t_{1/2}$ 和 CL 都有显著的昼夜变化，说明大鼠肝药酶活性也有昼夜变化。已经证实，在人类中也存在类似的昼夜变化。除肝微粒体 CYP450 酶系有明显昼夜变化以外，更多的其他药物代谢酶也有同样的变化。

（四）药物排泄的时辰差异

肾脏是药物排泄的主要器官，在肾排泄过程中，肾血流量对肾小球滤过和肾小管分泌有重要影响，而重吸收过程与尿液 pH 值有关。肾血流量对肾小球滤过的影响与体循环血压的昼夜变化规律有关。根据生理学研究，正常人的肾血流量、肾小球的滤过率、排尿量和尿素清除率以 17：30 为峰值，5：00 为最小。肾脏排泄功能的昼夜变化引起药物排泄的相应变化，这种变化主要体现在肾排泄速度和肾排泄量上。

尿液 pH 值通常在 4.5～8.0 之间变化，除了受饮食影响较大外，昼夜变化对其也有影响。根据尿液 pH 值的时辰特点，傍晚尿液 pH 值较高，酸性药物如水杨酸钠的脂溶性降低，肾小管重吸收减少，药物由尿排泄快，排泄时间较短；早晨尿液的 pH 值较低，则药物由尿排泄较慢，排泄时间较长，见图 13-15。而碱性药物苯丙胺，在夜间或早晨时尿排泄率高，白天的排泄率较低。

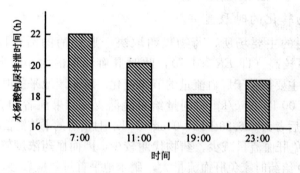

图 13-15　每日不同时间服用水杨酸钠（1g）后尿排泄持续时间的比较

三、时间节律对药物动力学参数的影响

（一）血药浓度的依时变化

Clench 等给 9 人口服吲哚美辛 100mg，比较昼夜 5 个时间的动力学参数变化，结果表明 7：00 和 11：00 服药 C_{max} 大，而 19：00 和 23：00 服药 C_{max} 小。Kyle 等给健康成人口服茶碱 4.4mg/kg，比较昼夜不同时间的动力学参数变化，见图 13-16；8：00 服药 C_{max} 高，茶碱血药浓度很快达到治疗浓度范围（10～20μg/ml），而在 20：00 服药则不同。二者血药浓度相差 4μg/ml 以上。

根据目前报道的研究结果，一些药物 C_{max} 的依时变化关系见表 13-6。

（二）药物消除的依时变化

Ollagnier 等给 8 个健康人在不同的时间（7：00、13：00、19：00、1：00）口服酮洛芬（优洛芬），然后分别测定 CL 和 $t_{1/2}$，结果见图 13-17。可见，7：00 和 1：00 给药 $t_{1/2}$ 长，CL 低，而 13：00 和 19：00 给药 $t_{1/2}$ 短，CL 高。

表 13-6　　　　　　　　　　　不同时间给药对 C_{max} 的影响

药名	C_{max} 高的给药时间	C_{max} 低的给药时间
吲哚美辛	7：00	19：00
茶碱	8：00	22：00
环己巴比妥	2：00	18：00
顺铂	6：00	18：00
铁盐	19：00	7：00
钾盐	午夜	中午
卡马西平	22：00	10：00
乙醇	上午	下午

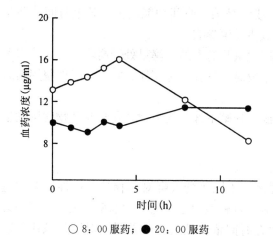

○ 8：00 服药；● 20：00 服药

图 13-16　茶碱不同时间给药的血药浓度比较

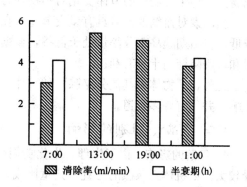

图 13-17　人口服酮洛芬不同时间的参数变化

（三）生物利用度的依时变化

Canafax 等给胰腺移植病人在不同时间口服环孢素，比较该药生物利用度的依时变化，结果表明 21∶00 服药比 9∶00 服药 *AUC* 值增加 23％，而 *CL* 降低 19％，结果见表13-7。

表 13-7　　　　　　　　　　　　不同时间给药对 *AUC* 值的影响

药名	*AUC* 值大的给药时间	*AUC* 值小的给药时间
阿司匹林	6∶00	18∶00
酮洛芬	7∶00	19∶00
顺铂	6∶00	18∶00
双嘧达莫	6∶00	22∶00
环孢素	9∶00	21∶00
普萘洛尔	其他时间	11∶00

四、影响药物动力学时间节律的因素

由于动物和人类的生活环境不同且非常复杂，使得影响时辰药动学的因素也变得十分复杂。食物、药物剂型、单次或重复给药、给药时间、研究对象相关因素、姿势和运动、药物相互作用等都会影响药物的时间节律。

（一）生理节律的影响

大量研究结果表明，生物体内的许多生理功能如心功能、血流量、局部器官血流量、酶活性、pH 值、血浆蛋白含量和细胞膜通透性等，这些生理功能在某个时间可能是起作用的（开放），另一时间可能是不起作用的（关闭），或者是某个时间功能增强，某个时间功能又减弱。这种生理功能的节律变化对药物动力学节律发生影响。

胰岛素对血糖的调节具有昼夜节律。在明期大鼠胰岛素的分泌量处于高峰期，血糖水平较低；在暗期胰岛素分泌量处于低谷，血糖水平较高。掌握这种规律后对不同时期服用胰岛素和口服降糖药十分有利。

此外，生物体内其他分泌腺，如垂体、性腺、丘脑下部等的节律变化也对药物代谢发生影响，并已有许多报道。

（二）年龄、性别的影响

1. 年龄的影响　由于生理、生化功能等原因，不同年龄人群对药物的节律性影响的差异较大。如机体对茶碱的处置，儿童比成人显著。这种差异还与药物的剂型有关。对于一天给药一次的茶碱缓释制剂，在儿童和成年人存在时间依赖性动力学差异；对于茶碱速释制剂，昼夜依赖性差异更加明显。老年人对茶碱的代谢不如成年人，白蛋白对药物的亲和力明显降低，同时器官的清除率也降低。因此，对特殊人群的时辰药动学进行研究，实现个体化给药有重要临床意义。

2. 性别的影响　水杨酸类药物的 $t_{1/2}$ 在女性月经周期的中间阶段（相当于排卵期）达到最高值，而男性基本上无明显变化；药物的 C_{ss} 在女性月经中期前低于正常范围，在中期后逐渐升高到正常范围。女性怀孕期雌激素和妊娠素增加，胃肠的吸收降低，蛋白的结合率降低，肝脏的代谢加快，肾清除率增加，从而影响药物在体内的处置。

（三）生活环境与规律的影响

1. 食物的影响　许多药物的时辰药动学资料可用吸收的时间性差异做出解释，而食物的组成和数量会影响药物吸收的节律性。研究表明，三餐进食后胃内 pH 值改变，胃正常 pH 值为 1.8，进食后 30min 左右，胃内 pH 值升高至 3～5；胃排空 3～4h 后，胃内 pH 值恢复至原水平。食物的形态以及组成对胃空速率有较大影响，液体状、低热量食物的胃排空时间显著短于高热量、固体状食物，高热量食物在胃内排空时间可高达 12h。这些因食物引起的生理状况改变，将影响药物的时辰药动学。

2. 姿势和运动的影响　人处于不同的姿势或在不同运动状态时，药物所呈现的时辰节律也不相同。人站立和卧位的肝血流量相差 60%。人站立 45min 后，血浆中苯妥英的浓度增加；运动可以增加普萘洛尔的清除率；中度运动使阿托品消除半衰期以及分布容积减少。

（四）疾病的影响

患活动性胃溃疡的病人分泌氢离子的速度明显高于正常人，这使某些依赖 pH 值吸收的药物的吸收速度和程度发生变化；癌症、炎症时血浆蛋白的结构有昼夜时间改变，影响药物与血浆蛋白的结合，从而影响药物分布的时辰节律；有些肝功能、肾功能不正常的病人，其生理节律亦有所改变，使药物的代谢以及排泄的节律受到影响。

（五）药物剂型及其给药方式的影响

1. 药物剂型的影响　在 8：00 和 22：00 分别服用布洛芬普通制剂和缓释制剂，发现普通制剂在 8：00 给药吸收较快，达峰时间较短，C_{max} 较高，但两个时间给药的 AUC 值相差不大；缓释制剂的时辰节律与此相反，在 22：00 给药达峰时间较短，吸收较快，C_{max} 较高，见图 13-18，且两个时间点给药的 AUC 值有显著差别。这种时辰节律的差异与药物本身关系不大，而与剂型有关。因此在时辰药动学研究中，判断时间影响时，必须考虑药物剂型的影响。

2. 单次或重复给药的影响　有肝血流依赖性的药物（肝提取率 $ER>0.7$）单次给药后，药物的代谢速度依赖于肝血流的节律变化。但多次给药后，肝脏对药物的提取过程接近饱和，此时肝血流的节律变化影响不大，而肝药酶的活性起主要作用。采用普萘洛尔对大鼠进行单次或多次给药，发现 CL 和 V_c 的节律变化呈倒置现象，如活动期单次给药的 CL 和 V_c 低于休息期，而多次给药后则相反。啮齿类动物在活动期时血流量较高，休息期时肝药酶活性较高。

3. 药物相互作用的影响　两种或两种以上药物合用可能发生相互作用，导致药物在吸

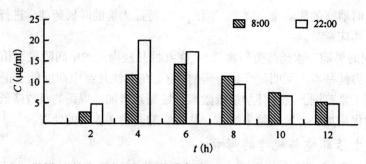

图 13-18　8 名健康受试者不同时间服用布洛芬缓释制剂后的血药浓度对比

收、分布、代谢与排泄环节的时辰节律上发生改变。如胃溃疡的病人服用雷尼替丁后，胃酸的分泌大大减少，使胃液 pH 值升高，对于依赖 pH 吸收的药物，其吸收节律可能发生变化。

4. 给药时间的影响　机体内各器官的生理节律性引起药物在体内各过程呈节律变化。如果给药时间处于体内某器官生理节律的高峰或低谷时，药物将出现明显的节律变化。例如，人体血压上午 9：00～10：00 最高，此后逐渐下降，凌晨 3：00 最低，早晨清醒后开始上升。抗高血压药早晨服用时，血压的昼夜节律曲线比较平坦，降压效果较好。又如皮质激素在早晨释放较多，糖皮质激素类药每天 3 次的剂量如 1 次于早晨服用，可达较好疗效，且可使副作用降至最低。

五、时辰药物动力学与其他学科的关系

研究表明，除药动学具有时间节律性外，药效学及毒性也呈现时间节律性，研究它们之间的相关性对于指导临床合理用药及药物新剂型的开发具有重要意义。

（一）时辰药动学与时辰药效学的关系

时辰药动学的节律变化直接影响到药物效应的变化，同时药物效应也有其自身节律变化的特点，二者有时相关，但有时不相关。有人研究了哌替啶（度冷丁）血药浓度与镇痛效果的昼夜变化规律。两组患镰状细胞贫血的患者伴有严重的疼痛症状，均肌注哌替啶（1.5mg/kg），一组在 5：40～9：15 用药，另一组在 18：53～22：50 用药；早晨和晚间用药组的 $t_{1/2(\beta)}$ 分别为 6.45±1.79h 和 3.46±0.84h，CL 分别为 605.3±236ml/min 和 1073.6±246ml/min；镇痛效果采用打分方法评价，结果显示出白天疼痛缓解明显，且与血药浓度曲线平行，而夜间缓解不明显，且与血药浓度曲线不平行。由此可见，药动学与药效学的昼夜变化，两者关系因药物而异，并非简单的因果关系。有的药物两者平行，有的则不平行；有的药物只有药动学或药效学呈昼夜变化。因此，药物效应的时间性除受时辰药动学的影响外，机体的生理节律可能是更为重要的影响因素。

（二）时辰药动学与时辰毒性的关系

时辰毒性是指药物毒性呈现的周期性改变。Bruguerolle 等研究了几种局麻药的时辰毒性与时辰药动学的关系。在 4：00、10：00、16：00 和 22：00 分别给小鼠腹腔注射布比卡

因（20mg/kg）后，以 22：00 的 C_{max} 最高，t_{max} 最小，$t_{1/2}$ 最长，此时小鼠的死亡率最高。腹腔注射 mepivacaine（60mg/kg）后，同样在 22：00 其 V 值最大，$t_{1/2}$ 最长，LD_{50} 也较低（死亡率较高）。如腹腔注射 etidocaine（40mg/kg）后，在 4：00 时血中和脑中的 C_{max} 值最高，LD_{50} 最低。

小鼠于 1：00、5：00、9：00、13：00、17：00 和 21：00 分别皮下注射庆大霉素（290mg/kg），给药后 0.5h 的血药浓度（$C_{0.5}$）、AUC 和 CL 均呈现明显的昼夜变化，以 13：00 的 $C_{0.5}$ 最高，AUC 最大，CL 最小，而死亡率也最高。日本学者曾证实，庆大霉素在健康志愿者的药动学昼夜变化表现为夜间用药时（人类休息时）AUC 较大，$t_{1/2}$ 较长，这与上述啮齿类动物的实验结果相吻合，即白天用药时（啮齿类休息时）出现上述结果，死亡率最高。显然，由此可以推论人类在白天用药时毒性最小，比较安全。

上述结果说明药物毒性的节律变化通常与药物动力学节律变化相关。但由于动物的生活节律与人类不同，而毒性节律又很难在人体中加以研究，因此，探讨人类是否也存在上述两种节律变化的相关情况仍需要进行深入的研究，其结果将对临床用药安全性意义重大。

（三）时辰药动学与中医因时施治、择时给药的关系

中药的疗效与给药时间有密切关系，早在《内经》中就记载有小金丹、泽泻饮、半夏秫米汤等方剂应按一定时间给药。明代李时珍继承和发扬了《内经》时辰医药学的理论，提出《四时用药例》，认为"岁有四时，病有四时，春月宜加辛温之药，薄荷、荆芥之类，以顺春升之气；夏日宜加辛热之药，香薷、生姜之类，以顺夏浮之气；长夏宜加甘苦辛温之药，人参、苍术、白术、黄柏之类，以顺化成之气；秋月宜加酸温之药，芍药、乌梅之类，以顺秋降之气；冬月宜加苦寒之药，黄芩、知母之类，以顺冬沉之气"。此外，王肯堂提出，具有宣散湿邪，下气降浊的鸡鸣散，宜清晨五更时服用；王好古认为"汗法"应密切关注服药时间；其他如"晨服参芪、夕服六味"之类的说法在历代医籍中也屡见不鲜。如何继承和发扬中医药学宝库中的这些宝贵遗产，使之在新的历史条件下得到升华，这是当前面临的一个重要课题。

药物的作用依赖于药效学过程，同时与药动学过程也密切相关。研究表明，许多中药的药动学过程有着明显的昼夜节律性，如将 3H-天麻素于不同时辰给予大鼠，发现晚上（20：00）给药吸收快，而上午（8：00）给药则 AUC 最小。再如，桂枝煎液小鼠腹腔注射时的 LD_{50}，白昼给药为 624.7mg/kg，子夜给药为 773.6mg/kg，差异非常显著（$P<0.001$），从而提示桂枝对小鼠的毒性作用随昼夜不同，白天的毒性明显大于夜间。而大黄的 LD_{50}，午时给药为 577mg/kg，子时给药为 345mg/kg，恰恰与桂枝相反，夜间的毒性较昼间明显加强。青藤碱具有镇静、镇痛、催眠、抗风湿、抗炎等作用，主要作用部位在中枢神经系统，有人研究了给药后大鼠血清和脑组织中青藤碱的浓度与昼夜节律的关系，比较了昼夜不同时间药物动力学参数的差异，结果表明：卯时给药，血清和脑组织中青藤碱的浓度明显高于酉时（$P<0.001$），提示青藤碱的药物动力学受生物节律的影响，为了提高临床疗效，给药方案应考虑昼夜节律。

时辰药物动力学表明，要使某一药物产生最好的治疗效果，在临床用药时，一定要考虑

到生物节律，并以此来制定最佳给药时间和合理的给药方案。不同的药物应该有其各自的最佳用药时间。当机体对药物敏感性低的时候，应适当加大剂量，而机体敏感性高时，就应减少剂量，这样可以使药物的疗效发挥得更好，并使不良反应减少，真正将时辰药动学用于指导临床合理用药。

第十四章

中药药物动力学

第一节 概 述

中药药物动力学（简称中药药动学）是借助动力学原理和现代分析手段，研究中药活性成分、组分和单、复方制剂在体内吸收、分布、代谢与排泄的动态变化规律及其体内量-时-效之间的关系，并用数学公式加以定量描述的一门学科。随着"回归自然"的普遍要求，中药越来越受到人们的青睐，对其药物动力学的研究也受到了空前的重视。目前用于临床的中药除传统的单味药、复方外，还包括从中药中提取分离的单一活性成分、有效部位以及复方的粗提取物等，因此中药药物动力学研究的内容涉及中药的活性成分、组分以及中药单味药及复方。近年来国内外学者在中药药物动力学研究方面进行了大量的实践，内容涉及药动学-药效学结合研究、群体药物动力学、时辰药物动力学、证治药物动力学等，具体涉及生物利用度、透皮吸收、活性成分的肠道代谢研究等方面。

一、中药药物动力学的研究目的、意义和任务

1. 阐明中药作用机制及其科学内涵 通过研究中药体内过程动态变化可以阐明中药的作用机制，并对中药传统理论加以现代科学的解释。中药产生药理作用，不论是由于所含的化学物质或这些物质在机体的代谢产物，还是由于调动机体的内源性物质或反应系统（如免疫系统），都必定存在一定的物质基础，其作用机制和科学内涵应该能够用现代科学加以研究和阐明。例如，麝香中有效成分麝香酮的药动学研究表明，该药能迅速通过血脑屏障进入中枢神经系统并蓄积较长时间，从而解释了麝香通关利窍、开窍醒脑，治疗中风和神志昏迷等功效。冰片能促进与之同用的其他药物在靶组织的分布，证明了冰片的引药作用以及"佐使则有功"理论。此外，药物动力学还可用于阐述中药组方原理，为研究古方、筛选新方提供科学依据和方法。

2. 促进中药新药的开发 通过对中药成分及其代谢产物的研究，探索结构与活性、结构与代谢速度的关系，从而指导药物结构改造，为中药新药的设计提供重要的理论依据。如给大鼠灌服双黄连制剂后，于血浆中鉴定出黄芩苷的代谢物黄芩素，并证实黄芩素为发挥疗效的有效成分。因此，通过对黄芩素进行药动学、药效学及毒理学研究，最后开发出了一类新药黄芩素。

3. 促进中药新剂型与新制剂的研究 药物动力学有助于实现中药制剂的"给药精密化"（precision in drug administration）。通过药动学研究，可以指导中药剂型的设计和给药方法

的选择，使药物选择性到达靶器官，并在必要时间内维持有效血药浓度，从而提高药物疗效、减少不良反应。近年来中药的缓释、控释、靶向给药以及透皮吸收制剂已成为研究热点。

中药及其制剂的药物动力学研究也是选择给药途径和剂型、确定剂量和用法、优选制备工艺和辅料的重要依据。如枳实用于升压时，由于其有效部位生物碱在胃肠道易被破坏，进入血药循环的量极少而使口服给药无效，因此需采用注射给药途径。又如葛根素因在胃肠道吸收不佳，在治疗脑血管疾病时，以注射剂为宜。清风藤碱用于治疗类风湿和风湿性关节炎时，制成缓释制剂可以延长作用时间，减少给药次数，降低副作用。

4. 改进中药制剂的质量控制　药物动力学研究为中药制剂生产工艺的设计、内在质量的评价与监控提供了有效手段与方法，从而提高了中药制剂的质量。目前有些中药以所含某单一有效成分、特定成分、可以或容易分离得到的成分作为质量控制中含量测定的指标，复方制剂则以主要药味的上述成分为含量测定的指标，但对于这些成分能否吸收、是否代表了该药的整体药效成分所知甚少，导致药物质量标准与疗效没有必然的联系，无法指导制剂的生产，使提高质量成为难题。经过药动学的深入研究，能够对上述问题给出满意答案，指导制剂生产工艺改进与质量的提高。

5. 中药给药方案的设计及优选　长期以来，中药处方组成的药味、剂量、用药方法多凭医师个人积累的临床经验而定，难以掌握与推广。而研究中药在体内的动态变化规律，求出动力学参数，可为临床上选择合理剂型并确定给药方案提供参考依据，提高中药临床治疗水平，使用药合理化并起到最有效的治疗作用，为中药临床应用提供基础理论和科学依据。如富杭育等对桂枝汤的给药方案进行了研究，通过测定解热和抗炎药效指标得到桂枝汤的效应消除半衰期和表观半衰期，依此设计了四种不同给药方案。结果表明，在给药总剂量相等、首次给药时间相同的情况下，半衰期方案给药组的药效明显高于习惯性一次给药组，而且效应消除半衰期方案给药组的药效高于表观半衰期方案给药组。

6. 推动中医中药走向世界　中医药是中国人民数千年来经验积累与系统总结而成的一门独特的科学，与中国传统文化有着千丝万缕的联系，理论体系比较完善。但由于其理论的独特性，不易为国外理解与接受。只有走现代科学化的道路才能使中医中药兴旺发达，使中医中药这一瑰宝成为全人类的共同财富。要达此目的，中药药物动力学研究至关重要。

二、中药药物动力学的研究内容

中药药动学是中药药理学与药物动力学的边缘学科，主要研究中药在体内的吸收、分布、代谢与排泄的动态变化以及中医药传统理论与药动学之间的关系，如中药归经理论与药动学的研究、中医药时辰学说与药动学的研究等。

1. 中药活性成分药物动力学研究　从中药中提取、分离和纯化得到有效成分，经结构鉴定、含量测定后以单体给药，其体内过程、药动学参数以及药物浓度与药效之间关系的研究与西药完全相同，可直接应用血药浓度多点动态测定法进行。关键在于建立一个灵敏度高、专一性强、重现性好、回收率高的药物浓度测定方法，可选一种动物考察高、中、低三种不同剂量对动力学的影响，并尽量在清醒状态下进行实验，若有种属差异应选择几种动物进行研究。

2. 中药活性组分药物动力学研究 目前，不少中药经过提取得到某一类组分如总生物碱、总苷或水溶性/脂溶性提取物后制成剂型供临床应用。这类中药制剂的药物动力学常采用下述方法加以研究：

（1）化学测定法 即给药后测定组分中具代表性的化学成分在血浆中的动态变化，并求出药动学参数。如丁公藤注射液的药物动力学研究系测定其中东莨菪碱的血药浓度，绞股蓝总皂苷系测定血浆样品经酸水解后生成的苷元含量。

（2）生物测定法 尤适于有效成分不明的中药。如陈皮总碱注射液以升压为药效指标进行了药动学研究，雷公藤多苷则以小鼠急性死亡率法测定其总苷的药动学参数。

3. 中药单、复方制剂药物动力学研究 这类药物动力学研究应包括以下几方面：

（1）中药化学成分药物动力学 中药的药性是由中药含有的化学成分决定的，故必须对中药中化学成分的药动学进行研究。生药中有效成分经提取、分离、纯化后得到化学结构明确的单体，给药后测定其血药浓度，求出药动学参数。

（2）中药效应成分药物动力学 中药制剂给药后，测定其中有效成分在血浆中的经时变化过程，并计算药动学参数，这样的研究称之为中药效应成分药物动力学。多数文献报道以中药中个别有效成分为代表进行研究，但近来有主张进行中药多组分药动学的研究，即同时测定数种有效成分的血药浓度，以便更客观地反映中药整体的药物动力学过程。王新宏等[56]用 HPLC 法同时测定口服大黄药液后五种蒽醌苷元在家兔血液中的浓度，并与大黄酸单体给药在兔体内的药动学过程进行比较。结果表明，两种给药方式所得药动学参数具有很大差异，认为单一组分的药动学过程不能代表中药整体的药动学过程，只有多组分的药物动力学研究才对临床用药具有实际指导意义。

（3）中药生物效应药物动力学 即中药不经提取分离，给药后采用生物效应法测定其表观药动学参数。采用毒理效应法称为毒理效应药动学，主要研究毒性成分体内动态变化规律。采用药理效应法称为药理效应药动学，主要研究药效成分体内动态变化规律。若针对药效成分和毒性成分分别进行研究，计算各自的动力学参数则可同时解决有效性和安全性问题。

三、中药药物动力学研究的特点

与成分明确的西药相比，中药具有其自身的特殊性。中药含有多种化学成分，对每种成分都进行研究既无必要也不可能，因此指标性成分的选择显得尤为关键。另外，许多中药已知化学成分在体内过程中结构会发生较大变化，并不是该成分原型产生药理作用，也不能在生物体内测定到该成分的存在。这些问题构成其药效学和药动学研究的难点，即说不清产生药理作用的物质为何，也说不清这样的物质在体内发生何种变化，其变化与药效的关系又如何。另外，中药处方灵活多变，同一味药处于不同处方环境中影响因素多，可起不同作用，这是与西药显著不同之处。再加上一证多病、一病多证等复杂辨证，用药物动力学诠释药效，寻求宏观与微观的切合点不一定有规律可循。中药的这些特点决定了中药药物动力学的研究不能完全按照西药的套路进行，必须形成其独特的理论体系，并具有其自身特点。

1. 整体观思想 中药是一个复杂的系统，无论是复方还是单方，其药效都是其中多种化学成分相互作用所产生的综合效果。这些化学成分相互协同或相互拮抗从而产生中药的药理作用。中药制剂，特别是中药复方制剂成分复杂，绝大多数有效成分未明或干扰因素太多，缺乏体内微量定量分析方法，然而，辨证论治，君臣佐使等原则是中医用药的精髓。因而整体观思想是中药药理研究领域的特点，也是中药药动学研究的特点和应遵循的指导思想。中药不等于一般的植物药，它必须具备中药应有的真正的内涵，离开了中药整体观思想，单纯追求西药化，将使中药药动学研究的路子越走越窄。自 20 世纪 80 年代国内采用毒理、药理效应法研究中药药动学正是这种整体观的体现。

2. 现代科学化　即应用现代科学理论与方法研究中药药物动力学。科学史表明，任何学科的发展都必须要与其同时代相关学科的发展水平同步。面对现代医学的日新月异，传统的中药必须实现现代化才能适应时代的步伐，必须具有现代科学化特点。整体观着重于宏观，现代科学化着重于微观，进而形成宏观与微观辩证统一的完善的中药药物动力学体系。

四、中药药物动力学与其他学科的关系

中药药物动力学作为一门多学科交叉的边缘学科，与药学领域中诸多学科如药物动力学、中药化学、中药药理学、分析化学等具有密切联系，它们相互促进并推动着中药的蓬勃发展。

中药药物动力学离不开经典药动学。中药药动学的研究要借助经典药动学的基本理论和方法，否则，中药药动学将成为无本之木。中药药动学与中药药理学有着密切联系，在研究内容上互相渗透、互相补充，共同研究中药与机体的关系。然而，两者的研究重点有本质区别。中药药理学主要研究中药对机体的作用及作用机制；中药药动学主要是研究药理上已经证明有效的中药，当制成某种剂型、以某种途径给药后能否发挥疗效。中药药物动力学的研究也离不开中药化学，当研究中药化学成分药动学时，必须借助于中药化学的手段与方法。

五、中药药物动力学的发展概况

我国中药药物动力学的研究始于陈琼华教授 1963 年对中药大黄的研究，虽起步较晚、但发展迅速。至 20 世纪 80 年代末，药学工作者已对中药有效成分和单味中药进行了大量的药动学研究，房室模型拟合已广泛应用于血药浓度-时间数据的解析和参数计算，高度灵敏、特异的微量分析技术被广泛应用于体液中药物浓度的测定，从而使结果准确度大大提高。此外在研究方法上也有创新，针对某些中药成分复杂、活性成分不明，以及某些活性单体有效浓度极低、尚无适宜方法定量测定血药浓度的情况，赫梅生、李成韶、李耐三等提出用毒理效应法与药理效应法研究中药药动学，并估测了 33 种单味药和 10 余种中药制剂的药动学参数。这些方法采用生物效应（药理和毒理反应）为指标，避开了血药浓度测定，并且以中医药传统理论为指导，体现了中药的整体观，从而使中药药动学研究迈向了一个新阶段，从研究单体成分的动力学转变到研究中药有效部位及中药单复方的动力学。

20 世纪 90 年代以来，中药药动学研究出现生机勃勃的大好局面，研究内容覆盖面广，涉及单味中药及中药复方的整体药效学、毒理学研究及中药复方所含有效成分的药动学研究，以及中药复方的生物利用度研究等。新的理论、学说和观点不断被提出，如黄熙提出的

"证治药物动力学"理论，包括"辨证药动学"和"复方效应成分药动学"两个概念。辨证药动学指同一药物在不同证型患者的药动学参数经统计学处理有显著差异。复方效应成分药动学假说认为中药复方的君臣佐使（配伍）可明显影响彼此化学成分在体内的药物动力学指标，并与疗效和毒副作用密切相关，该理论能验证中医"相须、相使"等七情理论是否正确。

近年来薛燕提出中药复方霰弹理论，认为中药复方一般含有多种有效成分，而各有效成分之间存在相互作用，强调进行多种有效成分的综合作用研究是中药复方现代研究的基本出发点。由于中药复方制剂进入人体通过多种有效成分之间在体内的相互作用或产生新的活性物质而产生药效，因此，应通过体液药物分析，研究多种化学成分在吸收、分布、代谢与排泄过程中的相互作用，进而研制新的复方制剂。杨奎提出中药胃肠动力学理论，认为只有被胃肠液溶出的成分才能被机体吸收，只有被吸收利用的成分才能显示生理活性，而只有具有生物活性的成分才能显示出其药效作用。因此，可将中药分成主要有效部位和其余部位两大类，然后根据整体药效学研究确定部位的取舍。并在中医药理论指导下，借鉴已有的研究成果，采用现代科技手段，运用数学优选理论和模糊数学的方法，从已明确的有效成分出发，对疗效相关成分进行组配研究，将药理与制剂、数学等学科有机结合进行研究，走多学科协同发展之路，以期在中医整体观理论指导下使中药有效成分有机整合达到最佳疗效。这些新理论和新见解极大地丰富和活跃了中药药物动力学的研究。新的动力学模型，如药动学与药效学相结合（PK-PD模型）的研究方法也有报道，如朱建伟等在小鼠体内进行了马钱子碱腹腔注射给药的量-效关系和时-效关系的研究，证实了马钱子碱镇痛作用强度与给药剂量呈正比关系，为其在人体内的药动学研究提供了参考。

西方对天然药物（草药）药物动力学的研究最早可追溯到1919年，Pardee等人以出现轻度中毒症状为指标研究了洋地黄酊剂在病人体内的消除速度，发现不同病人对洋地黄酊剂的消除速度相差很大，后来Gold以减慢心房纤颤病人心室率为指标，研究并绘制了洋地黄的消除曲线，并发现洋地黄在病人体内按恒比消除。第二次世界大战期间，Shannon发现奎宁的抗疟强度与血浆药物浓度关系密切，比之用药剂量更具相关性。20世纪60年代Brodie等人在生物碱等天然药物活性成分的药物动力学方面进行了卓有成就的研究。

值得提出的是20世纪70年代Smolen的突出贡献，在他的多篇著名论文中，运用数学推导，论述了剂量、效应、时间与药物浓度之间的关系，探讨了如何应用药物反应进行药物动力学分析与生物利用度测定。他提出根据剂量反应曲线进行效量转换从而求算药物动力学参数与生物利用度对当今中药药动学的发展影响很大。他在论文中写道："药理数据是一种生物检测法，同样能够用于研究天然药物制品的药物动力学"。

日本是对中医药颇有研究的国家。在日本，中药被称为汉药，中药方剂则称为汉方。日本富山医科药科大学和汉医药研究所小桥恭一、难波恒雄、服部征雄等著名学者对多种中药的药物代谢进行了开拓性的系统研究工作，提出许多天然药物成分如甘草甜素、番泻苷、芦荟蒽醌苷、京尼平苷、水杨苷等是一类天然的前体药物（prodrug）。从20世纪70年代开始，日本学者对多种中药活性成分的血药浓度测定方法进行了研究，建立了人参皂苷、芍药苷及其主要活性代谢物、甘草甜素、甘草次酸等成分的放免测定及酶免疫测定等微量测定方法，从而促进了中药药物动力学的发展。20 世纪 80 年代，日本学者田代真一等提出血清药理学（serum pharmacology）新概念，即药物经口服给药后，血清可被认为是含有活性成分的粗制药物，可用化学法测定其中的一个或多个成分，并可将此血清加入体外系统中进行体外药理实验研究，从而确定有效成分并进行药物筛选。这种从整体给药、分离血清到体外实验的研究称为血清药理学。上述研究成果对中药药物动力学的发展产生了重大的影响。

中药药物动力学经过国内外医药工作者 40 多年来的大量研究和探索，已经取得了很大的成就。但今后的任务仍然很艰巨，需要不断发展符合中医药理论的中药药动学研究的新理论、新技术和新方法；加强中药临床药物动力学研究；加深中药有效成分的药物动力学研究，如对其活性代谢物的动力学研究、有效成分生理动力学模型的研究、有效成分化学结构和药动学关系的研究、有效成分药动学特征在动物种属间相关性的研究等等。

第二节　中药药物动力学研究方法

中药药动学研究方法可归纳为两大类：一类为化学测定法，适用于化学结构明确且能用定量分析方法测定体液中浓度的中药活性成分；另一类为生物效应法，适用于效应成分复杂或不明确的中药或中药制剂，以及化学结构明确但含量过低、缺乏适宜的含量测定方法的中药活性成分。

一、血药浓度法

血药浓度法适用于化学结构明确的中药活性成分单体的研究。对中药单方制剂而言，若能够确定具有代表性的效应成分，也可采用此方法。中药复方制剂因为成分过于复杂，不适宜采用此方法。血药浓度法的关键是建立灵敏度高、特异性好的含量测定方法。具体方法及要求与化学药物相同，即给药后不同时间取血样测定血药浓度，得到一组血药浓度-时间数据，然后用房室模型或非房室模型进行拟合，求算药动学参数，从而阐明活性成分在体内的动态变化规律，该方法又称多点动态测定法。

二、药理效应法

药理效应法是以药物的药理效应强度作为测定指标，通过将剂量-效应关系和时间-效应关系转换为时间-剂量关系，从而求算药动学参数的方法。目前药理效应法已越来越广泛地应用于中药及其制剂，尤其是有效成分不明确情况下的药物动力学研究。

（一）Smolen 法

该方法于 20 世纪 70 年代由 Smolen 等人提出，主要是通过药理效应指标测定药物动力学参数，特别是药物的生物利用度。目前 Smolen 法已广泛应用于中药药物动力学研究。

1. 原理　药物的药理效应强度与其作用部位的药物浓度有关，若作用部位的药物浓度难以或不可能测出，可先测定药物的量-效关系曲线和时-效关系曲线，然后将时-效曲线的效应强度通过量-效曲线换算为药量或浓度,得到时-量关系曲线,再以房室模型等进行拟合,求算药物动力学参数,从而阐明药物在体内的动态变化规律。

Smolen法假定药物在体内的动态变化符合线性动力学规律,因此,作用部位(生物相)的药物浓度或药量(Q_t)与给药剂量(D)成正比,即:$Q_t \propto D$。又假定药物在给药后任何时间,作用部位(生物相)的药物浓度或药量(Q_t)与药理效应强度(E_t)之间有一一对应的单值函数关系,即:

$$Q_t = f(E_t) \tag{14-1}$$

所以,在给药后某一时刻,作用部位的药理效应强度(E_t)与给药剂量(D)之间可用下述函数关系式表示:

$$D = f(E_t) \tag{14-2}$$

以上表明,药物给药后的时-效曲线可以用不同的给药剂量换算成时-量曲线。

2. 方法与步骤

(1)建立时-效关系曲线 确定多个给药剂量,分别在给药后不同时间测定药效强度 E,以药效强度 E 为纵坐标,时间 t 为横坐标,绘制时-效关系曲线。由于有多个给药剂量,故可获得不同剂量下的时-效关系曲线,见图14-1。

(2)建立量-效关系曲线 在上述不同剂量的时-效关系曲线中读取某时刻(一般为达峰时间 t_m)的药效强度 E。以药效强度(E)为纵坐标,给药剂量的对数($\lg D$)为横坐标,绘制量-效关系曲线,见图14-2。

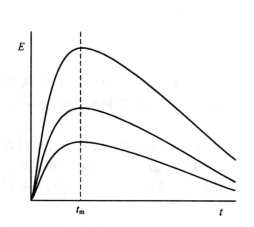

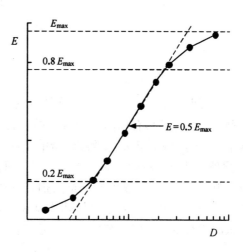

图14-1 不同剂量的时-效关系曲线($t \sim E$曲线)　　图14-2 量-效关系曲线($\lg D \sim E$曲线)

(3)建立剂量标准化曲线 按临床用药常用剂量给药,测定给药后不同时间点的药效强度 E,利用量-效关系曲线将该药效强度 E 换算为对应的剂量 D,该剂量即为相对药物浓度,再除以给药剂量即得到单位剂量下的相对药物浓度,从而绘制出相对药物浓度-时间曲线,又称剂量标准化曲线。该曲线性质完全等同于血药浓度-时间曲线。

(4)计算药物动力学参数 根据剂量标准化曲线,采用房室模型拟合法等常规方法求算药动学参数，剂量标准化曲线下面积可用于计算生物利用度。

3. Smolen 法应具备的条件

（1）作为观测指标的药理效应最好与治疗作用有一定相关性，如降压药测量血压下降幅度，扩瞳药测量瞳孔放大率。不具有相关性的药理指标很容易使结果产生较大偏差。

（2）观测的药理指标应该可以用数值进行量化，而且其强度变化应能较敏感地反映出药物浓度的变化。

（3）时-效关系曲线应随剂量增大而逐渐上升，除 0 时间点外，在其他任何时间点均不得出现重叠或交叉，图 14-3（a）和（b）的情况是不允许的。

（4）时-效曲线中不同给药剂量下达峰时间应相同或比较接近，图 14-3（c）的情况也是不允许的。

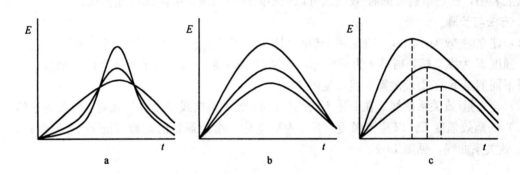

图 14-3　不符合要求的时-效关系曲线

（二）效量半衰期法

效量半衰期 $[t_{1/2(EX)}]$ 是指药物在体内的有效药量降低一半所需要的时间，有效药量既包括原型药物也包括具有相同药理效应的各种代谢产物。它与药物的生物半衰期 $t_{1/2}$ 一样，都是衡量一种药物从体内消除速度快慢的指标。

1. 原理　药物的有效剂量与药效强度之间存在着一定的函数关系。从图 14-2 可以看出，以药效强度（E）为纵坐标，给药剂量（或浓度）的对数（$\lg D$）为横坐标作图，可得一条"S"形量-效曲线，对于多数药物来说，在药物最大药效强度（E_{max}）的 $20\% \sim 80\%$ 之间，该曲线有线性区域，符合下述关系式：

$$E = m\lg C + e \tag{14-3}$$

式中，E 为药效强度；C 为药物浓度；m 为量-效曲线中间部分（线性区域）的斜率；e 为截距。上式也可以写为：

$$\lg C = \frac{E - e}{m} \tag{14-4}$$

单室模型药物静脉注射后的血药浓度经时变化可用下式描述：

$$\lg C = \lg C_0 - \frac{k}{2.303}t \tag{14-5}$$

静脉注射药物的最大药效强度 E_{max} 与 C_0 相关，故式 14-4 又可写为：

$$\lg C_0 = \frac{E_{max} - e}{m} \qquad (14\text{-}6)$$

将式 14-4、式 14-6 中的 $\lg C$、$\lg C_0$ 代入式 14-5，得：

$$\frac{E - e}{m} = \frac{E_{max} - e}{m} - \frac{k}{2.303}t \qquad (14\text{-}7)$$

进一步简化得到：

$$E = E_{max} - \frac{mk}{2.303}t \qquad (14\text{-}8)$$

上式即为单室模型药物静脉注射给药的时-效曲线关系式，对多室模型药物也同样适用。由该关系式可知，静脉注射给药后药物的时-效曲线为一直线（图 14-4），其截距则为 E_{max}，斜率为 $-\frac{mk}{2.303}$，由斜率可求得 mk，进而求出 k 值；效量半衰期 $t_{1/2(EX)}$ 则为：

$$t_{1/2(EX)} = \frac{0.693}{k} \qquad (14\text{-}9)$$

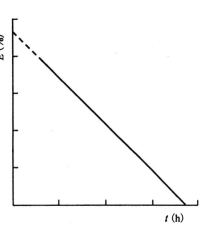

图 14-4 静脉注射给药的时-效曲线

2. 方法与步骤

（1）建立量-效关系曲线 将实验动物随机分组，以临床用药的等效剂量为基础，按适当的等比关系向上向下各取 2～3 个剂量（均需在 E_{max} 的 20%～80% 范围内），按临床给药途径给药。记录各剂量组给药后药效强度的最大值，并建立量-效关系曲线。求得回归方程为：$Y = a_X + b_X \cdot X$；a_X 和 b_X 则分别为曲线的截距和斜率。

（2）建立时-效关系曲线 取临床用药的等效剂量，按临床给药途径给药。记录给药后不同时间点的药效强度。以药效强度为纵坐标，时间为横坐标作图，得时-效关系曲线。求得回归方程为：$Y = a_t + b_t \cdot t$；a_t 和 b_t 则分别为曲线的截距和斜率。需注意若是血管外给药，只能用曲线末端（消除相）数据进行回归。

（3）药物动力学参数的求算 按下式进行量效—时效的逐点转换，将药效强度换算为药物体存量，再对时间作图，得体存量-时间曲线。

$$X = \frac{a_t - a_X}{b_X} + \frac{b_t}{b_X} \cdot t \qquad (14\text{-}10)$$

式中，X 为对应于 t 时间的体存量（为对数剂量）。

体存量-时间曲线性质等同于血药浓度-时间曲线，可用房室模型等进行拟合，求算药动学参数。由于 b_X 与 b_t 分别代表量-效曲线的斜率（m）与时-效曲线的斜率（$-\frac{mk}{2.303}$），则体内有效药量的消除速度常数 k 和效量半衰期 $t_{1/2(EX)}$ 可按下式计算：

$$k = -\frac{2.303 \cdot b_t}{b_X} \qquad (14\text{-}11)$$

$$t_{1/2(\text{EX})} = -\frac{0.301 \cdot b_X}{b_t} \qquad (14\text{-}12)$$

（三）药效作用期法

利用药效作用期法计算药动学参数，不需要建立量-效关系和时-效关系曲线，因此所需数据量小，方法比较简便。该法是以药效持续时间（作用期）作为药效强度指标的一种中药药动学研究方法。

1. 原理　单室模型药物静脉注射后的体内药量-时间关系可用下式描述：

$$\lg X = \lg X_0 - \frac{k}{2.303}t \qquad (14\text{-}13)$$

式中，X 为 t 时间的体内药量；X_0 为给药剂量。

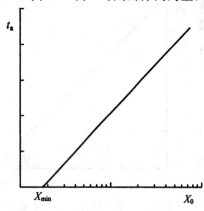

图 14-5　药物剂量-作用期关系曲线
（$\lg X_0 \sim t_a$ 曲线）

药效的产生与体内药量有关。能产生药效的最低剂量称为最低有效量，以 $X_{\min}$ 表示。体内药物从初始剂量 X_0 降低至最低有效量 $X_{\min}$ 所需时间即为药物的作用期，以 t_a 表示。则：

$$\lg X_{\min} = \lg X_0 - \frac{k}{2.303}t_a \qquad (14\text{-}14)$$

由式 14-14 可得：

$$t_a = \frac{2.303}{k}\lg X_0 - \frac{2.303}{k}\lg X_{\min} \qquad (14\text{-}15)$$

或：

$$t_a = \frac{\ln X_0}{k} - \frac{\ln X_{\min}}{k} \qquad (14\text{-}16)$$

以作用期（t_a）为纵坐标，静脉注射剂量的对数（$\lg X_0$）为横坐标作图，可得一条直线（图 14-5）。直线在横坐标上的截距即为最低有效剂量 $X_{\min}$，斜率 b 可用于计算消除速度常数和效量半衰期：

$$k = \frac{2.303}{b} \qquad (14\text{-}17)$$

$$t_{1/2(\text{EX})} = 0.301 \cdot b \qquad (14\text{-}18)$$

2. 方法与步骤

（1）以临床用药剂量为基础，在 $E_{\max}$ 的20%～80%范围内按适当的等比关系向上向下各取 2～3 个剂量，给药后分别测定药效的持续时间，即药物的作用期。

（2）以作用期为纵坐标、给药剂量的对数为横坐标作图，按线性回归拟合成一条直线，直线的斜率为 b。

（3）将 b 代入式 14-17 和式 14-18，计算消除速度常数和效量半衰期。

此外，若药物的体内过程符合线性药动学特征，即血药浓度与体内药物量成正比。则可以利用给药剂量加倍，药物作用时间延长一个半衰期的原理测定效量半衰期。

根据式 14-16，当给药剂量加倍后则有：

$$t_{a(2X_0)} = \frac{1}{k}\ln(2X_0) - \frac{1}{k}\ln X_{\min}$$

$$= \frac{\ln2}{k} + \frac{\ln X_0}{k} - \frac{1}{k}\ln X_{min}$$

$$= \frac{\ln2}{k} + t_a$$

$$= t_{1/2} + t_a \qquad (14\text{-}19)$$

$t_{a(2X_0)}$ 为给药剂量加倍后的药物作用期。上式重排得：

$$t_{a(2X_0)} - t_a = t_{1/2} \qquad (14\text{-}20)$$

因此，首先给予一个剂量（X_0），记录药物的作用期 t_a，再给予加倍剂量（$2X_0$），同样记录药物的作用期 $t_{a(2X_0)}$，则效量半衰期可按下式求得：

$$t_{1/2(EX)} = t_{a(2X_0)} - t_a \qquad (14\text{-}21)$$

（四）药理效应法的特点与评价

与血药浓度法相比，药理效应法具有以下特点：

（1）符合中药的整体观思想　研究发现，有些活性成分在中药制剂中有效，但若将其提纯为单体成分，则其药理作用会降低甚至消失，因此中药发挥的是综合性的药理作用。故从整体观点出发研究中药药动学较血药浓度法研究中药中单一成分更符合中医药特点，将更有助于整理与发展祖国医药遗产，并为指导中药临床合理用药提供科学依据。药理效应法以药效强度为指标，而药效强度是中药原型药物及其活性代谢产物所产生的药理作用以及多种成分相互作用的综合结果，故药理效应法对中药材药物动力学研究具有特殊意义。

（2）方法准确度高　药理效应法以药效为指标，经剂量-时间-效应三者之间的转换关系可得相对生物相药物浓度，而血药浓度法仅测得血中药物浓度，故药理效应法能测出药物进入其作用部位的相对速度与程度，即生物相利用度（biophasic availability），这对那些发挥局部作用的中药制剂尤为重要。由于血药浓度法测得的是体循环生物利用度，如通过测定局部组织浓度的方法测定其生物相利用度将损伤组织，从而限制了其应用范围。

（3）适用范围广且灵敏度高　迄今为止，许多中药材化学成分不明确，但疗效确切，另有不少中药制剂有效成分浓度很低、缺乏适宜的含量测定方法，其药物动力学研究是亟待解决的问题。药理效应法恰为这类药物提供了研究手段。李成韶等在研究抗疟药青蒿素的药物动力学中发现青蒿素的血药浓度极低（低于 10^{-9} g/ml），常规化学分析方法均不能达到足够的灵敏度。遂采用血吸虫原虫感染抑制率作为检测指标，发现给予小鼠不同剂量青蒿素后，原虫抑制率与剂量的对数成正比、与时间成反比，从而测得了青蒿素的药动学参数。

现有研究报告中提出了不少可借鉴的药理测定指标（表 14-1）。在现代技术条件下，如心电、脑电、肌电等电子仪器的使用，使许多药理效应的测定成为可能。此外，在对人或志愿者进行实验时还可通过人的语言或讯号进行测定。

药理效应法也存在一些缺点：

（1）有时很难找到能够灵敏而准确地定量疗效的药理指标。

（2）中药及方剂的药理效应是多方面的，某种效应的药动学过程并不能代表该药的综合作用规律，并且选用不同的药理效应指标，可能得到差异较大的药动学参数。

（3）药理效应可能存在反馈抑制的影响，使结果和实际参数有差异。

（4）所得结果难以为下一步进行药物生物转化、排泄等研究提供有意义的信息。

表 14-1　　　　　　　　　　　药理效应法常用的药效指标

药物类型	药效指标
中枢抑制剂	小鼠自主活动次数
麻醉剂	痛觉抑制时间
肌肉松弛剂	拇指回收力
抗凝剂	凝血时间
心血管系统药物	心率、血压
镇痛剂	痛阈提升率
解热剂	兔肛温下降值
抗疟剂	疟原虫感染抑制率
眼用制剂	瞳孔直径变化率
致幻剂	人识别能力下降率
清热利胆剂	胆汁分泌量

三、毒理效应法

毒理效应法与药理效应法类似，同属于生物测定法，但观察指标为药物的毒性作用，最常用指标为死亡率。毒理效应法可以分为急性累计死亡率法（又称药物累积法）和 LD_{50} 补量法，以前者较为常用。急性累计死亡率法由我国学者赫梅生与詹丽芬等于 20 世纪 80 年代首先提出。LD_{50} 补量法于 90 年代被报道，是在急性累计死亡率法基础上改进而成。下面主要介绍急性累计死亡率法的原理与试验方法。

1. 原理　急性累计死亡率法是将药动学中血药浓度多点动态测定原理与毒理学中用动物急性死亡率测定药物蓄积性的方法相结合，估测药物动力学参数。该法适用于药理效应和毒理效应由同一组分（单体或有效部位）产生的中药或中药制剂。该方法的原理为：①动物接受药物一定时间后，其体内存留的药量反映了药物的吸收、分布、代谢与排泄过程；②体内药量达到一定阈值时，可引起动物中毒、死亡，死亡率的高低可反映体内存留药量的多少；③体存药量的变化类似于血药浓度的变化，可以用药物动力学模型计算出药动学参数；④在 0.5~48h 内设计由短到长的一组给药间隔，并将动物按此分组，将各组动物分别按各自给药间隔腹腔注射给药 2 次；由于给药间隔不同，所以在第二次给药后动物体内药物的量不同，短间隔给药组的动物体内药量大，死亡率高；长间隔给药组的动物体内药量少，死亡率低；根据D-P直线，将各组动物的死亡率换算成体存量（或体存率），可得到时间-体存率曲线（即时-量曲线），进而拟合房室模型，求算药动学参数。

2. 方法与步骤

（1）半数致死量LD_{50}的测定　按常规将小鼠分为5～7个剂量组，每组10只，通常采用腹腔注射给药，给药后记录各组死亡率，并查表得相应的机率单位；然后以死亡机率单位为纵坐标，给药剂量的对数为横坐标作图，得对数剂量（lg Dose）-机率单位（Prodit）直线，简称D-P直线（图14-6），并求出LD_{50}。

（2）剂量与给药间隔时间的确定　剂量因D-P直线斜率而不同，通常用$1/2LD_{50}$，两次给药剂量相同，这样两次给药理论上产生的最大死亡率应为0.9，可避免小鼠全部死亡。给药间隔一般取0.5、1、2、3、4、6、8、12、24、48、72h中的6～8个时间点，必要时可增设5、10和15min时间点（对$t_{1/2}$短的药物）。

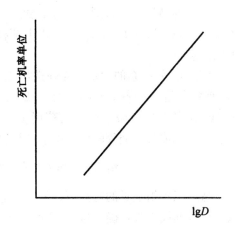

图14-6　对数剂量-死亡机率单位直线（D-P直线）

（3）两次给药后死亡率的测定　将小鼠按性别、体重等组间一致原则分为5～8组，每组20～40只，均给药两次；按确定的剂量首次腹腔注射后，各组分别于预定间隔时间再重复给药一次，观察各组累计死亡率至不再出现死亡为止（中药大多为3～5天），记录死亡时间、死亡情况及雌雄小鼠死亡数。

（4）体存量及体存率的计算　各时间组动物死亡率，查表得相应的机率单位，由D-P直线转换成死亡率的相当剂量，并按下式计算体存量及体存率：

$$体存量＝死亡率的相当剂量－第二次用药剂量 \tag{14-22}$$

$$体存率（\%）＝\frac{体存量}{第一次用药剂量}×100\% \tag{14-23}$$

上式中第一次与第二次用药剂量相同。

（5）药物动力学参数的拟合　以药物体存率（或对数体存率）为纵坐标，时间为横坐标作图，得到体存率（或对数体存率）-时间关系曲线（图14-7）。该曲线与血药浓度-时间曲线具有一定的相关性，可以进行房室模型拟合，求算药物动力学参数。

四、研究实例

例14-1　药理效应法测定超细粉与普通粉马钱子的药物动力学参数

1. 研究目的　以与马钱子功效密切相关的镇痛效应（热板法）为指标，应用药

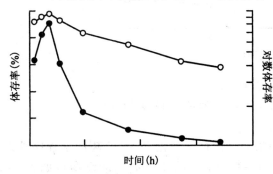

●体存量　○对数体存量

图14-7　体存率（对数体存率）-时间关系曲线

理效应法测定超细粉马钱子和普通粉马钱子的药动学参数。

2. 研究方法与结果

（1）药品规格　普通马钱子：经常规粉碎至 60 目（d_{50} 169.9μm）；超细马钱子：经气流粉碎至 500 目（d_{50} 18.3μm）；以上两种马钱子粉临用前用 0.5％ CMC-Na 溶液配成所需浓度的混悬液。

（2）量-效关系的确定　先筛选出 120 只疼痛反应合格的雌性小鼠，随机分成 2 个 5 组（普通粉和超细粉各 5 组），每组 12 只，测定初始痛阈值。然后分别按 15、30、45、60、90mg/kg 的剂量口服给药，给药后分别于 0.25、0.5、1、2、3、4、6、8、12h 测痛阈值。首先选取各组痛阈峰值，按下式计算出痛阈净升率：

$$痛阈净升率 = \frac{用药后痛阈率 - 初始痛阈率}{初始痛阈率} \times 100\%$$

然后以各组剂量的对数值（X）与痛阈净升率（Y）进行线性回归，得到对数剂量-镇痛效应标准曲线方程，确定量-效关系。其回归方程为：

普通粉量-效曲线方程：$Y = -54.24 + 58.50X$（$r = 0.948$）

超细粉量-效曲线方程：$Y = -42.43 + 54.64X$（$r = 0.974$）

（3）时-效关系及时-量关系的确定　选取相当于临床用量剂量组（60mg/kg）作时-效关系组，由量-效曲线方程折算出相应的体存量，结果见表 14-2。然后以实验中的时间对体存量即可得到时间-体存量关系，并绘制出药量时程曲线，见图 14-8。

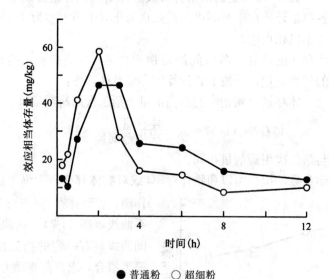

●普通粉　○超细粉

图 14-8　不同粒径的马钱子粉在小鼠体内体存量的动态变化曲线

（4）药动学参数的计算　将痛阈值测定的时间-体存量数据经 3P97 药动学程序处理，经计算机拟合判别，确定马钱子粉基本符合单室模型，拟合得到的药动学参数如表 14-3 所示。

表 14-2　　　　　　　　　马钱子普通粉、超细粉的镇痛效应（$\bar{x}\pm s$，$n=12$）

测定时间（h）	普通粉			超细粉		
	痛阈值（s）	痛阈净升率（%）	效应相当体存量（mg/kg）	痛阈值（s）	痛阈净升率（%）	效应相当体存量（mg/kg）
0	20.08±3.95	—	—	20.21±4.44	—	—
0.25	22.31±6.28	11.1	13.09	25.42±7.68	25.8	17.17
0.5	21.15±9.31	5.3	10.43	26.42±8.10	30.7	21.82
1	26.00±8.46	29.5	26.99	29.45±4.09	45.7	41.06
2	28.77±11.14	43.3	46.45	31.17±9.15	54.2	58.75
3	28.77±8.88	43.3	46.45	27.58±12.1	36.5	27.79
4	24.77±8.22	28.3	25.80	25.00±8.32	23.7	16.23
6	25.46±7.47	26.8	24.28	24.50±5.33	21.2	14.62
8	23.38±6.67	16.4	16.15	21.92±6.72	8.5	8.54
12	22.38±6.96	11.5	13.27	22.83±4.09	13.0	10.32

表 14-3　　　　　　　　　　两种粒径马钱子粉的药物动力学参数

	A（mg/kg）	k（h^{-1}）	k_a（h^{-1}）	$t_{1/2(a)}$（h）	$t_{1/2}$（h）	t_{max}（h）	D_{max}（mg/kg）	AUC（mg·h/kg）
普通粉	46.0902	0.1094	0.8545	0.8112	6.3351	2.7586	29.7179	367.3074
超细粉	39.7158	0.1637	2.4049	0.2882	4.2339	1.1989	30.4158	226.0779

3. 结果分析与讨论　药理效应法是以"体存药物量"的经时变化来描述药物的体内过程，"体存药物量"以给药量（mg/kg）来描述。就大多数药物而言，其药理效应与血药浓度之间呈平行关系，但不等于血药浓度。就方法而言，药理效应法更接近于药物在体内的真实情况。不过其计算数据来源于生物相当体存量，而不是直观的血药浓度，因此所得参数具有表观性。

由实验结果可以看出，超细粉的吸收、达峰时间均快于普通粉。研究结果表明，超细粉体技术的应用一方面可以加快马钱子在体内的吸收，使其迅速发挥疗效，另外它又能加速马钱子在体内的清除，提高了用药的安全性。

例 14-2　毒理效应法研究马蔺子素的表观药物动力学参数

1. 研究目的　采用毒理效应法，以小鼠急性死亡率为指标，对马蔺子素进行药物动力学研究。

2. 研究方法与结果

（1）小鼠腹腔给药的 LD_{50} 测定　小鼠 60 只分为 6 组，每组 10 只，雌雄各半。采取单次腹腔给药方法给予不同剂量，观察 72h 的死亡率，并绘制"对数剂量-死亡率机率单位"曲线（D-P 关系曲线），用机率单位法测定 LD_{50} 为 （25.4±0.8） mg/kg。

（2）给药后不同时间小鼠体存量的测定和估算　通过 D-P 关系曲线确定 $LD_{50}=20$mg/kg 为用药剂量，两次腹腔给药同样剂量。用药间隔时间为 0.5、1、2、4、8、16h。取小鼠 60 只，分为 6 组，每组 10 只，雌雄各半。各组按上述间隔时间腹腔给药，剂量为 20mg/kg，观察 72h 各组小鼠的死亡率。通过 D-P 关系曲线求出各机率单位的相应剂量，并分别减去用药剂量20mg/kg（LD_{50}），即为各间隔时间的体存量。然后对相应体存量求对数（表 14-4）。

表 14-4　　　　　　　　　　马蔺子素死亡率与体存量计算

组别	给药间隔时间 (h)	死亡率	机率单位	相应剂量 (mg)	体存量 (mg/kg)	体存量 lg 值
1	0.5	0.8	5.842	31.62	11.62	1.065
2	1	0.7	5.524	29.85	9.85	0.994
3	2	0.7	5.524	29.85	9.85	0.994
4	4	0.4	4.747	23.99	3.99	0.601
5	8	0.3	4.476	22.91	2.91	0.464
6	16	0.2	4.158	21.00	1.00	0

3. 药动学参数的估算　以时间为横坐标，药物的体存量为纵坐标作图（图 14-9）。可见小鼠药物体存量初期下降较快，后期下降缓慢，并维持在 20％死亡率的药物体存量水平，曲线在 2h 左右出现明显转折。拟合药物体存量-时间曲线，表明药物的体内过程符合二室模型动力学，并计算其表观药动学参数（表 14-5）。

表 14-5　　　　　　　　　　马蔺子素的表观药物动力学参数

参数	估算值	参数	估算值
A （mg/kg）	4.48	$t_{1/2(\beta)}$ （h）	4.717
B （mg/kg）	9.85	k_{12} （h^{-1}）	0.2716
α （h^{-1}）	1.193	k_{21} （h^{-1}）	0.8659
β （h^{-1}）	0.1469	k_{10} （h^{-1}）	0.2024
$t_{1/2(\alpha)}$ （h）	0.5809	AUC （mg·h/kg）	70.80

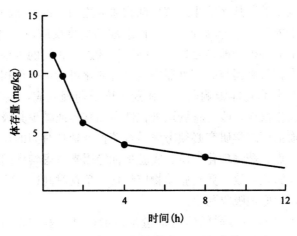

图 14-9　马蔺子素体存量-时间曲线

第三节　血清药理学在中药药物动力学中的应用

　　中药血清药理学是指将中药或中药制剂经灌胃给予动物，一定时间后采集动物血液，分离血清，用此含药物成分的血清进行体外实验的一种实验技术。其实验结果不仅能反映中药原型药物及其可能的代谢产物的药理作用，而且还能反映药物诱导机体内源性成分所产生的作用。如日本学者田代真一等用柴苓汤灌胃家兔，取其血清加入人成纤维母细胞中培养，发现有抑制成纤维母细胞增殖作用，且有时间性和血清浓度依赖性。Amagayal 等研究发现小柴胡汤直接加入细胞培养液中有致有丝分裂作用，而用小柴胡汤灌胃后的动物血清加入细胞培养液中则无此作用；又发现动物口服黄连、赤芍后的血清可抑制花生四烯酸的生物转化，但煎剂则无此作用。

　　中药血清药理学方法不仅适宜于药效学研究，并且可用于药动学研究。如同一批试验分离出的含药血清可进行多项药理效应试验指标观察，因此亦可求出多个药理效应的药动学参数，该方法将有助于中药复方药物动力学的研究。

一、实验方法及要求

　　1. 实验条件的控制　体外试验中，为了保证离体组织、器官、细胞的活性，要求有营养液、恒温、供 O_2 或 CO_2、一定的 pH 值等条件，如兔离体肠肌实验要求台氏液、恒温 37℃、持续供 O_2；离体主动脉实验要求 Tris 液、恒温 37℃、持续供 O_2 等。组织细胞及微生物培养则要求适宜培养基、一定的温度范围、净化的空气等。这些条件控制不好，可能影响实验对象的活性及药物的效应。因此，实验者必须根据不同实验严格控制实验条件。

　　2. 血清供体动物的选择　选择实验动物时应尽量选用与人类生物特性近似的物种，常用小鼠和大鼠，也可用兔、豚鼠等。此外，制备血清的动物应与随后药动学实验获取离体器官、组织或细胞的动物一致；从而缩小或避免动物血清之间，以及动物血清和人血清之间在理化、生物等特性上的差异，减少因种属差异而造成的免疫反应，提高实验结果的可靠性。此外，供体动物是否造病理模型即是否处于与临床用药患者相同的生理病理状态也是不容忽视的因素，因为中药在正常脏器与病理脏器中的动态变化可能不完全相同。

3. 实验前的禁食 饮食可能影响药物的血药浓度及药理效应，主要是由于稀释药物减慢吸收速度或与药物发生反应、改变胃肠道理化性质而减慢或减少其吸收，进而使血药浓度达不到要求。因此，血清药理学研究必须考虑是否禁食及禁食时间的长短。因此，制备含药血清时，应根据药效特点、药物理化性质、实验指标等因素考虑禁食问题。一般由于中药制剂给药量大，易受食物影响，故多数实验动物应禁食，禁食时间以 $12\sim16h$ 为宜，保持动物于空腹状态，使其较快较好地吸收药物。

4. 给药剂量的确定 确定合适的给药剂量是血清药理实验中很重要的一个关键问题。在实验中，含药血清加入体外反应系统后，浓度将被稀释，可能达不到在体条件下的药物浓度，出现假阴性结果。为了避免这种情况，可以采用两种方法：一是增大给药剂量，给药剂量等于体内实验的给药剂量与反应体系中被稀释倍数的乘积。然而给药剂量与血药浓度并不一定呈等比增加，同时受到灌胃药物浓度和体积的限制，使得给药剂量不可能无限增大，目前一般认为给药剂量应为临床成人用药剂量的 $8\sim18$ 倍量为妥。二是将含药血清制成冷冻干燥制剂（冻干粉末），以粉末形式加入反应系统，使之达到所需要的浓度。此法可在较大范围内控制实际加入反应系统中的药量。此外，多次给药后得到的血清药效明显优于单次给药的药效，这可能是药物在体内的累积效应，或是药物刺激机体产生内源性物质的结果，并且同一剂量连续多次给药与中药临床用药习惯更为接近。

5. 血清采集时间的确定 中药成分复杂，给药后不同成分的血药浓度变化规律可能差异较大，此外不同实验方法对血清药物浓度的要求也不同，例如应用体外模型考察中药的量效关系就要求采血时间应在给药后达到峰浓度时间段内，因此很难确定一个统一的采血时间。可以根据目前已掌握的包括合成药物和天然药物在内的有效成分的药动学数据，模拟出一个较为合理的可供参考的采血方案。最可靠的方法是先通过对少量动物进行预实验，将不同时间的含药血清进行比较后再确定采血时间。

6. 含药血清的灭活与保存 血清中含有多种酶、抗体、补体及其生物活性物质，它们对体外培养的细胞、病毒、病原菌以及直接用于体外实验的组织器官等会产生影响而干扰实验结果，因此，必须对血清进行灭活以排除这些内源性干扰因素。血清灭活可以采用向血清内加入 $4\sim5$ 倍量的丙酮或乙醇，混匀后离心取上清液，也可采用将血清置于 $50℃\sim60℃$ 水浴上加热 $30min$ 的方法。这些方法均能除去血清中大部分蛋白质、糖及部分电解质，使血清的正常生物活性基本丧失，突出其中药物成分的作用，但必须保证在灭活过程中药物成分的稳定。

含药血清的保存条件也十分重要。研究发现，含药血清在 $-20℃$ 条件下冷冻保存时间越久，药效降低越明显，因此进行血清药理学试验时宜使用新鲜灭活或保存时间较短的含药血清。若要长时间保存，需采用 $-70℃$ 的超低温条件，并进行预实验考察含药血清的稳定性。

7. 体外实验中血清的添加量 含药血清加入体外反应系统后，药物浓度将被稀释。在这种情况下，如果出现阴性反应，并不能排除由于药物浓度过低而出现的假阴性结果。因此在体外反应系统中适当地增加血清添加量是可以的，如果选择种属较接近的动物血清，甚至可以加到100％的浓度，即在纯血清内培养。但必须在正式试验之前进行预实验，考察该实验体系中被培养物的血清最大耐受浓度，以确定血清的添加量。

8. 体外实验　体外实验的对象可以是细胞或微生物，也可以是体外的组织和器官。对于化学结构已知，并且能用定量分析方法测定浓度的含药血清，可以采用体液药物浓度测定法，对于有效成分不明确的含药血清，可以采用药理效应法，这里就不再赘述了。

二、血清药理学方法的优点及意义

中药血清药理学的研究方法开辟了中药研究的新思路，拓宽了研究领域。使那些先前由于实验技术的限制而无法进行的研究成为可能。它具有如下优点：①该方法排除了中药及中药制剂中的杂质成分、不同酸碱度、电解质等因素的影响，克服了中药粗制剂直接加入反应系统所带来的干扰，比较接近药物体内环境中产生药理效应的真实过程；②中药复方体外实验虽有效，但服用后其有效成分未从胃肠道吸收（如某些高分子化合物），或经体内吸收代谢后失活，此时血清药理学可避免体外实验得出的错误结论；③对某些本身无直接作用，但经体内代谢后产生作用，或通过第二信使而间接起作用的药物，血清药理学可予以分辨。

就目前研究来看，血清药理学方法能利用体外实验的优点，比较准确、真实地研究中药的药效和作用机制，特别是微观的作用机制，有助于中药中真正有效活性部位、活性成分的发现，为新药开发提供基础。还能够在一定程度上揭示中药和复方在胃肠内处置过程中活性成分的转化和改变，有助于中药和中药复方药物动力学研究的开拓与发展。此外，还有助于研究中药"七情"配伍的实质。

第四节　中药复方药物动力学总量统计矩法

一、中药复方药物动力学理论——总量统计矩数学模型及参数

目前，中药药动学的理论是以中央室模型为核心，重在中药成分在体内的四大转运过程的量变行为，此理论体系多用于中药中的单一组分。如果将此理论运用到中药复方的药物动力学研究中，必然存在以下问题：①怎样建立适合中药复方多成分的药动学数学模型；②如何实现中药复方多成分含量同时测定；③如何消除血液空白成分的干扰；④中药复方药动学参数信息的处理。上述四个方面可以归结为检测与计算的基本问题。对于检测，应体现中药成分同时测定的准确性、重复性及微量性。但由于中药成分复杂，血样代谢产物更复杂，同时成分含量差异悬殊，要建立完整的中药多成分同时准确测定还存在一定困难，因此可以将测定特征性成分与非特征性的指纹成分结合起来，从精确与模糊两方面来表达中药的药物动力学规律。对于计算，应体现中药复方的多成分性，作用的整体与综合性，可采用总量统计矩的思路建立整体数学模型来解决。基于这一思路，近年有学者提出了适宜于中药复方药物

动力学研究的理论——总量统计矩理论。

（一）总量统计矩理论的原理及特点

总量统计矩原理是将众多不同类型的数学模型（连续型函数）经统计矩变换，求得统计学参数，如零阶矩（AUC）、零阶矩与一阶矩乘积（AUMC）、一阶矩（MRT）、零阶矩与二阶矩乘积（AUVC）、二阶矩（VRT）等，然后进行多成分变量的统计矩参数叠加，如零阶矩、零阶矩与一阶矩乘积、零阶矩与二阶矩乘积参数叠加，从而求得整体药动学参数。也就是说，中药复方的宏观表观参数是由各单一成分药动学统计矩特征参数共同决定的。

总量统计矩具有两大特点：

（1）加合性　单个成分经统计矩处理得到的特征参数能构成总量统计矩参数，反之，总量统计矩参数又能分解成各个成分的统计矩参数。总量零阶矩、零阶矩与一阶矩乘积、零阶矩与二阶矩乘积三种参数，各参数减去某部分成分的统计矩参数能得到剩余部分成分的统计矩参数，由此又可求得新的总量零、一、二阶矩。利用这一原理可消除空白血样干扰，可经逐个递加研究中药成分的药动学，将中药复方药动学的精确性与模糊性有机地结合。

（2）偶联性　能与多维变量曲线偶联，实现对多成分、多维曲线中心及跨度的分析。目前已初步建立中药复方的谱量学、谱效学、谱动学、谱效动学等四谱的中药复方的"量-时-效"分析总量统计矩方法。

（二）单成分的统计矩表达式

中药药动学要阐明中药多成分体系在体内吸收、分布、代谢与排泄的动态变化规律及其量-时-效之间的关系。由于中药成分众多，体现模型不一，按房室模型无法创立中药多成分药动学数学模型，因此可运用非房室模型的统计矩原理来解决这一问题。有关统计矩的定义、原理在前述章节已阐明。本节主要阐明怎样运用统计矩原理建立中药多成分药物动力学数学模型——总量统计矩模型。在建立中药总量统计矩模型前，应建立单成分的统计矩表达式。

根据统计矩原理与定义，可将单成分的药动学曲线转变成统计矩曲线，即由统计矩的零、一、二阶矩构成的正态分布曲线（图 14-10）。由药物动力学曲线（a）转变成统计矩曲线（b），可求得 AUC、MRT 与 VRT。零阶矩 AUC 为药动学曲线下与时间轴 t 围成的总面积，反映药物生物利用的程度；一阶矩 MRT 为药物代谢的平均滞留时间，亦为统计矩正态曲线的均数，大小为 AO；二阶矩 VRT 为统计矩正态曲线的方差，大小为 AB 的平方。下面为各种情况单成分的统计矩计算公式。

1. 单成分线性房室模型的药物动力学统计矩表达式　对于零阶矩，见前述章节相关内容，一室模型：

$$AUC_1 = \frac{X_{1,0}}{V_C k_{10}} \tag{14-24}$$

二室模型：

$$AUC_2 = \frac{X_{2,0}(\alpha - k_{21})}{\alpha V_C(\alpha - \beta)} + \frac{X_{2,0}(k_{21} - \beta)}{\beta V_C(\alpha - \beta)} \tag{14-25}$$

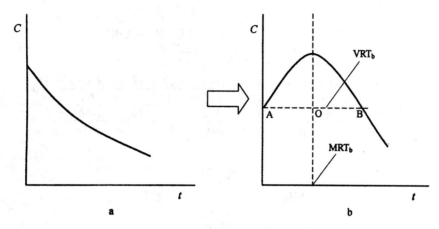

图 14-10　药物动力学曲线转变成统计矩曲线参数

三室模型：

$$AUC_3 = \frac{X_{3,0}(k_{21}-\pi)(k_{31}-\pi)}{V_C\pi(\pi-\alpha)(\pi-\beta)} + \frac{X_{3,0}(k_{21}-\alpha)(\alpha-k_{31})}{V_C\alpha(\pi-\alpha)(\alpha-\beta)} + \frac{X_{3,0}(k_{21}-\beta)(k_{31}-\beta)}{V_C\beta(\pi-\beta)(\alpha-\beta)}$$

(14-26)

式中，$X_{1,0}$、$X_{2,0}$、$X_{3,0}$ 代表不同模型给药剂量。若设 M_i 表示 n 室模型第 i 项 e 的指数项的系数，α_i 表示第 i 项 e 的幂指数，则对于单成分的 n 室线性模型有：

$$AUC_n = \sum_{i=1}^{n} \frac{M_i}{\alpha_i}$$

(14-27)

同理对于一阶矩有：

$$MRT_1 = \frac{1}{k}$$

(14-28)

$$MRT_2 = \frac{\dfrac{\alpha-k_{21}}{\alpha^2(\alpha-\beta)} + \dfrac{k_{21}-\beta}{\beta^2(\alpha-\beta)}}{\dfrac{\alpha-k_{21}}{\alpha(\alpha-\beta)} + \dfrac{k_{21}-\beta}{\beta(\alpha-\beta)}}$$

(14-29)

$$MRT_3 = \frac{\dfrac{(k_{21}-\pi)(k_{31}-\pi)}{\pi^2(\pi-\alpha)(\pi-\beta)} + \dfrac{(k_{21}-\alpha)(k_{31}-\alpha)}{\alpha^2(\pi-\alpha)(\beta-\alpha)} + \dfrac{(k_{21}-\beta)(k_{31}-\beta)}{\beta^2(\pi-\beta)(\pi-\beta)}}{\dfrac{(k_{21}-\pi)(k_{31}-\pi)}{\pi(\pi-\alpha)(\pi-\beta)} + \dfrac{(k_{21}-\alpha)(k_{31}-\alpha)}{\alpha(\pi-\alpha)(\pi-\alpha)} + \dfrac{(k_{21}-\pi)(k_{31}-\pi)}{\beta(\pi-\beta)(\pi-\beta)}}$$

(14-30)

$$MRT_n = \frac{\displaystyle\sum_{i=1}^{n} \frac{M_i}{\alpha_i^2}}{\displaystyle\sum_{i=1}^{n} \frac{M_i}{\alpha_i}}$$

(14-31)

对于二阶矩有：

$$VRT_1 = \left(\frac{1}{k_{10}}\right)^2$$

(14-32)

$$\text{VRT}_2 = 2 \cdot \frac{\dfrac{\alpha - k_{21}}{\alpha^3(\alpha - \beta)} + \dfrac{k_{21} - \beta}{\beta^3(\alpha - \beta)}}{\dfrac{\alpha - k_{21}}{\alpha(\alpha - \beta)} + \dfrac{k_{21} - \beta}{\beta(\alpha - \beta)}} - \text{MRT}_2^2 \tag{14-33}$$

$$\text{VRT}_3 = 2 \cdot \frac{\dfrac{(k_{21} - \pi)(k_{31} - \pi)}{\pi^3(\pi - \alpha)(\pi - \beta)} + \dfrac{(k_{21} - \alpha)(k_{31} - \alpha)}{\alpha^3(\pi - \alpha)(\beta - \alpha)} + \dfrac{(k_{21} - \beta)(k_{31} - \beta)}{\beta^3(\pi - \beta)(\alpha - \beta)})}{\dfrac{(k_{21} - \pi)(k_{31} - \pi)}{\pi(\pi - \alpha)(\pi - \beta)} + \dfrac{(k_{21} - \alpha)(k_{31} - \alpha)}{\alpha(\pi - \alpha)(\beta - \alpha)} + \dfrac{(k_{21} - \beta)(k_{31} - \beta)}{\beta(\pi - \beta)(\alpha - \beta)})} - \text{MRT}_3^2 \tag{14-34}$$

$$\text{MRT}_n = 2 \frac{\sum\limits_{i=1}^{n} \dfrac{M_i}{\alpha_i^3}}{\sum\limits_{i=1}^{n} \dfrac{M_i}{\alpha_i}} - \text{MRT}_n^2 \tag{14-35}$$

2. 单成分非线性模型的药物动力学统计矩表达式　其零、一、二阶矩分别为：

$$AUC_n = \frac{K_m C_0}{V_m} + \frac{C_0^2}{2V_m} \tag{14-36}$$

$$\text{MRT}_n = \frac{2C_0^2 + 9K_m C_0 + 12K_m^2}{V_m(12K_m + 6C_0)} \tag{14-37}$$

$$\text{VRT}_n = \frac{2C_0^4 + 85K_m^2 C_0^2 + 20K_m C_0^3 + 180K_m^3 C_0 + 144K_m^4}{36V_m^2(2K_m + C_0)^2} \tag{14-38}$$

3. 单成分不规则成分的药物动力学统计矩表达式　按统计矩参数定义，各种类型的函数曲线可按有关文献介绍的方法进行统计矩参数计算，包括离散型与连续型分布。如果曲线分布函数分布不明，亦可用梯形法或抛物线法计算零阶矩（AUC），按文献先计算 $AUMC$（时间与曲线乘积下的面积），次计算 MRT，再计算 $AUVC$（时间平方与曲线乘积下的面积），进而计算 VRT。

（三）中药复方多成分体系总量统计矩表达式

根据统计矩原理进行加合处理，如图 14-11 所示，图（a）分别为两成分的统计矩曲线，经统计矩原理加合计算后可得图（b）的总量统计矩曲线，由此可得总量统计矩参数：总量零阶矩 AUC_T、总量一阶矩 MRT_T、总量二阶矩 VRT_T。由单个成分向整体整合的计算通用公式如下：

1. 总量零阶矩（area under curve of total quantum，AUC_T）　总量零阶矩可反映多成分总体进入体内的总体生物利用程度。其数值为血药浓度-时间曲线下面积，等于各单成分的零阶矩之和，可用以下公式表示：

$$AUC_T = \sum_{i=1}^{n} AUC_i \tag{14-39}$$

2. 总量一阶矩（mean residence time of total quantum，MRT_T）　为平均滞留时间，亦反映多成分代谢的整体表观滞留时间。其数值等于各单个成分一阶矩对零阶矩的算术平均值，亦为诸成分时间代谢中心点，可用以下公式表示：

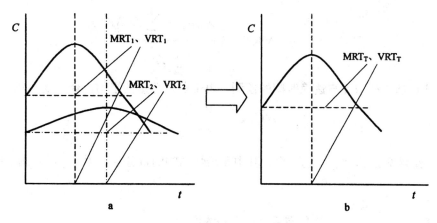

a. 整合前两药的总量统计矩正态曲线；b. 整合后两药的总量统计矩正态曲线

图 14-11 统计矩的加合性示意图

$$\mathrm{MRT_T} = \dfrac{\displaystyle\sum_{i=1}^{n}\mathrm{MRT}_i \cdot AUC_i}{\displaystyle\sum_{i=1}^{n}AUC_i} \tag{14-40}$$

3. 总量二阶矩（variance of total quantum，$\mathrm{VRT_T}$） 总量二阶矩为平均滞留时间的方差，能反映中药复方给药后各成分平均滞留时间的分散程度，反映总量各特征成分血药浓度的集中趋势（或分布状态）。可用下式表示：

$$\mathrm{VRT_T} = \dfrac{\displaystyle\sum_{i=1}^{n}\big[(\mathrm{MRT}_i^2 + \mathrm{VRT}_i) \cdot AUC_i\big]}{\displaystyle\sum_{i=1}^{n}AUC_i} - \mathrm{MRT_T^2} \tag{14-41}$$

需要注意，对于单一成分统计二阶矩意义不大，常被忽略，但对于中药多成分，总量二阶矩有特别重要的意义，它反映诸成分总体代谢时间的跨度：在 $\mathrm{MRT_T} \pm \sqrt{\mathrm{VRT_T}}$ 时间跨度内，完成 95％成分总量的代谢。

4. 总量表观半衰期 根据统计矩与半衰期的关系，中药复方的总量表观半衰期为：

$$t_{1/2,\mathrm{T}} = 0.693 \cdot \mathrm{MRT_{T,iv}} \tag{14-42}$$

同理，总体表观消除平衡常数为 $\mathrm{MRT_{T,iv}}$ 的倒数，即：

$$k_{\mathrm{T,iv}} = \frac{1}{\mathrm{MRT_{T,iv}}} = \frac{0.693}{t_{1/2,\mathrm{T}}} \tag{14-43}$$

5. 总体表观清除率 总体表观清除率亦可定义为：

$$CL_\mathrm{T} = \dfrac{X_{0,\mathrm{T(iv)}}}{\displaystyle\sum_{i=1}^{n}AUC_i} \tag{14-44}$$

6. 总体表观分布容积 总体表观分布容积可定义为：

$$V_T = CL_T \cdot MRT_T = \frac{X_{0,T(iv)} \cdot \sum_{i=1}^{n} AUMC_i}{(\sum_{i=1}^{n} AUC_i)^2} \tag{14-45}$$

7. 平均稳态血药浓度与达稳时间的预测　由于药物总量的平均血药浓度为式：

$$\overline{C}_{T,iv} = \frac{AUC_T}{\tau} \tag{14-46}$$

而以给药频率为 τ，给药量为 X_0，其中非线性药物的百分含量为 $\sum_{l=1}^{s_1} \omega_l$，则非线性药物

的给药速度 R 为 $\dfrac{\sum_{l=1}^{s_1} \omega_l X_0}{t}$，达稳态后总量血药浓度为：

$$C_T^{ss} = \sum_{i=1}^{m} \sum_{j=1}^{r_i} M_{i,j} \left(\frac{1}{1-e^{-\alpha_{i,j}t}} \right) e^{-\alpha_{i,j}t} + \sum_{l=1}^{s_1} \frac{K_{m,l} C_{0,l}\omega_l}{V_{m,l}t - C_{0,l}\omega_l} \tag{14-47}$$

故稳态时一个 τ 周期总量的血药累积量为：

$$AUC_{\tau,T}^{ss} = \sum_{i=1}^{m} \sum_{j=1}^{r_i} \frac{M_{i,j}}{\alpha_{i,j}} + \sum_{l=1}^{s_1} \frac{K_{m,l} C_{0,l}\omega_l\tau}{V_{m,l}\tau - c_{0,l}\omega_l} \tag{14-48}$$

而单剂量一次给药曲线下的面积，亦即总量零阶矩为：

$$AUC_T = \int_0^{\infty} \sum_{i=1}^{n} C_i \mathrm{d}t = \sum_{i=1}^{m} \sum_{j=1}^{r_i} \frac{M_{i,j}}{\alpha_{i,j}} + \sum_{l=1}^{s_1} \frac{2K_{m,l} C_{0,l} + C_{0,l}^2}{2V_{m,l}} \tag{14-49}$$

总量达稳分数为：

$$F_T = \frac{AUC_{0 \to t}}{AUC_{\tau,T}^{ss}} = \frac{\sum_{i=1}^{m} \sum_{j=1}^{r_i} \frac{M_{i,j}}{\alpha_{i,j}}(1-e^{-\alpha_{i,j}t}) + \sum_{l=1}^{s_1} \frac{2K_{m,l} C_{0,l} + C_{0,l}^2}{2V_{m,l}} - \sum_{l=1}^{s_1} \frac{2K_{m,l} C_{t,l} + C_{t,l}^2}{2V_{m,l}}}{\sum_{i=1}^{m} \sum_{j=1}^{r_i} \frac{M_{i,j}}{\alpha_{i,j}} + \sum_{l=1}^{s_1} \frac{K_{m,l} C_{0,l}\omega_l\tau}{V_{m,l}\tau - C_{0,l}\omega_l}}$$

$$\tag{14-50}$$

由式可知中药复方的单剂量给药曲线下的总面积 AUC_T 并不等于稳态时一个 τ 周期的曲线下的总面积 $AUC_{T,\tau}^{ss}$，这主要是由于非线性和不规则成分造成的。比较两式可知，稳态时一个 τ 周期的 $AUC_{T,\tau}^{ss}$ 与单剂量的 AUC_T 之差为：

$$AUC_{T,\tau}^{ss} - AUC_T = \sum_{l=1}^{s_1} \frac{C_{0,l}^2 \omega_l^2 (C_{0,l}\omega_l + 2K_{m,l} - V_{m,l}\tau)}{2V_{m,l}(V_{m,l}\tau - C_{0,l}\omega_l)} \tag{14-51}$$

故两者之差与 τ 的大小有关，一般非规则成分影响可忽略不计时，当

$$\tau \leqslant \frac{(\sum_{l=1}^{s_1} C_{0,l}\omega_{0,l} + \sum_{l=1}^{s_1} 2K_{m,l})}{\sum_{l=1}^{s_1} V_{m,l}}$$，则 $AUC_{ss,T} - AUC_T \geqslant 0$，$AUC_{ss,T} \geqslant AUC_T$，反之亦然。故达

稳分数 f_{ss} 越接近于 1，则线性成分越多；偏离 1 的程度越大，说明非线性非规则成分越多，

反之亦然。

8. 生物利用度、平均吸收时间、平均溶解时间、平均崩解时间　中药复方多成分总量的生物利用度可定义为样品制剂单位总量的零阶矩与标准制剂单位总量零阶矩之比，用下式表示：

$$F_T = \frac{AUC_{T(po)}\, X_{0,T(iv)}}{AUC_{T(iv)}\, X_{0,T(po)}} \tag{14-52}$$

从而可根据 F 值的大小判断中药复方制剂的生物利用情况。

平均吸收时间（mean absorption time，MAT_T）：血管外给药时，可先求得 $MRT_{T(ni)}$，亦为制剂的崩解、溶解（溶出）、吸收及体内的处置总的动力学过程，然后求得 MAT_T，为：

$$MAT_T = MRT_{T(ni)} - MRT_{T(iv)} \tag{14-53}$$

同理可求得平均溶出时间（mean dissolution time，MDT_T）。以散剂与口服液给药为例，用下式表示：

$$MDT_T = MRT_{T(散剂)} - MRT_{T(溶液)} \tag{14-54}$$

亦可求得平均崩解时间（mean disintegration time，$MDIT_T$），以片剂为例，用下式表示：

$$MDIT_T = MDT_{T(片剂)} - MDT_{T(散剂)} \tag{14-55}$$

因此中药多成分体系中的单个成分的动力学研究可按目前的基础药动学方法，采用线性（房室模型）、非线性（Michaelis-Menten 模型）及统计矩分析，其总量完全可以根据统计矩原理，建立起中药多成分的总量零阶矩、一阶矩、二阶矩，及由此推导出的一系列总量药动学表观参数体系，如表观半衰期、表观清除率、表观分布容积、生物利用度、平均血药浓度、平均稳态血药浓度、达稳分数、平均吸收时间、平均溶解时间、平均崩解时间等总量统计矩数学模型参数系统进行研究。用非房室模型整合单个成分（包括线性房室模型、非线性 Michaelis-Menten 模型）各参数，实现微观各成分动力学参数与宏观总量动力学参数的统一。

按上述方法求得的是可测的已知特征成分的药动学总量统计矩参数，但中药复方很多成分不能准确测定，或为非特征成分，同时中药在体内产生众多代谢产物，因此要实现中药复方成分的准确测定存在困难，因此可采用模糊的思路：中药复方成分用指纹图谱表达，先利用统计矩的偶联性，将指纹图谱与药物动力学关联构成二维变量曲线；再利用总量统计矩原理，将二维的药动学曲线转变成二维的总量统计矩正态分布曲线，再利用统计矩的加合性计算整体总量统计矩参数。在这一过程中，仅对血样、空白血样的指纹图谱进行测定，求得血样、空白血样指纹图谱的二维总量统计矩参数，再用血样的二维总量统计矩参数减去空白血样的二维总量统计矩参数，最终求得消除空白血样干扰，包括原成分、代谢产物在内的中药复方宏观整体的总量药动学模糊的总量统计矩参数。这种方法是对前面能精确测定，但不能完全测定情况下中药复方药动学研究方法的补充。如果中药所有成分都能精确测定，指纹图谱总量统计矩法就没有必要再测。

二、与中药指纹图谱关联的药物动力学总量统计矩法——谱动学

(一) 中药指纹图谱

中药指纹图谱（fingerprint of traditional chinese medicine，Fingerprint of TCM）是指某种（或某产地）中药材或中成药经适当处理后，采用现代分析技术得到的能够标示该中药材、提取物或中药制剂特性的共有峰的图谱。现代分析技术包括光谱、色谱、波谱、核磁共振、X-射线衍射等，以及各种联用技术。

指纹图谱的特点：通过指纹图谱的特征性，能有效鉴别样品的真伪或产地；通过其主要特征峰的面积或比例的限定，能有效控制样品的质量，确保药品质量的相对稳定。对非单一成分药物的质量控制而言，指纹图谱能全面、综合地反应和控制中药或天然药物质量。虽然它不能代替含量测定，但比测定任何单一成分的含量所提供的信息都丰富和有用得多。

中药指纹图谱的两个基本属性即为整体性和模糊性。所谓整体性是指把所得指纹图谱作为一个整体来考察，而不是孤立的以其中单个峰的有无、高低和峰面积大小来判断。模糊性是指样品本身存在差异，难以精确地进行测量，绝大多数的指纹图谱本身也存在着模糊性，不能保证指纹图谱中每一个峰都没有重叠，也不能保证图谱包含了所有样品的所有特征，而且在不同实验条件下所得的图谱会有很大差异。但是，只要能圈定图谱中关键部分就可对样品进行控制。因此，在指纹图谱的考察中，要把握好整体和局部，共性与个性的关系。

指纹图谱相似度的评价指标主要有距离系数法、相关系数法、夹角余弦法和改进的 Nei 系数法、小波变换法、模糊聚类分析识别模式和人工神经网络识别模式。这些方法大多将指纹图谱的特征峰响应值分割为不连续的数据信息元，采用相应特征峰的多维向量方法进行计算判断。但由于中药特征峰的信息元易受实验条件、洗脱条件、仪器噪声、积分条件及进样量的干扰，同一组成分很难出现完全相同的峰形和峰数，这给峰峰相应特征峰的分析方法带来一定的难度，并且这些指纹图谱分析方法直接与药动学关联有一定难度。因此，综合以上各种因素，建立了中药指纹图谱-药物动力学（谱动学）分析方法。

(二) 中药指纹总量统计矩法

如果将中药指纹图谱视为一定特性变量表达下的多成分响应值的函数曲线，只要利用总量统计矩理论描述出指纹图谱中的谱线特性变量所对应响应值的中心和偏差，便能正确描述指纹图谱。自然与之相对的色谱条件下成分组的特点就能描述，成分的定性分析就能建立。

利用总量统计矩原理的偶联性，将总量统计矩原理与指纹图谱及药动学偶联，便可建立中药谱动学研究的新方法——总量统计矩法。如与指纹图谱及药动学偶联可得到保留时间、代谢时间二维变量对药物浓度曲线的总量统计矩参数：亦谱动学参数体系，与 PK 模型相当；与指纹图谱及效应偶联可得到保留时间、药物浓度（响应值）二维变量对药物效应曲线的总量统计矩参数，亦谱效学参数体系，与 PD 模型相当；与指纹图谱及药动学、效应偶联可得到保留时间、代谢时间二维变量对效应曲线总量统计矩参数，亦谱效动学参数体系，与 PK-PD 模型相当。这三谱学的总量统计矩参数能定量描述中药多成分在体内的量-时-效规

律。在测定时还可将指纹图谱与药物浓度偶联，建立起保留时间、药物浓度二维变量对响应值曲线总量统计矩参数，亦谱效量学参数体系，与 PM 模型相当，用来进行整体中药含量测定，故上述四谱结合就能较完整而准确地表达中药多成分对机体定量药理作用规律。因此，总量统计矩可用于任何多成分变量的中心和离散性分析，是研究中药复方动态量效变化的有效数学工具。

1. 指纹图谱总量统计矩法分析的基本原理　总量统计矩法将指纹图谱看成是由众多函数曲线叠加而成的概率密度函数曲线，它不以指纹图谱的特征峰分析为信息单元，不采用峰峰相应的多维向量分析法，能克服传统相似度法难以对峰的叠加和消除进行处理的缺陷；它用统计学的方法来分析指纹图谱的内在特征，将以指纹图谱表达的药动学曲线转变成以指纹图谱表达的二维正态分布曲线，用总量零阶矩 AUC_T、一阶矩坐标（MRT_T，$MCRT_T$）、二阶矩（VRT_T、$VCRT_T$）、总量灵敏度 $AUCPW_T$ 来进行二维曲线的整体参数表达。总量零阶矩 AUC_T 表达中药复方整体的生物利用度，一阶矩坐标（MRT_T，$MCRT_T$）表示诸药物的代谢中心坐标，二阶矩（VRT_T、$VCRT_T$）表示二维正态分布曲线拐点投映在一阶矩坐标平面椭圆的长、短轴值，总量灵敏度 $AUCPW_T$ 表示单位中药复方量所对应的总量零阶矩 AUC_T。谱动学各参数意义及计算通式可用图 14-12 表示。

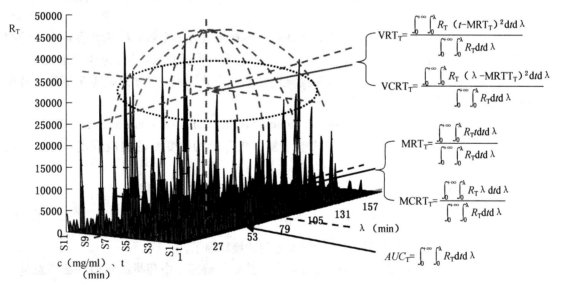

图 14-12　谱动学总量统计矩参数及计算通式示意图

对于二维图谱，纵坐标用响应值 R 表示，横坐标用描述该指纹图谱的保留时间 λ 和代谢时间 t 表示。其中每一峰 j 的响应值 R_j 曲线为高斯曲线，用下式表示：

$$R_j = \frac{C_{(t)T}K_{r,j}K_{c,j}}{\sqrt{2\pi}\sigma_j} e^{-\frac{(\lambda-\bar{\lambda}_j)^2}{2\sigma_j^2}} \tag{14-56}$$

式中，$C_{(t)T}$ 为成分的总含量；$K_{r,j}$ 为响应系数；$K_{c,j}$ 为其构成比。

如为其他函数曲线，也可以转变成高斯曲线，方法与药动学曲线向统计矩正态曲线转化原理一样，如曲线函数表达式不明，亦可采用梯形法或抛物线法计算其总量统计矩参数。下面以高斯曲线为例进行说明。

一张完整的指纹图谱就可以看成 n 个特征峰响应值曲线的迭加，一张完整的三维图谱就可以看成由指纹图谱的出峰时间 λ，药物代谢经时 t 二维特征变量与响应值（浓度）构成的曲线图，故有下式：

$$R_{\mathrm{T}} = \sum_{j=1}^{n} \left[\frac{C_{(t)j} K_j}{\sqrt{2\pi}\sigma_j} e^{-\frac{(t_i - \lambda_j)^2}{2\sigma_j^2}} \right] \tag{14-57}$$

式中，K_j 等于 $K_{\mathrm{r},j}$ 乘 $K_{\mathrm{c},j}$。

2. 指纹图谱总量统计矩法参数计算　由于式 14-57 为收敛函数，按二维变量总量统计矩参数计算方法可算得总量零阶矩、总量响应率、总量一阶矩坐标、总量二阶矩六个参数。

（1）总量零阶矩　二维曲线下的总积分面积，亦即式 14-57 对 λ、t 从零到无穷大积分，用 AUC_{T}（area under curve for total quantum of chromatographic fingerprint）表示，下标 T 为 TQCM 的简写，为下式：

$$AUC_{\mathrm{T}} = \sum_{e=1}^{m} \sum_{l=1}^{r_1} \frac{k_e A_{j,l}}{\alpha_{j,l}} + \sum_{h=1}^{s_1} \left[k_h \left(\frac{K_{\mathrm{m},h} C_{0,h}}{V_{\mathrm{m},h}} + \frac{C_{0,h}^2}{2V_{\mathrm{m},h}} \right) \right] + \sum_{g=1}^{s_2} \left(k_g \int_0^{\infty} C_{irr} \mathrm{d}t \right) = \sum_{j=1}^{n} K_j AUC_j \tag{14-58}$$

式中，m，s_1、s_2 分别示含有线性、非线性、不规则成分的个数；k_e 为线性成分 e 的响应系数；k_h 为非线性成分 h 的响应系数；$K_{\mathrm{m},h}$、$V_{\mathrm{m},h}$ 为其米氏常数，$C_{0,h}$ 为其初始浓度；k_g 为非规则成分 g 的响应系数，C_{irr} 为其浓度随时函数。由式 14-58 可知总量零阶矩等于各单个成分零阶矩与响应系数乘积之和。

（2）总响应率（area under curve per weight/volume of total quantum，$AUCPW_{\mathrm{T}}$）为 AUC_{T} 与进样总 W_{T} 量之比，能反映整个复方成分对特性变量的响应程度，可用下式表示：

$$AUCPW_{\mathrm{T}} = \frac{\sum\limits_{j=1}^{n} k_j AUC_j}{W_{\mathrm{T}}} = \frac{\sum\limits_{j=1}^{n} k_j AUC_j}{C_{\mathrm{T}} f_{\mathrm{T}}} \tag{14-59}$$

式中，f_{T} 为一次进样量与样品溶液浓度之间的换算因子。

（3）总量一阶矩　包括中药整体药物动力学总量一阶矩，中药指纹图谱特征峰总量一阶矩。

①中药复方药物动力学总量一阶矩（mean residence time for total quantum of chromatographic fingerprint，MRT_{T}）：为诸成分的平均代谢时间，计算由式 14-57 乘 t 对 t 从零到无穷大积分再除以总量零阶矩，为下式：

$$MRT_{\mathrm{T}} = \frac{\sum\limits_{j=1}^{n} k_j AUC_j \cdot MRT_j}{\sum\limits_{j=1}^{n} k_j AUC_j} \tag{14-60}$$

②中药指纹图谱特征峰总量一阶矩（mean chromatographic residence time for total quantum of chromatographic fingerprint，$MCRT_T$）：为诸成分的指纹图谱平均出峰时间，计算由式 14-57 乘 λ 对 λ 从零到无穷大的积分值再除以总量零阶矩，为下式：

$$MCRT_T = \frac{\sum_{j=1}^{n} k_j AUC_j \bar{\lambda}_j}{\sum_{j=1}^{n} k_j AUC_j} \qquad (14\text{-}61)$$

（4）总量二阶矩 包括中药复方药物动力学总量二阶矩，中药指纹图谱特征峰总量二阶矩。

①中药复方药物动力学总量二阶矩（variance of residence time for total quantum of chromatographic fingerprint，VRT_T）：为诸成分的平均代谢时间方差，计算由式 14-57 乘 t 平方对 t 从零到无穷大的积分值再除以总量零阶矩，再减去药动学总量一阶矩，为下式：

$$VRT_T = \frac{\sum_{j=1}^{n} k_j AUC_j (MRT_j^2 + VRT_j)}{\sum_{j=1}^{n} k_j AUC_j} - MRT_r^2 \qquad (14\text{-}62)$$

②中药指纹图谱特征峰总量二阶矩（variance of chromatographic residence time for total quantum of chromatographic fingerprint，VRT_T）：为诸成分的平均指纹图谱出峰时间方差，计算由式 14-57 乘 λ 平方对 λ 从零到无穷大的积分值再除以总量零阶矩，再减去指纹总量一阶矩，为下式：

$$VCRT_T = \frac{\sum_{j=1}^{n} k_j AUC_j (MCRT_j^2 + VCRT_j)}{\sum_{j=1}^{n} k_j AUC_j} - MCRT_T^2 \qquad (14\text{-}63)$$

由式 14-61 和式 14-62 可得：$MRT_T \pm 1.96 \sqrt{VRT_T}$ 为机体代谢 95% 中药复方成分总量所需时间的跨度；$MCRT_T \pm 1.96 \sqrt{VCRT_T}$ 对应为指纹图谱所表达 95% 成分所需出峰时间的跨度。亦即二维椭圆域 $\frac{(t-MRT_T)^2}{VRT_T^2} + \frac{(\lambda-MCRT_T)^2}{VCRT_T^2} = 1.96^2$ 内包含了中药复方 95% 成分量的代谢谱动学信息。

（5）两两总量统计矩的加合计算式 由统计矩原理可知，总量统计矩可用单个成分统计矩表示，两总量统计矩之和亦可用总量统计矩表示。这一性质可用来消除溶剂对中药复方成方指纹图谱的干扰，最终可得到在一定色谱条件下扣除空白干扰的中药复方成分指纹图谱总量统计矩参数，这一性质还可用于多成分的加样回收率实验研究。

已知包括溶剂（空白血样）的指纹图谱（共 n 个峰）总量统计矩参数的 $MCRT_T$、$VCRT_T$ 及纯溶剂（空白血样）指纹图谱（共 m 个峰）的总量统计矩参数 $MCRT_{TS}$、$VCRT_{TS}$，可由下式求得扣除溶剂（空白血样）后中药复方成分指纹图谱的总量参数 $MCRT_{TP}$：

$$\text{MCRT}_{\text{TP}} = \frac{\text{MCRT}_{\text{T}} \sum_{j=1}^{n} AUC_j - \text{MCRT}_{\text{TS}} \sum_{s=1}^{m} AUC_{j,s}}{\sum_{p=1}^{n-m} AUC_{j,p}} \tag{14-64}$$

由下式求得 VCRT_{TP}：

$$\text{VCRT}_{\text{TP}} = \frac{\sum_{j=1}^{n} AUC_j (\text{VCRT}_{\text{T}} + \text{MCRT}_{\text{T}}^2) - \sum_{s=1}^{m} AUC_{j,s} (\text{VCRT}_{\text{T,s}} + \text{MCRT}_{\text{T,s}}^2)}{\sum_{p=1}^{n-m} AUC_{j,p}} - \text{MCRT}_{\text{TP}}^2 \tag{14-65}$$

上述两式是非常有用的表达式，为总量统计矩参数的逆运算，可将总量统计矩的整体划分为部分进行分析，可用于消除空白血样的干扰。

三、研究实例

例 14-3　补阳还五汤中黄芪甲苷、苦杏仁苷、芍药苷、川芎嗪、阿魏酸等可测成分的药物动力学研究

1. 色谱条件　色谱柱为 C_{18} 柱（$4.6 \times 250\text{mm}$，$5\mu\text{m}$），流速为 1ml/min。黄芪甲苷：检测波长 203nm，流动相为乙腈-水（35：65），温度为 45℃。芍药苷、苦杏仁苷、川芎嗪、阿魏酸的检测波长分别为 210、278、230、320nm，流动相为甲醇-水（33：67），温度为 35℃。

2. 样品处理　将待测药物血浆 $200\mu\text{l}$ 置于尖底塑料刻度离心管中，加入三氯醋酸液 1ml，涡旋混合 5min，5000r/min 离心 10min，取三氯醋酸层，常温下氮气流吹干，残渣用甲醇 $50\mu\text{l}$ 溶解，取 $20\mu\text{l}$ 进样。

3. 药物动力学测定　取大鼠 50 只，随机分为 10 组，每组 5 只，9 组用于实验。1 组取空白血样。实验前夜禁食 12h，将补阳还五汤水提醇沉制得的复方注射液（分别含黄芪甲苷、芍药苷、苦杏仁苷、川芎嗪、阿魏酸 2.160、2.578、1.992、0.02512、0.1504mg/ml）3ml 尾静脉给药，分别于给药后 0.25、0.5、1.25、1.75、2.5、4.5、5.5、8、17.5h 眼眶取血浆 $400\mu\text{l}$，在 1h 内按样品处理方法制备供分析用样液并测定，得血药浓度-时间曲线（图 14-13）。结果用 DAS 软件处理，分别得单个成分药物动力学参数，结果列于表 14-6；进行总量统计矩参数分析，得到各成分的总量统计矩参数以及五成分的总量统计矩参数，结果列于表 14-7。

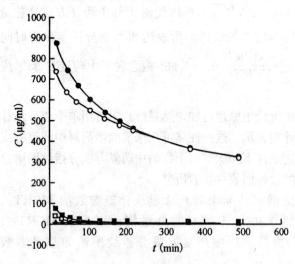

图 14-13　补阳还五汤中五种成分的血药浓度-时间曲线

表 14-6　　　　　补阳还五汤复方静脉给药的药物动力学参数（$\bar{x}\pm s$, $n=5$）

药物	A (μg/ml)	B (μg/ml)	α (min⁻¹)	β (min⁻¹)	$t_{1/2(\alpha)}$ (min)	$t_{1/2(\beta)}$ (min)	k_{12} (min⁻¹)	k_{21} (min⁻¹)	k_{10} (min⁻¹)	V_C (ml/kg)
黄芪甲苷	339.2 ±10.35	449.1 ±14.76	0.04978 ±0.0043	0.004868 ±0.00076	13.92 ±4.445	142.4 ±79.87	0.01624 ±0.00019	0.03045 ±0.00035	0.007957 ±0.00076	13.70 ±1.238
芍药苷	1297 ±11.34	24.19 ±2.362	0.3892 ±0.01098	0.01074 ±0.0008876	1.781 ±0.05023	64.53 ±5.334	0.1457 ±0.008956	0.01767 ±0.001234	0.2366 ±0.01700	9.756 ±0.5247
苦杏仁苷	842.0 ±43.5	58.42 ±3.34	0.3350 ±0.03498	0.01912 ±0.005210	2.069 ±0.09717	36.24 ±10.32	0.1528 ±0.009871	0.03961 ±0.004326	0.1617 ±0.05439	11.06 ±0.4432
川芎嗪	0.3651 ±0.08765	0.1930 ±0.01042	0.02613 ±0.00486	0.004223 ±0.0000118	26.52 ±5.393	164.1 ±44	0.009201 ±0.001453	0.01180 ±0.000142	0.009352 ±0.0001432	225.0 ±24.52
阿魏酸	200.3 ±16.98	1.803 ±0.1143	0.5294 ±0.08765	0.01177 ±0.0009821	1.309 ±0.2167	58.88 ±4.913	0.1446 ±0.01235	0.01639 ±0.000899	0.3802 ±0.04532	3.720 ±0.7864
平均	535.8 ±21.98	106.0 ±6.850	0.2659 ±0.04260	0.01010 ±0.0024	9.120 ±3.127	93.23 ±41.17	0.09370 ±0.008200	0.02320 ±0.002100	0.1592 ±0.03260	52.65 ±10.99
变异率	242.0	420.6	116.2	146.9	276.4	137.1	153.2	120.0	233.0	420.3
最大值/最小值	3552	2327	12.82	4.530	20.26	4.530	16.61	3.360	40.65	60.48

注：变异率为最大值减最小值再除以平均值。

表 14-7　　　　　　　　　补阳还五汤中五成分总量统计矩参数

成分	统计矩参数				
	AUC_T (mg·min/ml)	MRT_T (min)	VRT_T (min²)	CL_T (ml/min·kg)	V_T (ml/kg)
黄芪甲苷	99.07±39.00	192.7±34.2	41524±1735	0.2516±0.01769	48.48±2.527
芍药苷	5.585±0.7332	39.08±5.131	5473.3±718.5	5.325±0.2906	208.1±4.952
苦杏仁苷	5.569±0.545	30.0±4.634	2107±378.3	4.127±0.1187	123.8±9.452
川芎嗪	0.05967±0.003469	190.3±36.72	50354±4423	4.857±0.04327	924.3±29.68
阿魏酸	0.5316±0.1135	25.83±5.515	3499±746.9	3.264±0.2898	84.32±10.63
平均	22.16±17.45	95.58±22.79	20591±2181	3.565±0.1520	277.8±11.45
变异率(%)	446.7	174.6	234.3	142.3	315.3
最大值/最小值	1660	7.460	23.90	21.17	19.07
总量统计矩	110.8±51.91	176.0±36.5	39921±4311	0.7191±1.535	126.6±56.03

注：变异率为最大值减最小值再除以平均值。

4. 分析及结论 由表 14-6 可知，补阳还五汤总方中黄芪甲苷、芍药苷、苦杏仁苷、川芎嗪、阿魏酸在大鼠体内的药物动力学参数都遵循二室模型，房室模型参数完全相同，其中 $t_{1/2(\alpha)}$ 以川芎嗪最大、阿魏酸最小；$t_{1/2(\beta)}$ 以川芎嗪最大、苦杏仁苷最小；k_{12} 以阿魏酸最大、川芎嗪最小；k_{21} 以苦杏仁苷最大、川芎嗪最小；k_{10} 以阿魏酸最大、黄芪最小；V_C 以川芎嗪最大、阿魏酸最小。由表 14-6 可知，补阳还五汤中五成分的统计矩参数 AUC_T 以黄芪甲苷最大、阿魏酸最小；MRT_T 以川芎嗪最大、阿魏酸最小；VRT_T 以川芎嗪最大、苦杏仁苷最小；CL_T 以芍药苷最大、黄芪甲苷最小；V_T 以川芎嗪最大、黄芪甲苷最小。由上可知，补阳还五汤中诸成分药物动力学参数数值相差悬殊，不能简单相加，不采用统计矩方法不能将各单成分参数整合成整体药物动力学参数。表 14-7 中五成分总量统计矩参数说明五成分的平均半衰期为 122.0min，在 0～567.6min 内五成分含量的 95％在大鼠体内被代谢。

例 14-4 补阳还五汤全成分指纹图谱药物动力学（谱动学）研究

1. 研究目的 由于以上五成分不能完全代表补阳还五汤的药动学行为，因此可采用血液指纹图谱总量统计矩法求得补阳还五汤全方的整体模糊（表观统计）药动学总量统计矩参数。

2. 色谱条件 C_{18} 柱（4.6×250mm, 5μm），流动相为乙腈-水，按以下程序进行梯度洗脱：流动相中乙腈比例 0％（0min）→5％（10min）→7.5％（35min）→10％（45min）→12.5％（50min）→15％（60min）→30％（90min）→50％（100min）→100％（110min）→100％（120min）；流速（ml/min）从 0.3（0min）→1.0（10min）→1.0（120min）；检测波长为 274nm；柱温为 40℃。

3. 空白血样溶液的制备 按时间 9：45、10：30、10：75、11：00、11：50、12：00、13：00、14：00、15：00 对家兔由耳缘静脉取血，将血浆置于尖底塑料刻度离心管中（加肝素），加入乙腈，涡旋混合，离心，取乙腈层，常温下氮气流吹干，残渣用 100μl 甲醇溶解制得空白血样溶液。

4. 补阳还五汤血样供试品液的制备 家兔耳缘静脉注射 10ml 补阳还五汤水液，分别在给药后 0.25、0.5、0.75、1、1.5、2、3、4、5、6、8、12、24h 由耳缘静脉取血 0.5ml，按照空白血样溶液相同处理方法制得补阳还五汤血样供试品液。

5. 总量统计矩参数计算 按以上色谱测定条件，测得雄兔不同时间空白血浆和补阳还五汤血样供试品液的指纹图谱，并计算各自相应的总量统计矩参数。由于此统计矩各参数没有考虑溶剂干扰、不同取样量、不同动物重量对实验结果的影响，因此，在进行药动学参数分析时必须利用统计矩原理对其进行计算单位的校正。根据统计矩加合性原理，用药物血样总量统计矩参数减去血样空白总量统计矩参数，再计算实时血样总量统计矩就可得补阳还五汤注射家兔的体内药动学总量参数。经校正和计算，药动学各相关参数列于表 14-8，二维变量正态分布图用图 14-14（a）表示，二维变量正态与药物动力学关联图用图 14-14（b）表示。各参数的详细计算原理与过程可参看有关文献。

6. 结论 由于表 14-7 及图 14-14（a）、（b）可知：指纹图谱与药动学关联后可以采用总量统计矩方法进行加合计算处理，其原理与总量统矩计算处理相似，只是指纹图谱总量统计矩参数多了与指纹图谱相关的 $MCRT_T$、$VCRT_T$ 二参数。

表 14-8　　　　　　　　　补阳还五汤在家兔体内药物动力学总量统计矩参数

$AUCPW_T$ $[\mu v \cdot sec \cdot h \cdot min/(kg \cdot ml)]$	MRT_T (h)	$MCRT_T$ (min)	VRT_T (h^2)	$VCRT_T$ (min^2)
8.672×10^7	11.08	38.49	353.7	971.0

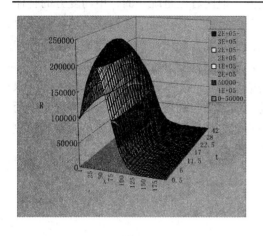
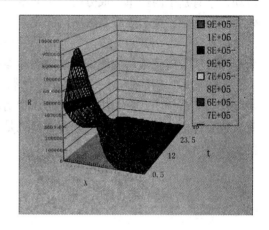

a　　　　　　　　　　　　　　　　　　　　　　　　　**b**

图 14-14　补阳还五汤指纹图谱与药动学变量二维曲线

上述实验结果提示补阳还五汤在雄兔体内全方的谱动学总量统计矩的 MRT_T 为 11.08h，即 $t_{1/2}$ 为 7.678h，方差 VRT_T 为 353.7h^2，即总标准差为 18.81h，也就是说，补阳还五汤全方注射剂注射后，经 7.678h 代谢 50%，经 $11.08 \pm 1.96 \times 18.81h$（0~46.94，约 2 天）后，95% 的成分被排出体内；在 HPLC 指纹图谱上的中心代谢成分的出峰时间为 38.49min，95% 代谢成分在 $38.49 \pm 1.96 \times \sqrt{971.0}$（0~99.56）min 内流出色谱柱。

四、总量统计矩药物动力学模型使用时应注意的问题

中药复方指纹图谱总量统计矩可求得总量统计矩六种参数，其中 AUC_T 和 $AUCPW_T$ 实为同一参数，这初步从宏观模糊的层面了解中药复方整体的药动学情况，如果建立中药复方血液谱量学，建立 AUC_T 与药物总量的关系，运用式 14-44、式 14-45 就可以求算 CL_T 和 V_T，这样中药复方的药动学研究体系才算完全建立。

由公式 14-24~14-65 的推导过程可知，总量统计矩药动学模型是建立在药物浓度化学动力学量变模型基础上的，其适用性在于能用本模型表达体内各成分的浓度整体量变。不能简单地用本模型计算出来的总量来推断药物效应的大小，原因在于各成分的效应系数不同，多成分的总量效应是不能简单地用单个成分的量效浓度相加来表达的。总成分浓度量变统计矩参数与总效应统计矩参数并不重叠，只有将各成分的浓度量变乘上效应系数后，再用总量统计矩进行加合得出总效应的统计矩参数，才可用来评价药物总效应。

药物动力学为 PK 模型，只能评价体内药物浓度的动力学变化，可用于指导制剂学研

究，因为制剂生产时需要注意制剂的载药量和生物等效性评价问题；药效动力学为 PD 模型，可用来评价药物效应的动力学过程，回答药物的时效关系，用来指导临床安全、合理用药及生物等效性评价。

中药多成分的药物动力学参数与药效动力学参数并不重叠，这是中药多成分药动学与效应动力学有别于西药单一成分的一个非常明显的地方。但两者也是统一的：中药复方的整体效应由药动学参数与效应系数共同决定，当中药配伍一定后，其药动学参数就一定，各成分的效应系数一定，其总效应与复方的总量呈正相关。中药复方配伍存在一种比例，使药物动力学参数与效应系数所构成的药效动力学参数最大，这是中药复方配伍的数理机理。

中药复方作用的量-时-效关系不能单靠谱动学进行阐明，最终要靠中药四谱学才能从根本上得到完整阐明。有关中药四谱学、中药复方药物动力学与药效动力学参数的差异、中药复方成分体内的网络代谢转化规律等研究是实现中药复方作用机理现代化不得不面对和解决的重要科学问题。

第十五章

药物动力学
在新药研究中的应用

第一节　新药临床前药物动力学研究

一、新药临床前药物动力学研究的目的和意义

随着组合化学等高新技术和天然药物分离制备技术的发展，候选药物出现速度与数量迅速增加，新药研发进程加快。候选药物的筛选不仅要进行药效学评价，药物动力学性质也是非常重要的考虑因素，每年都会有大量的候选药物因其药动学参数不佳而被淘汰。因此，在新药的设计、筛选过程中应该考虑药物动力学特征。新药临床前药物动力学研究的目的就是揭示新药在动物体内的动态变化规律，阐明药物吸收、分布、代谢与排泄过程的动力学特征，提供重要的药动学参数，为获得更为有效的药物提供参考。

目前药物动力学研究已成为新药研究的必需项目，国内外新药研究指导原则都明确地指出了新药药动学研究的技术要求。它的意义归结起来有以下几方面：①通过新药的动物药动学和人体药动学研究，探索药物吸收、分布与消除的特性，发现药物在体内的转运规律；阐明药物疗效及毒性与药物浓度之间的关系，了解药物在体内的蓄积部位和蓄积程度，为临床安全、合理用药提供依据和参考。②通过对吸收动力学和生物利用度的研究，明确新剂型与新制剂的吸收规律；确定新药研究是否达到了提高生物利用度或特定吸收速度的目的；并可根据研究结果来指导新剂型及新制剂的设计与研发。③药物动力学研究也是新药设计（新化合物设计）的重要组成部分，通过对特定结构化合物的动力学研究，发现其结构与活性、结构与体内过程（ADME 过程）的关系，既可指导药物的结构修饰，也可为新的先导化合物的设计提供重要的理论依据。

二、新药临床前药物动力学研究实验设计的基本原则

我国目前对中药、天然药注册分类第一类新药要求必须进行临床前药动学研究，基本按化学药的要求进行。研究的内容包括药物的吸收、分布、排泄、血浆蛋白结合、生物转化、对药物代谢酶活性的影响等。若药物在体内被明显代谢，则要求尽量确定药物在动物体内的代谢部位、代谢产物、代谢途径、代谢物活性或毒性等。新药临床前药物动力学研究的基本要求主要包括以下内容。

1. 试验药品　应提供受试药物的名称、剂型、批号、来源、纯度、保存条件及配制方法。受试药物应与药效学或毒理学研究所使用的一致，且质量稳定。

2. 受试动物   首选动物与性别尽量与药效学或毒理学研究所用动物一致。常用实验动物有小鼠、大鼠、兔、豚鼠、犬、小型猪或猴，一般采用健康成年的动物。创新药应选用两种或两种以上的动物进行药物研究，其中一种为啮齿类，另一种为非啮齿类动物（如犬、小型猪或猴等）。药动学研究应尽量在保持清醒状态的动物体内进行，以免麻醉对动物的药物代谢产生影响。口服给药的药动学试验不宜使用兔等食草动物。

3. 给药剂量   应采用拟推荐的临床给药途径，在药效学有效剂量和长毒剂量区域内选择 3 个剂量测定血药浓度-时间曲线。药动学研究至少应设 3 个剂量组，其中一个剂量应相当于药效学试验有效剂量，高剂量一般接近最大耐受量（MTD），以了解药物在体内的动力学过程是线性动力学还是非线性动力学；如为非线性动力学，要研究剂量的影响，决不可为了适应检测方法或者满足方法灵敏度的不足而任意加大剂量。

4. 给药方式和途径   药物动力学研究所采用的给药途径和方式，应尽可能与临床用药一致，对于大动物（如犬等）应使用与临床一致的剂量。口服给药一般在给药前应禁食 12h以上，以排除食物对药物吸收的影响；另外在试验中应注意根据具体情况统一给药后的禁食时间，以避免进食带来的数据波动和影响。

5. 生物样品的药物分析方法   根据生物样品测定要求、化合物结构特点和实验室条件，建立一个专属性强、准确、精密、灵敏的测定方法。常用方法有色谱法、放射性核素标记法、免疫学和微生物学方法，如高效液相色谱法（HPLC）、薄层色谱法（TLC）、气相色谱法（GC）、酶免疫分析法（EIA）、荧光偏振免疫分析法（FPIA）、气质联用色谱法（GC/MS）、液质联用色谱法（LC/MS）等。

6. 研究报告   药物动力学研究报告应包括实验目的、实验设计、检测方法及其方法学研究、生物样品测定的原始数据、均数和标准差、药物浓度-时间曲线、药动学参数、统计分析方法、结果、结论等内容。对所获取的数据应进行科学和全面的分析与评价，综合论述药物在动物体内的药动学特点，包括药物吸收、分布和消除的特点；经尿、粪和胆汁的排泄情况；与血浆蛋白结合的程度；药物在体内蓄积的程度及主要蓄积的器官或组织；创新性药物应阐明其在体内的生物转化、消除过程及物质平衡情况。分析药物动力学特点与药物的制剂选择、有效性和安全性的关系，为药物的整体评价和临床研究提供更多有价值的信息。

三、新药临床前药物动力学研究方法

应用药物动力学的原理和方法，可以研究以各种途径进入机体的药物其吸收、分布与消除过程，并且探讨药物在体内发生的代谢或者生物转化途径，进一步确证代谢产物的结构，研究代谢产物的药效或毒性，使其结果为新药的定向合成、结构改造及筛选服务。

（一）血药浓度-时间曲线

1. 动物数的确定   一般以血药浓度-时间曲线的每个采样点不少于 5 个数据为限计算所需动物数。血药浓度-时间曲线最好从同一动物个体中多次取样，尽量避免用多只动物合并样本；如由多只动物的数据共同构成一条血药浓度-时间曲线，应相应增加动物数，以减少个体差异对试验结果的影响。建议受试动物采用雌雄各半，如发现药动学过程存在明显的性别差异，应增加动物数以便确认受试动物体内动力学过程的性别差异。对于单一性别用药，

可选择与临床用药一致的性别。和通常的药理学实验一样，受试动物实验前应该在实验室进行适应性饲养 3～5 天。

2. 取样时间点安排　给药前需要采血作为空白样品。取样时间点（也称采样点）的确定对药物动力学研究结果有很大影响，如果采样点过少或选择不当，得到的血药浓度-时间曲线可能与药物在体内的真实情况产生较大差异。为获得给药后的一个完整的血药浓度-时间曲线，取样时间点的设计应兼顾到药-时曲线的吸收相、平衡相（峰浓度附近）和消除相。一般在吸收相至少需要 2～3 个取样点，对于吸收快的血管外给药的药物，应尽量避免第一个点是峰浓度（C_{max}）；在 C_{max} 附近至少需要 3 个取样点；对于具有多室模型特征的药物还要考虑分布相的取样点；消除相一般需要 4～6 个取样点。整个采样时间至少应持续到 3～5 个半衰期，或持续到血药浓度为 C_{max} 的 1/10～1/20。为了确保取样点设计合理，建议在正式试验前，选择 2～3 只动物进行预试验，然后根据预试验的结果，审核并修正原设计的取样点。

3. 药物动力学参数　根据试验中测得的各受试动物的血药浓度-时间数据，采用房室模型或非房室模型的方法估算出受试药品的药动学参数。对于静脉注射给药的药物，应提供消除半衰期 $t_{1/2}$、表观分布容积 V、血药浓度-时间曲线下面积 AUC、清除率 CL 等参数；对于血管外给药的药物，除提供上述参数外，尚需提供峰浓度 C_{max}、达峰时间 t_{max} 等参数，以反映药物吸收的规律。此外，还可提供一些对描述药动学特征有意义的统计矩参数，如平均滞留时间 MRT、$AUC_{0 \to t}$ 和 $AUC_{0 \to \infty}$ 等。

（二）药物的吸收

对于血管外给药的药物制剂而言，吸收是药物发挥全身作用的必要条件，对吸收过程的研究有助于药物的结构设计、处方筛选、工艺优化等，尤其是缓释、控释制剂与速释制剂，其吸收的速度与程度几乎成为制剂的主要特征。对于口服给药的新药，应进行整体动物试验，尽可能同时进行血管内给药的试验，提供绝对生物利用度。如有必要，可进行在体或离体肠道吸收试验以阐述药物吸收特性。对于其他血管外给药的药物及某些改变剂型的药物，应根据立题目的，尽可能提供绝对生物利用度。另外，新药开发研究中要求对缓释控释制剂、速释制剂应进行与普通制剂比较的单次与多次给药的药动学研究，提供相关资料以确定制剂的特殊释放特点。

（三）药物的分布

药物的组织分布试验主要研究试验药物在实验动物体内的分布规律与蓄积情况。选用大鼠或小鼠做组织分布试验较为方便。选择一个剂量（一般以有效剂量为宜）给药后，至少测定药物在心、肝、脾、肺、肾、胃肠道、生殖腺、脑、体脂、骨骼肌等组织的浓度，以了解药物在体内的主要分布特征。特别注意药物浓度高、蓄积时间长的组织和器官，以及在药效或毒性靶器官的分布（如对造血系统有影响的药物，应考察在骨髓的分布）。参考血药浓度-时间曲线的变化趋势，选择至少 3 个时间点分别代表吸收分布相、平衡相和消除相的药物分布。若某组织的药物浓度较高，应增加观测点，进一步研究该组织中药物消除的情况。每个时间点，至少应有 5 个动物的数据。进行组织分布试验，必须注意取样的代表性和一致性，因此，最好将整个组织做成匀浆后，取一定量测定药物含量。

（四）药物血浆蛋白结合试验

一般情况下，只有游离型药物才能通过脂质膜向组织扩散，被肾小管滤过或被肝脏代谢，因此药物与蛋白的结合会明显影响药物分布与消除的动力学过程，并降低药物在靶部位的作用强度。建议根据药理毒理研究所采用的动物种属，进行动物与人血浆蛋白结合率比较试验，以预测和解释动物与人在药效和毒性反应方面的相关性。对蛋白结合率高于90％以上的药物，建议开展体外药物竞争结合试验，即选择临床上有可能使用的高蛋白结合率药物，考察对所研究药物蛋白结合率的影响。

血浆蛋白结合的研究内容包括结合机理、潜在的结合相互作用、血浆蛋白结合对膜转运的影响等。研究药物与血浆蛋白结合试验可采用多种方法，如平衡透析法、超过滤法、分配平衡法、凝胶过滤法、光谱法等。根据药物的理化性质及实验室条件，可选择使用一种方法进行至少3个浓度（包括有效浓度）的血浆蛋白结合试验，每个浓度至少重复试验3次，以了解药物的血浆蛋白结合率是否有浓度依赖性。

（五）药物的生物转化

对于创新药物，尚需了解在体内的生物转化情况，包括转化类型、主要转化途径及其可能涉及的代谢酶。对于新的前体药物，除对其代谢途径和主要活性代谢物结构进行研究外，尚应对原形药和活性代谢物进行系统的药动学研究。而对主要在体内以代谢消除为主的药物（原形药物排泄<50％），生物转化研究则可分为两个阶段，临床前研究阶段，主要分析和分离可能存在的代谢产物，初步推测其结构；Ⅱ期临床研究阶段，如果提示其在有效性和安全性方面有开发前景，在申报生产前进一步阐明主要代谢产物的可能代谢途径、结构及代谢酶。当多种迹象提示可能存在有较强活性的代谢产物时，应尽早开展活性代谢产物的研究，以确定开展代谢产物动力学试验的必要性。

当原形药物的药动学过程不能解释药效时，应进行生物转化的研究，通过生物转化试验研究药物是否可被机体转化，以及转化的速度和程度。对主要由代谢转化的药物，通过对给药动物尿液的分析，分离出代谢产物，对有价值的代谢产物进行结构分析，为研究代谢与疗效以及代谢与毒性的关系、发现新的活性化合物和新的先导化合物提供理论依据。

（六）药物的排泄

排泄试验主要有尿排泄、粪排泄和胆汁排泄，必要时还应做其他途径的排泄试验。尿排泄和粪排泄一般采用小鼠或大鼠。给药前采取尿及粪样，并参考预试验结果，设计给药后收集样品的时间点，包括药物从尿或粪中开始排泄、排泄高峰及排泄基本结束的全过程。将动物放入代谢笼中，给药后每间隔一定时间收集尿和粪样品，每个时间点至少有5只动物的试验数据，记录其量，并吸取一定量尿液和粪匀浆做药物浓度测定，以测定药物经这两种途径排泄的速度。一般收集终点以在样品中测不到药物为止，同时，应防止尿和粪的互相污染，影响测定结果。胆汁排泄一般用大鼠在乙醚麻醉下作胆管插管引流，待动物清醒后，按一定剂量和给药途径给药，收集给药后不同时间的胆汁，测定胆汁中药物浓度。

四、研究实例

例 15-1 蒿苯酯在大鼠体内的药物动力学研究

1. 研究目的 蒿苯酯（二氢青蒿素-12-对硝基甲酸酯）为化学合成的新青蒿素类化合物，动物试验发现其有开发成新抗血吸虫药物的前景。为了给临床用药提供基础参数与实验依据，将蒿苯酯给大鼠灌胃后研究其体内药物动力学。

2. 研究方法与结果

（1）生物样品制备 ①血浆：大鼠摘眼球取血，肝素抗凝分离血浆备用；②组织：将大鼠处死后，取心、肝、脾、肺、肾、胃、肠、肌肉、脑、睾丸及脂肪等器官及组织，用生理盐水制成 10％匀浆；③粪称总重后制成 10％匀浆；④尿及胆汁：直接取样测定。

（2）生物样品分析方法 样品中蒿苯酯浓度采用 UV 法测定，吸收波长为 260nm，标准曲线线性范围在 $1.25\sim7.5\mu g/ml$，生物样品用乙酸乙酯提取后直接检测。

（3）血、尿、粪提取物的定性鉴别 将不同样品与蒿苯酯、还原青蒿素、对硝基苯甲酸进行薄层色谱鉴别。结果如图 15-1 所示，薄层色谱及紫外光谱扫描的结果表明，大鼠灌胃蒿苯酯后血中以原形药为主；尿中则蒿苯酯和还原青蒿素均有，前者比例稍高于后者；粪中则以还原青蒿素为主。

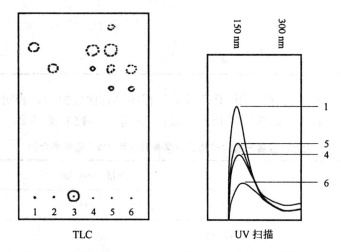

1. 蒿苯酯；2. 还原青蒿素；3. 对硝基苯甲酸；4. 血样；5. 尿样；6. 粪样

图 15-1 血尿粪中蒿苯酯的定性鉴别

（4）血药浓度的测定与结果 分别以 150、300 及 600mg/kg 的剂量将蒿苯酯给大鼠灌胃，给药后于 5、15、50min 及 1、2、4、6、8、12、24h 摘眼球取血，分离血浆并测定血药浓度。结果表明 3 个剂量组血药浓度均在给药后迅速升高，在血浆中 5min 即可测出药物，1h 左右达峰，随后较快下降，8h 后降到较低水平，但 12h 后 3 个剂量组又一致地出现了第二个峰（双峰现象），见图 15-2。采用非房室模型 SPLI 法进行数据处理，求得药动学参数见表 15-1。

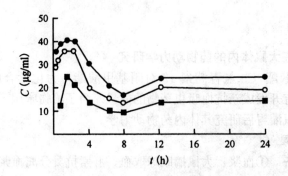

■ 150mg/kg；○ 300mg/kg；● 600mg/kg

图 15-2　大鼠口服不同剂量蒿苯酯的血药浓度-时间曲线

表 15-1　　　　　　　大鼠口服蒿苯酯的药物动力学参数（用 SPLI 法计算）

参数	剂量（mg/kg）		
	150	300	600
AUC（μg·h/ml）	372.29	495.66	593.79
MRT（h）	12.55	11.32	11.27
$t_{1/2}$（h）	8.7	7.8	7.8

　　将 8h 以前的血药浓度数据采用 3P87 药动学程序进行曲线拟合，表明蒿苯酯在大鼠体内药动学呈单室模型特征，如图 15-2 所示，拟合的药动学参数见表 15-2。

表 15-2　　　　　　　大鼠口服蒿苯酯的药物动力学参数（用 3P87 程序拟合）

参数	剂量（mg/kg）		
	150	300	600
k（h^{-1}）	0.182	0.151	0.136
k_a（h^{-1}）	1.905	4.399	5.436
$t_{1/2}$（h）	3.80	4.55	5.08
t_{max}（h）	1.36	0.79	0.69
C_{max}（μg/ml）	22.17	35.43	42.76
AUC（μg·h/ml）	155.99	262.17	344.77

（5）组织分布　给大鼠灌胃蒿苯酯 600mg/kg，分别于给药后 2h 及 6h 将动物处死，取出各组织并测定药物浓度，结果如图 15-3 所示。服药后 2h 药物以胃壁组织中最高，睾丸、肝、脾、心、肾、肺、脂肪、肠中依次递减，脑、血浆及肌肉中较低；6h 后除睾丸、心、肾及脂肪中药物浓度相对降低较慢外，其他组织的药物浓度普遍明显降低。由于蒿苯酯为口服给药，同时检测了大鼠灌胃 2h 及 6h 后胃肠内容物中的药物含量。结果表明给药后 2h 胃肠内容物中药物浓度约占给药量的 93.5%，6h 后下降为 57.8%。

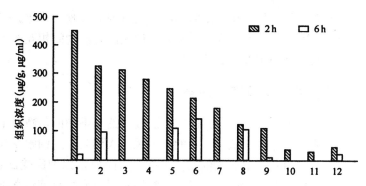

1. 胃；2. 睾丸；3. 肝；4. 脾；5. 心脏；6. 肾；7. 肺；8. 脂肪；9. 肠；10. 脑；11. 肌肉；12. 血浆

图 15-3　蒿苯酯在大鼠体内的分布（剂量 600mg/kg，$n=3$）

尿和粪：给大鼠灌胃蒿苯酯 300mg/kg，于给药后不同时间收集尿及粪，并测定药物浓度。结果表明，大鼠灌胃蒿苯酯后 48h，从粪中排出的药物累积浓度相当于给药剂量的 24.8%，其中主要是前 24h 排出；尿中排出的药物累积浓度相当于给药剂量的 45.6%，其中主要是前 12h 排出。

胆汁：在乙醚轻度麻醉下将大鼠行胆道插管术，待动物清醒后，灌胃蒿苯酯 300mg/kg，于给药后不同时间收集胆汁，并测定药物浓度，结果给药后 36h 仅可检出微量的药物浓度，相当于给药剂量的 0.54%。

（6）血浆蛋白结合　给大鼠灌胃蒿苯酯 300mg/kg，给药后 2h 及 6h 取血分离血浆，以 PBS 平衡透析法，4℃透析 48h，测定大鼠体内血浆蛋白结合率，结果平均血浆蛋白结合率 2h 及 6h 分别为 72.5% 及 70.4%。

3. 结果分析与讨论　由于大鼠灌胃蒿苯酯后血药浓度曲线出现双峰现象，为使测得的血药浓度拟合药动学参数更趋于合理，采用房室模型与非房室模型两种方法进行拟合。结果表明：蒿苯酯的半衰期及达峰时基本一致，AUC 随给药剂量增加而增大。给药后 1h 左右即可达到峰浓度，说明该药吸收迅速。

蒿苯酯 3 个剂量组均出现较一致的双峰现象，虽然目前对造成该现象的机理尚不完全清楚，但已知这可能与药物的肝肠循环、体内再循环或吸收不一致有关。本实验胆汁排泄的结果提示，蒿苯酯经胆汁排泄很少，可排除肝肠循环的可能。组织分布的结果表明，给药后 6h 尚有相当于给药剂量 57.8% 的药物滞留在胃肠中，由于胃肠道不同部位的吸收时间及吸收速度不一致，引起血药浓度出现双峰的可能性更大。

　　大鼠灌胃蒿苯酯后 48h 由尿及粪中的累积排出量可达给药量的 70.4%，说明该药口服吸收程度中等，且无体内蓄积。从血、尿、粪提取物鉴别的结果提示，大鼠灌胃蒿苯酯后在体内不同时间是否逐渐转为还原青蒿素或其他代谢产物，尚待进一步深入研究。

第二节　新药的临床药物动力学评价

　　新药的临床药物动力学研究目的在于阐明药物在人体内的吸收、分布、代谢与排泄的动态变化规律。对药物上述处置过程的研究，是全面认识人体与药物间相互作用不可或缺的重要组成部分，也是临床制定合理用药方案的科学依据。

一、新药临床药物动力学研究的内容

　　临床药动学研究在临床不同的阶段，其研究方法和目的是不同的。新药Ⅰ期临床试验是初步的临床药理学及人体安全性评价试验，目的在于观测人体对新药的耐受程度以及药物在人体的药动学特征，为制定给药方案提供依据。Ⅰ期临床阶段常以健康受试者为研究对象，研究单次给药和多次给药后的药动学行为以及进食等因素对口服药物药动学参数的影响。通过Ⅰ期临床研究，可得到在健康人身上达到合理的血药浓度所需要的药品剂量及药动学数据信息。但是，通常在健康人体中不可能证实药品的治疗作用。

　　Ⅱ期临床试验是对新药的有效性和安全性作出初步评价的阶段，目的在于初步评价药物对目标适应症患者的治疗作用和安全性，并为Ⅲ期临床试验研究设计和确定给药剂量方案提供依据。Ⅱ期临床试验将给药于少数病人志愿者，然后重新评价药物的体内药动学过程。这是因为药物在患病状态的人体内的作用方式常常是不同的，对那些影响肠、胃、肝和肾的药物尤其如此。该期试验研究可以根据具体的研究目的采用多种形式，一般采用随机盲法对照临床试验。

　　Ⅲ期临床试验可以说是治疗作用的确证阶段，目的在于进一步验证药物对目标适应症患者的治疗作用和安全性，评价利益与风险关系，最终为药物注册申请的审查提供充分的依据。该期试验一般应为具有足够样本量的随机盲法对照试验。临床试验将对试验药物和安慰剂（不含活性物质）或已上市药品的有关参数进行比较，试验结果应当具有可重复性。可以说，该阶段是临床研究项目中最繁忙和任务最集中的部分。除了对成年病人研究外，还要注意药物在特殊人群，如肝、肾功能损害病人，老年病人，有时还包括儿童病人的体内药物动力学研究。

　　Ⅳ期临床试验是在新药被批准上市后的应用研究阶段，目的在于考察在广泛使用条件下药物的疗效和不良反应，评价新药在普通或特殊人群中使用的利益与风险关系，以及改进给药剂量等。由于在做前三期临床试验时，儿童、孕妇和老人可能常被排除在外，因此在新药上市后，特别需要观察药物对这些群体和某些特定病人群体的安全性、疗效和剂量范围，以获得更全面的资料。

二、新药临床药物动力学研究应遵循的原则

《世界医学大会赫尔辛基宣言》是人体生物医学研究的国际性道德指南，是所有以人体为对象的研究必须遵循的原则，它于 1964 年在芬兰的赫尔辛基召开的第十八届世界医学大会上通过，并经过多次修改。其原则是"公正、尊重人格、力求使受试者最大程度受益和尽可能避免伤害等"。根据赫尔辛基宣言，各国纷纷制定了详细的有关药物临床试验的法规制度。

我国《药物临床试验质量管理规范》（Good Clinical Proctice，GCP）是参照国际公认的原则《赫尔辛基宣言》制订的，体现了知情同意原则、尊重原则、有利原则、公正原则和保密原则。GCP 规定凡涉及到与人相关的试验，包括药物在人体中药物动力学研究，均必须严格按照 GCP 规定执行，以确保试验在科学和伦理方面均符合要求。

三、新药临床药物动力学评价的实验设计与基本方法

1. 受试者的选择　Ⅰ期临床药物动力学试验时，以健康受试者进行试验，有以下要求。

（1）健康状况　健康受试者应无心血管、肝脏、肾脏、消化道、精神等疾病病史，无药物过敏史。在试验前应详细询问既往病史，作全面的体格检查及实验室检查，并根据试验药物的药理作用特点相应增加某些特殊检查。

（2）性别　原则上应男性和女性兼有，一般男女各半，以便了解药物在人体内的药物动力学特点，同时也能观察到该药的药物动力学参数是否存在性别的差异。但应注意，女性作为受试者往往要受生理周期或避孕药物的影响，因某些避孕药物具有药酶诱导作用或抑制作用，可能影响其他药物的代谢消除过程，从而改变试验药物的药动学特性。所以在选择女性受试者时必须对此进行询问和了解。此外，一些有性别针对性的药物，如性激素类药物、治疗前列腺肥大药物、治疗男性性功能障碍药物及妇产科专用药等则应选用相应的男性或女性受试者。

（3）年龄和体重　受试者年龄以 18～45 岁为宜，为减少个体差异，同批受试者年龄一般不宜相差太大。正常受试者的体重一般不应低于 50kg。按体重指数（body mass index，BMI）计算，一般在 19～24 范围内［BMI＝体重(kg)/身高(m)^2］。由于临床上应用的大多数药物不按体重计算给药剂量，所以同批受试者的体重应比较接近。

（4）遗传多态性　如已知受试药物代谢的主要药酶具有遗传多态性，应查明受试者该酶的基因型或表型，使试验设计更加合理和结果分析更加准确。

（5）伦理学要求　按照 GCP 原则制订试验方案并经伦理委员会讨论批准，受试者必须自愿参加试验，并签订书面知情同意书。

Ⅰ期临床药动学试验时，不宜作为受试者的排除标准为：①体检和实验室检查指标超过正常值者；②具有心血管、肝脏、肾脏、消化道、精神等相关疾病病史者，以及对实验相关的药物有过敏史者；③儿童、妊娠妇女、经期妇女及哺乳期妇女；④AIDS 和 HIV 病毒感染者，药物滥用者；⑤最近三个月内献血或作为受试者被采样者；⑥嗜烟、嗜酒者和近两周曾服过各种药物者。以上人员均不宜作为受试者以及特殊药物要求的参加者。如果试验药品

的安全性较小，试验过程中可能对受试者造成损害，在伦理上不允许在健康志愿者中进行试验时，可选用目标适应症的患者作为受试者。

由于患者的疾病状态可能会改变药物的药动学特征，如心力衰竭患者由于循环淤血会影响药物的吸收、分布及消除，内分泌疾病如糖尿病、甲亢或甲低会明显影响药物的分布和消除，其他如消化系统疾病、呼吸系统疾病均可影响药物的药动学特征。对于目标适应症患者，如其疾病状态可能对药物的药动学产生重要影响，应进行目标适应症患者的药动学研究，明确其药动学特点，以指导临床合理用药。一般这类研究应在Ⅱ期和Ⅲ期临床试验期间进行。

2. 对受试药物的要求　受试药物应当在符合《药品生产质量管理规范》（GMP）条件的车间制备，其稳定性、含量、溶出度及安全性检查均应合格，并为报送生产及进行Ⅰ期临床耐受性试验的同批药品。试验药品有专人保管，记录药品使用情况。试验结束后剩余药品和使用药品应与记录相符。

3. 受试药物剂量的选择　一般选用低、中、高三种剂量。每个剂量组选择 8～12 例受试者，原则上每个受试者只能接受一个剂量。剂量的确定主要根据Ⅰ期临床耐受性试验的结果，并参考动物药效学、药动学及毒理学试验的结果，以及经讨论后确定的拟在Ⅱ期临床试验时采用的治疗剂量。高剂量组剂量必须接近或等于人体最大耐受剂量，但一般应高于治疗剂量。根据研究结果对药物动力学特征作出判断，如呈线性或非线性药动学特征等，为临床合理用药及药物监测提供有价值的信息。

4. 给药方案　试验期间受试者必需在合格的、急救设施齐全的临床试验病房或观察室进行服药、采集样本和活动。单剂量给药时，受试者在试验前一日晚上统一进清淡饮食，然后禁食 10h，不禁水过夜。次日晨空腹（注射给药时不需空腹）口服药物，用 200～250ml 温水送服，如需收集尿样，则在服药前排空膀胱，2～4h 后进统一午餐。按试验方案在服药前、后不同时间采取血样或尿样（如需收集尿样，应记录总尿量后留取所需量）。原则上试验期间受试者均应在监护室（病房）内，避免剧烈运动，禁止饮茶、咖啡及其他含咖啡和醇类的饮料，并且禁止吸烟。

多剂量给药时，如为口服药物则均用 200～250ml 温水送服，受试者早、中、晚三餐均进统一饮食。对每日一次的给药方案，受试者应禁食 10h 左右，早晨空腹给药；对每日两次给药的方案，受试者应禁食 10h 左右，早晨空腹给药，进晚餐至少 2h 后服药；每日三次的给药的方案，受试者应早晨空腹给药，其他给药时间则按每 6h 或 8h 间隔服药。

5. 取样时间点的确定　取样时间点（即采样点）的确定对药动学研究结果有很大影响。服药前应采空白血样品，一个完整的血药浓度-时间曲线，应包括药物各时相的采样点，即采样点应包括给药后的吸收分布相、平衡相（峰浓度附近）和消除相三个时相。一般在吸收分布相至少需要 2～3 个采样点，平衡相至少需要 3 个采样点，消除相至少需要 6 个采样点。一般不少于 11～12 个采样点。取样时间应达到 3～5 个消除半衰期的时间，或采样持续到血药浓度为 C_{max} 的 1/10～1/20。

如果同时收集尿样时，则应收集服药前尿样及服药后不同时间段的尿样。取样点的确定可参考动物药动学试验中药物排泄过程的特点，应包括开始排泄时间、排泄高峰及排泄基本结束的全过程。为保证最佳的采样点，建议在正式试验前进行预试验，然后根据预试验的结果，审核并修正原设计的采样点。

6. 药物动力学参数的估算和评价 将试验测得的各受试者的血药浓度-时间数据，绘制成各受试者的药-时曲线及平均药-时曲线，用适当的药动学软件进行分析处理，以表征药物的药动学行为；能够采用房室模型分析的尽可能采用房室模型分析，如无合适模型的，则按照非房室模型方法求算药物的主要药动学参数。单剂量给药的主要药动学参数有：t_{max}、C_{max}、AUC、V、k、$t_{1/2}$、MRT、CL 或 CL/F 等；从尿药浓度数据估算药物经肾排泄的速度常数和总量（如 k_e 和 X_u^∞）。

多剂量给药根据试验中测定的稳态血药浓度-时间数据，绘制多次给药后药-时曲线，求得相应的药动学参数，包括 t'_{max}、$(C_{ss})_{min}$、$(C_{ss})_{max}$、$\bar{C}_{ss}$、$t_{1/2}$、CL 或 CL/F、稳态血药浓度-时间曲线下面积（$AUC_{0\rightarrow\tau}$）及波动系数（DF）等。

7. 研究报告 对于新药临床药物动力学研究报告，应提供详细的药动学研究方法、每个受试者的观察记录表（包括体检表）、血药（或尿药）浓度测定原始数据及结果、药动学计算公式、药动学参数等；对单次给药与多次给药的药物动力学规律与特点进行比较，确定它们之间是否存在明显的差异，特别在吸收和消除等方面有否显著的改变，并对新药临床药物动力学规律和特点进行扼要的讨论和小结。

四、研究实例

例 15-2 甲磺酸加替沙星在人体中的单剂量、多剂量Ⅰ期临床药物动力学试验

1. 研究目的 对健康男性志愿者单剂量静脉滴注甲磺酸加替沙星注射液、多剂量口服甲磺酸加替沙星片进行药物动力学研究，为临床给药方案设计及剂量确定提供确切的体内药动学参数和实验依据。

2. 研究方法与结果

（1）单剂量试验 选择 9 名男性健康受试者，年龄、身高和体重均在标准范围内，询问病史、查体和实验室检查均证实身体健康。9 名受试者采用 3 周期试验设计，依次分别静脉滴注 100、200 和 400mg 甲磺酸加替沙星注射液，滴注速度为 100mg/100ml/0.5h，两次周期间隔一周。试验期间统一饮食，并住院观察，试验中注意观察受试者有无与药物相关的不良事件发生。静脉滴注过程中与停止后，按规定时间取血样并收集尿样，样品经处理后采用 HPLC 法测定血药浓度与尿药浓度。将血药浓度数据采用 3P97 实用药动学计算程序进行房室模型拟合，估算药动学参数，见表 15-3；并根据尿药排泄数据计算尿药累积排泄分数。

（2）多剂量试验 根据单剂量临床药动学研究结果，拟定口服剂量为 400mg，每天 1 次给药。选择 10 名 18～40 岁的健康男性进行多剂量临床药动学试验。受试者于前一日进入多剂量Ⅰ期临床观察室，统一进餐。晚餐后禁食过夜，可自由饮水，次日晨 8 时空腹给药，给药方案为：400mg/日，连续给药 10 天。试验期间受试者避免剧烈活动，禁茶、咖啡及其他含咖啡和乙醇类的饮料。试验过程中，注意观察记录受试者的生命体征及药物不良反应。在给药第 1 天和第 10 天，于给药前和给药后不同时间取血样，测定血药浓度-时间数据，进行房室模型拟合、估算药动学参数，结果见表 15-4。

表 15-3　　受试者静脉滴注甲磺酸加替沙星注射液的药物动力学参数 ($\bar{x}\pm s$，$n=9$)

参数	剂量（mg）		
	100	200	400
A （µg/ml）	1.44 ± 1.03	1.76 ± 0.81	2.86 ± 2.17
α （h^{-1}）	2.98 ± 3.90	2.64 ± 3.65	1.50 ± 1.71
B （µg/ml）	7.02 ± 1.66	8.16 ± 2.58	8.41 ± 2.59
β （h^{-1}）	0.10 ± 0.02	0.09 ± 0.03	0.09 ± 0.02
$t_{1/2(\alpha)}$ （h）	0.64 ± 0.62	0.95 ± 1.00	1.31 ± 1.38
$t_{1/2(\beta)}$ （h）	7.42 ± 1.99	8.41 ± 2.72	8.46 ± 2.83
$AUC_{0\to\infty}$ （µg·h/ml）	4.45 ± 0.71	11.10 ± 1.81	23.03 ± 3.84
$AUC_{0\to t}$ （µg·h/ml）	3.87 ± 1.39	10.73 ± 1.97	23.06 ± 4.13
V （L）	82.12 ± 36.22	71.25 ± 38.74	80.50 ± 33.72
CL （L/h）	24.15 ± 3.75	18.75 ± 4.26	19.60 ± 4.25
t_{max} （h）	0.5	1.0	2.0
C_{max} （µg/ml）	1.10 ± 0.19	2.17 ± 0.33	3.16 ± 0.47
MRT （h）	6.90 ± 1.01	8.01 ± 0.90	8.60 ± 0.84

表 15-4　　受试者多剂量口服甲磺酸甲替沙星的药物动力学参数 ($\bar{x}\pm s$，$n=10$)

参数	第 1 天	第 10 天
A （µg/ml）	4.65 ± 1.40	4.68 ± 1.52
α （h^{-1}）	1.08 ± 0.76	0.79 ± 0.32
B （µg/ml）	2.00 ± 0.56	0.79 ± 0.32
β （h^{-1}）	0.10 ± 0.02	0.09 ± 0.01
$t_{1/2(\alpha)}$ （h）	0.89 ± 0.54	1.08 ± 0.60
$t_{1/2(\beta)}$ （h）	7.25 ± 1.50	7.69 ± 4.80
V （L）	102.27 ± 32.12	97.24 ± 19.23
$AUC_{0\to\infty}$ （µg·h/ml）	22.93 ± 4.34	26.96 ± 4.80
$AUC_{0\to\tau}$ （µg·h/ml）	20.26 ± 4.32	26.16 ± 4.53
CL （L/h）	19.14 ± 4.24	16.72 ± 2.93
t_{max} （h）	0.90 ± 0.29	1.15 ± 0.41
C_{max} （µg/ml）	3.39 ± 0.56	3.51 ± 0.93

3. 结果分析与讨论　试验数据表明，健康受试者单剂量静脉滴注甲磺酸加替沙星后，血药浓度-时间数据符合二房室模型特征，AUC 随剂量呈比例增加，三种剂量的 CL、$t_{1/2(\beta)}$ 相近，说明在 $100\sim400$mg 剂量范围内体内消除动力学过程呈线性动力学特征。甲磺酸加替沙星在人体中的消除半衰期为 $7.4\sim8.5$h；表观分布容积为 $70\sim80$L，说明药物分布较广；48h 尿中排泄分数为 $43\%\sim51\%$，说明肾是甲磺酸加替沙星的主要排泄器官，提示肾功能受损时，应根据受损程度调整剂量。受试者连续 10 天口服甲磺酸甲替沙星片后，平均稳态血药浓度为 $0.84\pm0.18\mu$g/ml，稳态血药浓度-时间曲线下面积为 $26.16\pm4.53\mu$g·h/ml，累积系数为 1.35 ± 0.87，波动度为 1.68 ± 0.16。稳态的 C_{max} 为 $3.51\pm0.93\mu$g/ml，与单剂量给药的峰浓度 $3.39\pm0.56\mu$g/ml 相近，其他参数也与单剂量相近，说明在研究的 10 天内，甲磺酸甲替沙星在人体内的药物动力学特征没有发生显著性改变。

第三节　药物动力学数据处理软件

　　数学方法与计算机技术的发展是药物动力学发展的重要条件。在药动学研究中，试验方案的拟定、数据的处理及结果的阐述均与数学方法及计算机技术有关。本节拟介绍国内外常用的药物动力学软件及主要特点。

一、3P87/3P97 实用药物动力学程序

　　3P87 实用药动学计算程序（practical pharmacokinetic program）是中国药理学会数学药理专业委员会于 1987 年编制的。3P97 是在 3P87 基础之上于 1997 年编制的新版本，3P87/3P97 在国内应用广泛。3P87/3P97 程序是在 IBM-PC 或程序兼容机上采用模块结构及 Basic 语言编写，基于 DOS 操作系统，以全屏提示方式输入、修改和编辑数据，采用加权非线性最小二乘法、样条插值法及常微分方程初值问题数值解法进行计算，可处理药动学中各种用药途径的线性和非线性药动学模型，给出有关的药动学参数及各种图表的详细结果，适用于新药开发研制中的药动学分析及临床药动学计算。3P87/3P97 特点及主要功能如下：

　　（1）可处理不同房室数的静脉注射、静脉滴注（包括滴注期和/或滴注后）及非静脉用药（包括有或无滞后时间）的各种线性和非线性药动学模型的药-时数据，计算并打印药动学参数及各种图表。

　　（2）由计算机自动计算，给出可能的房室数与权重系数的计算结果及图表，包括：加权剩余平方和、相关系数、确定系数、Akaike 信息数据（AIC）、拟合优度值、最大绝对误差、最大相对误差、游程检验（run test）、F 检验、$C\sim t$ 图、lg$C\sim t$ 图、相关图、误差散点图等，供用户选择最优的房室模型、权重和算法。

　　（3）对多剂量组数据进行批处理及统计分析，给出适合药品审评要求的计算结果及有关图表。

　　（4）允许用户自定义房室模型、权重系数、计算方法、收敛精度、初始值等，便于进行

药物动力学的科学研究和分析探讨。

（5）自动化程度较高，能自动进行线性和非线性房室模型判别；自动按加权残数法计算各线性模型的初值；自动对多剂量组进行分类统计，给出各剂量组药动学参数的均数、标准差及标准误；自动形成可长期保存的标题文件、输入文件和输出文件。

（6）提供的模型包括常用的不同房室数的静脉注射、静脉滴注及血管外给药的线性和非线性药动学模型，共12种，其中模型1～9为一级速度消除的线性房室模型，模型10～12为Michaelis-Menten消除的非线性模型。

（7）可进行生物等效性评价。

二、DAS 软件

DAS统计软件英文全称为 Drug And Statistical（药物与统计），为 NDST（新药统计处理软件）的升级版，基于 Microsoft windows 运行的专业统计软件包。用于药动学分析的模块有"药物动力学模块"和"生物等效性模块"。

1. 药物动力学模块

（1）智能化模块　输入（或粘贴）药动学实验数据后自动进行各种给药方法、1～3种房室模型、1～3种权重的全面分析；并自动进行房室判断、F 检验、信息数据（AIC）判断，确定最佳房室数及权重值。计算出各种药动学参数及统计矩参数，进行 $C\sim t$ 及 $\ln C\sim t$ 的拟合并作图。

（2）批处理模块　根据选定的房室数和权重值，进行 12～30 项数据组的批处理，给出各组药动学参数的均数、标准差、拟合值及 $C\sim t$、$\ln C\sim t$ 的拟合值并分别作图。

（3）自定义模块　药动学计算中容易出现"计算的不确定性"，即同一组血药浓度数据，各软件计算结果并不完全相同。不确定的原因多样，如初值对结果的影响；步长、精度、迭代次数的影响；数据越不典型、房室数越多，差别越大。这就涉及最佳点寻找的计算方法问题，DAS 软件具有自定义模块功能，可根据相对误差和、绝对误差和最小的原则，也可根据各点总趋势，侧重合理点等来选择最佳点。

（4）非线性药动学计算模块　应用米氏动力学（Michaelis-Menten kinetics）方程，计算 V_m 和 K_m 等参数。

（5）吸收动力学模块　包括三种方法，Loo-Riegelman 法用于两室吸收动力学分析；Wagner-Nelson 法计算基本参数；反卷积法包括 Recigno-Segre 点点法和 Benet-Chiang 点面法的计算。

（6）尿药数据的药动学模块　包括尿药排泄速度法、亏量法及肾清除率（CL_r）的计算等。

2. 生物等效性模块

（1）由实测各时间点的血药浓度，直接进行计算，也可应用已算出的 AUC、t_{max}、C_{max}进行批处理计算，得到个体的生物利用度，进行等效性检验（双向单侧 t 检验）。

（2）可进行双交叉、三交叉、四交叉、双剂量两药的四交叉，也可进行平行设计的生物等效性分析。

（3）可进行平均生物利用度计算，也可进行群体生物利用度或个体生物利用度的计算。

（4）对 t_{max} 可进行 Wilcoxon 秩和检验。

三、WINNONLIN 软件

WinNonlin 为美国 Pharsight 公司的产品，是国外应用最广的药动学软件，被认为可用于几乎所有的药动学、药效学的分析，其界面友好，功能强大，应用灵活，与其他软、硬件有很好的兼容性。WinNonlin 有 3 个版本：标准版、专业版、企业版。标准版中包含了药动学及药效学分析的各种工具，专业版和企业版比标准版增加了几个功能模块，主要用于商业用途。由 Pharsight 公司生产的 WinNonlin 的配套产品还包括：WinNomix 软件（用于群体药动学分析）和 Pharsight Trial Simulator 软件（用于药物临床试验设计的模拟）。WinNonlin 的主要功能如下：

1. 计算分析功能

（1）房室模型分析（compartmental modelling）　处理各种非线性回归问题；参数估计问题；各种微分方程（包括微分方程和一般方程的混合系统）求解；模拟不同给药方案或参数调整后的药效变化；软件提供了广泛的模型库，能解决绝大多数的模型拟合问题，包括药动学模型、药效学模型、间接响应模型、药动学-药效学结合模型等；用户可用内置的程序语言来自定义模型；使用动态内存管理技术，可处理大型数据和复杂模型。

（2）非房室模型分析（noncompartmental analysis）　可由血药或尿药数据计算 $AUC_{0 \to t}$、$AUC_{0 \to \infty}$、C_{max} 等参数；可计算稳态数据的参数；可在半对数图中选择终末消除相或由程序自动选择；三种方法计算 AUC；计算任意终点的 AUC 等。

2. 数据输入输出管理功能

（1）采用了和 Excel 兼容的工作表和工作薄文件来管理输入输出的数据。

（2）数据处理和编辑能力很强，如：可用公式和函数建立和修改数据、导入导出 ASCII 和 Excel 数据文件、分类合并数据文件、剪切和粘贴等。

（3）使用基于模板的结果输出向导，很容易产生结果报告，这些报告将输入的数据和计算结果用不同的方式显示，并可在 Word 或 Excel 中使用。

（4）具有图表功能，能形象化地显示数据，并可对其进行编辑修改。

（5）单位定义和转换能力，包括指定输出单位、指定给药方案、在数据集内部处理剂量换算问题等。

（6）可从基于开放式数据库互连（open database connectivity，ODBC）的数据库中读取或存储数据。

3. 统计功能

（1）描述性统计　可对输入输出的数据产生一般的概要性统计，除了常规的描述性统计量外，还包括几何均数、调和均数、对数均数和标准差、百分数、可信区间等；另外加权的描述性统计，如均数、标准差及标准误的加权统计量。

（2）ANOVA/GLM 模块（专业版和企业版）提供更专业的统计功能　可统计分析来自交叉设计、平行设计甚至非均衡设计的数据；用户可自定义误差条件；生物等效性统计，包括 Anderson-Hauck 法、Westlake 可信限法、经典可信限法、双向单侧 t 检验等。

4. "工具箱"（toolbox）功能　"工具箱"功能提供一些便于药动学研究的工具：①非参数重叠法（nonparametric superpositon），用来预测多剂量用药后达到稳态的血药浓度；②半房室模型法（semi-compartmental modeling），用来估算给定时间和血药浓度的效应靶点浓度；③交叉试验设计（crossover design）等；④WinNonlin 提供了广泛的在线帮助（on-line help）和指导课（tutorial lesson），可为用户熟悉和使用软件提供帮助。

五、NONMEN 软件

NONMEN 程序是由美国旧金山加州大学的 NONMEN 课题组依据非线性混合效应模型理论，用 FORTRAN 语言编写成的计算机应用软件，主要用于估算及分析群体药物动力学参数。

第十六章
药物动力学
在临床药学中的应用

药物应用后在体内产生的治疗作用常受到多种因素的影响，如制剂的质量、给药途径、给药剂量、给药时间间隔、药物之间的相互作用、患者的生理病理因素等。这些因素有时不仅影响药物的作用强度、还可改变药物的作用性质。近年来，随着临床用药品种的增加，由滥用药物或不合理用药而造成的严重医疗事故及药源性疾病不断发生，因此临床合理用药显得尤为重要。

临床药物动力学（clinical pharmacokinetics）是 20 世纪 60～70 年代发展起来的一门新兴学科。临床药物动力学是应用药物动力学基本规律与原理，在临床上指导合理用药以治疗疾病的一门学科。它也是临床药学、临床药理学的重要组成部分。具体来说，临床药物动力学是以人体为对象，研究药物的体内过程及体内药物浓度随时间变化的规律，阐明内部因素（生理、病理和遗传）、外部因素（药物剂型、给药方式及食物等）与药物效应之间的相互关系。临床药物动力学的研究和发展对药物评价，新药设计，药物剂型改进，指导临床安全、有效与合理用药，实现临床优化给药方案与设计个体化给药方案（包括给药途径、给药剂量、给药间隔时间等），以及指导中医临床合理用药等都具有重大的实用价值。

第一节　治疗药物监测

治疗药物监测（therapeutic drug monitoring，TDM）是 20 世纪 70 年代发展起来的一项临床药学专业技术。它以药动学、药效学理论为基础，应用现代分析技术，测定体液药物浓度，研究药物浓度与疗效和毒性之间的关系，为临床设计和调整给药方案、实现给药方案个体化提供科学依据。

一、给药方案个体化

在一个群体中，每个个体对药物的反应是有差异的，生物个体间可允许的差异变化范围一般在 30％以内，个别情况下可达到 50％。引起这种差异的原因是多方面的，按照重要性依次排序为遗传、疾病、年龄与体重、合并用药、环境因素、时辰节律、生活习惯等。当变异范围较大时可以引起统计学上的显著差异。此时，不能用群体药动学参数指导用药的人数就会增加。在此情况下，可以选择个体化药物治疗（individualizing drug therapy）。

所谓给药方案个体化，是指根据不同患者的生理、病理状况，调整适合的剂量及给药间隔，使临床用药更安全有效。在确定给药方案时，虽然有些医生习惯于用群体给药方案来处置个体，但大多数临床医师在临床实践中都下意识地实施着个体化给药方案，只不过其特点是通过监视患者的疗效和毒副反应来调整剂量和给药间隔。例如，对于心脏换瓣手术病人，术后常需通过反复测定凝血酶原时间，以调整每个病人服用华法林的剂量，这是以药效学指征作为监测指标；而用水杨酸治疗风湿病，一般先将剂量递增到出现耳鸣、恶心，然后采用略低于此的剂量，则是以毒性症状作为监测指标。利用临床药效学指标的观察实施个体化给药方案，是临床上最习惯采用且行之有效的方法，如监测血压来调整抗高血压药物剂量，测定血糖以调节降血糖药的用量等。

根据大量研究表明，引起药物作用个体差异的主要原因是药物动力学的差异，即不同个体由于遗传因素以及内外环境因素的不同，造成不同个体对药物的吸收、分布与消除的程度存在较大的差异，导致作用部位的药物浓度显著不同，当不同个体给予同样剂量的药物时，常常出现显著的药理作用差异。如 24 名脑膜炎患者连续静脉滴注氨苄西林（剂量为 150mg/kg/d），第 5 天血清中药物浓度为 $9 \sim 92\mu g/ml$；血药浓度最高与最低相差 10 倍以上，部分原因是由于患者的肾功能存在个体差异。再如茶碱公认的有效治疗浓度是 $10 \sim 20\mu g/ml$，但有些患者在血药浓度低于 $20\mu g/ml$ 时就会出现中枢神经系统兴奋和失眠等中毒症状，而有些患者在血药浓度低于 $10\mu g/ml$ 时也有效。产生某一特定药理作用的药物剂量也因人而异，如 15 名患心血管疾病的患者服用华法林，使凝血酶原时间提高到 $18 \sim 21.5s$ 的剂量为 $0.04 \sim 0.20mg/kg/d$，相差大约 5 倍。不仅个体间存在血药浓度的显著差异，即使对于同一个体，在不同情况下服用同一药物，血药浓度也会产生很大差异。如测定正常男性给予地高辛后的药物肾清除率，个体内的平均变异系数为 24%（15%～29%），个体间的平均变异系数为 30%（18%～42%）或 42%（19%～50%）。

现已公认，药物效应取决于作用部位的药物浓度，但由于受目前研究水平的限制，难以测定作用部位的药物浓度。对于多数药物来说，作用部位的药物浓度与血药浓度存在着平行关系，作用强度与血药浓度的关系比作用强度与剂量间的关系更为密切，通过治疗药物监测可了解所用剂量的治疗水平，从而指导临床对用药剂量进行调整，使血药浓度处于有效范围之内，从而避免中毒或治疗失败。给药方案个体化是提高临床疗效的重要保证，治疗药物监测则是实行给药方案个体化的重要手段。

二、治疗药物监测的应用原则

临床医师申请治疗药物监测时必须考虑：① TDM 可得到何种对治疗有用的信息；②所监测药物是否有已知的有效治疗浓度范围，监测目的是什么；③血药浓度过高或过低，对患者疗效或不良反应有何影响；④从治疗效果与患者经济状况考虑，TDM 的价值如何等。

（一）治疗药物监测的适用范围

治疗浓度监测具有重要的临床价值，但它并不适用于所有的药物。一般来说，临床需要进行血药浓度监测的药物应该符合以下基本条件：①血药浓度与药理效应之间具有明确的量效关系。②临床上缺少及时的、易观察的、可量化的疗效指标。具体来讲，以下情况需要进行治疗药物监测：

1. 治疗指数低的药物　治疗指数（therapeutic index）是衡量药物安全性的指标，常用半数致死量（LD_{50}）和半数有效量（ED_{50}）的比值来表示。治疗指数低的药物即血药浓度安全范围较窄、毒性反应较强的药物，如强心苷类、氨基糖苷类抗生素、抗癫痫药等。

2. 具有非线性药动学特征的药物　某些药物当血药浓度达到一定水平后，出现饱和限速，剂量的少量增加就可导致血药浓度不成比例的大幅度增加，半衰期显著延长，易使药物在体内蓄积，产生毒副作用，呈现明显的非线性过程。如苯妥英钠、茶碱等。

3. 血药浓度个体差异大的药物　有些药物（如三环类抗抑郁药）按同一剂量给药后，个体间血药浓度差异较大，表现在临床治疗上疗效差异亦较大。

4. 病理状况导致体内过程发生改变的药物　患者肝、肾功能损伤以及蛋白质水平降低等病理状况将会导致药物体内过程的显著变化，如肝损害导致主要经肝代谢的药物（如利多卡因、茶碱等）消除减慢，而肾功能障碍时则主要导致经肾排泄的药物（如氨基糖苷类抗生素）排泄减少。

5. 需要长期使用的药物　长期服药的患者可能会由于酶诱导或酶抑制引发药效变化及中毒反应等问题；由于各种生理、病理因素的改变使血药浓度受到影响，可能需要通过血药浓度监测重新调整剂量；有些药物长期使用可能会出现耐药性或代谢酶活性发生改变的情况。

6. 合并用药产生相互作用导致药动学特征改变　药物的相互作用可改变药物的体内动力学过程，影响药物的疗效，需要通过 TDM 进行剂量调整。

7. 怀疑药物中毒　尤其是药物的中毒症状与剂量不足的症状类似，临床难以区分。例如地高辛可以用于治疗室上性心律失常，但也具有引发室上性心律失常的毒性反应；苯妥英钠中毒症状也可以表现为抽搐，与癫痫发作症状类似。TDM 有助于对临床具体情况作出正确的判断。

（二）常规监测品种

目前认为有临床意义的监测药物有 100 多种，其中需要进行常规化监测的药物品种见表 16-1。

例如苯妥英钠为临床治疗癫痫大发作的一线抗癫痫药物。临床实践表明，其血药浓度与临床疗效、毒副作用密切相关，有明确的效应浓度范围和中毒界限。苯妥英钠的最适血药浓度范围比较窄，为 $10 \sim 20 \mu g/ml$。苯妥英钠剂量与血药浓度关系还存在一定的个体差异。此外，苯妥英钠在体内的清除主要通过肝脏羟基化，肝脏对苯妥英钠的羟基化能力是有限的，血药浓度低时苯妥英钠呈线性消除，血药浓度达到治疗水平后，肝脏羟基化能力达到饱和，苯妥英钠在体内的代谢呈非线性药动学过程。此时，苯妥英钠剂量的少量增加会导致血药浓度的大幅度升高。目前认为，苯妥英钠是最需要进行血药浓度监测的抗癫痫药物，对其进行 TDM 已得到普遍认可，成为临床常规治疗中不可缺少的一部分。但要注意，苯妥英钠游离药物比例变化范围很大，有时可能需要用血浆（或血清）中游离药物浓度来指导剂量调整。

表 16-1　　　　　　　　　　　　　　　　临床监测药物品种

类别	药物
强心苷类	地高辛
抗心律失常药	胺碘酮
抗癫痫药	苯巴比妥、苯妥英钠、丙戊酸钠、卡马西平
三环类抗抑郁药	阿米替林、丙米嗪
抗狂躁药	锂盐
抗哮喘药	氨茶碱
抗生素	阿米卡星、庆大霉素、妥布霉素、奈替米星、万古霉素
抗肿瘤药	甲氨蝶呤、氟尿嘧啶
免疫抑制剂	环孢素、他克莫司、西罗莫司、吗替麦考酚酯

三、治疗药物监测的基本程序

治疗药物监测的程序分为：申请、取样、测定、数据处理及结果解释五个步骤，简要介绍如下。

1. 申请　临床提出监测申请时，一般应填写 TDM 申请表。需要提出监测申请的情况一般有两种：①需要有的放矢地查清或解决药物治疗中存在的问题。②常规性监测了解患者的血药浓度是否在有效范围内；了解给药方案是否合理；通过监测制定给药方案。

同时监测目的不同，采样时间、采样次数也不相同，应在申请表中说明监测目的。

2. 取样　在临床药物监测中，测定样品除血浆、血清及全血外，还包括唾液、尿液或脑脊液等。取样量、取样次数及时间，应根据监测的目的、要求、具体药物及数据处理方法来确定。

3. 测定　样品测定前需进行预处理，以减少干扰。同时在进行测定方法的选择时必须考虑方法的精密度、灵敏度、专属性、测试费用、测试时间及仪器设备等。精密度包括同一标本多次测定的误差及不同标本间测定的误差，变异系数应小于 10%；灵敏度以能检测出血液中药物浓度的低限为原则；专属性是为了防止标本中存在的其他杂质影响测定结果；测试费用包括试剂消耗、仪器保养、仪器耗损及技术人员的时间消耗等。

4. 数据处理　对同样的数据，进行不同的处理可获得不同的信息。数据处理得当可得到大量有用的信息，确定血药浓度是否在治疗浓度范围内，获得相关的药动学参数，制定出合理的给药方案。数据处理内容与方法如下：

（1）收集与应用各种药物手册已有的药动学参数。

（2）根据群体药动学参数制订给药方案给药后，通过测定一个或几个血液样品中的药物浓度，判断原给药方案是否合适，并作出相应调整。

（3）根据所测定患者的血药浓度，计算药动学参数，重新设计给药方案。

（4）根据患者群体药动学参数值、具体患者的临床资料，结合血药浓度测定结果，判断现行给药方案。

5. 结果解释 该过程是 TDM 的关键，结果解释水平的高低决定 TDM 的意义大小。结果解释需进行如下过程：

（1）临床资料 包括患者的生理、病理状态，影响药物蛋白结合率的因素，患者的用药情况，特别是被监测药物的用药过程等。此外，由于临床医师最清楚患者的病情、用药情况及药效，因此，应加强与临床医师的交流、虚心听取医师的意见，必要时应访问患者。

（2）药动学资料 包括药物的有效血药浓度范围、药物的剂量-血药浓度-效应间的相关程度及影响因素、药物的群体药动学参数等。

（3）结果解释 根据药动学资料计算血药浓度水平作为预测值，比较实测值与预测值，根据患者的情况（包括病理的、生理的、合并用药等）综合判断，确定是否需要调整给药方案。

（4）TDM 报告 报告内容包括：①资料：患者姓名、年龄、体重、药品名、给药时间表、血药浓度实测值、血药浓度的药动学分析、患者药动学参数（消除率、表观分布容积、生物半衰期等）的评价及同文献资料的比较；②分析误差产生的原因（如没有达到稳态血药浓度、不适当的采样时间等）；③总结：对当前给药方案的评价；当需要进一步调整时，应制定合适的给药方案，并拟定测定血药浓度的取样方案。

第二节 临床给药方案的设计

临床给药方案的设计取决于各种因素，首先要考虑与药物有效性、安全性有关的因素，即药物的效应与毒性；然后要考虑机体对药物和剂型的反应，即药物动力学因素；其次要考虑病人的临床状态和整体治疗方案；最后还要考虑诸如遗传差异、耐药性以及药物相互作用等因素。所有这些因素既相互关联又相互独立，其关系如图 16-1 所描述。

一、"治疗窗"的概念

20 世纪 40 年代后期，Brodie 等发现多数药物的血药浓度与药理作用强度之间呈平行关系。相同的血药浓度在不同种属动物中得出的药理反应极为相似。例如保泰松对兔与人的抗炎作用有效剂量各为 300mg/kg 与 5～10mg/kg，相差几十倍，但有效血药浓度都在 100～150mg/ml 附近。更有临床意义的是，苯妥英钠对于大多数患者抗惊厥和抗心律失常的有效血药浓度在 10～20μg/ml 之间，低于 10μg/ml 无显著疗效，而 20μg/ml 以上就可能出现中毒现象。因此，研究体内血药浓度的变化规律，对于了解药理作用强度的变化规律至关重要，这正是药物动力学所研究的中心内容。表 16-2 所示为一些在治疗上已确定了安全有效血药浓度范围的药物。

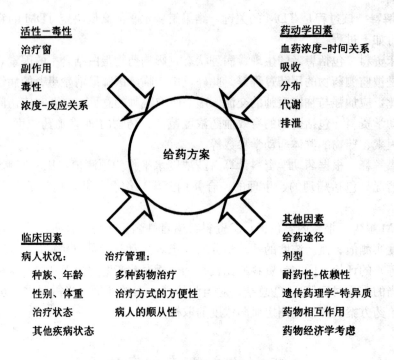

活性－毒性
治疗窗
副作用
毒性
浓度－反应关系

药动学因素
血药浓度-时间关系
吸收
分布
代谢
排泄

给药方案

临床因素
病人状况：　　　　治疗管理：
种族、年龄　　　　多种药物治疗
性别、体重　　　　治疗方式的方便性
治疗状态　　　　　病人的顺从性
其他疾病状态

其他因素
给药途径
剂型
耐药性-依赖性
遗传药理学-特异质
药物相互作用
药物经济学考虑

图 16-1　决定给药方案的因素

表 16-2　　　　　　　　　　一些药物的安全有效血清药物浓度范围

名称	浓度范围	名称	浓度范围
洋地黄毒苷	14~30μg/L	普鲁卡因胺	4~8μg/ml
地高辛	0.9~2μg/L	普萘洛尔	20~50μg/L
苯妥英钠	10~20μg/ml	安定	0.5~2.5μg/L
扑米酮	10~20μg/ml	格鲁米特	0.2μg/ml
苯巴比妥	10~20μg/ml	甲丙氨酯	10μg/ml
酰胺咪嗪	3~8μg/ml	甲喹酮	5μg/ml
乙琥胺	30~50μg/ml	奎尼丁	2~5μg/ml
利多卡因	1.5~4μg/ml	磺胺嘧啶	80~150μg/ml
去甲替林	50~140μg/L	磺胺异噁唑	90~100μg/ml
茶碱	10~20μg/ml	水杨酸盐	150~300μg/ml
甲苯磺丁脲	53~96μg/ml	丙咪嗪	50~160μg/L

　　从表 16-2 中可以看出，这些药物中多数的治疗浓度范围都比较窄，上下限只差 1~3 倍。当然，对于其他许多药物，这一浓度范围会宽得多。对于多数病人来说，根据药物的治

疗浓度范围并应用药动学原理即可确定安全有效的治疗方案。但是，浓度范围越窄，就越难将治疗浓度控制在此范围之内。

有些药物可用于治疗多种疾病，而治疗浓度范围会随病种而改变。例如，用于实质性改善慢性气管炎病人肺功能所需茶碱血药浓度就高于治疗早产儿窒息反复发作的茶碱浓度。另外，血药浓度的上限可能有多种情况：如去甲替林，浓度更高时效果消失，但不会出现毒性增加迹象；而环孢素浓度过高则有可能产生肾中毒。毒性既可能与药物的药理属性有关，亦可能与治疗效果毫无关系；口服抗凝血药华法林由于血药浓度过高引起出血的倾向属于前者，而由庆大霉素引起的耳毒性则属于后者。

也有不少药物，其血药浓度与药理作用不相平行。例如，利血平、单胺氧化酶抑制剂等，其药理作用的持续时间较药物在血液中的时间长得多。有些药物与作用部位的结合是不可逆的，例如有机磷酸脂类、抗胆碱酯酶药物。也有些则是造成细胞生化损害的药物，如生物烷化剂。严格说这些药物都不适合应用药物动力学规律预测其作用强弱的变化。

一般当病人的血药浓度低于最低有效浓度（minimum effective concentration，MEC）时，就无法产生治疗作用；而当血药浓度超出最大安全浓度（maximum safety concentration，MSC）时，药物将呈现较大的毒副作用。在 MEC 至 MSC 区间内的浓度范围常被称为该药物的"治疗窗"（therapeutic window，TW），也称之为治疗浓度范围（therepeutic concentration range）。在这个浓度范围内，人们所希望治疗效应的概率相对较高，而毒性反应的概率相对较低。

这一概念可用图 16-2 来描述。如图 16-2（a）中所示的一类药物，若药物浓度低于 $5\mu g/ml$，则产生所希望的治疗效应的概率是很低的（$<10\%$），引起中毒的概率也同样很低；假若浓度范围在 $5\sim20\mu g/ml$ 之间，则产生治疗作用的可能性从低于 10% 增至约 75%，在同样浓度范围，产生毒性的概率却增加很缓慢，从低于 5% 仅增至约 10%，超过 $20\mu g/ml$ 则产生毒性反应的概率迅速随浓度增加；因此将治疗浓度范围确定为 $10\sim20\mu g/ml$ 的好处

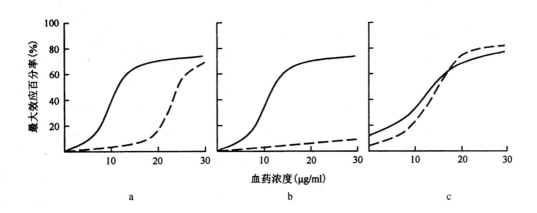

实线为治疗反应曲线；虚线为毒副反应曲线

图 16-2　药物浓度-效应曲线

是显而易见的，因为低于这个范围产生治疗效应的概率相当低，高于这个范围产生治疗效应的概率并没有显著增加，但引起毒副反应的概率却增加得相当快；对这类药物，假若它们的药动学参数变化大（个体差异大），或其毒副反应后果严重，就有必要进行血药浓度监测。图 16-2（b）表示了另一类药物，这类药物在产生治疗效应的最大概率浓度时，实际上毒性反应很小。对此类药物，只要选择一个能可靠地引起最大治疗反应概率的浓度（如图中 20μg/ml）就可以了，一般不必进行常规的血药浓度监测。而图 16-2（c）则表示了另一些治疗窗口较窄的药物，出现窗口较窄的原因是由于治疗效应与毒性反应两条曲线重叠度很高，因此很难找出既可产生疗效又毒性很小的血药浓度。

例 16-1　普鲁卡因胺治疗浓度范围的确定

实际工作中，确定某药物的治疗浓度范围是很复杂的，要考虑多方面因素。下面以普鲁卡因胺为例，介绍利用效应-浓度曲线来分析与确定"治疗窗"（治疗浓度范围）。图 16-3 显示了病人在各种情况下的效应百分率：普鲁卡因胺作用无效、有效、出现轻微或较大毒副作用等。由图中曲线可看出，出现轻微副作用时由于药效较显著则不需要停药；反之，如果心血管功能受到损害或出现其他副作用，继续用药则有可能出现严重的毒副作用。需要特别注意的是，当药物血药浓度高于 8μg/ml 时开始出现毒性，浓度越高，毒性出现的频率越高，当浓度超过 16μg/ml 时，毒副作用可危及生命。从这些数据可以初步得出结论，普鲁卡因胺有效治疗而不产生毒性的血药浓度应为 4～8μg/ml，这个范围可被认为是该药物的治疗浓度范围。

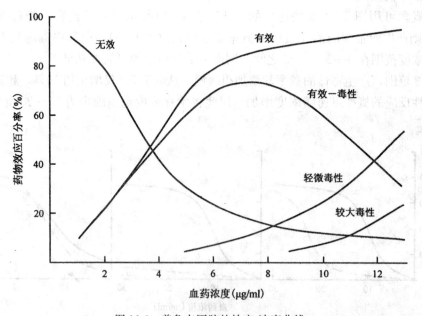

图 16-3　普鲁卡因胺的效应-浓度曲线

但是，不是所有病人服用普鲁卡因胺治疗心律不齐时血药浓度都需达到 4～8μg/ml，对某些病人，浓度低于 4μg/ml 时，心律不齐已得到抑制；而对另一些病人，治疗还没有效果前有可能出现毒副作用，对他们而言，显然不能选用普鲁卡因胺来治疗。因此，治疗浓度应该根据每个病人的情况来确定；并应通过典型病人群体的治疗浓度来确定治疗浓度范围。

目前药理学和药物治疗学参考书中推荐的药物剂量大多是平均剂量。实际用药过程中，只有安全、低毒的药物按既定的平均剂量给药，才能使患者获得较满意的疗效。而一些药物给予相同剂量后，往往只有部分患者疗效满意，另外一些患者会出现因剂量不足使疗效不佳，或剂量过大而出现不良反应。对大多数药物来讲，并无明确的浓度与效应及毒性之间的关系，而且疾病、年龄与合并用药等因素对文献报道的药物治疗浓度范围也会有很大的影响。这种难预测性需要应用药物动力学原理，并结合血药浓度及药物效应，制定合理的给药方案。

二、根据群体平均药动学参数的给药方案设计

临床上要得到每个病人的药动学参数是比较困难的，因此多数情况下是利用已知的群体平均药动学参数来设计给药方案。包括 k_a、k、$t_{1/2}$、V 值，以及稳态血药浓度与生物利用度等参数；还应了解药物的有效血药浓度范围、病人性别、年龄、体重及生理病理状况；综合设计给药方案。

（一）根据生物半衰期设计给药方案

根据生物半衰期（$t_{1/2}$）制定临床给药方案较简单且方便。但药物品种不同，$t_{1/2}$ 差异很大。当药物消除太快时，$t_{1/2}$ 太短，则给药过于频繁；若 $t_{1/2}$ 太长时，则可能引起血药浓度较大波动。因此，根据 $t_{1/2}$ 设计临床给药方案大致可分为以下三种类型。

1. $t_{1/2}$ 适中的药物　对于中速处置（$t_{1/2}=4\sim8h$）类药物，为迅速达到有效治疗浓度，临床多采用给药间隔时间 τ 等于 $t_{1/2}$ 的给药方法，并采取首剂量加倍的给药方案（如某些抗生素及磺胺类药物）。

2. $t_{1/2}$ 很短的药物　对于超速处置（$t_{1/2}\leqslant1h$）和快速处置（$t_{1/2}=1\sim4h$）类药物，根据药物治疗窗的大小，可采取以下给药方案：①如该药物治疗窗较宽，可采用适当加大给药剂量，适当延长给药间隔的给药方案，但要确保给药间隔末血药浓度仍保持在有效血药浓度水平（如青霉素 G 钠）；②对于治疗窗较窄的药物，可采用静脉滴注给药方案。

3. $t_{1/2}$ 较长的药物　对于慢速或极慢处置（$t_{1/2}>8h$）类药物，若以 $t_{1/2}$ 为给药间隔给药则可能引起血药浓度较大波动，临床多采用适当缩短给药间隔、多次分量给药方案，以减小血药浓度波动性。

根据药物的 $t_{1/2}$ 设计给药方案比较简单、方便，但必须根据药物的处置类型、$t_{1/2}$ 的长短、$t_{1/2}$ 的变动来调整临床给药方案。但对于非线性动力学特性的药物，如苯妥英钠、地高辛等，$t_{1/2}$ 随给药剂量增加而延长，血药浓度与给药剂量不呈正比关系；为保证临床用药的安全性和有效性，治疗药物监测对该类药物具有非常重要的意义。对于肾功能减退患者，$t_{1/2}$ 随患者肾功能变化而改变，所以设计临床给药方案时，必须根据患者 $t_{1/2}$ 变化来调整给药方案。

（二）根据平均稳态血药浓度设计给药方案

多剂量给药达到稳态血药浓度后，在一个给药间隔时间内，血药浓度-时间曲线下面积

（AUC）除以时间间隔（τ）所得商值称为平均稳态血药浓度（$\bar{C}_{ss}$）。单室模型为：

$$\bar{C}_{ss} = \frac{FX_0}{Vk\tau} = \frac{FX_0}{CL \cdot \tau} \qquad (16\text{-}1)$$

二室模型为：

$$\bar{C}_{ss} = \frac{FX_0}{V_C k_{10}\tau} = \frac{FX_0}{V\beta\tau} \qquad (16\text{-}2)$$

式中符号含义详见第十章。F 表示药物吸收分数或制剂的生物利用度，若静脉注射给药，F 为 1，所以式 16-1、16-2 既可用于静脉注射给药，亦可用于血管外给药有关参数的求算。根据平均稳态血药浓度设计临床给药方案，主要是指调整给药剂量（X_0）或给药间隔时间（τ）。

例 16-2　某病人体重 70kg，口服盐酸普萘洛尔，需维持血药浓度为 0.05μg/ml，每 4h 服药 1 次。问：维持剂量为多少？如按每片 40mg 给药，给药间隔为几小时？（$k = 0.277\text{h}^{-1}$，$V = 2.1\text{L/kg}$，$F = 0.3$）

解：根据式 16-1，当 $\tau = 4\text{h}$ 时，维持剂量为：

$$X_0 = \frac{\bar{C}_{ss}Vk\tau}{F} = \frac{0.05 \times 2.1 \times 70 \times 0.277 \times 4}{0.3} = 27.1\,(\text{mg})$$

若给药剂量为 40mg 时，给药间隔时间为：

$$\tau = \frac{FX_0}{\bar{C}_{ss}Vk} = \frac{40 \times 0.3}{0.05 \times 2.1 \times 70 \times 0.277} = 5.9\,(\text{h})$$

因此，每 4h 服药 1 次，维持剂量为 27mg；若按每片 40mg 给药，给药间隔为 6h。

由式 16-1、16-2 可知，当改变 X_0 和 τ 时，若给药速度（$\frac{X_0}{\tau}$）保持不变，则 $\bar{C}_{ss}$ 不变。但给药后的 $(C_{ss})_{max}$ 和 $(C_{ss})_{min}$ 将随着 X_0 和 τ 的变化而改变。给药间隔时间越长，稳态血药浓度的波动越大，这对于治疗窗较窄的药物（如氨茶碱等）是不利的。因此，根据平均稳态血药浓度制定给药方案时必须选择最佳给药间隔时间。

关于 τ 的设计，除了考虑 $t_{1/2}$ 外，还要考虑有效血药浓度范围。对于一般药物，给药间隔为 1～2 个 $t_{1/2}$。对于治疗窗较窄的药物，给药间隔应限制在 1 个 $t_{1/2}$ 以内，或采取静脉滴注给药，以减少血药浓度波动。如果药物的治疗窗非常窄，则应以小剂量多次给药或静脉滴注给药。对于治疗窗非常窄而半衰期又很短的药物，为减少血药浓度波动，每日应多次给药，但最好采用缓释或控释制剂，使每日给药次数减少到 1～2 次。

（三）根据有效血药浓度范围设计给药方案

对于治疗指数很小的药物，临床上常采用将其稳态最大血药浓度和稳态最小血药浓度控制在一定范围内的给药方案。药物治疗指数（therapeutic index，TI）系指药物中毒或致死剂量与有效剂量的比值，就临床而言是指最小中毒浓度（MTC）与最小有效浓度（MEC）的比值。临床上，常将 MEC 定为 $(C_{ss})_{min}$，MTC 定为 $(C_{ss})_{max}$，它们之间的血药浓度范围称之为安全有效治疗浓度。根据有效血药浓度范围设计给药方案的目的，就是使患者的血药浓度控制在安全有效的治疗浓度范围内，如重复给药方案中使得 $\frac{(C_{ss})_{max}}{(C_{ss})_{min}} \leqslant \text{TI}$，或采用静脉滴注给药方案。

1. 多剂量给药方案 对于具有单室模型特征的药物,多次静脉注射给药的稳态最大与最小血药浓度有以下关系:

$$(C_{ss})_{min} = (C_{ss})_{max} \cdot e^{-k\tau} \tag{16-3}$$

两边取对数,求得 τ 为:

$$\tau = 1.44 \cdot t_{1/2} \cdot \ln \frac{(C_{ss})_{max}}{(C_{ss})_{min}} \tag{16-4}$$

单室模型药物血管外多次给药的稳态最大与最小血药浓度关系为:

$$(C_{ss})_{min} = (C_{ss})_{max} \cdot e^{-k(\tau - t'_{max})} \tag{16-5}$$

式中, t'_{max} 为稳态血药浓度达峰时间。上式两边取对数,求得 τ 为:

$$\tau = t'_{max} + 1.44 \cdot t_{1/2} \cdot \ln \frac{(C_{ss})_{max}}{(C_{ss})_{min}} \tag{16-6}$$

设计多剂量给药方案时,根据治疗浓度范围,若已知 $t_{1/2}$ 或 k 等参数,由式 16-4 或式 16-6 即可求出最佳给药间隔时间。

例 16-3 某抗生素 $t_{1/2} = 3h$, $V = 0.2L/kg$,其有效治疗浓度范围为 $5 \sim 15\mu g/ml$,当血药浓度大于 $20\mu g/ml$ 时可观察到毒副作用。现多次静脉注射,使其血药浓度保持在 $5 \sim 15\mu g/ml$,试设计给药方案。

解:由于 X_0 与 τ 均未给出,先计算 τ 值,方法如下:

(1)根据式 16-4,计算 τ 值:

$$\tau = 1.44 \cdot t_{1/2} \cdot \ln \frac{(C_{ss})_{max}}{(C_{ss})_{min}} = 1.44 \times 3 \times \ln \frac{15}{5} = 4.75 \, (h)$$

(2)根据稳态最大血药浓度公式(见第十章式 10-17),计算 X_0 值:

$$k = \frac{0.693}{3} = 0.231 \, (h^{-1})$$

$$X_0 = (C_{ss})_{max} \cdot V \cdot (1 - e^{-k\tau}) = 15 \times 0.2 \times (1 - e^{-0.231 \times 4.75}) = 2 \, (mg/kg)$$

(3)验证 $(C_{ss})_{min}$(按第十章式 10-18):

$$(C_{ss})_{min} = \frac{X_0}{V} \cdot \frac{1}{1 - e^{-k\tau}} \cdot e^{-k\tau} = \frac{2}{0.2} \times \frac{1}{1 - e^{-0.231 \times 4.75}} \times e^{-0.231 \times 4.75} = 5.01 \, (\mu g/ml)$$

上述计算表明,剂量为 2mg/kg,给药间隔 4.75h 就能使血药浓度控制在 $5 \sim 15\mu g/ml$ 的范围内,给药方案符合要求。但实际上 $\tau = 4.75h$ 不便于操作,故可设计 τ 为 $4 \sim 6h$,再适当调整剂量,即可满足临床要求。

2. 恒速给药方案 对于 $t_{1/2}$ 短,治疗指数小的药物,为了避免频繁用药,并减小血药浓度的波动,可采取恒速给药的方式,以维持恒定的血药浓度,临床上多采用静脉滴注给药方法。

对于具有单室模型特征的药物,静脉滴注给药方案有:①单纯静脉滴注给药;②快速静脉注射同时静脉滴注给药;③先快速滴注再慢速滴注给药。具体公式表述及计算方法详见第八章介绍。

例 16-4 某患者体重 50kg,静脉滴注庆大霉素,滴注速度为 115.4mg/h,滴注时间

2h。已知庆大霉素 $V=0.25\text{L/kg}$，$k=0.347\text{h}^{-1}$，最适血药浓度为 $4\sim8\mu\text{g/ml}$，其 k_0 是否合适？若不合适应如何调整？

解：根据 $k_0=115.4\text{mg/h}$，计算滴注 2h 后的血药浓度：

$$C = \frac{k_0}{kV}(1-e^{-kt}) = \frac{115.4}{0.347\times0.25\times50}(1-e^{-0.347\times2}) = 13.3\,(\mu\text{g/ml})$$

显然该浓度已超出治疗浓度范围，由此判断滴注速度（115.4mg/h）过高，需要调整给药方案。将最适血药浓度的上下限分别设为稳态浓度（C_{ss}），计算滴注速度：

$$k_0' = 4\times0.347\times0.25\times50 = 17.35\,(\text{mg/h})$$

$$k_0'' = 8\times0.347\times0.25\times50 = 34.70\,(\text{mg/h})$$

根据上述计算结果，调整后的滴注速度应在 $17.35\sim34.70\text{mg/h}$ 之间，才能使稳态浓度维持在最适血药浓度范围内。

3. 间歇静脉滴注给药方案 间歇静脉滴注（注意：必须符合前一次滴注给药后体内还未消除完就给予第二次滴注的原则）较单次静滴在临床上使用更多。该滴注方式是每次固定滴注 t 时间，然后停止滴注 T 时间，再如此反复进行，给药间隔 τ 为滴注 t 时间与停滴 T 时间之和（即 $\tau=t+T$）。给药间隔时间 τ 与滴注速度 k_0 可按下式计算：

$$\tau = t + 1.443 \cdot t_{1/2} \cdot \ln\frac{(C_{ss})_{max}}{(C_{ss})_{min}} \tag{16-7}$$

$$k_0 = k \cdot V \cdot (C_{ss})_{min} \cdot \frac{e^{k\tau}-1}{e^{kt}-1} \tag{16-8}$$

例 16-5 某抗生素的 $t_{1/2}=9\text{h}$，$V=80\text{L}$，每天静滴一次经历 6h，希望达到血药浓度的范围为 $1.25\sim5.0\mu\text{g/ml}$。如果每天剂量为 500mg，其 k_0 是否合适？若不合适应如何调整？

解：已知 $\tau=24\text{h}$，$t=6\text{h}$；另 $k=\dfrac{0.693}{9}=0.077\text{ h}^{-1}$，$k_0=\dfrac{500}{6}=83.3\text{ mg/h}$；则稳态最大与最小血药浓度为：

$$(C_{ss})_{max} = \frac{k_0}{kV} \cdot \frac{1-e^{-kt}}{1-e^{-k\tau}} = \frac{83.3}{0.077\times80} \cdot \frac{1-e^{-0.077\times6}}{1-e^{-0.077\times24}} = 5.9\,(\mu\text{g/ml})$$

$$(C_{ss})_{min} = (C_{ss})_{max} \cdot e^{-k(\tau-t)} = 5.9 \cdot e^{-0.077(24-6)} = 1.5\,(\mu\text{g/ml})$$

若要求稳态浓度控制在 $1.25\sim5.0\mu\text{g/ml}$ 范围内，则需调整上述方案（调整 k_0）。令 $(C_{ss})_{min}=1.25\mu\text{g/ml}$，则：

$$k_0 = 0.077\times80\times1.25\times\frac{e^{0.077\times24}-1}{e^{0.077\times6}-1} = 70\,(\text{mg/h})$$

故每天给药剂量应为：$70\times6=420\text{mg}$，并在 6h 内滴完。验证最大稳态浓度：

$$(C_{ss})_{max} = \frac{70}{0.077\times80} \cdot \frac{1-e^{-0.077\times6}}{1-e^{-0.077\times24}} = 5.0\,(\mu\text{g/ml})$$

调整后的给药方案符合治疗浓度要求。

三、非线性动力学药物的给药方案

具有非线性动力学特征的药物，由于其明显不同于线性药物动力学的特点，为了保证临床用药的安全、有效，一般需要进行治疗药物监测，采取个体化给药。

具非线性消除过程的药物多次给药达稳态时，药物的进入和消除达到平衡，其消除速度等于给药速度（R），即：

$$R = \frac{V'_m \cdot C_{ss}}{K_m + C_{ss}} \tag{16-9}$$

式中，C_{ss} 为稳态血药浓度；R 为给药速度（即每日剂量，mg/d）；V'_m 为以体内药量表示的最大消除速度，$V'_m = V_m \cdot V$，V 为总体表观分布容积。非线性动力学特征的药物给药方案设计时，当患者的 K_m 与 V_m（或 V'_m）确定后，由式16-9可计算出给药速度或剂量。R 与给药途径及方法有关，静脉注射给药时，$R = \frac{X_0}{\tau}$；静脉滴注给药时，$R = k_0$；血管外给药时，$R = \frac{FX_0}{\tau}$。

例 16-6　某男性患者，38 岁，体重 81kg，服用苯妥英钠数年，剂量为 300mg/d，但其癫痫发作并没有得到很好的控制。经测定已知稳态血药浓度为 8μg/ml。根据苯妥英钠的治疗浓度范围（10～20μg/ml），医生拟将给药剂量提高到 600mg/d（300mg，bid），试问给药方案是否合理？应如何调整？

解：已知病人长期给药方案中，$R = 300$mg/d（设 $F = 1$），$C_{ss} = 8$μg/ml，由临床药物手册查得 38 岁（20～39 岁年龄段）的 $K_m = 5.7$μg/ml；根据式16-9，计算病人的 V'_m 值：

$$V'_m = \frac{R(K_m + C_{ss})}{C_{ss}} = \frac{300 \times (5.7 + 8)}{8} = 513.75 \ (\text{mg/d})$$

根据以上结果提示：医生欲给病人的剂量（600mg/d）显然已超过了病人的 V'_m 值，若按此医嘱执行，病人必然会产生严重的毒性反应。

根据苯妥英钠的治疗浓度范围（10～20μg/ml），设 $C_{ss} = 20$μg/ml，计算病人可承受的最大剂量：

$$R = \frac{V'_m \cdot C_{ss}}{K_m + C_{ss}} = \frac{513.75 \times 20}{5.7 + 20} = 400 \ (\text{mg/d})$$

根据上述计算，建议病人每日苯妥英钠的最大剂量为 400mg；可分两次服用，每 12h 一次，每次 200mg。

第三节　特殊人群与疾病状态下给药方案的调整

一、特殊人群给药方案的调整

所谓特殊人群指的是包括新生儿和婴幼儿在内的儿童、孕妇、老年人等群体。这些群体因生理功能的变化，使用药物后从吸收分布、转运到排泄过程的药动学主要参数如 $t_{1/2}$、V、CL 等与正常人群数据完全不同，导致正常给药不是达不到预期的疗效，就是产生累积中毒等危害。因此，对这些特殊人群的药物动力学应进一步深入研究，找出不同的规律和不同的参数，以便有针对性地采取科学的个体化给药方案，调整剂量、间隔时间和给药方法，以提高药物疗效并避免毒副作用。

1. 婴幼儿的给药方案 与成年人相比，婴儿在给药上的要求有所不同，需要详细考虑具体药物的药动学和药效学在胎儿、新生婴儿（从出生到28天）、婴儿（28天～23个月龄）和成年人之间的差异。新生儿在3周前肝功能较差，体内许多药物与血浆蛋白结合率较低，按单位体重计算，新生儿的肾活性只有成人的30%～50%，主要依靠肾排泄的药物，其消除半衰期将显著增加，表16-3列举了一些药物在新生儿与成人中半衰期的差别。

表16-3 新生儿（0～7天）与成人的半衰期比较

药物	新生儿的半衰期（$t_{1/2}$）	成人的半衰期（$t_{1/2}$）
青霉素	3.2	0.5
氨苄青霉素	4.0	1.0～1.5
甲氧苯青霉素	3.3/1.3	0.5
羧苄青霉素	5～6	1.0～1.5
卡那霉素	5～5.7	3～5
庆大霉素	5.0	2～3

2. 老年人的给药方案 老年人用药也有其特殊性，如脂肪组织增加，代谢过程减慢，故脂溶性药物分布容积会发生变化。又有报道老年人小肠区域血流灌注减少，影响胃肠吸收，肾小球滤过明显减少，延长了药物的肾排泄，使得消除半衰期延长，增加了药物在体内的蓄积。另一方面就老年人免疫功能低下、疾病难以治愈等方面而言，应加重剂量；但就体质差，对药物易产生毒副作用而言，为保证安全用药起见，又应减轻剂量。因此老年人药物治疗方案与中青年人有所差别，但又无一定规则可循，必须根据体征、病情及药物特点，具体情况具体对待，一般应在这方面有经验的临床医师与临床药师指导下，进行给药方案制订及治疗监护。

3. 妊娠与哺乳期的给药方案 对于妊娠与哺乳期用药，应充分考虑其药动学特点及妊娠与哺乳期妇女用药后药物对胎儿和新生儿的影响。对毒副作用较大的药物，特别是作用于中枢神经系统、内分泌系统、造血系统等强效药物，应慎用、少用或最好不用。在给药剂量方案的设计方面，除了危重病或生命垂危等急救场合外，一般宜采用正常剂量范围的低限或按未怀孕时的体重计算。

二、疾病状态下给药方案的调整

1. 肝脏疾病患者的给药方案 肝是药物生物转化的主要部位，肝脏疾病能引起多方面药动学过程的改变。肝脏疾病可导致药物蓄积，代谢产物生成障碍，口服给药的生物利用度提高以及对药物蛋白结合率的影响等。在药物代谢方面，肝功能不全时药物代谢酶CYP450的活性将受到不同程度的影响，急性肝病时这种影响较小，在脂肪肝、慢性肝炎、肝硬化时CYP450酶的量和活性会依次降低。与CYP450酶相比，肝病对葡萄糖醛酸结合酶与硫酸结合酶的活性影响较小。在药物分布方面，肝脏是蛋白质合成的重要场所。慢性肝炎和肝硬化患者肝合成蛋白质的功能下降，血浆蛋白浓度降低，从而导致药物的血浆蛋白结合率下降，血中游离药物增加，促使药物向组织中分布，使药物的作用增强。除分布外，游离药物增加也会对药物的肝代谢和肾排泄产生一定影响。在药物吸收方面，肝硬化时门静脉分流和药物的肝提取率降低可提高药物的生物利用度。

　　就一些通过肝代谢而消除的药物半衰期而论，肝硬化能延长大多数药物的半衰期，仅有少数药物的半衰期不受影响；而对于急性病毒性肝炎患者，大多数药物半衰期不改变；也有少数药物的半衰期反而缩短。在不同原因引起的肝病中，同一药物的半衰期受影响的情况会出现差异，如患急性病毒性肝炎时，保泰松和苯巴比妥的半衰期不变，但在肝硬化时，半衰期明显延长。药物在肝病时的半衰期改变见表16-4。

表 16-4	药物在肝病患者的半衰期变化		
肝脏疾病	清除率减少	清除率不变	清除率升高
	半衰期延长	半衰期不变	半衰期缩短
肝硬化	氨苄西林、异戊巴比妥、安替比林、地西泮、异烟肼、利多卡因、哌替啶、苯巴比妥、保泰松	甲苯磺丁脲、氯霉素、奥沙西泮	
急性病毒性肝炎	安替比林、地西泮、司可巴比妥、哌替啶、	利多卡因、苯巴比妥、保泰松、苯妥英、华法林、奥沙西泮	甲苯磺丁脲
慢性活动性肝炎	安替比林、地西泮		
阻塞性黄疸	安替比林		

　　肝脏疾病能使许多药物的药物动力学发生变化，表现为药物的肝清除率下降、蛋白结合率降低、C_{max}和 AUC 增大、药物的消除半衰期延长，多次给药可致药物在体内蓄积。为了安全有效用药，肝病时应对其剂量进行调整，特别是对于治疗指数低的药物。但也有资料表明，肝病患者与正常人药物动力学比较仅有 $2\sim3$ 倍的差异，小于药物动力学的个体差异。因此，根据肝病时药物动力学的改变调整剂量似无必要。加之，目前尚无简单且满意的测定肝脏功能以判断其影响药物动力学的定量方法，更增加了调整剂量的困难。为了肝病患者的用药安全，在肝硬化时应从小剂量开始用药，密切观察临床反应以调整剂量或给药间隔时间，必要时应进行治疗药物监测，而且应避免使用对肝细胞有毒性的药物。

　　2. 肾功能减退患者的给药方案　肾脏是人体调整体液和电解质平衡、排泄药物及其代谢产物的重要器官。肾功能减退不仅导致体内体液和电解质平衡的紊乱，而且会引起人体生理和代谢功能的变化，改变药物的分布、蛋白结合以及消除，进而使药物的动力学性质和药效学发生改变。如尿毒症引起肾小球滤过率和/或主动分泌降低，导致药物肾排泄减慢，以致药物的消除半衰期延长。对于治疗指数较小的药物，如果不进行给药方案调整，有可能发生药物中毒等不良反应。药物的肾脏排泄量越大，肾功能对药物消除的影响也越大，如果药物的清除率降低，半衰期将延长。所以对于肾功能减退的患者，应根据肾功能进行给药方案设计。

肾功能不全时使用经肾脏排泄的药物容易导致药物在体内的蓄积和中毒反应。因此必须根据病人的肾功能、结合药物的特性调整给药方案。临床上常用血清肌酐清除率作为测定肾小球滤过率的指标。血清肌酐清除率正常值男性为85~125ml/min，女性为75~115ml/min。许多药物的肾清除率与肌酐清除率呈正比关系。临床上肌酐清除率的计算方法主要有两种：①仅根据血清肌酐值估算；②根据尿肌酐、尿量和血清肌酐值计算。

肾脏疾病时，调整给药方案考虑的因素较多，如肾功能损伤程度、原形药从肾排泄的比例、药物的治疗指数等等。如果肾功能损害严重，药物从肾排泄的比例大或者治疗指数低，给药剂量的调整是必要的。如果药物的肾排泄量低于给药剂量的25%，且生物转化是灭活反应，一般无需调整给药方案。或者病人肾功能是正常人的70%，也不必调整剂量。经验上，医生在临床治疗时可根据肾功能损害程度而酌减药物剂量。如肾功能轻度障碍时，药物维持量减为正常量的2/3~1/2，或给药间隔时间延长至正常的1.5~2倍；中度障碍时，药物维持量减为正常量的1/2~1/5，或给药间隔延长至正常的2~5倍；重度肾功能障碍时，药物维持量减为正常量的1/5~1/10，或给药间隔延长至正常的5~10倍。

常用的调整剂量方法有以下几种：①减少给药剂量而给药间隔时间不变；②延长给药间隔时间而剂量不变；③既减少给药剂量又延长给药间隔时间。无论哪一种方法都需要计算出剂量调整系数（dosage adjustment coefficients），即肾脏排出给药剂量的百分数（或分数），可由下式求得：

$$剂量调整系数 = 1 - f_e(1 - \frac{CL_{cr}}{100})$$ (16-10)

式中，CL_{cr}为病人的肌酐清除率；f_e为肾功能正常时经肾脏排出给药剂量的百分数（或分数），该值可由临床药物手册查得，如表16-5列出了部分常用抗感染药物和心血管药物的肾排泄分数。

表 16-5　　　　　　　　常用抗感染药物和心血管药物的肾排泄分数（f_e）

药物	f_e	药物	f_e	药物	f_e	药物	f_e
乙基西梭霉素	>0.95	头孢唑啉	0.9	磺胺乙基胞嘧啶	0.85	吲哚洛尔	<0.05
西梭霉素	>0.95	头孢羟唑	0.9	甲氧苄胺嘧啶	0.85	醋丁洛尔	0.4
庆大霉素	>0.95	头孢氧哌羟苯唑	0.2	呋喃妥因	0.4	噻吗洛尔	0.2
链霉素	0.95	头孢氨噻肟	0.6	萘啶酸	0.7	溴苄胺	0.7
卡那霉素	0.95	头孢去甲噻肟	0.9	甲硝唑	<0.25	维拉帕米	<0.05
阿米卡星	>0.95	头孢呋肟	>0.95	对氨基水杨酸	0.25	二性霉素 B	<0.05

剂量调整系数非常重要，通过计算剂量调整系数可了解肾功能异常时药物经肾脏排出给药剂量的百分数，将其与肾功能正常时相比，可间接了解肾功能损害的程度。如某男性肾功

能不全病人的血清肌酐清除率降低，仅为 30ml/min，f_e 值为 0.9，即肾功能正常时该药物经肾脏排出给药剂量的 90%。代入式 16-10，求得剂量调整系数为 0.37，即肾功能不全时该药物仅经肾排出给药剂量的 37%，为正常时的 41%。

根据剂量调整系数，剂量调整方法为：

（1）减小剂量，给药间隔时间不变。该法尤其适用于治疗指数低的药物，可避免毒性反应的发生，如地高辛、抗心律失常药等。计算如下：

$$剂量_{肾衰} = 正常人剂量 \times 剂量调整系数 \tag{16-11}$$

（2）给药间隔时间延长，剂量不变。该法能维持峰浓度，适用于杀菌性抗生素，但谷浓度较低，有时可能低于治疗浓度。计算如下：

$$给药间隔时间_{肾衰} = \frac{正常人给药间隔时间}{剂量调整系数} \tag{16-12}$$

肾脏病人的剂量调整方法很多，而且这些方法都建立在一定条件假设基础之上，因此在应用时会受到条件假设的限制。总而言之，无论哪一种方法，都不应生搬硬套，而应紧密与病人的临床表现相结合，配合临床治疗药物监测等手段，以期达到减少不良反应、提高药物疗效、安全合理用药的目的。

第四节　药物相互作用与药物动力学

随着药品的品种日益增多，新药不断涌现，许多患者在接受治疗时，常服用两种或两种以上药品，因此，由药物相互作用所带来的药品不良反应问题也日益受到人们的关注。药物相互作用（drug interaction）是指患者在药物治疗过程中同时或在一定时间内先后使用两种或两种以上药品后所出现的复合效应，常不同于两种以上药品单独使用时所预测的作用。药物相互作用的研究对合理的联合用药，发挥药品最大治疗效应，减少或避免药品不良反应及防止某些抗菌药物产生耐药性具有重要的临床意义。

药物相互作用，可以发生在体外药物配伍禁忌中，也可发生在药物的作用部位上，但更多的是发生在药物的体内过程中。一种药物的体内过程受到另一种药物的影响会造成该药物起效时间、作用强度与疗效持续时间以及毒副作用的改变。这是由于药物相互作用引起了药物动力学过程的变化，导致药物的吸收、分布、代谢与排泄发生了变化。

一、吸收过程的药物相互作用

药物之间生成螯合物、络合物或发生吸附作用将会导致药物相互妨碍吸收，降低疗效或增加不良反应。例如，含二价或三价金属离子与四环素类形成难吸收的络合物，因此，铁剂、抗酸药、一些含钙丰富的食物可明显减少四环素的吸收。

消化液的分泌或消化道 pH 值改变有时会对药物吸收产生影响。药品联合使用时，胃肠道 pH 值的变化可引起药品间溶解速度改变，影响药物的跨膜转运，从而影响吸收速度。如抗酸药因升高消化道的 pH 值，使水杨酸类、磺胺类吸收减少；再如胃蛋白酶在 pH 值

1.5～2.5 时活性最高，故不易与抗酸药合用。多数药品为具有弱酸性或弱碱性的有机化合物。弱酸性药品在胃液中多呈非离子型，容易在胃部吸收，如苯巴比妥在胃肠道 pH 范围内基本都是结合型，脂溶性高，吸收快而完全。

口服给药通过胃肠道吸收。小肠内 pH 接近中性，又是主要吸收部位，小肠黏膜面积大，吸收面广，缓慢蠕动将会增加药物与黏膜接触机会。药品联用可影响胃肠蠕动的频率及胃排空的时间，从而影响药物进入小肠吸收。如止泻药、阿托品等松弛胃肠道平滑肌药物延缓胃排空，增加药物的吸收时间，加大其他药物吸收量。又如导泻药加速胃排空，减少药物的吸收时间，减少其他药物的吸收量。若地高辛片与乳果糖溶液、比沙可啶片、酚酞片等泻药合用，由于胃肠蠕动速度加快，会使其不能充分溶解，吸收减少，血药浓度降低而影响疗效。

二、分布过程的药物相互作用

药物进入血液循环后首先与血浆蛋白可逆性暂时结合。当两种药物共同存在时，一种药物与蛋白质的结合可能会被结合部位附近的另一种药物置换出，而成为游离药物，究竟两种药物哪一种会被另一种药物置换出，取决于两种药物各自与蛋白亲和力的大小，这种现象称为蛋白结合部位的药物置换作用。一般来说酸性药物多与清蛋白结合，碱性药物多与 α_1-酸性糖蛋白结合，少数药物与球蛋白结合。一般药物与血浆蛋白的结合率受药物浓度、血浆蛋白的量以及解离常数的影响。药物在分布过程中的相互作用方式，可表现为相互竞争血浆蛋白结合部位，改变游离型药物的比例，或者改变药物在某些组织的分布量，从而影响其消除。

例如华法林被水合氯醛置换下 1%～2% 时，其抗凝作用可成倍增加，引起严重出血。因此，合并应用与血浆蛋白结合率高的药物时，应注意调整用量。又如乙酰水杨酸、吲哚美辛、保泰松、苯妥英钠、水合氯醛、磺胺药都具有蛋白的置换作用，与双香豆素合用时可将其从蛋白的结合部位上置换出来，使其在血浆中游离型药物浓度增加，从而可能引起出血。

三、代谢过程的药物相互作用

药物在体内的代谢主要靠肝药酶催化，有些药物可通过干扰肝药酶的活性影响另一药物的代谢。例如苯巴比妥与苯妥英钠长期并用于患癫痫的儿童，因这两种药物均能使维生素 D 代谢加快，妨碍钙的吸收，使血钙降低，导致软骨病。因此掌握药酶作用机制，对指导临床合理用药是极其重要的。

1. 酶诱导作用　是指某些药物具有增强肝药酶活性的作用，可使药物代谢加快，从而造成药物消除半衰期缩短，疗效降低。现已知有两千多种药物具有酶促作用，如苯巴比妥能促进滑面肌浆网增生，其中 CYP450 酶系统活性增加，加速药物生物转化，使药物代谢加快，加速自体及其他药物的代谢而使药效减弱。又如乙醇也有酶促作用，若药酒与苯妥英钠、甲苯磺丁脲同服，均可使上述药物在体内代谢加速，疗效降低。

2. 酶抑制作用　是指某些药物具有抑制肝药酶活性的作用，可使药物代谢减慢，从而延长药物在体内停留的时间。如氯霉素、异烟肼抑制 CYP450 酶系统活性，可引起其他药物效应作用增强，前者可使苯妥英钠血药浓度升高。又如帕吉林（优降宁）有抑制单胺氧化酶的作用，使去甲肾上腺素、多巴胺、5-羟色胺等单胺类神经递质不被破坏，作用加强。

四、排泄过程的药物相互作用

1. 肾排泄药物的相互作用 药物以原型或其代谢产物经多种途径排泄，但主要是经肾排泄。当一种药物与另一种药物同时给药时，可能会增加或降低其中一种药物的肾排泄量或速度。多种药物相互作用机制可能影响肾排泄，如肾小管的主动分泌、肾小管的被动重吸收等。

（1）肾小管的分泌作用 有些药物在近曲小管由载体主动转运入肾小管，加快排泄。肾小管有两个通道具有主动分泌功能：一个是弱碱类通道，另一个是弱酸类通道，分别由两类载体转运，同类药物间可能具竞争性抑制作用。如丙磺舒可与青霉素、吲哚美辛、萘普生竞争转运载体，减少它们的排出，使后者的血药浓度增大而加大毒性。

（2）尿液 pH 许多药物制剂酸化或碱化肾小管内尿液，从而影响药物的解离度，使其重吸收增加或减少，可使排泄减慢或加快。碱化尿液使酸性药物在尿中呈离子型，酸化尿液使碱性药物在尿中呈离子性，利用离子障原理阻止药物重吸收，加速其排泄，药物中毒可应用此原理解毒。如酸化尿液，可增加酸性药物呋喃妥因、吲哚美辛、苯巴比妥等在肾小管的重吸收，可提高血药浓度，增强疗效。碱化尿液可促进弱酸性药物（水杨酸、巴比妥酸类）的排泄，如磺胺类与碱性药品同服，可防止在尿中形成结晶，减少结晶尿形成。

2. 其他排泄途径的药物相互作用 某些药物可自胆汁排泄。药物经胆汁排泄有酸性、碱性及中性三个主动排泄通道。有些药物在肝细胞与葡萄糖醛酸等结合后排入胆汁中，随胆汁到达小肠后被水解，游离型药物被重吸收，即肝肠循环（洋地黄等）。如口服考来烯胺与洋地黄形成络合物，中断洋地黄肝肠循环，加速其排泄。

五、中西药合用的药物相互作用

1. 对药物吸收的影响 含大量鞣质的中药或中成药如大黄、地榆、石榴皮、虎杖浸膏片等与硫酸亚铁、麻黄素、洋地黄等配伍应用时，在消化道内可形成难以吸收的沉淀，影响吸收降低疗效。上述含鞣质的中药与胃蛋白酶、淀粉酶、胰酶等酶制剂同用时，能与酶制剂所含蛋白质结构中的酰胺键或肽键结合形成牢固的氢键缔合物，降低其疗效。牛黄解毒丸、止咳定喘丸、龙牡壮骨冲剂等不能同时与四环素类抗生素（金霉素、四环素等）、大环内酯类抗生素（红霉素、麦迪霉素、螺旋霉素等）同服，因为四环素类药物分子上的酚羟基、烯酸基能与金属离子形成不溶的盐类或络合物，大环内酯类药物分子中的大环结构与金属离子螯合形成复合物，从而使药效降低或消失。

含颠茄类生物碱的中药与洋地黄类强心苷合用时，因前者可减慢胃排空和胃肠蠕动，使后者吸收增加，血药浓度增高，易致中毒。黄芩、砂仁、木香、陈皮对胃肠道有抑制作用，能延长利福霉素、灰黄霉素在小肠上部的停留时间，有利于吸收，可提高抗菌作用。

2. 对药物分布的影响 含有鞣质类化合物的中药在与磺胺类药物合用时，导致血及肝脏内磺胺类药物浓度增加，严重者发生中毒性肝炎。具有保肝作用的中药成分甘草酸的人血

浆蛋白结合率为 $95.4\% \pm 2.0\%$，最大结合分子数为 9.64，说明血浆中甘草酸绝大部分呈结合状态，游离药物浓度很低，所以，肝脏疾病尤其低蛋白血症的病人，长期大量使用甘草酸或合并使用其他高血浆蛋白结合率的西药时，应注意甘草酸游离药量增加引起的不良反应。抗癌中药黄药子与西药阿霉素之间存在药动学的相互作用，黄药子影响阿霉素的组织分布，使阿霉素的血浆药物浓度增加，心脏毒性增加。

3. 对药物代谢的影响　中药也会对肝药酶有抑制或诱导作用，特别是对 CYP2C9、CYP2D6、CYP3A4 作用更强，是影响化学药物代谢的一个主要方面。如波依定（非洛地平缓释片）说明书中明确指出：葡萄柚汁抑制 CYP3A4，同时服用非洛地平和葡萄柚汁将导致 C_{max} 和 AUC 升高约 2 倍，这种合用应避免。同时实验也证实了葡萄柚汁可以提高抗艾滋病药物沙奎那韦的生物利用度。银杏、丹参等中药抑制香豆素的降解，与华法林合用可产生蓄积而引起多种出血反应。

4. 对药物排泄的影响　一些中药能改变尿液的酸碱度从而影响药物的重吸收，促进或减少药物的排泄。如煅牡蛎、煅龙骨、硼砂等碱性较强的中药或中成药与阿司匹林、胃蛋白酶合剂等酸性药物合用时，因碱化尿液而使两种药物排泄加快、降低疗效、甚至失去作用。如乌梅、五味子、山茱萸等酸性较强的中药或中成药与磺胺类及大环内酯类药物合用时，因尿液酸化，使磺胺类和大环内酯类药物的溶解性降低，增加这两类药物的肾毒性，导致尿中析出结晶，引起结晶尿或血尿。

第四篇 生物利用度与生物等效性

第十七章
生物利用度

第一节 概 述

生物利用度（bioavailability，BA）是指药物吸收进入体循环的程度与速度。药物动力学研究表明，多数药物的临床效应都与给药后的血药浓度有关，而药物吸收的速度与程度直接影响着血药浓度的变化，因此通常用血药浓度-时间曲线下面积（AUC）、达峰浓度（C_{max}）和达峰时间（t_{max}）来评价药物制剂的生物利用度。其中 AUC 反映药物的吸收程度，C_{max} 和 t_{max} 反映药物的吸收速度。

根据所选择的参比制剂不同，所得到的生物利用度数据也不同。如应用静脉注射剂作为标准参比制剂，因静脉注射后药物 100％进入体循环，所测得的生物利用度称为绝对生物利用度（absolute bioavailability，F）。当药物不宜制成静脉注射剂，或由于某些原因不能采用静脉注射时，可采用市场认可、吸收较好且临床有效的制剂作为标准参比制剂，所测得的生物利用度称为相对生物利用度（relative bioavailability，F_r）。

一、研究生物利用度的意义

不同制剂的生物利用度往往不同，甚至同一厂家生产的同一制剂，不同批次间也可能存在生物利用度差异，影响药物疗效和安全性。如某苯妥英胶囊剂，由于赋形剂从原来的硫酸钙改为乳糖，导致苯妥英的吸收增加，引起中毒事故。因此，研究药物制剂的生物利用度将有助于：①指导药物制剂的研制和生产；②指导临床合理用药；③寻找药物无效或中毒的原因；④提供评价药物处方设计合理性的依据。

二、影响生物利用度的因素

影响生物利用度的因素是多方面的，生物药剂学研究的大量证据表明凡是影响药物吸收的因素均可影响药物的生物利用度，可以概括为药物因素和生理因素两方面。

（一）药物因素

1. 药物理化性质

（1）溶解度与溶出速度　口服固体药物制剂后，药物在胃肠道内经历崩解、分散、溶出过程才可通过上皮细胞膜吸收，凡是影响这一过程的因素均可影响生物利用度。崩解是水溶性药物吸收的限速过程（崩解后即可分散、溶出，迅速被吸收），对水溶性药物生物利用度的影响显著。溶出是难溶性药物吸收的限速过程（崩解过程很快，但其吸收过程往往受到药物溶出速度的限制），对难溶性药物生物利用度有显著影响。药物的溶解度影响溶出速度，药物的渗透性影响跨膜的扩散速度，从而成为影响生物利用度的重要因素。

（2）粒径和晶型　减小药物的粒径虽不能增加药物溶解度，但由于药物的表面积增大，药物与胃肠液的接触面大幅度增加，能加快药物的溶出。不同晶型的药物其物理性质如密度、熔点、溶解度和溶出速度均有所不同，因而可呈现不同的生物利用度。

（3）药物的解离度与脂溶性　由于消化道上皮细胞膜脂质双分子层的内部是疏水的，带电荷的物质（离子）极难通过。因此非离子型的有机弱酸和有机弱碱易被吸收，离子型药物则较难吸收。膜的液体脂质结构特征使得吸收速度又与油/水分配系数有关，一般脂溶性愈强吸收愈好。但脂溶性太强的药物可因难以从类脂膜中游离进入水性体液中，反而使药物吸收率下降。

（4）化学稳定性　药物应在胃肠液中保持稳定，因为胃肠液中的消化酶或 pH 的作用可导致某些药物的活性降低或失效。如青霉素 G，在胃的酸性环境中不稳定，因此在制剂时要采取相应措施。

2. 剂型　不同的剂型，给药部位及吸收途径各异，药物被吸收的速度与程度可能不同，从而有可能导致生物利用度的差异。

3. 制剂处方与制备工艺　制剂处方中所用辅料如片剂的填充剂、崩解剂、黏合剂、表面活性剂等都可能成为药物体内过程的重要影响因素，因为无生理活性的辅料几乎不存在。另外辅料间、辅料与主药间、药物与药物间都有可能产生相互作用而影响药物的吸收。制剂工艺也是影响药物吸收的重要因素，以片剂为例：主药、辅料混合的均匀程度直接影响药物溶出，制得颗粒的形状、大小、密度和强度不同，可能导致崩解性、溶解性有很大差别，进而影响药物的体内过程。

（二）生理因素

1. 消化系统因素　药物口服后通过胃肠道时，不同表面特性的解剖部位及其内容物会影响药物的吸收速度，如胃肠道 pH、胃空速率、肠蠕动等。药物在进入全身循环之前被部分代谢转化是影响药物实际循环吸收量的重要因素，如药物经小肠吸收（正常小肠上皮存在各种转运系统和代谢酶）。

2. 循环系统因素　消化道周围的血流与药物的吸收、分布与代谢有着复杂的关系。肝首过效应愈大，药物被代谢越多，其血药浓度愈低。

另外，药物间相互作用也是影响生物利用度的重要因素。联合用药时，因为有可能存在药剂学的配伍变化（如物理、化学的变化）、药理学的配伍变化（如药物载体和代谢酶的竞争、其他药物对生理病理状态的影响）等，从而使药物的生物利用度与单独给药相比产生差异。

第二节　生物利用度的评价方法

一、生物利用度的研究方法

（一）血药浓度法

血药浓度法是生物利用度研究中最常用的方法，具有准确、灵敏、重现性好的特点。主要通过测定人体内全血、血浆或血清等体液的药物浓度，来进行制剂的生物利用度研究。受试者分别给予受试制剂和参比制剂后，测定血中药物浓度，如果无法测定原形药物浓度，则可通过测定血中代谢产物的浓度（最好为活性代谢产物）来获得血药浓度-时间曲线。计算AUC、C_{max}、t_{max}及其他参数，估算生物利用度。

一般情况下采用单剂量给药方法，在以下情况时可以考虑采用多剂量给药方法：

（1）药物吸收程度相差不大，但吸收速度有较大差异；

（2）生物利用度个体差异较大；

（3）具有非线性动力学特征的药物及其制剂；

（4）缓释、控释制剂的生物利用度测定；

（5）当单剂量给药后原药或代谢产物浓度很低，不能用相应的方法精密测定。

对多剂量给药，要求等间隔给药，至稳态后采集一个时间间隔内的血样进行测定，计算τ时间间隔内的AUC值，用稳态时的$AUC_{0\to\tau}$值估算生物利用度。因为按一定剂量、一定时间间隔多次给药后，体内血药浓度达稳态时，某一个给药间隔期间的血药浓度-时间曲线下面积等于单剂量给药时血药浓度-时间曲线下总面积，即$AUC_{0\to\infty}=AUC_{0\to\tau}$。

（二）尿药浓度法

当体内的药物或其代谢物的全部或大部分（70％以上）经尿排泄，且排泄量与药物吸收量的比值恒定时，药物的吸收程度可用尿中排泄量进行计算，从而对药物制剂生物利用度进行评价。对于尿中药物或其代谢物的浓度测定，具有取样无伤害、样品量大、药物浓度较高及无蛋白质影响等优点。但采用尿药浓度法测定生物利用度时，要求收集尿液的时间较长，收集尿样至少要达到 7 倍 $t_{1/2}$ 的时间，而且影响因素多，在新药的生物等效性评价中很少应用尿药法，只有当血药浓度法的应用受到限制时才考虑使用。

（三）药理效应法

在利用上述两种方法有困难，而药物的药理效应与体内药物存留量有定量关系，且药物的效应能够比较容易地定量测定时，可以选用药理效应法来进行生物利用度的研究。药理效应法实施中，药物的药理效应强度可分成等级数值，并可用仪器直接测量，如直接测量瞳孔大小，测眼内压、血压、体温等；对于药物诱导的生理变化可用一些精密仪器连续或随时定量地测出其生理信号，如心电图、心音图、肌电图等。药理效应的测定时间通常应大于药物半衰期的 3 倍。

药理效应法的一般步骤为：①测定剂量-效应曲线；②测定时间-效应曲线；③通过上述两条曲线转换出剂量-时间曲线；④通过剂量-时间曲线进行药物制剂生物利用度评价。测定剂量-效应曲线时是在最小效应剂量和最大安全剂量之间给予不同剂量，测定某时间点（通常是效应强度峰值时间）的效应强度，得到剂量-效应曲线；测定时间-效应曲线时，是给予一个剂量，测定不同时间的效应强度，得到时间-效应曲线；将不同时间点的效应强度经剂量-效应曲线转换成不同时间的剂量，即得到剂量-时间曲线，此时的剂量-时间曲线与血药浓度法中的浓度-时间曲线相似，通过曲线获得的参数，可以进行药物动力学研究和药物制剂的生物等效性评价。

二、绝对生物利用度的评价

绝对生物利用度的测定常用受试制剂与同一药物的静脉注射剂的 AUC 进行比较。测定的方法可以采用血药浓度法或尿药浓度法。单剂量给药后，如果受试制剂（T）与静脉注射剂（iv）的剂量相同、机体清除率不变时，绝对生物利用度（F）可按下式求得：

$$F = \frac{(AUC_{0 \to \infty})_T}{(AUC_{0 \to \infty})_{iv}} \times 100\% \qquad (17\text{-}1)$$

当受试制剂与静脉注射剂的剂量不同时，则应进行校正：

$$F = \frac{(AUC_{0 \to \infty})_T \cdot (X_0)_{iv}}{(AUC_{0 \to \infty})_{iv} \cdot (X_0)_T} \times 100\% \qquad (17\text{-}2)$$

由前面章节可知，口服药物的绝对生物利用度即为该药的吸收分数，为消除受试者之间药物清除率的变异，两次试验应在同一组受试者中进行，采用交叉设计试验，使 F 的平均值更能反应药物制剂本身的性质。但有时这些研究仍受到受试者本身变异的影响，即同一受试者对不同次所给药物消除作用不完全相同。药物消除变异越大，F 估算的标准差也越大。因此，为了减少个体自身差异性的影响，需要对生物利用度进行校正。一般表观分布容积变化不是很大，而主要校正消除速度常数或半衰期的差异。可将式 17-1 调整为：

$$F = \frac{(AUC_{0 \to \infty})_T \cdot (t_{1/2})_{iv}}{(AUC_{0 \to \infty})_{iv} \cdot (t_{1/2})_T} \times 100\% \qquad (17\text{-}3)$$

上述式也称为半衰期校正法。式 17-2 也可按上法校正。

用尿药法测定生物利用度时，要求有相当量的原形药物或代谢物经肾由尿排泄，并且尿样应收集完全，交叉试验要求条件完全一致，以消除个体差异。尿药法有时也利用尿中药物的总排泄量（ X_u^∞ ）计算生物利用度。单剂量给药后，如受试制剂与静脉注射剂的剂量相同时，可按下式计算 F 值：

$$F = \frac{(X_u^\infty)_T}{(X_u^\infty)_{iv}} \times 100\% \qquad (17\text{-}4)$$

尿药法也可以进行剂量校正与生物半衰期校正。

稳态时测定绝对生物利用度可利用单剂量给药与多剂量给药达稳态时 AUC 的等式关系计算 F 值。

三、相对生物利用度的评价

相对生物利用度需要评价药物吸收的程度与速度。吸收程度的测定与绝对生物利用度相似，相对生物利用度是比较受试制剂（T）和参比制剂（R）的 AUC 值或 X_u^∞，以 F_r 表示。单剂量给药后，如受试制剂与参比制剂剂量相等，利用血药浓度或尿中药物排泄总量计算相对生物利用度时，则可按下式计算：

$$F_r = \frac{(AUC_{0\to\infty})_T}{(AUC_{0\to\infty})_R} \times 100\% \tag{17-5}$$

$$F_r = \frac{(X_u^\infty)_T}{(X_u^\infty)_R} \times 100\% \tag{17-6}$$

在必要时，上述公式也可用剂量或半衰期校正。相对生物利用度也可利用多剂量给药后的血药浓度及尿药浓度法测定。

相对生物利用度的数据往往是用来比较或评价同一药物的不同剂型或不同厂家生产的同一制剂之间的生物等效性。对于单剂量给药来说，药物吸收速度与程度同样都影响到疗效。如图 17-1 所示，虽然 A、B、C 三种不同制剂的 AUC 基本相等，但吸收速度不同，疗效亦不同。制剂 A：吸收快，达峰时间短，峰浓度高，已超过最小中毒浓度，因此若应用于临床可能会出现中毒反应；制剂 B：达峰时间比制剂 A 稍慢，但血药浓度较长时间落在最小中毒浓度与最小有效浓度之间，可获得较好的临床疗效与安全性；制剂 C：吸收速度太慢，血药浓度始终达不到最低有效浓度，所以在临床上可能无效。因此，进行制剂间生物利用度研究时，应采用 C_{max}、t_{max} 和 AUC 来全面评价。

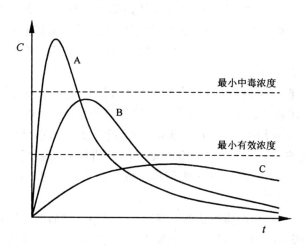

图 17-1　三种制剂的血药浓度-时间曲线比较

第三节 生物药剂学分类系统

生物药剂学分类系统（biopharmaceutics classification system，BCS）的概念自从 1995 年被提出后，人们对其有效性和适用性进行了广泛而深入的研究，经过十多年的发展，现已成为世界药品管理中一个越来越重要的工具。美国 FDA 在 2000 年 8 月颁布了《基于生物药剂学分类系统考虑口服普通固体制剂体内生物利用度和生物等效性豁免》（waiver of *in vivo* bioavailability and bioequivalence studies for immediate-release solid oral dosage forms based on a biopharmaceutics classification system）的指导原则。欧洲药品审评机构（EMEA）在 2001 年也将 BCS 写进简明新药申请（ANDA）中的生物利用度/生物等效性（BA/BE）研究指导原则。

一、BCS 分类依据

1995 年，Amidon 等假定处方中的其他成分不影响膜的渗透性和小肠的转运，根据药物在水中的溶解度和药物进入胃肠道后透膜吸收的渗透性建立起药物体外溶出试验和体内生物利用度的联系。并通过考察各种药物的溶解度和渗透性，提出了生物药剂学分类系统。

1. 溶解度　BCS 所说的溶解度是指药物在近似生理情况下的平衡溶解度，也就是在 37℃，pH 值在 1～7.5 范围内，若药物的单次给药最高剂量可以完全溶解在 250ml 以内的水溶性介质中，则认为其具有高溶解性。采用 250ml 溶剂量的标准是假设胃液体积为 250ml。

2. 渗透性　渗透性的分类标准以药物在人体内的吸收程度（指吸收分数，而不是系统生物利用度）为间接依据，以测定透过人体肠壁膜的药物量为直接依据。若没有资料证明药物在胃肠道内不稳定，则以质量平衡测定法为依据，与静脉注射给药比较，当药物的吸收程度达到 90％时，药物是高渗透性的。

3. 溶出　按照速释药品在特定的实验条件下体外溶出速度来划分溶出等级。美国药典规定以 100r/min（或其附录 2 以 50r/min）的速度检测药品，在 900ml 的不同介质中，标示量 85％以上的药物在 30min 内溶出，即认为该药物具有高溶出度。不同介质为：①水；②0.1mol/L HCl 或不含酶的人工胃液；③pH 值 4.5 的缓冲液；④pH 值 6.8 的缓冲液或不含酶的人工肠液。

依据药物的渗透性及溶解度，BCS 将药物分成四大类，并可根据这两个特征参数预测药物体内—体外实验的相关性。

由于所有非静脉给药制剂，药物必须先溶解于体液后才能吸收，所以溶解度小、溶出速度慢的药物常常存在吸收问题。另外，对于被动吸收的药物来说（绝大多数药物在胃肠道吸收的主要方式是被动扩散），透过肠道黏膜的能力是影响其进入体循环的主要因素，渗透性差、扩散速度慢的药物通常在体内的吸收不佳。因此，药物的溶解度、渗透性直接影响药物在体内的吸收与药物的生物利用度。BCS 即根据这两个特征参数预测药物在体内外的相关性，故生物药剂学分类系统对药物的设计具有重要的指导意义。

根据 BCS 对世界卫生组织（WHO）基本药物目录中的 130 种口服药物进行分类，其中

表 17-1　　　　　　　　　药物的 BCS 分类与体内外相关性预测

类型	溶解度	渗透性	体内外相关性预测	注释
I	高	高	如果药物胃排空速度比溶出速度快，则体内外有相关性，反之则无	药物迅速溶解且易于吸收，对速释剂型不存在生物利用度问题
II	低	高	如果药物在体内、体外的溶出速度相似，则有相关性；但给药剂量很高时就难以预测	药物的溶解受到限制但能很好吸收，生物利用度受到剂型和释药速度的控制
III	高	低	透膜是吸收的限速过程，溶出速度体内外没有相关性	药物的渗透受到限制，如果药物在胃肠道不溶解或不释放则生物利用度极低
IV	低	低	溶出和透膜都限制药物吸收，不能预测其体内外相关性	难以形成口服剂型来提供稳定的生物利用度，通常考虑通过静脉途径给药

分类已明确的 61 种药物中，有 21 种属于 I 型（如普萘洛尔、左氧氟沙星），10 种属于 II 型（如阿奇霉素、布洛芬），24 种属于 III 型（如阿莫西林、青霉素），6 种属于 IV 型（如甲苯达唑）。对于分类尚未确定的药物，WHO 和世界药学联合会的生物利用度/生物等效性研究组织等正全面展开其 BCS 归属的研究。

二、BCS 的有关参数

BCS 可用三个参数来定量描述药物的吸收特征。这三个参数分别为：吸收数（absorption number，An）、剂量数（dose number，Do）和溶出数（dissolution number，Dn）。这三个参数是药物理化性质和胃肠道生理因素的有机结合，代表了影响药物吸收的最基本因素。对这三个参数进行综合分析，既能判断药物被吸收的可能性，又可计算出药物的吸收分数 F 值，这对药物在生物药剂学分类系统中的划分有重要指导意义。

（一）吸收数（An）

An 是预测口服药物吸收的基本变量，是反映药物在胃肠道渗透性高低的函数，与药物的有效渗透率、肠道半径和药物在肠道内滞留时间有关，用下式表示：

$$An = \frac{P_{eff}}{R} \times T_{si} \tag{17-7}$$

式中，P_{eff} 为有效渗透率；R 为肠道半径；T_{si} 为药物在肠道内的滞留时间。对某一个体而言，R 为一定值，则 P_{eff} 及 T_{si} 决定了 An 值的大小。当 $P_{eff} < 2$ 时，药物的吸收是不完全的，只有当 $P_{eff} > 2$ 时，药物才有可能完全吸收。通常高渗透性药物有较大的 An 值。

假如药物的溶出和剂量不限制药物的口服吸收，如 I 型药物由于渗透性高并且易于进入溶液中（溶出数 $Dn > 1$），F 与 An 之间呈现以下指数关系：

$$F = 1 - e^{-2An} \tag{17-8}$$

由公式可见，F 随 An 增加而增大，当 $An = 1.15$ 时，药物口服最大吸收分数约为

90%；当 $An > 1.15$，药物口服最大吸收分数 $F > 90\%$，提示该药物的渗透性高，药物接近完全吸收。由式 17-8 也可知，胃肠道生理状况如年龄、疾病、动物种类的差异，通过影响药物膜渗透性、肠道半径和小肠转运时间来改变 An 值，进而影响口服药物的 F 值。

（二）剂量数（Do）

剂量数是反映药物溶解性与口服吸收关系的参数，是药物溶解性能的函数，可用下式计算：

$$Do = \frac{\frac{M}{V_0}}{C_s} \tag{17-9}$$

式中，M 为药物剂量；C_s 为药物的溶解度；V_0 为溶解药物所需的体液体积，通常假设胃的初始容量（250ml）。由式 17-9 可知，剂量数等于一定剂量的药物在 250ml 体液中形成的浓度与该药物溶解度的比值。当 $\frac{M}{V_0} \gg C_s$ 时，剂量数高（$Do \gg 1$），说明指定剂量药物在胃的初始容量中溶解性低；当 $\frac{M}{V_0} \ll C_s$ 时，剂量数低（$Do \ll 1$），说明指定剂量药物在胃的初始容量中溶解性好。药物的 C_s 越大，Do 越小，药物溶解性越好。

如果吸收过程不受溶出的限制（如混悬剂），F 值可用下式计算：

$$F = \frac{2An}{Do} \tag{17-10}$$

上式中，若 Do 较小或 An 较大，小肠不会有粒子存在，吸收较好。如果 Do 较大，部分粒子可能依然存在于小肠末端中而未被吸收。所以在通常情况下，服用相同剂量药物，以同时饮用较多水时的吸收为佳。从上式可知，随着 Do 减小，F 值增大，但药物并不一定能达到 100% 吸收，因为 F 还受 An 的限制。

（三）溶出数（Dn）

溶出数是反映药物从制剂中释放速度的函数，与多种药物特征参数有关，用下式表示：

$$Dn = \frac{3D}{r^2} \cdot \frac{C_s}{\rho} \cdot T_{si} \tag{17-11}$$

式中，D 为扩散系数；r 为初始药物粒子半径；C_s 为药物的溶解度；ρ 为药物的密度；T_{si} 为药物在胃肠道中的滞留时间。Dn 值越小，表示药物溶出越慢，溶解性低的药物，溶出数通常较小（$Dn < 1$）。

溶出数是评价难溶性药物吸收的重要参数，受剂型因素所影响，并与吸收分数 F 密切相关。大多数难溶于水的药物由于其非极性特征而具有较低的 An 值，但由于受 Dn 和 Do 影响，吸收分数 F 会有很大变化。根据上述三个参数的计算公式可知，较高的渗透性、较小的粒子、较大的溶解度、较低的剂量、饮用较多的水以及延长药物在胃肠道的滞留时间等都可增加药物的吸收。

（四）BCS 与 Do、Dn、An 值的关系

BCS 用三个参数描述药物通透性、溶解性和药物溶出或释放速度，因此测定某一药物的 Do、Dn、An 值可对药物进行生物药剂学分类（表 17-2）。

表 17-2　　　　　　　　　　　　分类系统各类别与 *Do*、*Dn*、*An* 值的对应关系

类别	*Do*	*Dn*	*An*	注释
Ⅰ	低*	高**	高	溶解度大、溶出速度快、渗透性好
Ⅱ	低*或高	低	高	溶出速度慢、渗透性好，溶解性能受剂量大小影响
Ⅲ	低*	高**	低	溶解度大、溶出速度快、渗透性差
Ⅳ	低*或高	低	低	溶出速度慢、渗透性差，溶解性能受剂量、溶解度影响

*高溶解度药物；**药物溶出快的制剂

三、BCS 在剂型设计中的应用

在对不同类型药物进行制剂研究时，可根据 BCS 理论，合理设计剂型或制剂，有针对性地解决影响药物吸收的关键问题，有效地提高生物利用度。

（一）Ⅰ型药物

Ⅰ型药物的溶解度和渗透率均较大，药物的吸收通常很好，进一步改善其溶解度对药物的吸收影响不大。若处方中没有显著影响药物吸收的辅料，通常生物利用度没有问题，易于制成口服制剂。FDA 对符合上述条件的Ⅰ型药物口服固体制剂，采用免做人体生物利用度和生物等效性试验的指导原则。但治疗窗窄或应用于口腔的药物不适用于生物等效豁免原则。该类药物通过延长在胃肠道内的滞留时间（使用胃肠道黏附剂）；减少药物在胃肠道中的代谢或降解（定位释药、包衣、加入代谢酶抑制剂），可进一步提高药物的生物利用度。

（二）Ⅱ型药物

Ⅱ型药物的溶解度较低，药物的溶出是吸收的限速过程。影响Ⅱ型药物吸收的理化因素有药物的溶解度、晶型、溶剂化物、粒径大小等。如果药物的体内与体外溶出基本相似，且给药剂量较小时，可通过增加溶解度来改善药物的吸收；若给药剂量很大，存在体液量不足而溶出较慢的问题，仅可通过减小药物粒径的手段来达到促进吸收的目的。此外还存在生理因素的影响，如黏膜黏液层可延缓药物的扩散，不流动水层能限制药物在绒毛间的扩散。为提高Ⅱ型药物的生物利用度，通常采取以下方法：①制成可溶性盐类；②制成无定型药物；③加入适量表面活性剂；④增加药物的表面积（微粉化技术、固体分散技术）；⑤制成包合物；⑥增加药物在胃肠道内的滞留时间等。

（三）Ⅲ型药物

Ⅲ型药物有较低的渗透性，生物膜是吸收的屏障，跨膜转运是药物吸收的限速过程，也可能存在主动转运和特殊转运过程。影响口服药物透膜的主要因素有分子量、脂溶性、P-糖蛋白（P-gp）药泵和细胞色素 P_{450} 3A 亚族（CYP3A）药酶等。促进此类药物跨膜吸收的方法有：①制成微粒给药系统（脂质体、纳米粒、微乳、自微乳化系统等）；②增加药物在胃肠道的滞留时间（制成生物黏附制剂、胃内漂浮片等）；③制成前体药物，改善药物的脂溶性，增大跨膜性能；④抑制药物肠壁代谢及外排转运；⑥加入透膜吸收促进剂等。

（四）Ⅳ型药物

Ⅳ型药物的溶解度和渗透性均较低，药物的水溶性或脂溶性都是影响药物透膜吸收的主要因素，药物溶解度或油/水分配系数的变化可改变药物的吸收特性，主动转运和 P-gp 药泵机制可能也是影响因素之一。对于Ⅳ型药物通常考虑采用静脉给药，而改善药物溶解度或/和透膜性，也能一定程度地提高药物吸收。

第四节　体外溶出试验与体内外试验相关性

药品在批准投产后，对每一批产品都进行人体生物等效性试验是不现实的。为了确保新药的安全、有效与质量可控，使投产后的每批产品都合格，必须及时开展体内—体外试验的相关性研究，若相关性好，则可用体外试验的结果预测药物在体内的情况，这一研究具有重要的应用价值。

一、溶出度测定及其意义

溶出度（dissolution rate）是指在规定条件下，药物从片剂、胶囊剂或颗粒剂等固体制剂中溶出的速度和程度。释放度（releasing rate）是指在规定条件下，药物从缓释制剂、控释制剂、肠溶制剂及透皮贴剂等制剂中释放的速度和程度。溶出度和释放度本质上是相同的，都表达药物从固体制剂中进入介质中的速度和程度，但在具体测定方法和研究条件方面有一定区别。

溶出试验（dissolution test）是指测定固体制剂溶出度或释放度过程，模拟口服固体制剂在胃肠道中的崩解和溶出的体外试验法。有报道 80% 的难溶性药物存在生物不等效现象，而溶出度可在一定程度上反映固体制剂体内生物利用度。因此，从 20 世纪 70 年代开始，各国药典对一些难溶性药物采用溶出度来控制其内在质量，达到了较好的临床效果，并认为用溶出度替代崩解度，对评价药物制剂的内在质量更具说服力。

目前，我国新药申报资料中，一般都要求提供固体药物制剂的溶出试验资料。对难溶性药物以及缓释、控释制剂，质量标准中必须有溶出度检查项目及相应标准，以确保药品质量。在新产品的早期研究阶段，特别是缓释、控释制剂的研究中，溶出试验数据可以指导制定最佳处方及工艺，使药物制剂达到预期的生物有效性。在药品生产期间，若某批产品溶出度有较大差异，则表明该批药品生产过程中其原材料、处方或操作中的某些因素未加以严格控制。因此，在药品的生产、研制过程中，溶出试验是一种简单、有效的质量控制手段。

二、溶出度试验的原理与方法

（一）溶出度测定的理论基础

口服固体制剂在吸收之前，都需要经过溶出过程，溶出速度可用 Noyes-Whitney 方程描述：

$$\frac{dC}{dt} = KS(C_s - C) \tag{17-12}$$

式中，$\frac{dC}{dt}$ 为药物的溶出速度；K 为药物的溶出速度常数；S 为固体药物与溶出介质间的接触面积；C_s 为药物在胃肠液或溶出介质中的溶解度，即饱和浓度；C 为 t 时间药物在溶出介质中的浓度。

已溶出的药物往往立即透过生物膜被吸收，即 $C_s \gg C$，故式 17-12 可简化为：

$$\frac{dC}{dt} = KSC_s \tag{17-13}$$

上式表明药物吸收是受扩散层控制的溶出过程，即药物吸收速度与 K、S、C_s 成正比。

因此，口服固体制剂中药物吸收速度和程度与药物在胃肠液中的浓度有关，而此浓度又取决于制剂中药物在胃肠液中溶出的速度和程度。因此，利用溶出速度对药物的吸收起着决定性影响这一点，即可寻找与体内结果一致，并能反映制剂生物有效性的体外测定方法。

设想将一定量的药物制剂置于适宜的溶出介质（模拟吸收部位介质特性）中，定时取样测定溶剂中药物的浓度，以药物的溶出量或残存量对时间作图，或按一定模型拟合曲线，即可求出制剂中药物的溶出度参数。

（二）溶出度测定法

国外药典从 20 世纪 70 年代就开始相继收载了溶出度检查项目，目前各国药典收载溶出度检查的品种呈上升趋势，药典规定溶出度检查是为了用药的安全、有效，起着评价固体制剂质量和疗效的作用。药物溶出度检查是一种模拟口服固体制剂在胃肠道中崩解和溶出的体外简易试验方法，是评价制剂品质和工艺水平的一种有效手段，也是评价制剂活性成分生物利用度的一种有效标准。

一般认为，难溶性（一般指在水中微溶或不溶）的药物、因制剂处方与生产工艺造成临床疗效不稳定的药物，以及治疗量与中毒量接近的药物（包括易溶性药物），其口服固体制剂质量标准中必须设定溶出度检查项目。另外，在固体制剂的处方筛选及生产工艺制定过程中，也需对所开发制剂的溶出度做全面考察。

溶出度试验主要包括以下内容：①溶出介质的选择；②溶出介质体积的选择；③溶出方法（转篮法、桨法和小杯法）的选择；④转速的选择；⑤溶出度测定方法的验证；⑥溶出度均一性试验（批内）；⑦溶出度重现性试验（批间）等。

《中华人民共和国药典》（简称《中国药典》）（2010 年版）溶出度测定法规定采用第一法（转篮法）、第二法（桨法）和第三法（小杯法）。下面简要介绍其中一些实验装置及测定条件，详细操作过程及要求可参考相关书籍。

（1）转篮分篮体与篮轴两部分，均为不锈钢金属材料制成，篮体由不锈钢丝网（丝径为 0.25mm，孔径 0.40mm）焊接而成。搅拌桨也由不锈钢金属材料制成。

（2）操作容器的大小和形状对测定结果影响较大，一般采用圆底杯状容器，在搅拌过程中不会形成死角，大小为 1000ml；《中国药典》规定的第三法（小杯法）采用 250ml 圆底烧杯，小杯法主要用于测定低剂量药品的溶出度。

（3）转篮或搅拌桨的转速应维持一定，转篮或搅拌桨位置均需垂直平衡转动，不得有变形或歪斜，使溶出试验时搅拌条件一致。

（4）释放介质中可使用人工胃液（0.1mol/L HCl）、人工肠液（pH 值 6.8 的磷酸缓冲液）或蒸馏水等，有时可在介质中加入合适的表面活性剂、有机溶剂等。每次应使用同一批配制的介质，使溶出试验结果一致。

三、溶出曲线的拟合与数据处理

片剂、胶囊剂等固体剂型溶出试验研究中常每间隔一定时间取样一次，测定出一系列时间点的药物溶出百分数。将这些数据进行曲线拟合，求出若干溶出特性参数，其目的主要有以下几方面：①由体外实验数据求出若干参数，用以描述药物在体外溶出或释放的规律，或研究药物释放机理；②以体外若干参数为指标，研究或比较不同原料（如粒度、晶型等不同）、剂型、处方、工艺过程等对制剂质量的影响；③寻找与体内参数具有相关性的体外参数，作为制剂质量的控制指标。

固体制剂溶出曲线的拟合与数据处理方法主要有以下几种：单指数模型、对数正态分布模型、威布尔（Weibull）分布模型等。

（一）单指数模型

该模型认为药物的累积溶出百分率与时间的关系符合单指数方程：

$$Y = Y_\infty(1 - e^{-Kt}) \tag{17-14}$$

式中，Y 为 t 时间药物的累积溶出百分率；Y_∞ 为药物溶出的最大量，通常为 100% 或接近 100%；K 为溶出速度常数；t 为溶出时间，将上式整理后并取对数得：

$$\lg(Y_\infty - Y) = \lg Y_\infty - \frac{K}{2.303} \cdot t \tag{17-15}$$

以 $\lg(Y_\infty - Y)$ 对 t 作图为一直线，由斜率 $-\dfrac{K}{2.303}$ 即可求出 K 值，K 值的大小反应了溶出速度的快慢。

（二）对数正态分布模型

药物溶出曲线以单指数模型拟合时，在半对数坐标系中各点若不呈线性，可以试用对数正态分布模型拟合：

$$Y = \varphi \cdot \left[\frac{\lg t - \mu}{\sigma} \right] \tag{17-16}$$

式中，μ、σ 为对数正态分布模型的参数，μ 为对数均数，σ 为对数标准差。若制剂中药物的累积溶出百分率符合对数正态分布模型，则 μ、σ 可反映药物溶出过程的特征。通常 μ、σ 值大，药物溶出速度缓慢。

（三）威布尔（Weibull）分布模型

如果按单指数模型或对数正态分布模型拟合溶出曲线不能获得较好的线性关系，则可采用威布尔分布模型进行拟合，其分布函数为：

$$F(t) = \begin{cases} 1 - e^{-\frac{(t-\tau)^m}{t_0}} & t \geqslant \tau \\ 0 & t < \tau \end{cases} \qquad (17\text{-}17)$$

式中，$F(t)$ 为制剂中药物的累积溶出百分率（即上述两种模型中的 Y 值）；t 为溶出时间；t_0 为尺度参数，表示时间尺度；τ 为位置参数，可正可负，溶出试验常为正值或等于零，正值则表示时间延滞；m 为形状参数，表示曲线形状特征，为较重要的参数。$m=1$ 时，威布尔函数即为普通的指数函数；$m>1$ 时，曲线由上弯曲至某处向下呈"S"形；$m<1$ 时，开始曲线比单指数模型的曲线更陡直。

将式 17-17 经二次取对数整理后，得：

$$\ln\ln\frac{1}{1-F(t)} = m \cdot \ln(t-\tau) - \ln t_0 \qquad (17\text{-}18)$$

以 $\ln\ln\dfrac{1}{1-F(t)}$ 对 $(t-\tau)$ 作图可得一直线，由实验数据可拟合出药物溶出 50％ 所需时间（T_{50}）、溶出 63.2％ 所需时间（T_d）及形状参数（m）等溶出参数。

如果用上述方法拟合曲线均不能获得较满意的线性关系时，也可直接以药物的累积溶出百分率对时间作图，得到的曲线如图 17-2 所示，由曲线直接寻找参数。该方法简便易行，又不需要数学处理，能反应实际情况，因此经常使用。由溶出曲线可得到下列参数：①Y_∞，即溶出最大值；②T_{50}，即药物溶出 50％ 所需时间；③累积溶出百分率-时间曲线下面积；④T_m，即出现累积溶出百分率最高的时间。

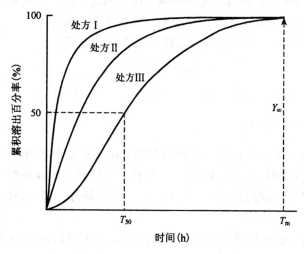

图 17-2　不同处方制剂的累积溶出百分率-时间曲线

（四）缓释、控释制剂体外释放曲线的拟合

缓释、控释制剂体外释放曲线拟合时，可根据具体情况选择适当的释放模型，将测定的累积释放数据进行曲线拟合并求取释放参数。体外释放模型包括零级、一级释放模型，Higuchi 方程，Ritger-Peppas 模型等；也可以使用 Weibull 分布模型及对数正态分布模型。

1. 零级释放模型

$$Y = K_r^0 \cdot t \tag{17-19}$$

式中，Y 为药物在 t 时间的累积释放百分数；K_r^0 为零级释放速度常数。

2. 一级释放模型

$$\lg(Y_\infty - Y) = \lg M - \frac{K_r^1}{2.303}t \tag{17-20}$$

式中，Y_∞ 为药物的最大累积释放百分数；K_r^1 为一级释放速度常数；M 为常数。

3. Higuchi 方程　此方程系 Higuchi 于 1961～1963 年提出。他从骨架型固体制剂中药物释放速度理论分析而得。有以下两个方程：

（1）均一性骨架型固体制剂中，单位面积药物的释放量 Q 与时间 t 的关系为：

$$Q = \sqrt{D \cdot (2A - C_s) \cdot C_s \cdot t} \tag{17-21}$$

式中，D 为药物在均一骨架制剂中的扩散系数；A 为单位体积骨架中药物的含量；C_s 为药物在骨架制剂中的溶解度。

（2）在非均一多孔道骨架型固体制剂中，Q 与时间 t 的关系为：

$$Q = \sqrt{\frac{D \cdot \varepsilon}{\tau} \cdot (2A - \varepsilon \cdot C_s) \cdot C_s \cdot t} \tag{17-22}$$

式中，D 为药物在渗透液中的扩散系数；τ 为孔道的曲折率（约等于 3）；A 为单位体积骨架制剂中总药物量；C_s 为药物在渗透液中的溶解度；ε 为骨架的孔隙率。

式 17-21 适用于逐步受溶蚀而释放药物到周围介质中的均一性骨架制剂；而式 17-22 适用于多孔性骨架制剂，因此在公式中增加了孔隙率与曲折率两个参数。

上述两个方程中释药量（Q）与时间（t）的平方根呈线性关系：

$$Q = K_H \cdot t^{\frac{1}{2}} \tag{17-23}$$

式中，K_H 为 Higuchi 系数；在式 17-25 中，$K_H = [D \cdot (2A - C_s) \cdot C_s]^{\frac{1}{2}}$；在式 17-26 中，$K_H = \left[\dfrac{D \cdot \varepsilon}{\tau} \cdot (2A - \varepsilon \cdot C_s) \cdot C_s\right]^{\frac{1}{2}}$。

Higuchi 方程常应用于一些药物的缓释制剂或微球、微囊等制剂的释放研究。曲线拟合步骤为：①从实验数据中计算出各时间相应的累积释药量；②确定各释药量及相应的时间平方根值；③将释药量对时间平方根值作图，若为一直线，则说明该组数据可用 Higuchi 方程处理，并由该方程斜率求得 K_H 值。

4. Ritger-Peppas 模型　该模型是 20 世纪 80 年代由 Ritger 和 Peppas 在大量试验基础上总结出来的。即：

$$\frac{M_t}{M_\infty} = kt^n \tag{17-24}$$

式中，$\dfrac{M_t}{M_\infty}$ 为药物在 t 时间的累积释放分数，以百分率表示；k 为常数，是反映释放速度大小的重要参数，该常数随不同药物或不同处方以及不同释放条件而变化；n 为释放参数，为 Ritger-Peppas 方程中表示释放机制的特征参数，与制剂骨架的性状有关。

对于圆柱形制剂，当 $n<0.45$ 时，服从 Fick 扩散；当 $n>0.89$ 时，为骨架溶蚀机制；当 $0.45<n<0.89$ 时，为非 Fick 扩散机制，药物释放机制为混合型，即释放为药物的扩散和骨架溶蚀双重机制。此外，n 值也可反映出药物释放动力学方面的情况，当 $n>0.66$ 时，药物即以零级动力学释放为主，而当 $n=1$ 时，药物释放完全呈现零级动力学。

5. 缓释、控释制剂体外释放度标准的制定　缓释、控释制剂体外释放试验应将释药全过程的数据作累积释放率-时间曲线（即释药速度曲线图），以反映释药速度的变化特征，制订合理的释放度取样时间点。如《中国药典》缓释、控释制剂指导原则中要求缓释制剂应从释药速度曲线图中至少选出三个取样时间点。缓释、控释制剂通常可按以下规律设计释放度标准：第一个取样时间为 1/4 给药间隔，释放量为 20%～50%；第二个取样时间为 1/2 给药间隔，释放量为 45%～75%；第三个取样时间在 1/2 至 1 个给药间隔之间，释放量应不少于 75%。

此外，在缓释、控释制剂体外释药研究中应注意，由于固体制剂口服后在胃内的停留时间约为 2h，普通制剂在胃内迅速崩解释放药物，而缓释、控释制剂在体内释药时间较长，经过 pH 值接近 1 的胃到 pH 值约 7.4 的小肠远端。为了能表明体内吸收特征，应对释放速度的 pH 依赖性进行研究。因此，缓释、控释制剂的体外释药研究最好进行在 pH 值 1～8 范围内的 pH 值对释放速度影响的试验，绘制时间-pH 值-释放量三维释放曲线图。

四、体内外试验相关性评价

世界各国药品质量监督、检验及研究机构经过努力探索，证明了体外溶出（释放）试验简单、方便，在一定程度上可以预测药物制剂在体内的生物利用度和临床疗效，但前提条件是溶出度测定方法和条件必须合理，即体外溶出度与体内生物利用度两者间必须存在良好的相关性。因此，寻找体内外数据的相关性是溶出度测定的重要目标之一。

根据美国 FDA 药品评价和研究中心（CDER）的定义，体内外相关性（*in vitro-in vivo correlation*）指的是用以描述某一制剂（通常是缓释、控释制剂）的体外特征与体内反应（如血浆药物浓度或吸收的药物总量）间相关关系的一种预测性数学处理（数学模型）。体内外相关性反映的是制剂整个体外溶出曲线与整个体内血药浓度-时间曲线之间的关系。一种制剂只有当体内外特征具有相关性，才能通过体外溶出曲线预测体内情况。建立和评价体内外相关性的主要目的在于，能依据体外数据预测给药后整个时段内的体内数据，并有可能通过研究不同制剂的体外溶出度来替代体内生物等效性的验证。

研究已证明，不少药物的固体制剂其体外溶出试验参数与生物利用度参数具有一定的相关性，主要体现在体外释放时间点（如 t_{50}、t_d）以及释放度等参数与体内药动学参数（如 C_{max}、t_{max}、AUC）之间存在相关性。如苯妥英钠胶囊 30min 的溶出百分率（F_{30}）与血药浓度达峰时间 t_{max} 存在相关性，其回归方程为 $t_{max}=6.722-0.038 \cdot F_{30}$，相关系数 $r=-0.944$。

缓释、控释制剂体外与体内试验的相关性常通过室模型依赖法（包括 Wagner-Nelson 法和 Loo-Rielgeman 法）、逆卷积分法等来评价。

Wagner-Nelson 法在单室模型中已详细介绍，其重要特征是吸收过程不必进行模型假设，但仅适用于单室模型药物。大多数缓释制剂的吸收模型都可用这一方法来确定。其药物

吸收分数 $f(t)$ 的表达式为：

$$f(t) = \frac{C_t + k \int_0^t C\mathrm{d}t}{k \int_0^\infty C\mathrm{d}t} \times 100\%$$ (17-25)

两室模型药物可用 Loo-Riegelman 求得不同时间药物的吸收分数，该法是基于吸收的药量等于血浆中药物量、周边室的药物量与已消除药物量的总和的原理建立的。则吸收分数为：

$$f(t) = \frac{C_t + k_{10} \int_0^t C\mathrm{d}t + \dfrac{(X_P)_t}{V_C}}{k_{10} \int_0^\infty C\mathrm{d}t} \times 100\%$$ (17-26)

式中，C_t 和 $(X_P)_t$ 分别为 t 时间的血药浓度和周边室药物量。

以不同时间的 $f(t)$ 值为因变量，体外药物累积释放百分率为自变量作函数关系图或用最小二乘法线性回归求得相关系数，其相关系数 $r \geqslant 0.95$ 时，通常可以判断体外溶出和体内吸收具有较好的相关性，即释放度测定方法和条件基本可行，能在一定程度上控制药物制剂的内在质量。

第十八章
制剂的生物等效性评价

第一节　生物等效性概念

临床应用中发现，相同剂型不同厂家生产的同类药品，其生物利用度有时会存在显著差异；甚至有些药品即使同一厂家生产的不同批号，使用相同的给药方式和给药剂量，它们的吸收速度与程度也不相同。因此需要采用生物等效性来评价药物制剂临床应用中的实际效果。

生物等效性（bioequivalence，BE），是指一种药物的不同制剂在相同的试验条件下，给予相同剂量，反映其吸收程度和速度的主要药物动力学参数无统计学差异。此外，若不同制剂吸收速度差别没有临床意义，吸收速度不同而吸收程度相同时，也可认为生物等效。

通常意义的生物等效性研究是指采用生物利用度的研究方法，以药动学参数为终点指标，根据预先确定的等效标准和限度进行的比较研究。在药动学方法确实不可行时也可考虑以临床综合疗效、药效学指标或体外试验指标等进行比较性研究，但需充分证实所采用的方法具有科学性和可行性。

药学等效性（pharmaceutical equivalence）与生物等效性不同，如果两个制剂含等量的相同活性成分，具有相同的剂型，符合同样的或可比较的质量标准，则可认为是药学等效。但药学等效不一定意味着生物等效，因为辅料的不同、生产工艺差异等剂型因素的影响都可能导致药物溶出或吸收行为的改变。

生物利用度和生物等效性都是评价药物制剂质量的重要指标，但侧重点不同。生物利用度强调的是药物成分达到体循环的相对数量和速度，是新药研究过程中选择合适给药途径和确定给药方案的重要依据之一。生物等效性则强调以预先确定的等效标准和限度进行的比较，是保证含同一药物的不同制剂体内动力学行为一致性的依据，也是判断后续研发产品是否可替代已上市药品使用的依据。

在药物研发的不同阶段生物利用度和生物等效性具有不同的作用。在新药研究阶段，为了确定新药的处方和工艺的合理性，要进行生物利用度研究。新制剂及新剂型开发过程中，要对拟上市的制剂进行生物利用度研究以确定剂型的合理性；通过与原剂型比较研究确定给药剂量；通过生物等效性研究证明新剂型与原剂型是否生物等效。在临床试验过程中，通过生物等效性研究，验证同一药物制剂不同时期产品质量是否前后一致。在仿制生产已有国家标准的药物时，可通过生物等效性研究，考察仿制产品对原创药是否具有疗效的可替代性。另外，在药品批准上市后，如处方组成成分、比例以及工艺等出现一定程度的变更时，也需要根据产品变化的程度来确定是否进行生物等效性研究，以考察变更前后产品是否生物等效。

第二节　生物利用度及生物等效性试验原则与方法

一、受试者的选择

1. 受试者入选条件　受试者必须是自愿参加，一般情况应选择健康男性志愿者。妇科用药，选择健康女性志愿者；儿童用药应以健康成人作为受试者；试验药品可能引起受试者的躯体依赖性反应时，则应选择需要该类药品治疗的患者；抗肿瘤药物或毒性大的药物可用临床病人作为受试者；有特殊作用的药品，应根据具体情况选择适当受试志愿者。通常，孕妇、儿童、有过敏史及近期用药者不宜选用。

一般情况下，受试者应具备以下条件：

（1）年龄　18～40 岁，同一批受试者年龄相差不超过 10 岁。

（2）性别　男性。

（3）体重　为标准体重，避免过重或过轻，组内体重差应小于 10kg。标准体重计算方法为：标准体重(kg)＝[身高(cm)－170]×0.6＋62；或标准体重(kg)＝[身高(cm)－80]×0.7。一般要求在标准体重的 ±10% 范围内。或以体重指数 BMI[BMI＝体重(kg)/身高(m)^2]为指标，BMI 应在 20～24 范围内。

（4）身体状况　受试者应不吸烟、不嗜酒；无心、肝、肾功能异常或消化道病史，无代谢异常病史；无过敏史；经体检，血压、心率、心电图、呼吸状况、肝功能、肾功能和血象无异常。特殊药品还应增加其他指标，如降血糖药物，应检查血糖值等。

（5）试验前两周内未服用任何其他药物。

（6）按照医学伦理要求，受试者应在了解试验内容、试验方法、药物特性、试验对受试者的要求及受试者权益的基础上，自愿签署受试者知情同意书。

2. 受试者例数与准备　为了保证统计结果的可信性，必须保证受试者有足够的例数。受试者例数一般为 18～24 例，特殊制剂以及个体差异大的制剂，应适当增加受试者的人数。

受试者在试验前 1 周开始停用任何药物。在试验前禁食过夜 12h，于次日晨空腹服药，受试制剂或参比制剂用 150～200ml 温开水吞服。服药后 2h 后可以自由饮水，4h 后按标准统一进餐。试验期间禁止吸烟（尼古丁影响胃运动），禁止喝含酒精饮料、茶和咖啡（含酒精和黄嘌呤类物质的饮料影响胃肠道生理），受试者避免剧烈运动（可使尿量减少，尿 pH 值降低，从而影响肾脏排泄）或卧床休息（影响胃肠道运动），直至试验结束。

二、试验药品的要求

1. 参比制剂　无论是绝对生物利用度还是相对生物利用度，都必须有标准参比制剂。参比制剂的安全性和有效性应合格，其质量将直接影响到生物利用度和生物等效性试验结果的可靠性。

进行绝对生物利用度研究时，需选择上市的同类药物的静脉注射剂作为标准参比制剂。

进行相对生物利用度研究时，首先考虑选择国内外已经上市的同类药物相同剂型的制剂或被仿制的原制剂作为参比制剂。若为完成特定研究目的，可选用相同药物的其他药剂学性质相近的上市剂型作为参比制剂，这类参比制剂亦应该是已上市的且质量合格的产品。

2. 受试制剂　进行生物利用度研究的受试制剂，应为符合临床应用质量标准的中试/生产规模的产品。应当在符合《药品生产质量管理规范》（GMP）条件的车间制备，制备过程应当严格执行 GMP 的要求；应符合国家食品药品监督管理局审定的药品标准并有质量检验报告。受试制剂与参比制剂含量不得相差 5％，或以实测含量计算。

3. 给药剂量　在生物利用度的研究中，给药剂量应与临床常用剂量一致。对一些剂量特别小，血药浓度很低，检测方法的灵敏度受限的药物制剂，可以适当增加剂量，但不得超过安全剂量。在超大剂量应用时，应密切观察，防止药物的不良反应给受试者带来不良影响。通常参比制剂和受试制剂的剂量应该一致。如果不能等量时，应说明原因，并在计算生物利用度时做剂量校正。

三、试验方法的要求

1. 试验设计　通常采用随机交叉试验设计，随机是要求受试者的来源与分组具有随机性，以及各组服药顺序的随机性。交叉试验则是同一受试者在不同时间分别服用受试制剂和参比制剂，其目的是为了克服个体差异对试验结果的影响。

当一个受试制剂与一个参比制剂进行试验时，为了减少不同试验周期和个体间差异对试验结果的影响，通常采用两制剂、双周期交叉试验。其试验安排见表 18-1。试验首先将受试者随机平均分成两组，一组先服受试制剂（T），后服参比制剂（R），顺序为 T/R；另一组先服参比制剂，后服受试制剂，即为 R/T；两次服药至少要间隔 7～10 个 $t_{1/2}$，通常应间隔 1 周或 2 周。半衰期长的药物，需要有更长的间隔时间，以保证每期试验后体内药物已充分被清洗。

表 18-1　　　　　　　　　　　　　两制剂、双周期的交叉试验设计

组别	周期	
	Ⅰ 期	Ⅱ 期
A	T	R
B	R	T

如果两种受试制剂（T1 和 T2）使用同一参比制剂（R）时，可用三制剂、三周期二重 3×3 拉丁方交叉试验设计，设计方案见表 18-2，每周期间隔时间同上。试验中每一受试者均接受三种制剂的试验，能尽量排除个体差异对试验结果的影响，而且三种制剂的 6 种组合顺序均在试验中出现，避免了用药顺序对结果可能产生的影响。

2. 取样点的确定　完整的血药浓度-时间曲线是生物利用度评价中计算药动学参数的必要条件，它应该包括吸收相（或吸收分布相）、平衡相及消除相，一般在吸收相取 2～3 个点，峰浓度附近至少需要取 3 个点，消除相取 3～5 个点。整个采样时间至少应为 3～5 倍

表 18-2　　　　　　　　　　　三制剂、三周期二重 3×3 拉丁方交叉试验设计

组别		A	B	C	D	E	F
	I 期	T1	T2	R	T1	R	T2
周期	II 期	T2	R	T1	R	T2	T1
	III 期	R	T1	T2	T2	T1	R

$t_{1/2}$，或持续取样至血药浓度为 $C_{\max}$ 的 1/10～1/20，$\dfrac{AUC_{0\to t}}{AUC_{0\to\infty}}$ 通常应当大于 80%。半衰期长的药物应适当增加采血点。多次给药研究中，对于一些已知生物利用度受昼夜节律影响的药物，则应该连续 24h 取样。

3. 生物样品的检测及要求　生物样品中药物及代谢产物的测定方法应选择灵敏度高、专属性强、精密度好、准确度高的分析方法。检测方法的确证主要考虑线性范围与线性程度、选择性、最低定量限、精密度、准确度、样品稳定性、提取回收率等。生物样品分析方法确证完成后，方可测试未知样品。每个未知样品一般测定一次，必要时可进行复测。每批生物样品测定时应建立新的标准曲线，并随行测定高、中、低三个浓度的质控样品，每个浓度至少双样本，并应均匀分布在未知样品测试顺序中。当一批未知样品数目较多时，应增加各浓度质控样品数，使质控样品数大于未知样品总数的 5%。质控样品测定结果的偏差一般应小于 15%，低浓度点偏差一般应小于 20%，最多允许 1/3 的质控样品结果超过上述限度，但不能出现在同一浓度质控样品中。如质控样品测定结果不符合上述要求，则该批样品测试结果作废。

四、异常值的考虑

在生物等效性研究中，异常值是指受试者一个或多个药动学参数出现异常的情况。异常值的出现可能由下列原因引起：①产品不合格，如试验制剂同一批产品之间释放或溶出特性存在显著差异。②由于亚群（subpopulation）的存在，出现异常值的受试者所代表的一类人在人群中所占比例较低。当出现异常值的时候，原则上不能随意将其去掉。当确定出现一个或多个异常值后，应该提供除去异常值的科学依据或合理的解释。

第三节　生物等效性评价的统计学方法

一、等效性检验标准

目前各国实施的标准不完全相同，主要差别在于 $C_{\max}$ 等效范围，例如美国 FDA 为 80%～125%，与 AUC 相同；欧盟 EMEA 同样为 80%～125%，但允许在特定的情况下扩大为 75%～133%，同时要求对安全范围窄的药物适当缩小范围。在我国，通常制剂生物等效的标准为：供试制剂与参比制剂的 AUC 对数比值的 90% 可信限在 80%～125% 置信区间

内；供试制剂与参比制剂的 C_{max} 对数比值的 90% 可信限在 70%～143% 置信区间内（较上述国家为宽，实际上已将药物的高变异因素考虑在内）；供试制剂与参比制剂的 AUC、C_{max} 的双向单侧 t 检验均得到 $P < 0.05$ 的结果，$t_1 \geq t_{1-\alpha}(v)$ 与 $t_2 \geq t_{1-\alpha}(v)$ 同时成立；t_{max} 经非参数法检验无差异，则供试制剂与参比制剂具有生物等效性，供试制剂与参比制剂为生物等效制剂。

二、常用统计学方法

通过生物利用度试验，获得可以用于制剂间生物等效性评价的主要药动学参数 $AUC_{0 \to t}$ 或 $AUC_{0 \to \infty}$、C_{max}、t_{max} 等，这些指标经生物等效性统计分析后，即可获得制剂间是否生物等效的结论。

由于一些统计方法要求实验数据呈正态分布，而参数 AUC 和 C_{max} 等趋于偏态分布，接近于对数正态分布，在分析之前要进行相应的对数转换才能基本符合要求。

评价生物等效性常用的统计方法有方差分析法、贝叶斯分析法、韦斯特克分析法、双单侧 t 检验法和 $(1-2\alpha)$% 置信区间法等。主要药物动力学参数（t_{max} 除外）经对数转换后，以多因素方差分析进行显著性检验，然后用双单侧 t 检验和计算 90% 置信区间的统计分析方法来评价和判断制剂间的生物等效性；对于 t_{max} 则一般应用非参数检验法中的秩和检验。

1. 方差分析法（ANOVA）　方差分析是差异性检验，检验均值间有无差异，可用于评价药物制剂间、个体间、周期间和服药顺序间的差异。在生物等效性研究中，方差分析应用的条件可解释为：①受试者选择与分组的随机性；②受试制剂组与参比制剂组的误差来源和影响因素相等或相当；③误差的作用具有可加性且不交互影响；④评价指标为正态分布。

设定无效假设为两药无差异，备择假设为两药有差异。通常在把握度（$1-\alpha$）为 80%，$\alpha = 0.2$，显著性水平为 0.05 条件下将经过对数转换的数据进行分析处理，得出个体间、制剂间、周期间 F 值。依据 F 值的相应自由度，查方差分析用 F 值表，得出个体间、制剂间、周期间的 $F_{0.05}$。当 F 值大于 $F_{0.05}$，则有 $P < 0.05$，认为两者差异有统计意义，但不一定不等效。若所得结果为 $P > 0.05$，则认为两药差异无统计意义，但并不能认为两者相等或相近。另外，方差分析可提示误差来源，为双单侧 t 检验计算提供误差值。

需要注意的是，因方差分析的结果受样本大小、个体差异及实验设计的合理性等因素的影响，方差分析为显著性检验，不是等效性检验。因此除非在理想的情况下，才可评价药物的等效性。

2. 双单侧 t 检验法（two one-sided test）　双单侧 t 检验法用于可信性检验，确定受试制剂与参比制剂生物利用度参数平均值的差异是否在允许范围内。双单侧 t 检验法进行等效性检验是国际上通行的标准方法，用于新药的生物等效性研究。双单侧 t 检验的假设为：

无效假设 H_0：
$$\overline{X}_T - \overline{X}_R \leq \ln r_1 \tag{18-1}$$
$$\overline{X}_T - \overline{X}_R \geq \ln r_2 \tag{18-2}$$

备选假设 H_1：
$$\overline{X}_T - \overline{X}_R > \ln r_1 \tag{18-3}$$

$$\overline{X}_{\mathrm{T}} - \overline{X}_{\mathrm{R}} < \ln r_2 \tag{18-4}$$

式中，$\overline{X}_{\mathrm{T}}$ 与 $\overline{X}_{\mathrm{R}}$ 分别为受试制剂与参比制剂 AUC 和 $C_{\max}$ 的对数均值；r_1 与 r_2 分别为生物等效的低侧界限和高侧界限，当检验参数为经对数转换的 AUC 时，r_1 和 r_2 分别为 0.8 和 1.25；当检验参数为经对数转换的 $C_{\max}$ 时，则 r_1 和 r_2 分别为 0.7 和 1.43。

检验统计量为：

$$t_1 = \frac{(\overline{X}_{\mathrm{T}} - \overline{X}_{\mathrm{R}}) - \ln r_1}{\dfrac{s}{\sqrt{n/2}}} \tag{18-5}$$

$$t_2 = \frac{\ln r_2 - (\overline{X}_{\mathrm{T}} - \overline{X}_{\mathrm{R}})}{\dfrac{s}{\sqrt{n/2}}} \tag{18-6}$$

式中，s 为样本误差均方的平方根；n 为样本数。按假设检验理论，t_1 和 t_2 均服从自由度 $\upsilon = n-2$ 的 t 分布，临界值 $t_{1-\alpha}(\upsilon)$ 可由 t 单侧分位表得到，当 $t_1 \geqslant t_{1-\alpha}(\upsilon)$ 与 $t_2 \geqslant t_{1-\alpha}(\upsilon)$ 同时成立，说明受试制剂没有超过规定的参比制剂的高限和低限，因此拒绝 H_0，接受 H_1，即认为两种制剂生物等效。

3. 90%置信区间分析　生物等效性分析中常用 90% 置信区间分析，其公式为：

$$\overline{X}_{\mathrm{T}} - \overline{X}_{\mathrm{R}} \pm t_{0.1}(\upsilon) \times s\sqrt{2/n} \tag{18-7}$$

式中 $t_{0.1}(\upsilon)$ 由 t 值表查得，计算结果为受试制剂与参比制剂的药动学参数比值的 90% 置信区间对数值。因此计算值需经反对数转换方可表示受试制剂与参比制剂的药动学参数比值 90% 可能存在的范围。

4. 非参数检验法　一般认为，$t_{\max}$ 的分布性质是未知的，有时其数据太偏离正态分布，因此一般用非参数方法中的秩和检验对 $t_{\max}$ 进行分析，从而可以对显著水平做一个快速的近似估计。

设有 m 对实验数据 (X_i, Y_i)，$i=1, 2, 3, \cdots\cdots, m$

假设　H_0：试验制剂与参比制剂的 $t_{\max}$ 无差异

　　　　H_1：H_0 不成立

（1）编秩　将成对数据 (X_i, Y_i) 之差的绝对值按从小到大的次序排列，为零者不列入，并规定排列的序号为该差值的秩。如果有两对或两对以上数据之差的绝对值相等，则以其对应的序号的平均值赋秩。

（2）求秩和 T　分别计算正负符号秩的和，其中绝对值较小的记作 T。

（3）比较判断　根据数据的对数 n（成对数据之差为 0 者不计）及检验水平 α，查符号秩检查表得到临界值 T_0，当 $T \leqslant T_0$ 时，拒绝 H_0，认为试验制剂与参比制剂的 $t_{\max}$ 存在显著差异。

秩和检验虽然考虑到了 $t_{\max}$ 的分布特点，但它只是一种差异性检验而非等效性检验。因此，对于两种制剂 $t_{\max}$ 存在差异的情况，秩和检验法能做出两制剂 $t_{\max}$ 存在差异的统计判断。而对于两种制剂 $t_{\max}$ 统计分析的目的是生物等效性检验时，秩和检验法仅能做出尚不能认为两制剂 $t_{\max}$ 存在差异的统计判断，并不能得到两制剂在 $t_{\max}$ 上生物等效的统计结论。

三、研究实例

为了考查仿制的苯磺酸氨氯地平片（T）与某制药有限公司生产的苯磺酸氨氯地平片（R）是否生物等效，对 20 名健康男性受试者单剂量口服 5mg 苯磺酸氨氯地平后的血药浓度-时间数据进行分析，计算的主要药物动力学参数列于表 18-3，进行生物等效性评价。

表 18-3 　　　　　　　　受试者单剂量口服苯磺酸氨氯地平的药动学参数

受试者	服药顺序	C_{max} (ng/ml)		t_{max} (h)		$AUC_{0 \to t}$ (ng·h/ml)		F_1 %
		T	R	T	R	T	R	
1	T/R	4.50	4.88	5	6	243.86	256.36	94.9%
2	T/R	5.19	5.40	8	6	223.36	228.92	91.9%
3	T/R	3.55	3.62	6	5	233.09	223.33	104.0%
4	T/R	3.65	3.45	6	4	121.35	140.32	85.3%
5	T/R	3.31	2.81	6	12	182.15	96.14	181.9%
6	T/R	3.53	4.21	6	6	172.59	216.96	78.4%
7	T/R	2.75	2.54	6	8	132.59	134.69	92.9%
8	T/R	3.03	2.94	8	8	147.56	166.94	83.1%
9	T/R	2.54	2.38	6	6	109.60	103.45	101.0%
10	T/R	3.08	2.01	6	6	123.25	130.00	87.8%
11	R/T	3.63	3.57	6	6	135.88	155.67	94.8%
12	R/T	3.40	3.54	8	6	190.86	183.84	104.7%
13	R/T	3.62	4.28	6	6	169.38	199.25	86.8%
14	R/T	3.90	5.26	6	4	216.26	258.33	87.5%
15	R/T	3.15	3.88	8	8	151.16	197.26	72.6%
16	R/T	3.59	3.53	6	8	164.33	192.27	87.6%
17	R/T	2.88	2.92	5	5	122.94	112.04	106.7%
18	R/T	2.67	2.60	8	8	110.66	128.11	78.0%
19	R/T	2.37	3.28	24	6	135.80	151.51	99.1%
20	R/T	2.87	3.48	8	4	127.87	184.52	72.2%
均数		3.36	3.53	7.4	6.4	160.73	173.00	94.6%
$\pm s$		0.67	0.93	4.0	1.9	42.07	48.87	22.9%

（一）$AUC_{0\to t}$ 的等效性评价

1. 方差分析 将表 18-3 中 $AUC_{0\to t}$ 值对数转换（$\ln AUC_{0\to t}$）后，按交叉试验设计的方差分析方法进行分析，结果列于表 18-4 与表 18-5。

表 18-4 $AUC_{0\to t}$ 测试结果与数据处理（1）

受试者	周期	试验制剂 T		参比制剂 R		F（%）
		AUC_T	$\ln AUC_T$（X_T）	AUC_R	$\ln AUC_R$（X_R）	
1	T/R	243.86	5.4966	256.36	5.5466	94.9%
2	T/R	223.36	5.4088	228.92	5.4334	91.9%
3	T/R	233.09	5.4514	223.33	5.4087	104.0%
4	T/R	121.35	4.7987	140.32	4.9439	85.3%
5	T/R	182.15	5.2048	96.14	4.5658	181.9%
6	T/R	172.59	5.1509	216.96	5.3797	78.4%
7	T/R	132.59	4.8873	134.69	4.9030	92.9%
8	T/R	147.56	4.9942	166.94	5.1776	83.1%
9	T/R	109.60	4.6968	103.45	4.6391	101.0%
10	T/R	123.25	4.8142	130.00	4.8675	87.8%
11	R/T	135.88	4.9118	155.67	5.0477	94.8%
12	R/T	190.86	5.2515	183.84	5.2141	104.7%
13	R/T	169.38	5.1321	199.25	5.2946	86.8%
14	R/T	216.26	5.3765	258.33	5.5542	87.5%
15	R/T	151.16	5.0183	197.26	5.2845	72.6%
16	R/T	164.33	5.1019	192.27	5.2589	87.6%
17	R/T	122.94	4.8117	112.04	4.7189	106.7%
18	R/T	110.66	4.7065	128.11	4.8529	78.0%
19	R/T	135.80	4.9112	151.51	5.0207	99.1%
20	R/T	127.87	4.8510	184.52	5.2178	72.2%
均值		160.73	5.0488	173.00	5.1165	90.1%
总和			100.9762		102.3296	

表 18-5 AUC_{0-t} 测试结果与数据处理（2）

受试者	$(X_T)^2$	$(X_R)^2$	$(X_T+X_R)^2$	周期 1（P_1）	周期 2（P_2）
1	30.2126	30.7648	121.9523	5.4966	5.5466
2	29.2551	29.5218	117.5533	5.4088	5.4334
3	29.7178	29.2540	117.9418	5.4514	5.4087
4	23.0275	24.4422	94.9183	4.7987	4.9439
5	27.0899	20.8465	95.4646	5.2048	4.5658
6	26.5318	28.9412	110.8935	5.1509	5.3797
7	23.8857	24.0394	95.8500	4.8873	4.9030
8	24.9420	26.8075	103.4655	4.9942	5.1776
9	22.0599	21.5213	87.1590	4.6968	4.6391
10	23.1765	23.6926	93.7353	4.8142	4.8675
11	24.1258	25.4793	99.1916	5.0477	4.9118
12	27.5783	27.1868	109.5288	5.2141	5.2515
13	26.3385	28.0328	108.7161	5.2946	5.1321
14	28.9068	30.8491	119.4802	5.5542	5.3765
15	25.1833	27.9259	106.1477	5.2845	5.0183
16	26.0294	27.6560	107.3462	5.2589	5.1019
17	23.1525	22.2680	90.8323	4.7189	4.8117
18	22.1511	23.5506	91.3821	4.8529	4.7065
19	24.1199	25.2074	98.6426	5.0207	4.9112
20	23.5322	27.2254	101.3807	5.2178	4.8510
总和	511.0166	525.2126	2071.5819	102.3680	100.9378

校正因子：

$$C = \frac{\left(\sum X_T + \sum X_R\right)^2}{40} = \frac{(100.9762 + 102.3296)^2}{40} = 1033.3312$$

总离差平方和：

$$SS_{总} = \sum (X_T)^2 + \sum (X_R)^2 - C = 511.0166 + 525.2126 - 1033.3312 = 2.8980$$

个体间离差平方和：

$$SS_{个体间} = \frac{\sum (X_T + X_R)^2}{2} - C = \frac{2071.5819}{2} - 1033.3312 = 2.4598$$

周期间离差平方和：

$$SS_{周期间} = \frac{\left(\sum P_1\right)^2 + \left(\sum P_2\right)^2}{20} - C = \frac{102.3680^2 + 100.9378^2}{20} - 1033.3312 = 0.0511$$

制剂间离差平方和：

$$SS_{制剂间} = \frac{(\sum X_T)^2 + (\sum X_R)^2}{20} - C = \frac{100.9762^2 + 102.3296^2}{20} - 1033.3312 = 0.0458$$

误差离差平方和：

$$SS_{误差} = SS_{总} - SS_{个体间} - SS_{周期间} - SS_{制剂间} = 2.8980 - 2.4598 - 0.0511 - 0.0458 = 0.3413$$

各因素的自由度：

$$df_{总} = 40 - 1 = 39 ; \quad df_{个体间} = 20 - 1 = 19 ; \quad df_{周期间} = 2 - 1 = 1 ;$$

$$df_{制剂间} = 2 - 1 = 1 ; \quad df_{误差} = 39 - 19 - 1 = 18$$

均方 $MS = \dfrac{SS}{df}$，因此：

$$MS_{个体间} = \frac{2.4598}{19} = 0.1295 ; \quad MS_{周期间} = \frac{0.0511}{1} = 0.0511$$

$$MS_{制剂间} = \frac{0.0458}{1} = 0.0458 ; \quad MS_{误差} = \frac{0.3413}{18} = 0.0190$$

统计量：

$$F_{个体间} = \frac{MS_{个体间}}{MS_{误差}} = \frac{0.1295}{0.0190} = 6.8158$$

$$F_{周期间} = \frac{MS_{周期间}}{MS_{误差}} = \frac{0.0511}{0.0190} = 2.6895$$

$$F_{制剂间} = \frac{MS_{制剂间}}{MS_{误差}} = \frac{0.0458}{0.0190} = 2.4105$$

依据 F 值及误差的相应自由度，查方差分析用 F 值表，得：

$$F_{0.05(1,18)} = 4.41, \ F_{制剂间} = 2.4105 < 4.41$$

$$F_{0.05(1,18)} = 4.41, \ F_{周期间} = 2.6895 < 4.41$$

$$F_{0.05(19,18)} = 2.20, \ F_{个体间} = 6.8158 > 2.20$$

当 F 值大于 $F_{0.05}$ 时认为差异有统计意义，所以对于 $AUC_{0 \to t}$，试验制剂与参比制剂间、试验周期间的差异没有统计意义，仅个体间存在显著差异（$P < 0.1$）。方差分析结果见表 18-6。上述计算比较复杂，可以采用计算机处理，直接输入有关数据，即可得出结果，以上数据经计算机处理其结论一致。

表 18-6　　　　　$AUC_{0 \to t}$ 经对数转换（$\ln AUC_{0 \to t}$）后方差分析结果

误差来源	SS	df	MS	F	临界值
个体间	2.4598	19	0.1295	6.8158	$F_{0.05(19,18)} = 2.20$
周期间	0.0511	1	0.0511	2.6895	$F_{0.05(1,18)} = 4.41$
制剂间	0.0458	1	0.0458	2.4105	$F_{0.05(1,18)} = 4.41$
误差	0.3413	18	0.0190		
总变异	2.8980	39			

2. 双单侧 t 检验　$AUC_{0 \to t}$ 的对数均值分别为 $\overline{X}_T = 5.0488$ 和 $\overline{X}_R = 5.1165$；并将

$s=\sqrt{0.0184}=0.1356$，$n=20$，$r_1=0.8$，$r_2=1.25$ 代入式 18-5 和式 18-6，求得：

$$t_1 = \frac{(\overline{X}_T - \overline{X}_R) - \ln r_1}{\frac{s}{\sqrt{n/2}}} = 3.63$$

$$t_2 = \frac{\ln r_2 - (\overline{X}_T - \overline{X}_R)}{\frac{s}{\sqrt{n/2}}} = 6.78$$

由 v（自由度）$=20-2=18$，$\alpha=0.05$，查 t 值表（单侧），得 $t_{1-0.05}(18)=1.73$。t_1 和 t_2 均大于 1.73，接受生物等效的假设检验，即两制剂吸收程度生物等效。

3. 90％置信区间法 根据式 18-7，查 t 值表，得 $t_{0.1}(18)=1.734$，则

上限：$-0.0677+1.734\times0.1356\times\sqrt{2/20}=0.0066$，其反对数为 1.0067

下限：$-0.0677-1.734\times0.1356\times\sqrt{2/20}=-0.1421$，其反对数为 0.8676

即受试制剂与参比制剂 $AUC_{0\rightarrow t}$ 比值的 90％置信区间为 86.76％～100.67％，在 80％～125％的范围之内。结果表明，以 $AUC_{0\rightarrow t}$ 为评价指标，试验制剂与参比制剂生物等效。

（二）C_{max} 等效性评价

1. 方差分析 将表 18-3 中 C_{max} 值进行对数转换（$\ln C_{max}$），得 X_T 和 X_R；按交叉试验设计的方差分析方法进行分析，结果见表 18-7。方差分析结果显示，两制剂间无显著性差异。

表 18-7　　　　　　　　　　　C_{max} 经对数转换（$\ln C_{max}$）后的方差分析结果

误差来源	SS	df	MS	F	临界值
个体间	1.7537	19	0.0923	8.1681	$F_{0.05(19,18)}=2.20$
周期间	0.0794	1	0.0794	7.0265	$F_{0.05(1,18)}=4.41$
制剂间	0.0149	1	0.0149	1.3186	$F_{0.05(1,18)}=4.41$
误差	0.2034	18	0.0113		
总变异	2.0514	39			

2. 双单侧 t 检验 C_{max} 的对数均值分别为 $\overline{X}_T=1.1946$ 和 $\overline{X}_R=1.2286$；并将 $s=\sqrt{0.0113}=0.1063$，$n=20$，$r_1=0.7$，$r_2=1.43$ 代入式 18-5 和式 18-6，求得：

$$t_1 = \frac{(\overline{X}_T - \overline{X}_R) - \ln r_1}{\frac{s}{\sqrt{n/2}}} = 9.59$$

$$t_2 = \frac{\ln r_2 - (\overline{X}_T - \overline{X}_R)}{\frac{s}{\sqrt{n/2}}} = 11.65$$

由 $v=20-2=18$，$\alpha=0.05$，查 t 值表（单侧），得 $t_{1-0.05}(18)=1.73$。t_1 和 t_2 均大于 1.73，接受生物等效的假设检验。表明以 C_{max} 为评价指标，试验制剂与参比制剂生物等效。

3. 90％置信区间 根据式 18-7，查 t 值表 $t_{0.1}(18)=1.734$，则

上限：$-0.0340+1.734\times0.1063\times\sqrt{2/20}=0.0243$，其反对数为 1.0246

下限：$-0.0340-1.734\times0.1063\times\sqrt{2/20}=0.0923$，其反对数为 1.0967

即受试制剂与参比制剂 C_{max} 比值的 90% 置信区间为 102.46%～109.67%，在 80%～125% 的范围之内。结果表明，以 C_{max} 为评价指标，试验制剂与参比制剂生物等效。

（三）t_{max} 等效性评价

对表 18-3 中 t_{max} 值用非参数检验方法进行计算，结果列于表 18-8。

表 18-8　t_{max} 的非参数法计算过程和结果

受试者	T	R	差值 $d=T-R$	负号序值	正号序值
1	5	6	−1	1.5	
2	8	6	2		5.5
3	6	5	1		1.5
4	6	4	2		5.5
5	6	12	−6	10	
6	6	6	0		
7	6	8	−2	5.5	
8	8	8	0		
9	6	6	0		
10	6	6	0		
11	6	6	0		
12	8	6	2		5.5
13	6	6	0		
14	6	4	2		5.5
15	8	8	0		
16	6	8	−2	5.5	
17	5	5	0		
18	8	8	0		
19	24	6	18		11
20	8	4	4		9
			序值和	22.5	43.5

①编秩：本例中有 9 例受试者两制剂的 t_{max} 相同，其差值为"0"，实际上只有 11 例参加比较。故只需将这 11 对数据编秩，表中 1、3 对数据之差的绝对值均为 0.25，故取平均秩次为 $\frac{1+2}{2}=1.5$。其他依此类推。

②计算正、负符号秩的和值，取绝对值较小的为 T。

③比较判断：由 $n=11$，$\alpha=0.05$，查符号秩检验表得 $T_{0.05}(11)=11$。

因 $T=\min(43.5,22.5)=22.5>T_{0.05}(11)=11$，$P>0.05$。表明受试制剂与参比制剂的 t_{max} 无显著差异。

（四）生物等效性评价结论

20 名受试者口服 5mg 苯磺酸氨氯地平受试制剂（片剂）后，t_{max} 为 7.4±4.0（h），C_{max} 为 3.36±0.67（ng/ml），$AUC_{0 \to t}$ 为 160.73±42.07（ng·h/ml）；口服某制药有限公司生产的苯磺酸氨氯地平片（参比制剂）后，t_{max} 为 6.4±1.9（h），C_{max} 为 3.53±0.93（ng/ml），$AUC_{0 \to t}$ 为 173.00±48.87（ng·h/ml）。经方差分析表明两种制剂的药物动力学参数无显著差异（$P>0.05$），进一步用双单侧 t 检验和 90% 置信区间法进行分析均显示两种制剂的 C_{max} 和 $AUC_{0 \to t}$ 生物等效，t_{max} 应用非参数法秩和检验也无显著差异。结果表明：两种制剂在吸收程度和吸收速度方面生物等效。

第四节　缓释、控释制剂的生物等效性评价

由于新研发的缓释、控释制剂相对于已有的市售制剂，可能改变了药物在体内的释放过程，从而影响到药物的吸收。为了确证缓释控释制剂的释药特性、多次给药血药浓度达稳态的速度与程度、稳态血药浓度的波动幅度，以及食物影响等情况，需要进行生物利用度与生物等效性研究。所选参比制剂一般应为国内外同类上市的缓释、控释制剂的主导产品，若系创新的缓释、控释制剂，则应选择国内外上市的同类普通制剂的主导产品为参比制剂。

在进行缓释、控释制剂生物等效性研究过程中，实验设计和结果评价与普通制剂都有所不同。一般要求应在单次给药和多次给药达稳态两种条件下进行。由于缓释、控释制剂释放时间长，可能受食物的影响较大（如食物改变胃肠道 pH 值、胃肠蠕动、胃空速率和肝血流量），因此必要时还应考虑食物对吸收的影响。

一、口服缓释、控释制剂生物等效性的研究方法

（一）单剂量给药双周期交叉试验

本试验的目的是在空腹条件下比较两种制剂（受试缓释、控释制剂和参比制剂）的吸收程度和吸收速度；确认受试制剂与参比制剂是否为生物等效，或是否具有缓释、控释特征。其试验设计方法和要求基本与普通制剂相同。

生物利用度与生物等效性评价可按下述方法处理：将服用受试制剂与参比制剂的每一个受试者的血药浓度-时间数据列表，计算血药浓度数据的平均值与标准差并作图。求算每一个受试者的药物动力学与生物利用度参数，并求出平均值与标准差；如 C_{max}、t_{max}、$AUC_{0 \to t}$、$AUC_{0 \to \infty}$ 和 F 值；并尽可能提供其他参数如平均滞留时间（MRT）等。

根据实验测定的参数，将受试缓释、控释制剂与参比缓释、控释制剂进行比较，当 AUC、C_{max} 符合生物等效性要求，以及 t_{max} 统计上无显著性差异时，则认为两种制剂生物等效。若受试缓释、控释制剂与普通制剂比较，AUC 符合生物等效性要求（80%～125%），则认为吸收程度生物等效；C_{max} 有所降低，t_{max} 有所延长，表明受试制剂具有缓释或控释特征。

（二）多剂量给药双周期交叉试验

本试验的目的是研究两种制剂（受试缓释、控释制剂与参比制剂）多次给药达稳态时药物的吸收程度与速度，以及稳态血药浓度的波动情况。实验过程可将受试者分为两组，采用随机交叉试验设计方法，多次服用受试制剂与参比制剂。

对于受试制剂，按照拟定的用药剂量和方法给药。对于参比制剂，给药方案应参照常规的临床用药剂量与方法。每日一次用药的缓释、控释制剂，受试者应在空腹12h以后晨间服药，服药后继续禁食2～4h；每日两次用药的制剂，首剂应空腹12h以后服药，服药后继续禁食2～4h，第二次应在餐前或餐后2h服药，服药后继续禁食2h。每次用250ml温开水送服，一般要求服药1～2h后，方可再饮水。

对于受试缓释、控释制剂，持续服药时间至少经过7倍半衰期后，连续测定至少3次谷浓度，以确定血药浓度是否达稳态。取样点最好安排在不同天的同一时间（一般最好为清晨），以抵消时辰对药物动力学的影响，且便于比较。达稳态后，在最后一次剂量间隔内，参照单剂量给药采样时间点设计，采取足够血样点，测定该间隔内稳态血药浓度-时间数据，计算有关药动学参数。两周期至少间隔7～10个半衰期，通常间隔1～2周。

参比制剂如为缓释、控释制剂，可参照上述方法给药及测定药动学参数。以普通制剂为参比制剂时，按常规用药剂量与方案给药，但每天总剂量应与受试缓释、控释制剂的剂量相等或相近。例如缓释、控释制剂（受试）每日1次、普通制剂（参比）每日2次，给药达稳态后，普通制剂以最后两次给药的血药浓度-时间曲线确定采样时间点；其 AUC 值实际上为两次给药后血药浓度-时间曲线下面积的总和，而稳态峰浓度、达峰时间及谷浓度则用两次给药的平均值。

生物利用度与生物等效性评价可按下述方法处理：①根据各受试者的血药浓度-时间数据，计算血药浓度平均值与标准差，列表并作图。②计算出各受试者在血药浓度达稳态时的 $(C_{ss})_{max}$、$(C_{ss})_{min}$、$\bar{C}_{ss}$、t'_{max}、$AUC_{0\rightarrow\tau}$ 及其他参数的均值与标准差；$(C_{ss})_{max}$、t'_{max} 一般采用实测值，$(C_{ss})_{min}$ 一般按最后一次剂量间隔服药前与 τ 时间实测谷浓度的平均值计算。③评价稳态时血药浓度的波动情况。④生物等效性评价的方法和要求与缓释、控释制剂单剂量给药相同。

需要注意的是，当缓释、控释制剂与普通制剂比较时，对于波动系数的评价，应结合缓释、控释制剂本身的特点具体分析。另外，对于不同的缓释、控释剂型，如结肠定位片、延迟释放片等，还应考虑剂型的特殊性来设计试验，增加相应考察指标以体现剂型特点。

二、缓释、控释制剂的体内评价

用于评价药物生物利用度和生物等效性的参数除了常规参数 AUC、C_{max} 和 t_{max} 外，吸收速度常数（k_a）、平均滞留时间（MRT）等也常用来评价缓释、控释制剂的体内过程。但使用 C_{max} 和 t_{max} 反映药物的吸收速度可能会出现较大误差，因为 C_{max} 和 t_{max} 为单个试验点数据，其准确程度受取样时间点的确定、表观分布容积等因素的影响，加之缓释、控释制剂的血药浓度-时间曲线一般达峰时间不明显，峰浓度多为平台状并维持较长时间，有时还伴有多峰现象。对于一些半衰期较长的药物，MRT 也不宜用于反映药物的吸收速度。

（一）血药浓度-时间曲线分析

通过研究缓释、控释制剂的生物利用度而获得的血药浓度-时间曲线应具有明显的缓释特性。通常缓释制剂的血药浓度-时间曲线为一级动力学曲线，有吸收峰，但相比普通制剂，缓释制剂的峰更加平坦，达峰时延长。普通制剂的峰浓度如果是希望的治疗浓度，则缓释制剂的峰浓度应与它无显著性差异。如果普通制剂的峰浓度太高，则缓释制剂的峰浓度应该比其低。一般控释制剂的血药浓度-时间曲线接近零级动力学曲线。控释制剂的达峰时间一般不明显，峰浓度为一平台状，这个平台可维持较长时间，然后缓慢降低。服用缓释、控释制剂后，开始一段时间应无不合理的突释现象。食物应不影响缓释、控释制剂的吸收。

（二）吸收曲线和吸收速度

吸收延长可反映缓释制剂的缓释效果。缓释与控释制剂中药物的释放可能是零级、一级或混合级类型释放，故药物的吸收速度可能不一样。因此通常用 Wanger-Nelson 方法来研究体内吸收速度。该方法可以得到药物吸收速度常数或累积吸收分数曲线。药物累积吸收分数曲线可为缓释、控释制剂提供许多重要的信息。例如：①单剂量给药后所得的吸收曲线可以提示药物的吸收性质与机制，显示药物的吸收过程是零级、一级还是混合级；②表观吸收速度常数可以用来估算在给定的期间内，药物的总吸收分数；③曲线也可以用来估算药物在肠中的"残留量"；④各受试者的曲线可以评价吸收的个体间差异；⑤可以用于体内吸收与体外释放的相关性研究。

（三）平均滞留时间（MRT）

口服制剂的 MRT 是平均吸收时间 MAT 与静注给药的平均滞留时间 $\mathrm{MRT}_{\text{静注}}$ 之和。即：

$$\mathrm{MRT}_{\text{口服}} = \mathrm{MAT}_{\text{口服}} + \mathrm{MRT}_{\text{静注}} \tag{18-8}$$

缓释、控释制剂由于有较长的药物释放过程，因此 MAT 大于普通制剂。由 MRT 的大小可以区分缓释、控释制剂的缓释效果，MRT 大，释放速度慢。当药物的半衰期很长时，$\mathrm{MRT}_{\text{静注}}$ 大，则有可能掩盖了 MAT 的差异。

当 $k_a \gg K_r^1$ 时，平均吸收时间等于体内平均溶出时间。缓释、控释制剂的体内平均溶出时间（MDT）等于其 MRT 与溶液剂（或速释制剂）的 MRT 之差，即：

$$\mathrm{MDT}_{\text{缓释}} = \mathrm{MRT}_{\text{缓释}} - \mathrm{MRT}_{\text{溶液}} \tag{18-9}$$

当药物以零级速度释放，则：

$$\mathrm{MDT} = \frac{T}{2} \tag{18-10}$$

式中，T 为零级释药时间。

当药物以一级速度释放，则：

$$\mathrm{MDT} = \frac{T}{K_r^1} \tag{18-11}$$

（四）血药浓度波动情况

1. 稳态时血药浓度的波动度（degree of fluctuation，DF） DF 值可由下式计算：

$$\mathrm{DF} = \frac{(C_{ss})_{\max} - (C_{ss})_{\min}}{\bar{C}_{ss}} \times 100\% \tag{18-12}$$

缓释制剂的 $(C_{ss})_{max}$ 与 $(C_{ss})_{min}$ 之间的差值应较小，其 DF 应小于普通制剂。理想的零级释药控释制剂，应无血药浓度波动。

2. 波动系数（fluctuation index，FI） 稳态时血药浓度的波动情况也用 FI 来描述，其计算公式如下：

$$FI = \frac{2 \times [(C_{ss})_{max} - (C_{ss})_{min}]}{(C_{ss})_{max} + (C_{ss})_{min}} \tag{18-13}$$

与普通制剂比较，在减少每日给药次数的前提下，缓释制剂的 FI 最好小于普通制剂的 FI。

（五）血药浓度持续时间

如果已知药物的治疗窗，缓释制剂的稳态血药浓度维持在最小有效浓度与最小中毒浓度之间的时间越长，缓释效果越理想。也常用延迟商（retard quotient，R_Δ）来评价制剂的缓释效果。试验制剂的 HVD_T 与参比制剂的 HVD_R 之比值称为延迟商。

$$R_\Delta = \frac{HVD_T}{HVD_R} \tag{18-14}$$

式中，HVD 是指血药半峰浓度的持续时间（half-value duration），如图 18-1 所示。R_Δ 与药动学模型无关，与生物利用度亦没有直接的关系。$R_\Delta \leq 1$ 时，无缓释作用；

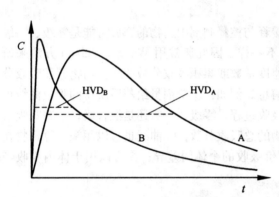

图 18-1 缓释制剂（A）与普通制剂（B）的 HVD

$R_\Delta = 1.5$，为弱缓释作用；$R_\Delta = 2$，为中等强度缓释作用；$R_\Delta \geq 3$，为强缓释作用。

最后需要强调的是对一个缓释制剂的评价要综合考虑。表 18-9 给出了在一般情况下与普通制剂比较，缓释制剂必备的生物药剂学基本要求。

表 18-9 缓释制剂的生物药剂学基本要求

指标	评价
单剂量给药	
AUC	缓释制剂与普通制剂生物等效
C_{max}	缓释制剂＜普通制剂
$t_{1/2}$	缓释制剂＞普通制剂
MRT	缓释制剂＞普通制剂
R_Δ	＞1
多剂量给药	
给药次数	缓释制剂＜普通制剂
$(C_{ss})_{max}$	缓释制剂＜普通制剂
$(C_{ss})_{min}$	缓释制剂≥普通制剂
DF	缓释制剂＜普通制剂

第五节　生物利用度与生物等效性研究现状

一、中药制剂的生物利用度与生物等效性研究

(一) 中药生物利用度研究的目的与意义

中药制剂生物利用度与生物等效性的研究是在中医药理论指导下，结合中医临床疗效，运用现代科学技术方法，研究有效成分被机体利用的程度与速度。但由于中药制剂自身的特点，在研究中存在很多困难：①中药制剂组分复杂，各组分在制剂中的作用不是十分清楚；②中药制剂的药理效应是多方面的；③中药制剂质量控制中，缺乏明确的定量方法与指标；④中药制剂具有中医理论组分用药的背景，不宜单纯用一般化学药物的研究方法。因此，《中国药典》一部尚未收载中药制剂生物等效性研究的有关内容。

迄今部分中药的生物利用度已被查明，然而也发现不少中药活性成分及传统制剂的口服生物利用度很低，有的不到10%，甚至低于1%，如人参皂苷 Rg1 为 1.9%～2.0%、槲皮素 25%、石吊兰素 22%、芍药苷<10%、龙胆苦苷 9.37%、二苯乙烯苷 29.1%、茯苓素 15.41%，这些活性成分单体结构改造以及制剂改进以改善生物利用度是一个亟待研究的问题。许多中药单方、复方制剂的生物利用度仅在10%左右。这表明中药传统剂型和工艺必须改进。

如何建立一套适合于中药制剂本身特点的生物利用度评价方法，成为生物利用度与生物等效性研究的新课题之一。研究和推动中药制剂生物利用度和生物等效性评价，有助于阐明中医药理论，准确评价制剂的内在质量，分析影响药效的因素，促进中药药剂学发展，为优选合理剂型、改进制剂工艺、增强疗效、减小毒副作用、指导临床合理用药提供科学依据。

(二) 中药制剂生物利用度的研究方法

中药制剂的生物利用度与生物等效性评价，目前采用的研究方法主要有化学测定法和生物测定法两类。

化学测定法包括血药浓度法和尿药浓度法，多采用色谱法、分光光度法等测定方法进行研究。化学测定法具有灵敏、精确、选择性好等特点，能够定量表达一种或几种成分在体内的动态过程，一般用于活性成分明确并且可定量分析体液中药物浓度的制剂。

生物测定法包括药理效应法、毒理效应法、生物鉴定法等。生物测定法能体现中药复方制剂配伍的整体效应，但由于生物间的差异，该法误差相对较大，且参数具有表观性，一般用于活性成分明确但缺乏灵敏的体液药物浓度测定方法或活性成分不明确的制剂。

尽管中药制剂的生物利用度与生物等效性研究不及化学药品来得直观和明确，但很多学者也从不同角度、不同途径直接或间接地进行了有益的探索和研究。概括起来有以下几方面：①通过对比制剂中有效成分或有效部位的溶出度进行考察；②从相对生物利用度角度进

行考察；③通过对比动物实验的药效学指标进行考察；④通过对比临床疗效进行考察；⑤采用多角度综合考察。由此看来，中药制剂的生物利用度与生物等效性研究，应在中医药理论指导下，尽可能采用多角度、多层次、多途径、多指标相结合，对来自多方面的具体信息进行分析、整理和取舍，最终得出合理、科学的结论，指导临床安全、有效、合理地应用中药。

我国自 20 世纪 70 年代中期开始进行药物生物利用度的研究工作。随着中药现代化进程加速，中药生物利用度的研究逐渐增多。由于中药制剂特别是复方制剂成分复杂，影响生物利用度的因素很多，涉及多学科相关知识，所以中药生物利用度的测定是一项较为复杂的工作，具体问题很多，很难对所有药物或制剂都进行测定。只有了解了影响中药生物利用度的诸多因素，才能确保药物制剂的有效性和安全性。

（三）研究实例

1. 双黄连注射剂与气雾剂的人体生物利用度研究　将志愿受试者 10 人随机分成静脉滴注组和气雾剂组，给药后按时取血样，用分光光度法测定主要有效成分黄芩苷及绿原酸的浓度，分别求出 AUC、C_{max} 及 t_{max}。然后分别对 2 组黄芩苷和绿原酸的药动学参数作双单侧 t 检验，研究结果表明：双黄连的上述两种制剂给药后的血药浓度-时间曲线基本一致，AUC、C_{max} 及 t_{max} 均无显著性差异。从而说明双黄连气雾剂是一种在临床上可直接替代双黄连注射剂的治疗药物剂型。

2. 葛根黄豆苷元固体分散体的生物利用度研究　葛根黄豆苷元口服吸收很差，连续用药两周方能显效，制备了葛根黄豆苷元-PVP（1∶9）固体分散体，经体外溶出试验证明其溶出速度是市售葛根黄豆苷元的 8 倍。并以健康志愿者 6 人交叉口服葛根黄豆苷元固体分散体胶囊或市售葛根黄豆苷元胶囊。分别在给药后不同时间取血，采用 HPLC 法测定血药浓度。研究结果表明：口服市售胶囊后，血药浓度均小于 $0.1\mu g/ml$，有的甚至测不出；口服固体分散体胶囊后血药浓度-时间数据符合单室模型，其吸收速度常数 k_a 为 $38.74h^{-1}$，$t_{1/2}$ 为 $2.41h$，可见固体分散体胶囊口服吸收很快；志愿者口服葛根黄豆苷元固体分散体胶囊的 C_{max} 为 $0.967\mu g/ml$，但口服市售胶囊后 C_{max} 仅为 $0.084\mu g/ml$，前者为后者的 12 倍多；t_{max} 前者为 0.8h，后者为 8h，前者为后者的 1/10；通过 AUC 比较，前者对后者的相对生物利用度为 504%。可见葛根黄豆苷元固体分散体胶囊较市售普通胶囊血药浓度高，吸收快，相对生物利用度高。

3. 雷公藤缓释片的研究　该研究应用现代制剂技术，将雷公藤提取物制成胃溶及肠道缓释两种颗粒，并制成双层片。动物试验表明，该制剂血药浓度-时间曲线较为平坦，血药浓度波动小，$t_{1/2}$ 延长；与普通片剂比较其相对生物利用度提高，体外溶出度试验表明该药在 2、5 和 10h 的溶出度分别为 20%～40%、40%～65% 和 75% 以上，显示本品具有缓慢、持续和稳定的释药性能，符合缓释剂型要求，用于类风湿性关节炎的临床治疗有效率与普通片剂一致，但副反应显著降低，用药次数减少。

二、个体生物等效性与群体生物等效性评价

1. 个体生物等效性与群体生物等效性　目前常用的生物等效性评价方法是以受试制

剂与参比制剂参数的均数为参考指标的生物等效性评价方法，又称为平均生物等效性（average bioequivalence，ABE）方法。这种方法的缺点在于只考虑了参数的平均值而未考虑参数的变异和分布，对低变异和高变异的药物设置的生物等效标准一致，忽视了个体与制剂间的交互作用（subject-by-formulation interaction）和同一制剂可能存在的个体内变异等。

为此，Anderson 和 Hauck 于 1990 年提出了个体生物等效性（individual bioequivalence，IBE）的概念，即如果受试制剂与参比制剂的生物利用度在"大多数"个体"充分接近"，则这两种制剂个体生物等效。IBE 采用双处理、四周期（同一受试者分别服用两次受试制剂、两次参比制剂）交叉试验设计，不仅强调对受试者-制剂间的交互作用（即受试制剂-参比制剂生物利用度评价参数的差异随受试者不同而有可能不同的现象），而且强调对同一受试者两次接受同一制剂时可能存在的个体内变异进行测定。

群体生物等效性（population bioequivalence，PBE）系指人群服用受试制剂和参比制剂所产生的效应不仅平均值相同而且效应的变异度相同，但受试者-制剂间可能存在交互作用。

2. 个体生物等效性、群体生物等效性存在的问题 PBE 和 IBE 指南的正式出台经过了多年的实践，FDA 在 1997 年和 1999 年两次发布关于 PBE 和 IBE 的指南草案，直至 2001 年才出台 PBE 和 IBE 的正式指南。在多年的实践过程中，发现还有些问题限制了 PBE 和 IBE 的应用：①PBE 和 IBE 对于数据缺失的处理理论上缺乏有效的办法；②试验设计一般采用重复的双交叉试验设计，需要四个周期，与双交叉试验设计相比，受试者的顺应性降低；③部分药物在剩余误差很小的情况下，受试者-处方交互效应虽然差别也很小，但也有可能统计上差异有显著意义而无法通过 IBE 的检验，但这种统计学上的差异通常无临床价值。因此，FDA 在 2003 年的口服药物生物利用度和生物等效性指导原则中就不再强制要求厂家进行 PBE 和 IBE 检验了，还是推荐采用经典的双交叉试验设计和 90% 置信区间检验，厂家可以根据自己的情况选择合适的试验设计和统计方法。

3. 个体等效性、群体等效性与平均等效性之间的关系 PBE、IBE 与 ABE 有联系也有区别。三者都是评价药物制剂等效性的方法。它们的不同之处是 PBE 和 IBE 包含了平均和变异的特性，而 ABE 没有。PBE 与 IBE 反映的新药研制过程中的等效性检验目的也不同，前者主要反映处方特性，后者主要反映可替代性。处方特性（prescribability）是指医生给病人用药时，对具有生物等效性的几种药物制剂在进行选择时所考虑的特性。相同的处方特性指在药效和安全性方面二者可以相互替代。ABE 分析只考虑了生物等效性，而没有考虑生物利用度的变化，与注册药物相比，如果仿制的药物在个体内生物利用度变化较大时，表示应注意安全性问题。因此建议对注册药物和几种仿制制剂生物利用度变异情况进行比较，这种生物等效性为 PBE。药物的可替代性（switchability）是指用某种药物（如仿制药物）代替另一种药物（注册药物）使用的特性。可替代性表现为在同一个体中药物达到稳定、有效及安全的水平，为了确保药物的该特性，建议进行 IBE 实验。对于某些病人（如已接受一段时间药物治疗的病人）而言，药物的可替代性比处方特性更为重要。

总体而言，平均生物等效性是判断参数的几何平均值是否等效；群体生物等效性是判断参数的几何平均值以及变异是否等效；个体生物等效性不仅判断参数的几何平均值以及变异是否等效，而且考察药品和个体间的交互作用。只有平均等效性合格才能进行群体等效性检验，只有群体等效性合格才能进行个体等效性检验。所以，平均生物等效性、群体生物等效性、个体生物等效性这三种生物等效性对生物利用度的要求是依次增高的。

第五篇　生物药剂学与药物动力学实验与习题

第十九章　生物药剂学与药物动力学实验

实验一　药物在体小肠吸收实验

一、实验目的

1. 以磺胺嘧啶为模型药物，掌握大鼠在体肠道灌流法的基本操作和实验方法。
2. 掌握药物肠道吸收的机理及吸收速度常数（k_a）与吸收半衰期 $\left[t_{1/2(a)}\right]$ 的计算方法。

二、实验原理

药物消化道吸收实验方法可分为体外法（*in vitro*）、在体法（*in situ*）和体内法（*in vivo*）。在体法由于不切断血管和神经，药物透过上皮细胞后即被血液运走，能避免胃内容物排出及消化道固有运动等生理影响，是一种较好的研究吸收的方法。但本法一般只限于溶解状态药物，并有可能将其他因素引起药物浓度的变化误认为吸收。

消化道药物吸收的主要方式为被动扩散。药物服用后，胃肠液中高浓度的药物向细胞内透过，又以相似的方式扩散转运到血液中。这种形式的吸收不消耗能量，扩散的动力来源于膜两侧的浓度差。药物转运的速度可用 Fick's 扩散定律描述：

$$-\frac{\mathrm{d}C}{\mathrm{d}t} = \frac{DAk(C_{GI} - C)}{h} \tag{19-1}$$

式中，$-\dfrac{\mathrm{d}C}{\mathrm{d}t}$ 为扩散速度；D 为扩散系数；A 为扩散表面积；k 为分配系数；h 为膜厚度，C_{GI} 为胃肠道中药物浓度；C 为血药浓度。在某一药物给予某一个体的吸收过程中，其 D、A、h、k 均为定值，可用透过系数 P 来表示，即 $P = \dfrac{DAk}{h}$。

当药物口服后，吸收进入血液循环中的药物，随血液迅速地分布于全身。故胃肠道中的药物浓度（C_{GI}）远大于血中药物浓度（C），则上式可简化为：

$$-\frac{\mathrm{d}C}{\mathrm{d}t} = PC_{\mathrm{GI}} \tag{19-2}$$

上式表明药物被动转运（简单扩散）透过细胞膜的速度与吸收部位药物浓度的一次方成正比，表明被动转运速度符合表观一级速度过程。若以消化液中药量（X_a）的变化速度（$-\frac{\mathrm{d}X_a}{\mathrm{d}t}$）表示透过速度，则：

$$-\frac{\mathrm{d}X_a}{\mathrm{d}t} = k_a X \tag{19-3}$$

式中，k_a 为药物的表观一级吸收速度常数。对上式积分后两边取对数：

$$\lg X_a = \lg X_0 - \frac{k_a}{2.303} \cdot t \tag{19-4}$$

式中，X_a 为 t 时间消化液中药量；X_0 为零时间消化液中药量。以 $\lg X_a$ 对 t 作图可得一直线，由此直线斜率即可求出药物的吸收速度常数，并可计算吸收半衰期：

$$t_{1/2(a)} = \frac{0.693}{k_a} \tag{19-5}$$

本实验以磺胺嘧啶为模型药物，进行大鼠在体小肠吸收试验。

三、仪器与材料

仪器：蠕动泵、紫外-可见分光光度计、恒温水浴、离心机、注射器、眼科剪刀、眼科镊子、手术刀片等。

材料：0.1％亚硝酸钠、0.5％氨基磺酸铵、0.1％二盐酸萘乙二胺溶液、1mol/L盐酸溶液、0.2mol/L氢氧化钠溶液、10mg/ml戊巴比妥钠溶液、生理盐水等。

四、实验内容

（一）试剂的配制

1. Krebs-Ringer 试剂（pH 值 7.4）　称取氯化钠 7.8g，氯化钾 0.35g，氯化钙 0.37g，碳酸氢钠 1.37g，磷酸二氢钠 0.32g，氯化镁 0.02g，葡萄糖 1.4g，加蒸馏水定容至 1000ml。

2. 供试液　精密称取磺胺嘧啶（SD）20mg，酚红 20mg，加少量蒸馏水混悬，加入 1％碳酸钠溶液使溶解，再用 Krebs-Ringer 试剂定容至 1000ml，摇匀。

3. 酚红液　精密称取酚红 20mg，加少量蒸馏水混悬，加入 1％碳酸钠溶液使溶解，再用 Krebs-Ringer 试剂定容至 1000ml，摇匀。

（二）实验步骤

1. 蠕动泵流速的调节　打开蠕动泵电源，选择所需工作的方向，按动快、慢档开关，调节流速为 5ml/min 和 2.5ml/min。

2. 恒温水浴调节　将水浴温度调节为 37℃±0.5℃。

3. 供试液的准备　取 80ml 供试液加入循环装置的烧瓶中，见图 19-1，将烧瓶置恒温水浴中预热至 37℃±0.5℃。

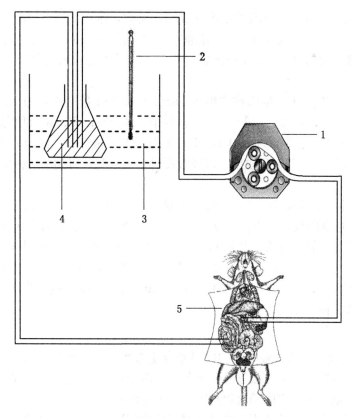

1. 蠕动泵；2. 温度计；3. 水浴；4. 循环液；5. 大鼠

图 19-1　大鼠在体小肠回流实验装置

4. 生理盐水的准备　取生理盐水适量，预热至 37℃备用。

5. 大鼠麻醉　取实验前禁食一夜、体重约 200g 的雄性大鼠一只，称重；腹腔注射戊巴比妥钠（剂量为 40mg/kg），麻醉后背位固定于固定台上。

6. 小肠插管　沿腹中线打开腹腔（约 3cm）。自十二指肠上部及回肠下部各剪开一个小口，插入直径约 0.3cm 的玻璃管，用线扎紧。

7. 洗涤肠管　用注射器将 37℃的生理盐水缓缓注入肠管，洗净肠管内容物。

8. 做成回路　将肠管两端的玻璃管按附图 4-1 所示与胶管连接，做成回路，开动蠕动泵，流速为 5ml/min。

9. 取样　以 5ml/min 的流速循环 10min 后，将流速调至 2.5ml/min，立即自供试液烧瓶中取样两份（1ml 和 0.5ml 各一份），分别作为 SD 和酚红零时间样品，另向烧瓶中补加 2ml 酚红溶液；其后每隔 15min 按同法取样并补加酚红液，取样至 120min（共 9 次），停止循环。

（三）含量测定

1. 标准曲线的制备

（1）制备 SD 标准曲线　吸取 SD 供试液（20μg/ml）2、4、6、8、10ml 分别置 10ml 量瓶中，用 Krebs-Ringer 试剂定容。再分别吸取上液 1ml 置 10ml 具塞试管中，加 1mol/L 盐

酸溶液 5ml，摇匀；加 0.1％亚硝酸钠溶液 1ml，摇匀，放置 3min；加 0.5％氨基磺酸铵 1ml，摇匀，放置 3min；再加入 0.1％二盐酸萘乙二胺溶液 2ml，摇匀，放置 20min。于紫外-可见分光光度计，在波长 550nm 处测定吸收度。以吸收度对浓度回归，得到 DS 标准曲线方程。

(2) 制备酚红标准曲线　精密称取酚红 25mg 置 250ml 量瓶中，加 Krebs-Ringer 试剂定容；再吸取 1、2、3、4、5、6ml 置 10ml 量瓶中，用 Krebs-Ringer 试剂定容。各吸取上液 0.5ml 置 10ml 具塞试管中，加入 0.2mol/L 氢氧化钠溶液 5ml，摇匀。于紫外-可见分光光度计，在波长 555nm 处测定吸收度。以吸收度对浓度回归，得到酚红标准曲线方程。

2. 样品测定

(1) SD 的测定　取样品 1ml 置 10ml 具塞试管中，加入 1mol/L 盐酸溶液 5ml，摇匀；以下按"制备 SD 标准曲线"项下的方法，自"加 0.1％亚硝酸钠溶液 1ml……"起，依法测定吸收度。将吸收度代入标准曲线回归方程，计算出 SD 浓度，并记录于表 19-1。

(2) 酚红的测定　取样品 0.5ml 置 10ml 具塞试管中，加入 0.2mol/L 氢氧化钠溶液 5ml，摇匀。于紫外-可见分光光度计，在波长 555nm 处测定吸收度。将吸收度代入标准曲线回归方程，计算出酚红浓度，并记录于表 19-1。

(四) 注释

1. 小肠吸收过程中，药物被吸收的同时水分也被吸收，导致供试液体积不断减少，所以不能用直接测定药物浓度的方法计算剩余药量。由于酚红不能被小肠吸收，因此可向供试液中加入定量的酚红，在一定间隔时间测定药物浓度的同时，也测定酚红的浓度，由酚红浓度先计算出不同时间供试液的体积，再根据测定药物的浓度，就可以得出不同时间小肠中剩余的药量或被吸收的药量。

2. 插管时应注意方向，在十二指肠端向下插，回肠端向上插，以构成回路。

3. 由于是在体实验，为真实反映体内环境对药物吸收的影响，不需要对肠系膜进行分离，操作时还应注意避免剪破血管。

4. 由于小肠很细，小肠两端插管后再洗涤容易堵塞，加大流速可导致玻璃管滑出消化道而漏液。防止的方法是先将十二指肠端插管，回肠端找好后先用线扎紧（方便以后找切口位置），然后在扎线处切个小口，生理盐水从十二指肠插管处注入，待洗涤干净后，再于回肠端切口处插管。

5. 开始回流后，可用棉花覆盖大鼠腹部保暖，以防实验结束前动物死亡，丢失数据。

6. SD 的测定中，加入氨基磺酸铵后要充分振摇至无气泡发生。

7. SD 浓度测定中空白对照液的制法：取酚红液 1ml 置 10ml 具塞试管中，加 1mol/L 盐酸溶液 1ml，摇匀，以下操作按"制备 SD 标准曲线"方法。

8. 酚红浓度测定中空白对照液为 0.2mol/L NaOH。

五、实验结果

1. 计算 SD 和酚红的标准曲线回归方程和相关系数。

2. 根据 SD 和酚红的标准曲线，分别计算出规定时间样品的 SD 和酚红浓度，记录于表

19-1 中。并按表中公式计算循环液体积及剩余药量；式中 C_n 表示第 n 次取样时 SD 的浓度，C'_n 表示第 n 次取样时酚红的浓度。

表 19-1　　　　　　　　　　　　　SD 小肠吸收实验数据处理

取样时间 (min)	SD 吸收度	SD 浓度 (μg/ml)	酚红 吸收度	酚红浓度 (μg/ml)	循环液体积 (ml)	剩余药量 (μg)
循环前	A_0	C_0	A'_0	C'_0	$V_0 = 80$	$X_0 = V_0 \cdot C_0$
0	A_1	C_1	A'_1	C'_1	$V_1 = \dfrac{V_0 \cdot C'_0}{C'_1}$	$X_1 = V_1 \cdot C_1$
15	A_2	C_2	A'_2	C'_2	$V_2 = \dfrac{(V_1 - 1.5) \cdot C'_1 + 40}{C'_2}$	$X_2 = V_2 \cdot C_2 + 1.5 C_1$
30	A_3	C_3	A'_3	C'_3	$V_3 = \dfrac{(V_2 - 1.5) \cdot C'_2 + 40}{C'_3}$	$X_3 = V_3 \cdot C_3 + 1.5(C_1 + C_2)$
…	…	…	…	…	…	…
t_n	A_n	C_n	A'_n	C'_n	$V_n = \dfrac{(V_{n-1} - 1.5) \cdot C'_{n-1} + 40}{C'_n}$	$X_n = V_n \cdot C_n + 1.5 \sum\limits_{i=1}^{n-1} C_i$

3. 以剩余药量的对数对相应的时间作图，可得一直线，由直线斜率可求得 k_a 与 $t_{1/2(a)}$ 值。

实验二　药物的组织分布实验

一、实验目的

1. 以磺胺噻唑钠为模型药物，掌握药物组织分布实验的基本方法。
2. 掌握生物样品的收集及前处理方法。

二、实验原理

药物在体内的分布是指药物经吸收进入体循环后，通过血液和各组织的膜屏障转运至各组织的动态过程。药物分布取决于组织的血流量、药物对脂膜的扩散速度及药物与蛋白质的结合程度。药物要分布到药理作用靶部位才能发挥药效。但如果药物在某组织出现蓄积则可能产生毒性作用，所以药物的分布可为药效学和安全性评价提供重要信息。通过组织分布研究，可以了解试验药物在实验动物体内的分布规律、主要蓄积组织或器官、蓄积程度等。组织分布实验通常通过给药后，于一定时间取出各组织或器官，经前处理后，用适宜的方法测定其中药物的含量。

磺胺噻唑钠为对氨基苯类化合物，在酸性溶液中可使苯环上的氨基（－NH$_2$）离子化生成铵类化合物（－NH^{3+}），进而与亚硝酸钠起重氮反应，产生重氮盐。此重氮盐可在酸性溶液中与显色剂胺类化合物（N-1-萘乙二胺）起偶联反应，形成紫红色的偶氮化合物。利用该呈色反应，采用分光光度法可测定出给药后不同时间不同组织中磺胺类药物的浓度。

三、仪器与材料

仪器：紫外-可见分光光度计，组织匀浆器，离心机，离心管等。

材料：10％磺胺噻唑钠（ST）注射液，20％三氯醋酸溶液，0.5％亚硝酸钠溶液，0.05％二盐酸萘乙二胺等。

四、实验内容

（一）标准曲线的制备

取大鼠3只，断颈处死，收集血液至肝素化离心管中，并立即取出肝脏、肾脏及脑组织，用生理盐水冲洗干净后立即用滤纸吸干，精确称量组织重量，按1：6加生理盐水（脑组织按1：3）置玻璃匀浆器中进行研磨，研磨后将匀浆液倒入离心管中，以3000r/min离心10min，取上清液1ml按1：1加20％三氯醋酸沉淀蛋白，3000r/min离心10min，取上清液待用，血液经3000r/min离心10min后取上层血浆待测。

精密吸取沉淀蛋白后不同组织的上清液2ml各6份于干净试管中，加入磺胺噻唑钠标准溶液使肝脏、肾脏组织液中药物浓度为0.1、0.25、0.5、1、5、10μg/ml，脑组织液中药物浓度为0.05、0.1、0.25、0.5、1.5μg/ml，再各加入0.5％亚硝酸钠溶液0.05ml，混合，静置3min后，各加入0.5％氨基磺酸铵溶液1ml，摇匀2min后加显色剂（0.05％二盐酸萘乙二胺）2ml，摇匀，5min后于紫外-可见分光光度计，在540nm处测定吸收度；空白对照以2ml蒸馏水替代组织上清液，其他操作同样品处理。

（二）组织分布实验

取大鼠4只称重，按100mg/kg的剂量尾静脉注射10％磺胺噻唑钠注射液，于给药后5、20、60、120min时，处死大鼠，收集血液至肝素化离心管中，并立即取出肝脏、肾脏及脑组织，用生理盐水冲洗干净后立即用滤纸吸干，精确称量组织重量，余下操作除不加标准液外，其他同标准曲线制备项下处理后，测定不同时间、不同组织中的药物吸收度，代入相应标准曲线，计算不同时间内各组织中ST的浓度。

（三）注释

1. 生物样品中含有大量的蛋白质，它们能与药物结合，影响药物的含量测定。特别是使用HPLC法时易损伤色谱柱，因此测定前必须先沉淀蛋白使药物游离后再作进一步处理。可通过加入与水混溶的有机溶剂、中性盐或强酸等方法沉淀蛋白。

2. 本试验也可用家兔为实验动物，但标准曲线的浓度范围须由预试验确定。本实验主要给出肝脏、肾脏及脑组织中ST浓度的标准曲线浓度范围，仅供参考；心脏及血液的浓度范围可根据预试验确定。

五、实验结果

（一）实验记录与数据处理

1. 分别计算各组织中 ST 的标准曲线回归方程和相关系数。

2. 根据标准曲线方程，分别计算出各组织中样品的浓度及药量，并记录于表 19-2。

表 19-2   **各组织中药量**

组织	时间（min）	A	浓度 C（μg/ml）	组织中药物量（μg/g）
肝	5			
	20			
	60			
	120			
肾	5			
	20			
	60			
	120			
脑	5			
	20			
	60			
	120			
心脏	5			
	20			
	60			
	120			
血液	5			
	20			
	60			
	120			

实验三   血药浓度法测定静注给药的药动学参数

一、实验目的

1. 掌握用血药浓度法测定药物动力学参数的基本方法。
2. 掌握两室模型药物静注给药的药动学参数测定方法，求算氨茶碱药动学参数。

二、实验原理

氨茶碱静脉注射后，其体内血药浓度-时间曲线呈两室模型曲线特征。若药物在体内呈两室模型分布，药物消除仅发生在中室，并符合表观一级动力学过程，则静脉注射给药后血药浓度经时变化公式为：

$$C = \frac{X_0(\alpha - k_{21})}{V_C(\alpha - \beta)}e^{-\alpha t} + \frac{X_0(k_{21} - \beta)}{V_C(\alpha - \beta)}e^{-\beta t} \tag{19-6}$$

氨茶碱静注后，定时测定血药浓度。并由血药浓度-时间数据按两室模型拟合出 α、β、A 与 B 值，然后再进一步求算药动学隔室模型参数。

三、仪器与材料

仪器：紫外分光光度计，旋涡混合器，离心机，具塞试管，注射器，刀片等。

材料：氨茶碱注射液，5％葡萄糖注射液，0.1mol/L 盐酸溶液，0.1mol/L 氢氧化钠溶液，氯仿-异丙醇（95：5）溶液，75％乙醇等。

四、实验内容

（一）标准曲线的制备

以 0.1mol/L 氢氧化钠溶液配制 $10\mu g/ml$ 的氨茶碱标准储备液。精密吸取标准储备液 0.1、0.2、0.4、0.6、0.8、1.0ml 置具塞试管中，并加蒸馏水至 1ml，各加入空白兔血清 0.5ml，配成相当于血清药物浓度 2、4、8、12、16、$20\mu g/ml$ 的标准样液。在试管中加入 0.1mol/L 盐酸溶液 0.2ml，于旋涡混合器上混匀后，再加入氯仿-异丙醇（95：5）溶液 5.0ml，密塞，振摇混合，以 2500r/min 离心 20min。精密吸取下层液 4.0ml 置另一具塞试管中，加入 0.1mol/L 氢氧化钠溶液 4.0ml，振摇混合，以 2500r/min 离心 10min。取上清液3~3.5ml，于紫外分光光度计上，以 2ml 蒸馏水加 4ml 0.1mol/L 氢氧化钠溶液作参比，在 274nm 和 298nm 波长处分别测定吸收度（A_{274} 和 A_{298}），计算出 ΔA（$A_{274} - A_{298}$）。以 ΔA 为纵坐标，C（血药浓度，$\mu g/ml$）为横坐标绘制标准曲线并求出标准曲线回归方程，备用。

（二）给药与取样

选取体重 2.5~3kg 的健康家兔，实验前禁食一夜。将氨茶碱注射液先用 5％葡萄糖注射液稀释 5～10 倍，按 15mg/kg 的剂量，由兔耳静脉快速推注（要求在 2min 内注射完毕）。给药后于 0.25、0.5、1、2、3、4、6、8h 取兔耳静脉血约 2ml，置试管中。

（三）血清中氨茶碱浓度的测定

将血样以 2500r/min 离心 20min 后，使血清分离，吸取 0.5ml 血清样品，置具塞试管中，加蒸馏水 1.0ml，混匀。以下按"标准曲线的制备"项下的方法，自"在试管中加入 0.1mol/L 盐酸溶液 0.2ml……"起，依法测定吸收度。将 ΔA 值代入标准曲线回归方程，求出血清中氨茶碱浓度，并记录于表 19-3。

（四）注释

1. 氨茶碱为茶碱与乙二胺的复盐，易溶于水，几乎不溶于乙醇与乙醚。氨茶碱在体液中分离出茶碱，在酸性条件下，可用有机溶剂从血清中提取茶碱，并同时沉淀血清蛋白；再用碱液把茶碱从有机溶剂中提出进行浓度测定。

2. 氨茶碱血药浓度测定方法采用紫外双波长法，即分别于 λ_{274} 和 λ_{298} 处测定碱性提取液的吸收度（A），其中 A_{274} 为茶碱和本底（包括代谢产物、溶剂及血清中有关成分）的吸收度，而 A_{298} 仅为本底的吸收度，故茶碱的吸收度 $\Delta A = A_{274} - A_{298}$。该法省去了以空白血清作对照品，尤其对于临床血药浓度监测不易采取病人空白血样时，具有实用价值。

3. 用氯仿-异丙醇溶液提取血清中茶碱时，在旋涡混合器上混合的时间不宜过长，否则样品与有机溶剂会发生乳化现象，将影响分离提取效果以及测定结果。

4. 兔耳取血法　用固定架固定家兔，将兔耳静脉处脱毛，用酒精棉球擦洗，并用手弹打耳根部，使局部充血。用 5～8 号针头，在离耳根约 1cm 处，向耳尖方向刺入静脉约 1cm 左右，拔出后滴血收集；也可用手术刀片尖端在静脉血管处轻划一小口，让其自然滴血。取血毕，用干棉球压住出血口数分钟即可止血。下一次取血时，可用针尖或刀片尖端轻轻挑开伤口，让其自然滴血。在天气较冷时，家兔耳缘取血有困难，可用红外灯照射兔耳部帮助其升温充血。

5. 本实验也适用于测定氨茶碱片剂口服给药的药动学参数。但利用家兔测定两室模型药物口服给药的药动学参数时，在取样点及时间间隔的安排上较难把握，故氨茶碱口服给药常按单室模型拟合药动学参数，往往可得到较满意的效果。

五、实验结果

（一）实验记录与数据处理

1. 计算标准曲线回归方程及相关系数。

2. 氨茶碱血药浓度数据及其计算，记录于表 19-3。

（二）氨茶碱药物动力学参数的求算

1. 作 $C \sim t$ 图与 $\lg C \sim t$ 图。

表 19-3   血药浓度测定数据

t (h)	0.25	0.5	1	2	3	4	6	8
A_{274}								
A_{298}								
ΔA								
C (μg/ml)								
$\lg C$								

2. 应用"残数法"求算混杂参数 α、β、A 与 B 值（具体方法详见第九章）。

(1) 根据 $\lg C \sim t$ 曲线，划分"分布相"与"消除相"。

(2) 由"消除相"血药浓度数据，求回归直线方程，并求出 β 与 B 值。

(3) 由上述消除直线方程求出外推线浓度并计算残数浓度（C_r），记录于表 19-4。

(4) 由"分布相"残数浓度数据，求回归直线方程，并求出 α 与 A 值。

表 19-4   血药浓度与残数浓度数据表

t (h)	C (μg/ml)	$\lg C$	外推线浓度（μg/ml）	C_r (μg/ml)	$\lg C_r$
0.25					
0.5					
1					
2					
3					
4					
6					
8					

3. 求算药动学隔室模型参数（具体方法详见第九章）。

(1) 计算药动学隔室模型参数 k_{21}、k_{10} 与 k_{12}。

(2) 计算中室与总体表观分布容积（V_c 与 V）。

(3) 计算生物半衰期 $t_{1/2(\beta)}$。

(4) 分别按公式法和梯形面积法计算血药浓度-时间曲线下面积（AUC）。

(5) 将药物动力学参数记录于表 19-5。

表 19-5	氨茶碱静注后的药物动力学参数
A（μg/ml）	V_C（L）
B（μg/ml）	k_{12}（h^{-1}）
α（h^{-1}）	k_{21}（h^{-1}）
β（h^{-1}）	k_{10}（h^{-1}）
$t_{1/2(\beta)}$（h）	AUC（μg·h/ml）积分法
V（L）	AUC（μg·h/ml）梯形面积法

实验四　血药浓度法测定口服给药的药动学参数与生物利用度

一、实验目的

1. 掌握用血药浓度法测定制剂生物利用度的方法。
2. 掌握单室模型药物血管外给药的药物动力学参数测定方法。

二、实验原理

生物利用度是指药物吸收进入体循环的程度与速度。生物利用度是评价药物制剂体内质量的重要指标。在制剂的研制以及临床用药时经常测定制剂的绝对或相对生物利用度。绝对生物利用度的测定是以静脉注射剂作为标准参比制剂；而相对生物利用度常采用市场认可、吸收较好且临床有效的制剂作为标准参比制剂。

在评价生物利用度的参数中，绝对生物利用度常用血药浓度-时间曲线下面积（AUC）或尿药排泄总量（X_u^∞）的相对比值（F）来反映吸收程度；相对生物利用度则常用 AUC 或 X_u^∞ 的相对比值（F_r）来反映吸收程度，用血药浓度达峰时间 t_{max}、峰浓度 C_{max} 或 k_a 值来反映吸收的相对速度。

测定药物制剂的生物利用度目前多采用血药浓度法与尿药浓度法。由于测定血药浓度可获得瞬时数据，故采用血药浓度法测定生物利用度较为理想。本实验以对乙酰氨基酚为模型药物，测定其在家兔体内的药物动力学参数与相对生物利用度。

三、仪器与材料

仪器：紫外分光光度计，离心机，具塞刻度试管等。

材料：对乙酰氨基酚片剂（0.5g），对乙酰氨基酚注射液（1ml：0.075g 或 2ml：0.25g），0.12mol/L 氢氧化钡溶液，2％硫酸锌溶液等。

四、实验内容

（一）标准曲线的制备

1. 配制标准储备液　精密称取对乙酰氨基酚标准品 250mg，置 500ml 量瓶中，以蒸馏水溶解后，加蒸馏水稀释至刻度，摇匀；再精密吸取上述溶液 10ml，置 50ml 量瓶中，用蒸馏水稀释至刻度，摇匀，即得 100μg/ml 的对乙酰氨基酚标准储备液。

2. 制备标准曲线　精密吸取上述标准储备液 1、2、4、6、8、10ml 分别置 10ml 量瓶中，加蒸馏水至刻度，摇匀，再各取 1ml 置 10ml 具塞刻度试管中，各加入空白兔血清 0.5ml，配成相当于对乙酰氨基酚血清药物浓度 20、40、80、120、160、200μg/ml 的标准样液；在试管中加入 0.12mol/L 氢氧化钡溶液 3.5ml，摇匀，放置 2min，再加入 2% 硫酸锌溶液 3.5ml，即出现明显乳状混浊，加蒸馏水至 10ml，摇匀，以 2500r/min 离心 10min；取上清液 3.5~4ml（如有些样品仍混浊可过滤），以蒸馏水 1ml 加 0.5ml 空白兔血清按同法操作所得样品为参比，用紫外分光光度计，在 245nm 波长处测定标准样液吸收度（A）。以 A 为纵坐标，C（血药浓度，μg/ml）为横坐标绘制标准曲线并求出标准曲线回归方程，备用。

（二）给药与取样

选取体重 2.5~3.0kg 的健康家兔，实验前禁食一夜；给药前，先由兔耳静脉取空白血约 2ml，置试管中；然后给家兔口服对乙酰氨基酚（0.5g）一片，用 20ml 水送服，或口服相同剂量的对乙酰氨基酚溶液。给药后于 0.25、0.5、1.0、1.5、2.0、3.0、4.0、5.0、7.0h 取兔耳静脉血约 2ml，置试管中。

（三）血清中对乙酰氨基酚的测定

将所取血样置 37℃ 水浴中保温 1h，取出，以 3000r/min 离心 10min，取血清 0.5ml，置 10ml 具塞刻度试管中，以下按"制备标准曲线"项下的方法，自"在试管中加入 0.12mol/L 氢氧化钡溶液 3.5ml……"起操作，并以空白血清按同样操作所得样品为参比，于紫外分光光度计，在 245nm 波长处测定吸收度（A），代入标准曲线回归方程，计算出血清中对乙酰氨基酚浓度，并记录于表 19-6。

（四）注释

1. 家兔口服给药方法

（1）口服片剂　可由二人协作完成。一人坐好，将兔躯干夹于两腿之间，左手握住双耳，固定头部，右手抓住前肢。另一人将开口器横放于兔口中，将舌头压在开口器下面，固定开口器。用摄子夹住药片，从开口器洞孔送入咽部，用 20ml 水冲服下。

（2）口服溶液　可采用灌胃法。一人将兔身固定于腋下，一手固定兔头，另一手将开口器放入兔口；另外一人将一根细胶管从开口器孔插入口内，再慢慢插入食道和胃。为慎重起见，可将细胶管外端放入水中，如无气泡，则证实细胶管在胃内；即可用注射器将药物溶液注入细胶管，灌入胃内。

2. 对乙酰氨基酚溶液的配制　可用对乙酰氨基酚注射液（1ml：0.075g 或 2ml：0.25g）配制。可将注射液稀释成 1ml：0.025g 的浓度，给家兔口服 20ml（0.5g）。

3. 0.12mol/L 氢氧化钡溶液的配制 取分析纯或化学纯氢氧化钡 19g，加新鲜煮沸放冷的蒸馏水溶解成 1000ml，静置过夜，过滤即得。

五、实验结果

（一）实验记录与数据处理

1. 计算标准曲线回归方程。
2. 对乙酰氨基酚口服给药后血药浓度数据记录于表 19-6。

表 19-6　　　　　　　　　　对乙酰氨基酚口服给药的血药浓度数据

t (h)	片剂		溶液	
	A	C (μg/ml)	A	C (μg/ml)
0.25				
0.5				
1.0				
1.5				
2.0				
3.0				
4.0				
5.0				
7.0				

（二）药动学参数与相对生物利用度的求算

对乙酰氨基酚口服给药后，其体内血药浓度-时间曲线呈单室模型曲线特征。本实验以对乙酰氨基酚溶液作为标准参比制剂，测定其片剂（试验制剂）的相对生物利用度。将片剂、溶液口服后测得的血药浓度数据分别按下列过程拟合药动学参数，并求出相对生物利用度。

1. 作 $C\sim t$ 图与 $\lg C\sim t$ 图。
2. 应用"残数法"求算药物动力学参数 k、k_a、$t_{1/2}$ 及 V 值（具体方法详见第八章）。

（1）根据 $\lg C\sim t$ 曲线，划分"吸收相"与"消除相"；
（2）由"消除相"血药浓度数据，求回归直线方程，并求出 k 值及 $t_{1/2}$ 值；
（3）由上述消除直线方程求出外推线浓度并计算残数浓度（C_r），记录于表 19-7；
（4）由"吸收相"残数浓度数据，求回归直线方程，并求出 k_a 值。

3. 测定相对生物利用度。

（1）计算相对生物利用度的吸收程度　根据梯形法公式，分别计算片剂与溶液的 AUC 值；计算片剂（试验制剂）的 F_r 值，$F_r = \dfrac{(AUC_{0\to\infty})_{片剂} \cdot X_{0溶液}}{(AUC_{0\to\infty})_{溶液} \cdot X_{0片剂}} \times 100\%$，其中给药剂量应以 g/kg 体重计。

（2）计算相对生物利用度的吸收速度　分别计算口服片剂与溶液的 t_{max} 与 C_{max} 值，计算 C_{max} 时 F 可用 F_r 替代。

（3）计算表观分布容积　可由上述计算过程中"消除直线"或"残数直线"回归方程中的截距 $\lg \dfrac{k_a F X_0}{V(k_a - k)}$ 计算出 V 值，其中 F 以 F_r 替代。

（4）将药物动力学参数及生物利用度数据记录于表 19-8，并分析与评价对乙酰氨基酚片剂的相对生物利用度（吸收程度与吸收速度）。

表 19-7　　　　　　　　　　　对乙酰氨基酚血药浓度与残数浓度数据表

t（h）	片剂			溶液		
	C（μg/ml）	外推线浓度（μg/ml）	C_r（μg/ml）	C（μg/ml）	外推线浓度（μg/ml）	C_r（μg/ml）
0.25						
0.5						
1.0						
1.5						
2.0						
3.0						
4.0						
5.0						
7.0						

表 19-8　　　　　　　　　　对乙酰氨基酚口服给药的药动学参数与生物利用度

制剂	k（h^{-1}）	$t_{1/2}$（h）	k_a（h^{-1}）	V（L）	t_{max}（h）	C_{max}（μg/ml）	$AUC_{0 \to \infty}$（μg·h/ml）	F_r（%）
片剂								
溶液								

实验五　尿药法测定人体口服给药的药动学参数与生物利用度

一、实验目的

1. 掌握尿药法测定药物动力学参数及生物利用度的方法。

2. 测定维生素 B_2 片剂在人体内的生物半衰期与绝对生物利用度。

二、实验原理

尿药数据法与血药浓度法一样，也可以通过给药后收集各时间尿样，经测定后拟合出药物动力学参数并估算生物利用度。但其准确性受到许多因素的影响，测定结果也不如血药浓度法令人满意。然而尿药法对人体无损伤，测定人体的药动学参数比较方便，故某些情况下仍然使用。

在多数情况下，尿药浓度高于血药浓度，定量分析精密度好，测定方法较易建立，且取样方便，可免除受试者多次抽取血样的痛苦。因此，在体内药物大部分以原型从尿中排出的条件下，通常可用尿药法测定消除速度常数、生物半衰期等药动学参数。尿药法由于不适合测定药物的有关吸收动力学参数（如 k_a、t_{max}、C_{max}），故无法评价相对生物利用度的速度。

本实验以静脉注射剂为参比，采用尿药数据法测定维生素 B_2 片剂的绝对生物利用度。

三、仪器与材料

仪器：紫外-可见分光光度计，具塞试管，量筒，水浴等。

材料：维生素 B_2 片剂（5mg）及原料，0.02mol/L 醋酸溶液，保险粉（连二亚硫酸钠），冰醋酸等。

四、实验内容

（一）标准曲线的制备

1. 配制标准储备液　先将维生素 B_2 原料（或标准品）在 105℃ 干燥 2h，再精密称取 50mg 于 500ml 量瓶中，加入 0.02mol/L 醋酸溶液 300ml，于水浴上加热溶解，放冷至室温，再以 0.02mol/L 醋酸溶液稀释至刻度，摇匀，即得 $100\mu g/ml$ 的维生素 B_2 标准储备液，密闭，置阴暗处保存。

2. 制备标准曲线　精密吸取上述标准储备液 0.2、0.4、0.8、1.2、1.6、2.0ml 分别置 10ml 量瓶中，用酸化蒸馏水（取冰醋酸 1ml 加蒸馏水至 100ml 制得）稀释至刻度，摇匀，分别得到 2、4、8、12、16、$20\mu g/ml$ 的维生素 B_2 标准样液；以酸化蒸馏水为空白，于紫外-可见分光光度计，在 444nm 波长处测定标准样液吸收度（A_1），然后在各瓶中加入保险粉（连二亚硫酸钠）约 3mg 并摇匀，在 1min 内再次测定吸收度（A_2）；两次测定吸收度之差值（$\Delta A = A_1 - A_2$），即为维生素 B_2 的吸收度；以 ΔA 为纵坐标，C（标准样品浓度，$\mu g/ml$）为横坐标绘制标准曲线并求出标准曲线回归方程，备用。

（二）给药与取样

受试者服药前一天收集 24h 尿液，量取尿液体积并记录于表 19-9，再将尿液倒入盛有 0.2ml 冰醋酸的刻度试管内至 20ml，摇匀，供测定空白尿中维生素 B_2 含量用。

临服药前排空小便，早餐后立即口服维生素 B_2 片剂 3 片（5mg/片），以温水送服，并记录服药时间。服药后，于 2、4、6、8、10、12、14、16h 收集尿液，并用量筒量取各时间段尿液体积后记录于表 19-10，再将尿液倒入盛有 0.2ml 冰醋酸的刻度试管内至 20ml，摇匀，于阴凉避光处保存，待测。

（三）尿药浓度的测定

1. 测定空白尿中维生素 B₂ 浓度　取酸化空白尿液 10ml，按"制备标准曲线"项下的方法，自"以酸化蒸馏水作空白……"起操作，测得吸收度后，以两次测定值之差（ΔA），代入标准曲线回归方程，求出空白尿中维生素 B₂ 浓度并记录于表 19-9。

2. 测定尿样中维生素 B₂ 浓度　分别取各时间的酸化尿液 10ml，按"制备标准曲线"项下的方法，自"以酸化蒸馏水作空白……"起操作，测得吸收度后，以两次测定值之差（ΔA），代入标准曲线回归方程，求出尿样中维生素 B₂ 浓度并记录于表 19-10。

（四）注释

1. 维生素 B₂ 的异咯嗪环上具有活泼的双键，能接受和放出氢原子，在保险粉（连二亚硫酸钠）的作用下，能还原为无色的产物，反应式如下：

$$\text{氧化型（黄色）} \xrightarrow[\text{空气中振摇}]{Na_2S_2O_4} \text{还原型（无色）}$$

由于维生素 B₂ 在 444nm 波长处有吸收，故利用上述特征，以加入保险粉前后两次测得吸收度的差值，测出尿液中维生素 B₂ 的浓度。

2. 服药前两天及在整个试验期间应控制食谱，不得吃富含维生素 B₂ 的食物，如蛋类、牛奶、奶糖等，并不得服用含 B 族维生素的药品。

3. 每次收集尿液后，饮 200ml 左右的水，以维持一定尿量。

4. 在制备标准曲线以及尿药浓度测定过程中均应注意避光。

五、实验结果

（一）实验记录与数据处理

1. 计算标准曲线回归方程。

2. 将空白尿的测定结果记录于表 19-9。并由此计算出平均每 2h 空白尿中维生素 B₂ 的排泄量。

表 19-9　　　　　　　　　　　　　　　空白尿中维生素 B₂ 浓度

A_1	A_2	ΔA	24h 尿量（ml）	尿药浓度（μg/ml）	24h 总尿药量（mg）

3. 将服药后尿液中维生素 B_2 浓度测定结果记录于表 19-10。并计算出平均尿药排泄速度数据，记录于表 19-11。

表 19-10 尿药浓度测定数据

集尿时间（h）	尿量（ml）	A_1	A_2	ΔA	尿药浓度（μg/ml）	维生素 B_2 排泄量（mg）
0～2						
2～4						
4～6						
6～8						
8～10						
10～12						
12～14						
14～16						

表 19-11 平均尿药排泄速度数据表

集尿时间（h）	$t_中$（h）	Δt（h）	ΔX_u（mg）*	$\dfrac{\Delta X_u}{\Delta t}$（mg/h）	$\lg \dfrac{\Delta X_u}{\Delta t}$
0～2					
2～4					
4～6					
6～8					
8～10					
10～12					
12～14					
14～16					

* ΔX_u＝维生素 B_2 排泄量－相同时间间隔内空白尿中维生素 B_2 排泄量

（二）药物动力学参数与绝对生物利用度的求算

1. 本实验所测尿药数据按"尿药排泄速度法"拟合药动学参数（按单室模型拟合，具体方法详见第八章），首先作 $\lg \dfrac{\Delta X_u}{\Delta t} \sim t_中$ 图。

2. 由上述曲线末段直线段尿药数据，求回归直线方程，并由斜率计算出消除速度常数（k）及生物半衰期（$t_{1/2}$）。

3. 计算口服给药后尿液中维生素 B_2 的总排泄量（X_u^∞）；X_u^∞ 可近似由 16h 内总排药量替代。

4. 按文献资料，人体静注维生素 B_2 后尿中总排泄量约为给药剂量的 97%，由此估算口

服维生素 B_2 片剂的绝对生物利用度 (F)，$F(\%)=\dfrac{(X_u^\infty)_{片剂}\cdot(X_0)_{静注}}{(X_u^\infty)_{静注}\cdot(X_0)_{片剂}}\times100$。

5. 将上述所求参数及绝对生物利用度记录于表 19-12。

表 19-12 维生素 B_2 的药动学参数与绝对生物利用度

k （h^{-1}）	$t_{1/2}$ （h）	X_u^∞ （mg）	F （%）

第二十章
药物动力学习题

一、单室模型

（一）静脉注射

1. 某药物的半衰期为 1.2h，给药后有 50％的药物以原形从尿中排泄，如病人的肾功能降低一半，则该药物的半衰期为多少？

(1.6h)

2. 某药物的半衰期为 7.5h，表观分布容积为 0.4L/kg，体重 60kg 的患者静脉注射 600mg，注射后 24h 消除的药量占给药剂量的百分比是多少？给药后 24h 的血药浓度是多少？

(89.11％，2.72μg/ml)

3. 患者快速静注某单室模型药物 100mg，立即测得血药浓度为 10μg/ml，5h 后血药浓度为 7.5μg/ml，计算该患者的生物半衰期。

(12h)

4. 患者体重为 50kg，静脉注射某抗生素，剂量为 6mg/kg，给药后测得不同时间的血药浓度如下：

t (h)	0.25	0.5	1.0	3.0	6.0	12.0	18.0
C (μg/ml)	8.22	7.76	7.34	5.17	3.12	1.13	0.42

试求：（1）k、$t_{1/2}$、C_0、V、CL、AUC 值。

（2）该药物的血药浓度表达式。

（3）静注后 10h 的血药浓度。

（4）若药物的 60％以原形从尿中排泄，肾清除率为多少？

（5）若病人的最低有效治疗浓度（MEC）为 2μg/ml，药物的作用时间可持续多久？

（6）如果将药物剂量增加一倍，则药物的作用时间延长多久？

$$[k=0.17h^{-1}，t_{1/2}=4.0h，C_0=8.57μg/ml，V=35.4L，$$
$$CL=5.95L/h，AUC=50.4μg \cdot h/ml；C=8.57e^{-0.17t}；$$
$$C(10)=1.57μg/ml；CL_r=3.57L/h；作用时间为 8.56；延长 4h]$$

5. 受试者静注 500mg 某单室模型药物后，在 24h 内不同时间间隔从尿液中收集的原形药量如下：

集尿时间（h）	0～1	1～2	2～3	3～6	6～12	12～24
原形药量（mg）	164	78	52	37	9	0

试分别按尿药排泄速度法与总量减去法计算 k、$t_{1/2}$、k_e 值。

（尿药排泄速度法：$k=0.550\text{h}^{-1}$，$t_{1/2}=1.26\text{h}$，$k_c=0.379\text{h}^{-1}$；

总量减去法：$k=0.595\text{h}^{-1}$，$t_{1/2}=1.16\text{h}$，$k_e=0.367\text{h}^{-1}$）

6. 给体重 75kg 的健康男性受试者静脉注射某中药（单体）注射液，剂量为 4mg/kg。其血药浓度-时间曲线符合单室模型。按数据拟合的最佳曲线方程为：$C=78 \cdot e^{-0.46t}$（C 的单位为 μg/ml，t 的单位为 h）。试求：

（1）$t_{1/2}$、V 值；

（2）4h 后体内还剩余多少药物？

（3）假定血药浓度低于 2μg/ml 时不再有效，应于何时再次给药？

（$t_{1/2}=1.5\text{h}$，$V=3.85\text{L}$；剩余药量为 47.65mg；给药间隔为 8h）

7. 某药物的体内过程符合单室模型，按下列途径以相应的消除速度从血浆中消除：（代谢：$k_m=0.30\text{h}^{-1}$，肾脏排泄：$k_e=0.20\text{h}^{-1}$，胆汁排泄：$k_b=0.10\text{h}^{-1}$）。计算：

（1）该药物的消除半衰期是多少？

（2）如果药物的胆汁排泄被完全阻断，该药物的半衰期是多少？

（3）如果该药物的代谢酶被诱导，药物的代谢速度增加 50％，半衰期是多少？

（$t_{1/2}=1.16\text{h}$；$t'_{1/2}=1.39\text{h}$；$t''_{1/2}=0.92\text{h}$）

（二）静脉滴注

1. 以 2mg/h 的速度静脉滴注给药，6h 终止滴注，已知该药物 $k=0.012\text{h}^{-1}$，$V=10\text{L}$，问终止滴注后 2h 患者体内血药浓度是多少？

（1.13μg/ml）

2. 已知某单室模型药物的 $t_{1/2}$ 为 1.9h，分布容积为 100L，现以每小时 150mg 的速度静脉滴注，试求：（1）滴注 10h 的血药浓度；（2）稳态血药浓度；（3）达到稳态 95％所需时间；（4）如静脉滴注 6h 终止滴注，终止后 2h 的血药浓度。

[$C(10)=4.0\text{μg/ml}$；$C_{ss}=4.1\text{μg/ml}$；8.21h；1.76μg/ml]

3. 患者静脉注射某药物 20mg 的同时以一定的速度静脉滴注该药，经 4h 血药浓度为 1.6μg/ml，$V=60\text{L}$，$t_{1/2}=50\text{h}$，求静脉滴注速度。

（19.8mg/h）

4. 某单室模型药物的治疗方案中，希望开始便达到 2μg/ml 的治疗浓度，已知该药物 $k=0.46\text{h}^{-1}$，$V=1.7\text{L/kg}$，$C_{ss}=2\text{μg/ml}$，病人体重为 75kg，应如何确定该药物的静脉滴注速度及静注的负荷剂量。

（$k_0=117.3\text{mg/h}$，$X_0=255\text{mg}$）

5. 某药物静注后测得 k 和 V 值分别为 0.097h^{-1} 和 10L，若改用 40mg/h 的速度作静脉滴注，计算：

（1）4h 后的血药浓度。

（2）到达稳态的 95％所需时间。

（3）稳态血药浓度。

（4）若病人要维持 20μg/ml 的血药浓度水平 6h，试设计给药方案。

$$[C(4)=13.26μg/ml；30.9h；C_{ss}=41.2μg/ml；$$

给药方案：静注 200mg 后以 19.4mg/h 的速度静脉滴注 6h]

6. 某单室模型药物以 5mg/min 的速度作静脉滴注，10h 后停止滴注（未到达稳态），测得血药浓度数据如下，试求 k 值与 V 值。

t (h)	10.25	10.5	11.0	12.0	15.0
C (μg/ml)	92.5	90.1	85.8	77.6	57.6

$$(k=0.10h^{-1}，V=20L)$$

7. 某药物的 $t_{1/2}$ 为 1.75h，静注给予 400mg 首剂量后，欲维持体内血药浓度，静脉滴注的速度应为多少？

$$(158.4mg/h)$$

8. 假设黄芪甲苷的体内药动学过程符合单室模型，$V=12L$，$k=0.3h^{-1}$。欲维持稳态血药浓度为 10μg/ml，静脉滴注的速度应为多少？假定患者患有尿毒症，消除速度常数 k 降为 $0.1h^{-1}$，为维持稳态血药浓度 10μg/ml，滴注速度应调整为多少？

$$(k_0=36mg/h，k_0'=12mg/h)$$

9. 某患者体重 60kg，静脉滴注氧化苦参碱，已知该药的消除半衰期为 5h，表观分布容积为 12.1L。假定氧化苦参碱的药动学过程符合单室模型，期望的稳态血药浓度为 10μg/ml。试问：

（1）假定无负荷剂量，静脉滴注开始后多长时间可达稳态血药浓度？

（2）假定静注负荷剂量，其负荷剂量和滴注速度为多少？

（3）计算总清除率。

（4）如果患者部分肾功能衰竭，总清除率下降 50％，为保持预期的稳态血药浓度 10μg/ml，新的滴注速度应为多少？

$$(t=33.2h；X_0^*=121mg，k_0=16.8mg/h；CL=1.68L/h；k_0'=8.4mg/h)$$

10. 假定葛根素的有效治疗浓度为 5～10μg/ml，已知其 $V=2.5L/kg$，$t_{1/2}=3h$，体重 60kg 的患者以 25mg/min 的速度进行静脉滴注，问：①至少应滴注多长时间？②滴注不宜超过多长时间？③当上述血药浓度达到 10μg/ml 后，要维持此浓度，应以怎样的速度进行滴注？

$$(t_1=32min；t_2=68min；k_0=5.8mg/min)$$

11. 已知某药物的有效血药浓度为 0.8μg/ml，$V=20L$，$t_{1/2}=25h$，2h 内静脉滴注给药 20mg，计算药物在多长时间后发挥治疗作用？如果将 50mg 药物稀释于 50ml 输液中，于 0.5h 内滴完，起效时间是多少？

$$(t_1=1.64h，t_2=0.16h)$$

（三）血管外给药

1. 单次口服某单室模型药物 0.25g，已知该药物 $F=0.9$，$k=0.07h^{-1}$，$AUC=700\mu g \cdot h/ml$，求其表观分布容积。

(4.6L)

2. 体重 90kg 的患者，服用 1.5g 磺胺乙基噻唑，第 3h 测得血药浓度为 0.06mg/ml，3h 内收集的累积尿药量为 300mg，求其表观分布容积。

(20L)

3. 患者口服 100mg 某抗生素后，由血药浓度-时间数据拟合得如下药动学方程：$C=46.5\times(e^{-0.167t}-e^{-1.56t})$，式中 C 的单位为 $\mu g/ml$，t 的单位为 h，计算 $t_{1/2}$、t_{max} 与 C_{max}。

($t_{1/2}=4.15h$，$t_{max}=1.6h$，$C_{max}=31.8\mu g/ml$)

4. 已知某药物的 $F=0.75$，口服 $X_0=1000mg$，测得血药浓度数据如下：

t (h)	0.25	0.5	1.0	2.0	3.0	5.0	8.0	12.0
C ($\mu g/ml$)	12.5	23.8	37.0	50.0	61.0	50.0	37.8	26.0

试求：k，k_a，t_{max}，C_{max}，V，AUC 与 CL。

($k=0.0934h^{-1}$，$k_a=0.792h^{-1}$，$t_{max}=3.1h$，$C_{max}=52.5\mu g/ml$,
$V=10.7L$，$AUC=750.5\mu g \cdot h/ml$，$CL=16.7ml/min$)

5. 健康成年受试者单剂量口服 2g 磺胺二甲嘧啶（SM₂）溶液后，在各不同时间内收集其尿液，测得各份尿液中的药物含量如下：

集尿时间（h）	0～1	1～3	3～5	5～7	7～10	10～24	24～36
尿液中 SM₂含量（mg）	25.2	66.1	49.3	32.1	36.8	32.4	0

根据以上数据按尿药排泄速度法计算 SM₂ 的消除速度常数及生物半衰期。

($k=0.178h^{-1}$，$t_{1/2}=3.9h$)

6. 某氨基糖苷类抗生素肌肉注射 100mg，患者体重 70kg，测得血药浓度数据如下：

t (h)	0.2	0.4	0.6	0.8	1.0	1.5	2.5	4.0	5.0	6.0	7.0
C ($\mu g/ml$)	1.65	2.33	2.55	2.51	2.40	2.00	1.27	0.66	0.39	0.25	0.15

（1）分别计算消除半衰期和吸收半衰期。

（2）若静脉注射 100mg 后测得 AUC 为 $30\mu g \cdot h/ml$，试计算表观分布容积（V）。

（3）试问药物的吸收分数（F）为多少？

（4）该药物的 80% 经肾脏排泄，试问对肾功能全部丧失的病人其半衰期为多少？

($t_{1/2}=1.47h$，$t_{1/2(a)}=0.23h$；$V=7.1L$；$F=0.24$；$t'_{1/2}=7.37h$)

二、多室模型

1. 茶碱的 $\alpha=6.36h^{-1}$，$\beta=0.157h^{-1}$，$k_{10}=0.46h^{-1}$，$k_{21}=2.16h^{-1}$，$V_C=0.142L/kg$，

体重 60kg 的受试者，以 0.656mg/(kg・h) 的速度静脉滴注给药，计算滴注 10h 的血药浓度。

$$(8.1\mu g/ml)$$

2. 某二室模型药物静注 100mg 后，测得各时间点的血药浓度数据如下：

t (h)	0.165	0.5	1.0	1.5	3.0	5.0	7.5	10.0
C (μg/ml)	65.03	28.69	10.04	4.93	2.29	1.36	0.71	0.38

计算 α，β，A，B，$t_{1/2(\alpha)}$，$t_{1/2(\beta)}$，k_{21}，k_{10}，k_{12}，CL，C_0，V_C；并写出血药浓度-时间曲线方程。

$(\alpha=2.7281h^{-1}$，$\beta=0.2569h^{-1}$，$A=94.98\mu g/ml$，$B=4.92\mu g/ml$，$t_{1/2(\alpha)}=0.25h$，
$t_{1/2(\beta)}=2.70h$，$k_{21}=0.3786h^{-1}$，$k_{10}=1.8508h^{-1}$，$k_{12}=0.7556h^{-1}$，$CL=1.85L/h$，
$C_0=99.90\mu g/ml$，$V_C=1.0L$；$C=94.98 \cdot e^{-2.7281t}+4.92 \cdot e^{-0.2569t}$)

3. 静脉注射 75mg 氨吡酮的血药浓度-时间曲线方程为：$C=4.62e^{-8.94t}+0.64e^{-0.19t}$
（C 单位为 μg/ml，t 的单位为 h），计算：V_C，k_{21}，k_{12}，k_{10}，$t_{1/2(\beta)}$ 及静注后 3h 的血药浓度。

$(V_C=14.3L,k_{21}=1.25h^{-1},k_{12}=6.52h^{-1},k_{10}=1.36h^{-1},t_{1/2(\beta)}=3.65h,0.362\mu g/ml)$

4. 已知利多卡因的 $t_{1/2(\alpha)}=1h$，$t_{1/2(\beta)}=2h$，$k_{10}=1.06h^{-1}$，$V_C=40L$，计算患者在 10min 内静脉滴注利多卡因 120mg 后的血药浓度。

$$(2.8\mu g/ml)$$

5. 口服药物 490mg，假设吸收完全，测得血药浓度数据如下：

t (h)	0.5	1.0	1.5	2.0	2.5	3.0	4.0	5.0	7.0	9.0	11.0	13.0
C (μg/ml)	3.71	4.93	5.50	5.70	5.60	5.33	4.80	4.10	3.10	2.20	1.80	1.40

试求：k_a，α，β，A_1，A_2，A_3，k_{21}、k_{12}、k_{10}、$t_{1/2(\beta)}$，V_C，V，AUC。

$(k_a=1.16h^{-1}$，$\alpha=0.343h^{-1}$，$\beta=0.113h^{-1}$，
$A_1=-9.5\mu g/ml$，$A_2=3.4\mu g/ml$，$A_3=6.1\mu g/ml$，$k_{21}=0.271h^{-1}$，$k_{12}=0.041h^{-1}$，
$k_{10}=0.142h^{-1}$，$t_{1/2(\beta)}=6.13h$，$V_C=61.4L$，$V=77.0L$，$AUC=56.3\mu g \cdot h/ml)$

三、多剂量给药

1. 某药物的生物半衰期为 4h，静注 100mg 后，测得血药浓度初始值为 $10\mu g/ml$，如每隔 6h 静脉注射 100mg 该药物，直至达到稳态。求 $(C_{ss})_{max}$ 和 $(C_{ss})_{min}$。

$$[(C_{ss})_{max}=15.6\mu g/ml,(C_{ss})_{min}=5.6\mu g/ml]$$

2. 某药物作多次静注，每 3h 给予 200mg 时，首剂量应为多少才能使其首次最低血药浓度与稳态最低血药浓度相等？（已知 $k=0.2437h^{-1}$）

$$(386mg)$$

3. 阿奇霉素的消除半衰期为 35h，表观分布容积为 33.3L，蛋白结合率为 15%，如果

每 12h 静注 500mg 阿奇霉素，计算其平均稳态游离血药浓度。

(53.7μg/ml)

4. 某抗生素的消除半衰期为 3h，表观分布容积为 16L，治疗窗为 2~10μg/ml，当血药浓度高于 15μg/ml 时临床上会产生副作用，该药以静脉注射给药时，试计算：

(1) 某患者每 8h 给药一次，最高血药浓度（达稳态时）不超过 10μg/ml，每次静注剂量应为多少？

(2) 按上述方案给药时稳态最低血药浓度是多少？

(3) 如要求达稳态时血药浓度在治疗窗范围内，则给药方案应如何调整？

$[X_0=135mg；(C_{ss})_{min}=1.58μg/ml；X_0=128mg，\tau=7h]$

5. 某抗生素的生物半衰期为 8.5h，其治疗浓度范围应在 25μg/ml 和 50μg/ml 之间，静脉注射剂量每次均维持恒定，应如何确定适宜的给药间隔时间？

(8.5h)

6. 已知某抗生素的最小抑菌浓度 MIC = 4.0μg/ml，$t_{1/2}=2.6h$，$V=40L$，如设 $(C_{ss})_{max}=12.0μg/ml$，试设计适宜的静注剂量 X_0 与给药间隔时间 τ。

$(X_0=320mg，\tau=4.1h)$

7. 某药物 $t_{1/2}=16h$，多次静注给药，达稳定血药浓度 85% 需要多少时间？若按 $\tau=16h$ 给药，维持剂量 500mg，则首剂量应为多少？

$(43.8h，X_0^*=1000mg)$

8. 患者每日服一次地高辛，剂量为 0.25mg，平均稳态血药浓度 0.5μg/ml，从患者症状考虑，最好维持血药浓度在 0.7μg/ml，维持剂量应调整为多少？

(0.35mg)

9. 某药物的口服吸收率为 0.4，清除率 $CL=87.5ml/h$，$\tau=6h$，如要使药物的平均稳态血药浓度为 40μg/ml，给药剂量应为多少？

(52.5mg)

10. 某药物 $k_a=1.12h^{-1}$，$k=0.132h^{-1}$，$V=10L$，$(C_{ss})_{min}=2.24μg/ml$，$F=0.8$，每日口服给药 3 次，求服药剂量 X_0。

(46.3mg)

11. 高血压患者静脉注射心得安 12mg 后，又以 3.5mg/h 的速度滴注，其症状显著改善，6h 后血药浓度为 40μg/ml，试问应如何设计维持该患者口服心得安的平均稳态血药浓度为 40μg/ml 的给药方案？已知 $F=0.375$。

$(X_0=56mg，\tau=6h)$

12. 已知某药物 $k_a=1.0h^{-1}$，$k=0.1h^{-1}$，$V=10L$，最低有效浓度为 2.2μg/ml，最佳治疗浓度为 3~4μg/ml，现制成每片含 50mg、30mg、20mg、10mg 药物的四种片剂（其吸收率为 80%），如每日服药 3 次，应选用哪一种规格的片剂？如服用 20mg 片剂，维持最低有效浓度应每天服药几次？

(50mg；4 次)

13. 某二室模型药物，其 $V_C=5L$，$k_{10}=0.1h^{-1}$，口服后胃肠道吸收率为 80%，临床药理试验已证明该药的最佳治疗浓度为 $20\mu g/ml$，如果每隔 8h 服药一次，试计算每次服用的剂量应为多少？

(100mg)

14. 氨苄青霉素胶囊每次口服 500mg，$\tau=6h$，$F=0.6$，$k_a=2.772h^{-1}$，$k=0.5772h^{-1}$，$V=10L$，求给药后 38h 末的血药浓度。

(12.2$\mu g/ml$)

15. 某药物作间歇静脉滴注，每次滴注 1h，要求 $(C_{ss})_{min}=1\mu g/ml$、$(C_{ss})_{max}=6\mu g/ml$，其 $k=0.2567h^{-1}$，试问给药间隔应为多长？

(8h)

16. 某成年男性患者，体重 80kg，使用头孢克肟进行治疗。假定头孢克肟的口服生物利用度为 70%，表观分布容积为 0.5L/kg，消除半衰期为 10.6h，治疗的最小抑菌浓度 (MIC) 为 25~30$\mu g/ml$。计算：

(1) 假设平均稳态血药浓度为 27.5$\mu g/ml$，按每 6h 服药一次，该药的维持剂量为多少？

(2) 头孢克肟胶囊有 250mg 和 300mg 两种规格，若每 6h 服药一次，该患者应选用哪种规格的胶囊，一次服用几粒？

(3) 对上述给药方案，负荷剂量应为多少？

($X_0=616mg$；规格 300mg，每次 2 粒；

若 X_0 为 600mg，$X_0^*=1849mg$，可服用 6 粒 300mg 胶囊)

四、非线性药物动力学

1. 某药物的体内过程符合单室模型与非线性消除，静脉注射后获得以下血药浓度数据：

t (h)	1	2	3	4	8	12	16	20	24
C ($\mu g/ml$)	111	103	94	85	50	16.4	4.9	1.5	0.45

试用 Lineweaver-Burk 公式计算非线性动力学参数 V_m 与 K_m 值。

[$V_m=19.9\mu g/(ml \cdot h)$，$K_m=72.7\mu g/ml$]

2. 某药物按非线性药物动力学代谢，K_m 为 $50\mu g/ml$，V_m 为 $20\mu g/(ml \cdot h)$，表观分布容积 V 为 20L/kg。试问：①如果以 10mg/kg 单剂量静注给药，药物的代谢符合几级过程？②代谢 50% 药物，需要到少时间？

(一级过程；1.75h)

3. 某药物按非线性动力学过程从体内消除，$K_m=130mg/L$，$V_m=45mg/(L \cdot h)$，$V=3.6L$。①如果静注剂量为 500mg，计算消除 50% 药物所需时间；②如果静注剂量为 300mg，计算消除 50% 药物所需时间；③解释不同剂量药物消除 50% 时间不同的原因。

($t_{1/2}=3.54h$；$t_{1/2}'=2.93h$)

4. 苯妥英钠的体内消除符合非线性动力学过程，分别以 200mg/d 和 400mg/d 的速度给药，测得稳态血药浓度分别为 11.5mg/L 和 33.5mg/L。计算：①K_m 和 V_m'；②达到稳态浓度（18mg/L）所需剂量是多少？

$$(K_m = 36.7mg/L,\ V_m' = 838.1mg/d；276mg/d)$$

5. 苯妥英钠按剂量 150mg/d 和 300mg/d 给药后，测得稳态血药浓度分别为 10.2mg/L 和 25.1mg/L，计算维持 20mg/L 血药浓度所需的药物剂量。

$$(255mg/d)$$

五、非房室模型的统计矩分析

1. 静脉注射 400mg 某抗生素，根据血药浓度-时间曲线计算出 AUC 为 20mg·h/L，$AUMC$ 为 160mg·h²/L。试计算该药物的平均滞留时间、消除速度常数、总体清除率与稳态分布容积。

$$(MRT = 8h,\ k = 0.125h^{-1},\ CL = 20L/h,\ V_{ss} = 160L)$$

2. 布洛芬胶囊的 AUC 为 91.5μg·h/ml，$AUMC$ 为 409.7μg·h²/ml；布洛芬溶液的 AUC 为 88.5μg·h/ml，$AUMC$ 为 376.5μg·h²/ml。计算布洛芬胶囊的平均溶出时间。

$$(MDT = 0.22h)$$

3. 银杏内酯 B 静注 40mg 的稳态分布容积为 498.7L，AUC 为 769.4μg·h/L，计算此药物的消除速度常数与平均滞留时间。

$$(k = 0.104h^{-1},\ MRT = 9.6h)$$

4. 氧化苦参碱静注的消除半衰期为 2.22h，口服给药的 MRT 为 3.92h，计算氧化苦参碱口服给药的平均吸收时间。

$$(MAT = 0.72h)$$

5. 三七皂苷 R_1 静注 50mg 后测得血药浓度数据如下：

t (h)	0	1	2	3	5	7	9	13	15	18	22	25	30	38	48
C (μg/ml)	30	27	24.5	22	17.6	14.5	11.5	7.6	6.2	4.5	3.0	2.1	1.25	0.537	0.186

试计算：①消除速度常数；②AUC 与 $AUMC$；③平均滞留时间。

$$(k = 0.105h^{-1}；AUC = 287mg·h/L,\ AUMC = 2687mg·h^2/L；MRT = 9.36h)$$

附录一

药 物 动 力 学 符 号 注 释

α	两室模型分布速度常数或快处置速度常数（h^{-1}）
β	两室模型消除速度常数或慢处置速度常数（h^{-1}）
τ	给药间隔时间（h）
AUC	血药浓度-时间曲线下面积；统计矩分析中药-时曲线的零阶矩（mg·h/L，μmol·h/L）
$AUC_{0\to t}$	时间从 0 时到 t 时血药浓度-时间曲线下面积（mg·h/L，μmol·h/L）
$AUC_{0\to\infty}$	时间从 0 时到无穷大时血药浓度-时间曲线下面积（mg·h/L，μmol·h/L）
$AUC_{0\to\tau}$	多剂量（重复）给药达稳态后给药间隔时间内血药浓度-时间曲线下面积（mg·h/L，μmol·h/L）
$AUMC$	统计矩分析中一阶矩曲线下面积（mg·h^2/L）
C	血药浓度（mg/L，μmol/L）
C_0	血药浓度初始值（mg/L，μmol/L）
C_{max}	单剂量血管外给药后血药浓度峰值（mg/L，μmol/L）
C_n	多剂量第 n 次给药后 t 时间的血药浓度（mg/L，μmol/L）
C_{ss}	单剂量静脉滴注稳态血药浓度；多剂量（重复）给药稳态血药浓度（mg/L，μmol/L）
$(C_{ss})_{max}$	多剂量（重复）给药稳态最大血药浓度（mg/L，μmol/L）
$(C_{ss})_{min}$	多剂量（重复）给药稳态最小血药浓度（mg/L，μmol/L）
$\bar{C}_{ss}$	多剂量（重复）给药的平均稳态血药浓度（mg/L，μmol/L）
CL	总体清除率（L/h）
CL_h	肝清除率（L/h）
CL_r	肾清除率（L/h）

CL_O	器官清除率（L/h）
DF	稳态时血药浓度的波动度
F	药物的吸收分数；绝对生物利用度
F_r	相对生物利用度
FI	稳态时血药浓度的波动系数
f_{ss}	单剂量静脉滴注或多剂量（重复）给药达稳态浓度的某一分数值
k	表观一级消除速度常数（h^{-1}）
k_a	表观一级吸收速度常数（h^{-1}）
k_0	静脉滴注速度（mg/h）
k_b	生物转化速度常数（h^{-1}）
k_e	肾排泄速度常数（h^{-1}）
k_{bi}	胆汁排泄速度常数（h^{-1}）
k_{lu}	肺消除速度常数（h^{-1}）
k_{10}	中央室的表观一级消除速度常数（h^{-1}）
k_{12}	由中央室向周边室转运的表观一级速度常数（h^{-1}）
k_{21}	由周边室向中央室转运的表观一级速度常数（h^{-1}）
K_m	非线性速度过程的 Michaelis 常数（mg/L，μmol/L）
MAT	药物的平均吸收时间（h）
MDT	药物的平均溶出时间（h）
MDIT	药物的平均崩解时间（h）
MRT	药物的平均滞留时间，统计矩分析中药-时曲线的一阶矩（h）
R	蓄积因子
R_Δ	延迟商
$t_{1/2}$	生物半衰期或消除半衰期（h）
$t_{1/2(a)}$	吸收半衰期（h）
$t_{1/2(a)}$	二室模型的分布半衰期（h）
$t_{1/2(\beta)}$	二室模型的消除半衰期（h）

t_{max}　　　　　血管外给药后血药浓度达峰时间（h）

T_{lag} 或 t_0　　滞后时间，即口服给药开始至血液中开始出现药物的一段时间（h）

V　　　　　　总体表观分布容积（L 或 L/kg）

V_C　　　　　中央室的表观分布容积（L 或 L/kg）

V_m　　　　　非线性速度过程（Michaelis-Menten 方程）理论上的最大消除速度 [mg/(L·h)，μmol/(L·h)]

V'_m　　　　　以体内药量表示的非线性速度过程最大消除速度（mg/h，μmol/h）

VRT　　　　　平均滞留时间的方差，统计矩分析中药-时曲线的二阶矩

X　　　　　　体内药量（mg，μmol）

X_a　　　　　吸收部位的药量（mg，μmol）

X_0　　　　　给药剂量（mg，μmol）

X_0^*　　　　　负荷剂量或首剂量（mg，μmol）

X_C　　　　　二室模型中央室的药量（mg，μmol）

X_P　　　　　二室模型周边室的药量（mg，μmol）

X_u　　　　　尿中排泄的原形药物累积量（mg，μmol）

X_u^∞　　　　　尿中排泄的所有原形药物量或总尿药量（mg，μmol）

附录二
拉普拉斯(Laplace)变换

　　在药物动力学中常遇到需要解线性常系数微分方程（组）的问题，拉普拉斯变换（Laplace transform，简称拉氏变换）作为一种积分变换，可以将线性常微分方程转换成代数方程并求解，求得代数方程的解后，由逆变换（查拉氏变换表）即得原方程的解。

　　应用拉氏变换解微分方程必须满足两个条件：

　　(1) 方程必须是线性常系数微分方程，形如 $\dfrac{\mathrm{d}y}{\mathrm{d}x} + py = f(x)$ ；

　　(2) 必须给出自变量为零时的初始条件，即 $y(0) = y_0$ 。

一、拉氏变换的定义

　　原函数 $f(t)$ 的拉氏变换 $F(s)$ 为：

$$L[f(t)] = F(s) = \int_0^{+\infty} f(t)e^{-st}\mathrm{d}t$$

　　原函数 $f(t)$ 经过拉氏变换后得到的函数 $F(s)$ 叫做象函数，即 $L[f(t)] = F(s)$ ；而象函数 $F(s)$ 的逆变换 $L^{-1}[F(s)] = f(t)$ 就是原函数。

　　对原函数 $f(t)$ 进行拉氏变换一般写成 $L[f(t)]$ ，有时也写成 $\overline{f(t)}$ 。如对原函数 $f(t) = e^{-kt}$ 进行拉氏变换：$L[f(t)] = L[e^{-kt}] = \int_0^{+\infty} e^{-kt} \cdot e^{-st}\mathrm{d}t = \int_0^{+\infty} e^{-(s+k)t}\mathrm{d}t = \dfrac{1}{s+k}$ 。

　　拉氏变换 $F(s)$ 的逆变换为 $L^{-1}[F(s)] = f(t)$ ，由上述可知 $L^{-1}\left[\dfrac{1}{s+k}\right] = e^{-kt}$ 。

二、拉氏变换的性质

1. 常数的拉氏变换

$$L[A] = \frac{A}{s}$$

2. 常数与原函数积的拉氏变换

$$L[A \cdot f(t)] = A \cdot L[f(t)] = A \cdot F(s)$$

3. 函数和的拉氏变换

$$L[f_1(t) + f_2(t)] = L[f_1(t)] + L[f_2(t)] = F_1(s) + F_2(s)$$

4. 原函数导数的拉氏变换

$$L\left[\frac{\mathrm{d}f(t)}{\mathrm{d}t}\right] = s \cdot L[f(t)] - f(0)$$

5. 指数函数的拉氏变换

$$L[e^{-at}] = \frac{1}{s+a}$$

三、用拉氏变换法解常微分方程

用拉氏变换法求解线性常微分方程可避免复杂的积分计算。可先对微分方程作拉氏变换，将微分方程变成象函数的代数方程，解代数方程求出象函数，再通过拉氏逆变换求出原微分方程的解。为了便于使用拉氏变换法，可以使用拉氏变换表（附表 2-1）。

例 1　求方程 $\frac{\mathrm{d}X}{\mathrm{d}t} = k_0 - kX$ 满足条件 $X(0)=0$ 时的解。

解：对 $\frac{\mathrm{d}X}{\mathrm{d}t} = k_0 - kX$ 等式两边作拉氏变换，得：

$$L\left[\frac{\mathrm{d}X}{\mathrm{d}t}\right] = L[k_0 - kX]$$

根据拉氏变换性质：

$$s \cdot L[X(t)] - X(0) = \frac{k_0}{s} - k \cdot L[X(t)]$$

当 $t=0$ 时，$X(0)=0$，则上式为：

$$L[X(t)] = \frac{k_0}{s(s+k)}$$

反查拉氏变换表得原微分方程的解：

$$X(t) = L^{-1}\left[\frac{k_0}{s(s+k)}\right] = \frac{k_0}{k}(1 - e^{-kt})$$

综上所述，用拉氏变换法解线性常微分方程的过程可用下图表示：

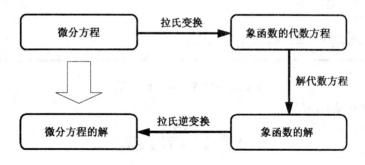

例 2　求微分方程组：

$$\frac{\mathrm{d}X}{\mathrm{d}t} = k_a X_a - kX$$

$$\frac{\mathrm{d}X_a}{\mathrm{d}t} = -k_a X_a$$

满足条件 $X(0)=0$、$X_a(0)=FX_0$ 的解 X 与 X_a。

解：将上述微分方程组进行拉氏变换，并带入初始条件，得：

$$s \cdot \overline{X} = k_a \cdot \overline{X}_a - k \cdot \overline{X}$$

附表 2-1　　　　　　　　　　　常用拉普拉斯变换表

原函数 $f(t)$	象函数 $F(s)$
A	$\dfrac{A}{s}$
t	$\dfrac{1}{s^2}$
t^m	$\dfrac{m!}{s^{m+1}}$
Ae^{-at}	$\dfrac{A}{s+a}$
Ate^{-at}	$\dfrac{A}{(s+a)^2}$
$\dfrac{A}{a}(1 - e^{-at})$	$\dfrac{A}{s(s+a)}$
$\dfrac{(B-Aa)e^{-at} - (B-Ab)e^{-bt}}{b-a}(b \neq a)$	$\dfrac{As+B}{(s+a)(s+b)}$
$\dfrac{A}{b-a}(e^{-at} - e^{-bt})$	$\dfrac{A}{(s+a)(s+b)}$
$e^{-at}[A + (B-Aa)t]$	$\dfrac{As+B}{(s+a)^2}$
$-\dfrac{Aa^2 - Ba + C}{(c-a)(a-b)}e^{-at} - \dfrac{Ab^2 - Bb + C}{(b-c)(a-b)}e^{-bt} - \dfrac{Ac^2 - Bc + C}{(b-c)(c-a)}e^{-ct}$	$\dfrac{(As^2 + Bs + C)}{(s+a)(s+b)(s+c)}$
$A\left[\dfrac{1}{ab} + \dfrac{1}{a(a-b)}e^{-at} - \dfrac{1}{b(a-b)}e^{-bt}\right]$	$\dfrac{A}{s(s+a)(s+b)}$
$\dfrac{B}{ab} - \dfrac{Aa - B}{a(a-b)}e^{-at} + \dfrac{Aa - B}{b(a-b)}e^{-bt}$	$\dfrac{(As+B)}{s(s+a)(s+b)}$
$\dfrac{B}{ab} - \dfrac{a^2 - Aa + B}{a(b-a)}e^{-at} + \dfrac{b^2 - Aa + B}{b(b-a)}e^{-bt}$	$\dfrac{(s^2 + As + B)}{s(s+a)(s+b)}$

$$s \cdot \overline{X}_a - FX_0 = -k_a \cdot \overline{X}_a$$

解上述代数方程组，得：

$$\overline{X} = \frac{k_a FX_0}{(s+k)(s+k_a)}$$

$$\overline{X}_a = \frac{FX_0}{s+k_a}$$

查拉氏变换表得微分方程组的解：

$$X = L^{-1}\left[\frac{k_a FX_0}{(s+k)(s+k_a)}\right] = \frac{k_a FX_0}{k_a - k}(e^{-kt} - e^{-k_a t})$$

$$X_a = L^{-1}\left[\frac{FX_0}{s+k_a}\right] = FX_0 \cdot e^{-k_a t}$$

例 3 求微分方程组：

$$\frac{\mathrm{d}X_C}{\mathrm{d}t} = k_{21}X_P - k_{12}X_C - k_{10}X_C$$

$$\frac{\mathrm{d}X_P}{\mathrm{d}t} = k_{12}X_C - k_{21}X_P$$

满足条件 $X_C(0) = X_0$、$X_P(0) = 0$ 的解 X_C。

解：将上述微分方程组进行拉氏变换，并带入初始条件，得：

$$s \cdot \overline{X}_C - X_0 = k_{21} \cdot \overline{X}_P - k_{12} \cdot \overline{X}_C - k_{10} \cdot \overline{X}_C$$

$$s \cdot \overline{X}_P = k_{12} \cdot \overline{X}_C - k_{21} \cdot \overline{X}_P$$

解上述代数方程组，将上式进行整理得：

$$(s + k_{12} + k_{10})\overline{X}_C - k_{21}\overline{X}_P = X_0$$

$$-k_{12}\overline{X}_C + (s + k_{21})\overline{X}_P = 0$$

由联立方程中解出 $\overline{X}_C$：

$$\overline{X}_C = \frac{(s + k_{21})X_0}{(s + k_{21})(s + k_{12} + k_{10}) - k_{12}k_{21}}$$

整理得：

$$\overline{X}_C = \frac{(s + k_{21})X_0}{s^2 + (k_{12} + k_{21} + k_{10}) \cdot s + k_{21}k_{10}}$$

为了便于查拉氏变换表求 X_C，必须将 $\overline{X}_C$ 表示为 $\frac{(s + k_{21})X_0}{(s + \alpha)(s + \beta)}$ 的形式，其中 α、β 为待定系数。

因此，令上式分母为：$s^2 + (k_{12} + k_{21} + k_{10}) \cdot s + k_{21}k_{10} = (s + \alpha)(s + \beta)$，即：

$$s^2 + (k_{12} + k_{21} + k_{10}) \cdot s + k_{21}k_{10} = s^2 + (\alpha + \beta) \cdot s + \alpha \cdot \beta$$

比较等式两边 s 的系数和常数项，可得：$\alpha + \beta = k_{12} + k_{21} + k_{10}$，$\alpha \cdot \beta = k_{21} \cdot k_{10}$。

解方程组：$\begin{cases} \alpha + \beta = k_{12} + k_{21} + k_{10} \\ \alpha \cdot \beta = k_{21} \cdot k_{10} \end{cases}$

可得待定系数为：

$$\alpha = \frac{(k_{12} + k_{21} + k_{10}) + \sqrt{(k_{12} + k_{21} + k_{10})^2 - 4k_{21} \cdot k_{10}}}{2}$$

$$\beta = \frac{(k_{12} + k_{21} + k_{10}) - \sqrt{(k_{12} + k_{21} + k_{10})^2 - 4k_{21}k_{10}}}{2}$$

将 α、β 代入后得到的 $\overline{X}_C$ 为：

$$\overline{X}_C = \frac{(s + k_{21})X_0}{(s + \alpha)(s + \beta)}$$

查拉氏变换表进行逆变换得 X_C 为：

$$X_C = \frac{X_0(\alpha - k_{21})}{\alpha - \beta}e^{-\alpha t} + \frac{X_0(k_{21} - \beta)}{\alpha - \beta}e^{-\beta t}$$

附录三 常用药物的药物动力学参数

药物	$t_{1/2}$ (h)	k 或 β (h^{-1})	分布容积 (L/kg)	吸收分数 F	肾排泄率 F_e (f_r)	蛋白结合率 (%)	最低有效浓度或治疗浓度范围 ($\mu g/ml$)	pK_a
温和镇痛药								
对乙酰氨基酚	2.5	0.277	1.10	0.63	<0.05	<5	10～20	9.51
阿司匹林 (用于风湿及类风湿性关节炎)	0.248	2.79	0.21	0.68	<0.01	72	20～100 230～300	3.5
氨基比林	2.25	0.308	0.666		0.0073			5.0
可待因	3.3	0.21	3.48	po：0.53	0.10		0.025	8.1
吲哚美辛	6.1	0.114	0.784	0.98	0.10	94		4.5
非那西丁	0.919	0.754	1.60	0.125	0.002	30		
强效镇痛药								
哌替啶	3.21	0.216	4.75	po：0.52	0.02～0.1	64.3	0.60～0.65	8.65
美沙酮	22.3	0.0311	1.52	po：1.0	0.1～0.2	85	0.48～0.86	8.62
甲基异丁嗪	20.7	0.033	29.8	po：0.53, im：1.0	<0.10			
吗啡	2.28	0.304	1.02	po：0.4, im：1.0	0.10	35.7	0.1	8.05
喷他佐辛	2.235	0.310	4.13	po：0.3～0.6 im：0.7	<0.05	61	0.14～0.16	9.5
镇静催眠药								
氯氮	9.4	0.074	0.309	po：1.0	0	94.1	1～3	4.66
地西泮	32.9	0.021	0.95	1.0	<0.0005	96.8	0.5～25	3.4
苯巴比妥	86	0.008	0.7	po：0.8	0.35	50.7	10～25	7.25
甲丙氨酯	12	0.055	0.7	po：0.9	0.1	0	5～15	
奥沙西泮	12.3	0.056	0.79	1.0	<0.02	95.7	1～2	1.8 11.1

（续　表）

药物	$t_{1/2}$ (h)	k 或 β (h^{-1})	分布容积 (L/kg)	吸收分数 F	肾排泄率 F_e (f_r)	蛋白结合率 (%)	最低有效浓度或治疗浓度范围 ($\mu g/ml$)	pK_a
戊巴比妥	22.3	0.031	1.00	1.0	<0.01	45	1~4	8
阿普唑仑	12~15			0.88		80	0.02~0.04	
三唑仑	1.5~5		0.8~1.8	1		90		
抗心律不齐药								
利多卡因	1.7	0.45	1.65	po：0.35	<0.1	66	1.2~5	7.36
奎尼丁	6.33	0.11	3.206	po：0.7~0.8 im：0.88	0.17	82	2.3~5	5.4 10.0
普鲁卡因酰胺	3.5	0.196	3.14	0.95	0.48	15	4~8	9.23
苯妥英钠	16.8	0.043	0.54	0.98	<0.05	89	10~18	8.3
普萘洛尔	3.1	0.224	5.5	po：0.3	<0.01	93.2	0.04~0.085	9.45
阿替洛尔	6~7		0.95	0.56	0.94	<5		
拉贝洛尔	4.9		9.4	0.18	<0.05	50		
美托洛尔	3.2		4.2	0.38	0.10	11		
地尔硫䓬	3~5		3.3~5.1	0.40	0.02~0.04	70~80		
吡二丙胺	6.0		0.59	0.83	0.50		2	
美西律	8~10		5~7	0.88	0.04~0.15	70	0.5	
索他洛尔	9		0.7	0.60	0.60	54		
抗慢性心功能不全药								
硝酸甘油	2.3min		3.3	<0.01	<0.01			
维拉帕米	4~12		3.4~6.1	0.10~0.20	0.03~0.04	90		
乙酰毛花苷丙	53.6	0.013	4.2	po：0.8	0.21	12		
去乙酰毛花苷	44	0.0157	4.41	iv：1.0 po：0.77	0.62	97		
洋地黄毒苷	164	0.0012	0.61	po：0.9	0.08	93.4	10~20mg	

药物	$t_{1/2}$ (h)	k 或 β (h^{-1})	分布容积 (L/kg)	吸收分数 F	肾排泄率 F_e (f_r)	蛋白结合率 (%)	最低有效浓度或治疗浓度范围 ($\mu g/ml$)	pK_a
毛花苷丙	41.32	0.0168	4.41	po：0.77	0.18	25.1		
地高辛	41	0.017	6.8	po：0.5~0.75 im：0.8	0.76	23	0.0011	
抗动脉粥样硬化								
洛伐他汀	1.1~1.7			0.05	<0.10	95		
普伐他汀	1~2.6		0.42~0.5	0.10~0.26	0.4~0.54	43~48		
辛伐他汀	1.9		1.6~2.4	<5	可忽略	94		
止喘药								
伪麻黄碱	6.93	0.1	2.84	po：1.0	0.96			9.86
茶碱	11.02	0.0629	0.52	po：0.96	0.08	59	10~20	8.75
硫酸特布他林	14		1.8	0.14	0.56	20		
抗生素								
阿莫西林	1	0.7	0.2	0.93	0.8	17	2~6	
二性霉素 B	24	0.029			0.05	48	0.03~1.0	
氨苄西林	1	0.7	0.385	po：0.5 im：0.9	0.9	20	2~8	2.54 7.22
杆菌肽	1.5	0.46			0.3			
羧苄西林	0.75	0.92	0.25	po：0.5 im：0.65	0.85	50	10~50 0~125	
头孢唑啉	1.8	0.385	0.14		0.96	86	0.1~6.3	2.3
头孢噻定	1.12	0.62	0.25		0.85	20	10~20	2.25
头孢克洛	0.67		0.36		0.52	25		
头孢噻吩	0.47	1.47	0.26		0.52	65	10~35	2.5
头孢氨苄	0.9		0.26	0.90	0.90	10~15		
头孢曲松	7.3		0.16		0.46	90~95		
头孢拉定	0.8		0.25	>0.90	0.90	10~20		
氯霉素	2.7	0.26	0.57	0.9	0.05~0.15	60	1~12.5	5.5
氯林可霉素	2.4	0.29	1.0	0.9	0.1	90	0.2~0.5	7.72

（续 表）

药物	$t_{1/2}$ (h)	k 或 β (h^{-1})	分布容积 (L/kg)	吸收分数 F	肾排泄率 F_e (f_r)	蛋白结合率 (%)	最低有效浓度或治疗浓度范围 (μg/ml)	pK_a
邻氯青霉素	0.5	1.39	0.15	0.8	0.3	94	0.6	2.9
双氯青霉素	0.7	0.99	0.13	0.8	0.73	96	0.6	2.67
红霉素	1.2	0.58	0.57		0.15	73	0.5~2.5	8.8
庆大霉素	2	0.35	0.28	im：1.0 po：0.02	0.9	30	2~8	
灰黄霉素	20	0.085			0.01			
卡那霉素	2.3	0.30	1.9	im：0.7	1	0	2~8	7.2
林可霉素	4.6	0.15	0.33	po：0.3	0.15	72	0.2~0.5	7.5
甲烯土霉素	14.3	0.048	0.97	0.6	0.6	79	1.6	
二甲胺四环素	12.6	0.055	0.98	0.9	0.1	76	1.6	2.8, 5.0, 7.8
硫酸妥布霉素	2~3		0.2~0.3		＞0.90	＜10	0.03~2	
新霉素	2.0	0.338	0.009	0.06	0.50		5~10	
苯唑青霉素	0.5	1.39	0.19	0.67	0.55	90	0.1~0.8	2.88
土霉素	9.2	0.075	1.89		0.70	35	0.6	3.5, 7.6, 9.2
苄星青霉素	0.7	0.99	0.47	0.3	0.79	65	0.03~0.6	
苯氧乙基青霉素	1.3	0.53	0.348			82	0.1~0.8	2.73
多黏菌素 B	4.4	0.158			0.60		0.5~2.5~4.0	8.9
链霉素	2.4	0.29	0.26		0.3~0.8	34	1~16	
四环素	9.0	0.077	1.46	0.8	0.60	55	0.8	8.3
三乙酰竹桃霉素	4.5	0.154	2.304		0.36		1.25	6.6
紫霉素	2.0	0.35	0.24		0.8	0	25~100	2.8, 5.87, 13.4
阿米卡星	2~2.5	0.21	0.46		0.98	4		
环丙沙星	3.3~4.9	2.0		0.60~0.70	0.30~0.45	20~40	2	
甲硝唑	8	0.8		0.99	＜0.20	＜20	18	

药物	$t_{1/2}$ (h)	k 或 β (h^{-1})	分布容积 (L/kg)	吸收分数 F	肾排泄率 F_e (f_r)	蛋白结合率 (%)	最低有效浓度或治疗浓度范围 ($\mu g/ml$)	pK_a
甲氧苄啶	14	0.049	2.0	0.95	0.36	70	0.5～12	
万古霉素	6.0	0.116	0.47	0	0.95	10	0.6～5.0	
抗病毒药								
阿昔洛韦	2.4		0.69	0.15～0.30	0.75	9～33		
泛昔洛韦	1.9～2.7		0.85～1.11	0.69～0.85	0.65～0.83	<20		
利巴韦林	21～35		7.8～10.8	0.4～0.5	0.27～0.43	0		
更昔洛韦	2.7～5.9		0.8～1.4	0.03	0.73	1～2		
抗结核药								
乙胺丁醇	3.5	0.198	1.87	0.8	0.9	39	0.5～2.5	
利福平	2.0	0.35	0.93	1.0	0.15	87	0.5～1.0	
异烟肼			0.6	0.9		15		10.77
（快乙烯化）	1.1	0.63			0.05			
（慢乙烯化）	3.6	0.193			0.25			
抗艾滋病药								
齐多夫定	1		1.6	0.52～0.75	0.14	34～38		
抗凝药								
双香豆素	8.153	0.085	0.131	0.7～0.85	<0.01	>99	5～10	4.4, 8.0
华法林钠	54	0.0128	0.114	1.01	0	97		
抗精神病及狂躁症药								
盐酸氯丙嗪	31.5	0.022	8.88	po：1.0	<0.01	95.7	0.5～1	9.3
氟哌丁苯	14.1	0.049	18.02	po：0.6	<0.01	92	0.002～0.004	8.6
碳酸锂	5.1	0.136	0.33	po：0.97	0.95	0	37～111	
阿米替林	17.1	0.041	9.43	po：0.6～0.7	<0.05	96.4	0.08～0.2	9.4
去甲丙咪嗪	17.1	0.041	41.9	1	<0.1	82.7	0.033～0.29	10.2
丙咪嗪	6.93	0.10	47.0	po：1.0	少量	95.8	0.05～0.16	8.0
去甲替林	23.1	0.03	21.1	po：0.5	0	94.5	0.05～0.15	9.73
抗癫痫药								
卡马西平	5～26		0.80～1.4	>0.70	<0.01	75	4	

（续　表）

药物	$t_{1/2}$ (h)	k 或 β (h^{-1})	分布容积 (L/kg)	吸收分数 F	肾排泄率 F_e (f_r)	蛋白结合率 (%)	最低有效浓度或治疗浓度范围 ($\mu g/ml$)	pK_a
乙琥胺（成人）	55.9	0.012	0.619	1.0	0.19	0	25～75	9.3
乙琥胺（儿童）	29.0	0.022	0.63	1.0	0.19	0	25～75	9.3
苯巴比妥钠	86	0.008	0.7	po：0.8	0.35	50.7	10～25	7.52
扑米酮	6.5	0.170	1.0	po：0.7～0.9	0.10	0	10～20	
降血糖药								
甲苯磺丁脲	4～8		0.10	0.93	0	70～99	53～96	5.5
格列本脲	1.6		0.12	0.90	0.01	97		
抗组胺药								
苯海拉明	5.16	0.134	3.68	po：0.51	0.03	98.4	1～5	8.98
盐酸雷尼替丁	1.7～3		1.2～1.9	0.50	iv：0.68～0.79 po：0.30	15		
西咪替丁	2		0.8～1.2	60～75	0.42～0.82	19	0.8	
法莫替丁	3～8		1.3	0.45	0.67	17		
降压药								
可乐定	12.7							
二氮嗪	25					91	20	
胍乙啶				0.4	0.5		8	
肼苯哒嗪	2～4			0.3				
甲基多巴				0.5	0.24			
卡托普利	2.2		0.81	0.60～0.75	0.45～0.50	25～30		
硝苯地平	1.8		0.6～1.5	0.40～0.70	＜0.01	92～99		
尼莫地平	5		0.94～2.3	0.13	0.001	95		
抗疟药								
氨酚喹	49.5	0.014	36.18	1.0		90	0.0166	
氯胍	15.0	0.046	19.2	1.0	0.34～0.4	75	0.0366	
氯喹	53.7	0.0129	93.6	1.0	0.5～0.7	55	0.0059	8.10
乙胺嘧啶	95.7	0.0072	2.19	1.0	0.2～0.3	27	0.0693	7.2
奎宁	16.4	0.042	1.23	1.0	0.1～0.18	70	17.4504	4.3, 8.7

（续　表）

药物	$t_{1/2}$ (h)	k 或 β (h^{-1})	分布容积 (L/kg)	吸收分数 F	肾排泄率 F_e (f_r)	蛋白结合率 (%)	最低有效浓度或治疗浓度范围 ($\mu g/ml$)	pK_a
抗肿瘤药								
环磷酰胺	6.46	0.107	0.79	1.0	0.15	12		
阿糖胞苷	0.22	3.15	2.22	1.0	0.04～0.1	13	0.01～0.1	4.5
5-氟脲嘧啶	3.0	0.23			0.9	48		
顺铂	0.53			0.28		0.23	90	
甲氨蝶呤	5.1～9.3		0.37～0.74	0.43～0.97	0.3～0.66	26～42		
免疫调节药								
环孢素 A	5.6		1.2	0.23	<0.01	95	0.15	
利尿药								
氯噻酮	50			0.64	0.5			
甲苯喹唑磺胺				64	0.5	95		
呋塞米	92	0.11		0.60～0.69	0.66	91～90		
氨苯蝶啶	4.2	13.4		0.52	0.52	61		
抗胆碱药								
盐酸阿托品	2～4		1.7	0.50	0.57	14～22		
磺胺药								
磺胺嘧啶	17.0	0.041	0.92	0.9	0.5～0.7	45	100～150	6.4
磺胺二甲氧嘧啶	69.3	0.01	0.645	1.0	0.58	99	1～50	6.1
磺胺乙基噻二唑	7.7	0.09	0.176	0.93		99	0.57	5.6
磺胺甲基嘧啶	23.5	0.029	0.36			75	3～20（0.25）	7.0
磺胺二甲基嘧啶	7.0	0.099	0.61	0.85	0.1～0.3	80	10～100	7.4
磺胺二甲异嘧啶	7.4	0.094	0.316	0.78	0.09	86	12.5～50	7.4
磺胺二甲异噁唑	6.0	0.12	0.16	1.0	0.53	86	1～20	4.9
抗甲状腺素药								
丙基硫氧嘧啶	1.35	0.51	0.36	po：0.77				8
阿片受体拮抗药								
纳洛酮	1.1		2.1	0.02	0			

参考文献：1. W. A. Ritschel "Handbook of Basic Pharmacokinetics", 2nd ed. Hamilton Press, INC, Hamilton, Illinois, 1980

2. 梁文权. 生物药剂学与药物动力学（第 3 版）. 北京：人民卫生出版社，2007

3. 李安良，吴艳芬主译. 应用生物药剂学与药物动力学. 北京：化学工业出版社，2006

索 引 Index

A

主要参考文献

1. 梁文权. 生物药剂学与药物动力学（第三版）. 北京：人民卫生出版社，2007

2. 魏树礼，张强. 生物药剂学与药物动力学（第二版）. 北京：北京大学医学出版社，2004

3. 郭涛. 新编药物动力学. 北京：中国科学技术出版社，2004

4. 王广基. 药物代谢动力学. 北京：化学工业出版社，2005

5. 蒋学华. 临床药物动力学. 四川：高等教育出版社，2007

6. 刘昌孝. 实用药物动力学. 北京：中国医药科技出版社，2003

7. L. 夏盖尔，吴幼玲，余炳灼著. 李安良，吴艳芬主译. 应用生物药剂学与药物动力学（第五版）. 北京：化学工业出版社，2006

8. M. 吉伯尔迪，D. 佩里尔著. 朱家璧译. 药物动力学（第二版）. 北京：科学出版社，1987

9. Gibaldi M. Biopharmaceutis and Clinical Pharmacokinetics（3nd）. Led & Febiger, Philadephia, 1984

10. 郭立玮. 中药药物动力学方法与应用. 北京：人民卫生出版社，2002

11. 林宁. 药物动力学（原理·方法·应用）. 武汉：武汉出版社，2003

12. 凌树森. 治疗药物监测新理论与新方法. 北京：中国医药科技出版社，2002

13. Wagner JG. Biopharmaceutics：Absorption aspects. J Pharm Sci, 1961，50：359-387

14. Cox SR, Gall EP, Forbes KK, et al. Pharmacokinetics of the R（－）and S（＋）enantiomers of ibuprofen in the serum and synovial fluid of arthritis patients. Clin Pharmacol, 1991, 31（1）：88-94

15. Bhatti MM, Foster RT. Pharmacokinetics of the enantiomers of verapamil after intravenous and oral administration of racemic verapamil in a rat model. Biopharm Drug Dispos, 1997, 18（5）：387-396

16. 曾苏. 临床药物代谢动力学. 北京：人民卫生出版社，2007

17. 杨秀伟，郝美荣，服部征雄（日）. 中药成分代谢分析. 北京：中国医药科技出版社，2003

18. 陈琼华，高士美，杜学芳，等. 中药大黄的综合研究Ⅳ. 大黄蒽醌衍生物在体内的吸收、排泄和分布. 药学学报，1963，（10）：525-530

19. Teorell T. Kinetics of distribution of substances administered to the body Ⅰ. The extravasular modes of administration. Arch. Int. Pharmacodyn, 1937, 57：205-225

20. Teorell T. Kinetics of distribution of substances administered to the body Ⅱ. The extravasular modes of administration. Arch. Int. Pharmacodyn, 1937, 57：226-240

21. 曾凡彬，陆彬，杨红，等. 盐酸川芎嗪肺靶向微球的研究. 药学学报，1996，31（2）：132-137

22. Crosasso P, Ceruti M, Brusa P, et al. Preparation, characterization and properties of sterically stabilized paclitaxel-containing liposomes. Journal of Controlled Release, 2000，63：19-30

23. 陈军，王玮，蔡宝昌，等. 马钱子碱隐形脂质体的药剂学性质考察. 中国中药杂志，2008，33（17）：2100-2104

24. Riegelman S, Collier P. The application of statistical moment theory to the evaluation of in vivo dissolution Time and absorption time. Pharmacokinet Biopharm, 1980, 8（5）：509-534

25. Sheiner LB，Stanski DR，Vozeh S，Miller RD，Ham J. Simultaneous modeling of pharmacokinetics and pharmacodynamics：Application to d-tubocurarine. Clin Pharmacol Ther，1979，25（3）：358-371

26. 陈琼，冬雪川，师少军，等. 蝙蝠葛林苏碱和蝙蝠碱葛犬体内药动学-药效学结合研究. 中国药学杂志，2004，39（5）：366-369

27. Dingemanse J，Appel-Dingemanse S. Integrated pharmacokinetics and pharmacodynamics in drug development. Clin Pharmacokinet，2007，46（9）：713-737

28. Sheiner LB，Beal LB. Some suggestions for measuring predictive performance. Phararmacokinet Biopharm，1981，9（10）：503-512

29. Sheiner LB，Beal SL. Evaluation of methods for estimating population pharmacokinetics parameter. Pharmacokin Biopharm，1980，8（10）：553-556

30. E Yukawa T，Honda S. Ohdo. Population-based investigation of relative clearance of digoxin in Japanese patients by multiple trough screen analysis. Clin Pharmacol，1997，37：92-100

31. 陈可冀. 迈向21世纪的中西医结合. 北京：中国医药科技出版社，1991

32. 韩国柱. 中草药药代动力学. 北京：中国医药科技出版社，1999

33. 薛焰，郭立玮，袁红宇，等. 药理效应法测定超细粉马钱子与普通粉马钱子的药动学参数. 南京中医药大学学报，2002，18（2）：94

34. 曹鉴平，王士贤，李德华. 马蔺子素的小鼠急性累计死亡率法测定表观药动学参数的研究. 天津医药，2002，14（3）：36-37

35. 贺福元，周宏灏，邓凯文，等. 指纹图谱的一种定性定量研究新方法：总量统计矩分析法. 药学学报，2008，43（2）：195-201

36. 贺福元，邓凯文，马家骅，等. 药物动力学总室线性乳突数学模型建立及参数分析. 数理医药学杂志，2006，19（6）：561-564

37. 李洪燕，张福荣，吴玲娟，等. 蒿苯酯在大鼠的药物代谢动力学. 药学学报，1995，30（6）：422-427

38. 方翼，王睿，朱曼，等. 中国健康志愿者单剂量静滴甲磺酸加替沙星注射液的药代动力学. 中国临床药理学杂志，2003，19（3）：181-185

39. 裴斐，王睿，方翼，等. 多剂量口服甲磺酸加替沙星片在健康志愿者的药代动力学. 中国临床药理学杂志，2004，20（20）：113-116

40. 林宁. 药剂学. 武汉：湖北科学技术出版社，2008

41. 徐凯建，孙考祥，陆义成，等. "双黄连"注射剂与气雾剂的人体生物利用度研究，中国医院药学杂志，1982，12（11）：484-486

42. Rowland M，Tozer TN 著. 彭彬主译. 临床药动学. 长沙：湖南科学技术出版社，1999

43. 张淑秋，蔡玉珉. 葛根黄豆苷元固体分散物生物利用度研究. 沈阳药学院学报，1993，10（3）：157-159

44. 王崇云，聂诗明，张汉贞，等. 中药缓释剂的开发——雷公藤缓释片的新药研究. 第五届全国中药和天然药物学术交流会论文汇编，中国药学会，1997，180-182

45. 南京药学院药剂教研组. 药剂学（第2版）. 北京：人民卫生出版社，1985

教材与教学配套用书

新世纪全国高等中医药院校规划教材

注：凡标〇号者为"普通高等教育'十五'国家级规划教材"；凡标★号者为"普通高等教育'十一五'国家级规划教材"

（一）中医学类专业

1 中国医学史（常存库主编）〇★
2 医古文（段逸山主编）〇★
3 中医各家学说（严世芸主编）〇★
4 中医基础理论（孙广仁主编）〇★
5 中医诊断学（朱文锋主编）〇★
6 内经选读（王庆其主编）〇★
7 伤寒学（熊曼琪主编）〇★
8 金匮要略（范永升主编）★
9 温病学（林培政主编）〇★
10 中药学（高学敏主编）〇★
11 方剂学（邓中甲主编）〇★
12 中医内科学（周仲瑛主编）〇★
13 中医外科学（李曰庆主编）★
14 中医妇科学（张玉珍主编）〇★
15 中医儿科学（汪受传主编）〇★
16 中医骨伤科学（王和鸣主编）〇★
17 中医耳鼻咽喉科学（王士贞主编）〇★
18 中医眼科学（曾庆华主编）〇★

19 中医急诊学（姜良铎主编）〇★
20 针灸学（石学敏主编）〇★
21 推拿学（严隽陶主编）〇★
22 正常人体解剖学（严振国　杨茂有主编）★
23 组织学与胚胎学（蔡玉文主编）〇★
24 生理学（施雪筠主编）〇★
　　生理学实验指导（施雪筠主编）
25 病理学（黄玉芳主编）〇★
　　病理学实验指导（黄玉芳主编）
26 药理学（吕圭源主编）
27 生物化学（王继峰主编）〇★
28 免疫学基础与病原生物学（杨黎青主编）〇★
　　免疫学基础与病原生物学实验指导（杨黎青主编）
29 诊断学基础（戴万亨主编）★
　　诊断学基础实习指导（戴万亨主编）
30 西医外科学（李乃卿主编）★
31 内科学（徐蓉娟主编）〇

（二）针灸推拿学专业（与中医学专业相同的课程未列）

1 经络腧穴学（沈雪勇主编）〇★
2 刺法灸法学（陆寿康主编）★
3 针灸治疗学（王启才主编）
4 实验针灸学（李忠仁主编）〇★

5 推拿手法学（王国才主编）〇★
6 针灸医籍选读（吴富东主编）★
7 推拿治疗学（王国才）

（三）中药学类专业

1 药用植物学（姚振生主编）〇★
　　药用植物学实验指导（姚振生主编）
2 中医学基础（张登本主编）
3 中药药理学（侯家玉　方泰惠主编）〇★
4 中药化学（匡海学主编）〇★
5 中药炮制学（龚千锋主编）〇★

　　中药炮制学实验（龚千锋主编）
6 中药鉴定学（康廷国主编）★
　　中药鉴定学实验指导（吴德康主编）
7 中药药剂学（张兆旺主编）〇★
　　中药药剂学实验
8 中药制剂分析（梁生旺主编）〇

9　中药制药工程原理与设备（刘落宪主编）★
10　高等数学（周喆主编）
11　中医药统计学（周仁郁主编）
12　物理学（余国建主编）
13　无机化学（铁步荣　贾桂芝主编）★
　　无机化学实验（铁步荣　贾桂芝主编）

14　有机化学（洪筱坤主编）★
　　有机化学实验（彭松　林辉主编）
15　物理化学（刘幸平主编）
16　分析化学（黄世德　梁生旺主编）
　　分析化学实验（黄世德　梁生旺主编）
17　医用物理学（余国建主编）

（四）中西医结合专业

1　中外医学史（张大庆　和中浚主编）
2　中西医结合医学导论（陈士奎主编）★
3　中西医结合内科学（蔡光先　赵玉庸主编）★
4　中西医结合外科学（李乃卿主编）★
5　中西医结合儿科学（王雪峰主编）★
6　中西医结合耳鼻咽喉科学（田道法主编）★
7　中西医结合口腔科学（李元聪主编）★
8　中西医结合眼科学（段俊国主编）★
9　中西医结合传染病学（刘金星主编）
10　中西医结合肿瘤病学（刘亚娴主编）
11　中西医结合皮肤性病学（陈德宇主编）
12　中西医结合精神病学（张宏耕主编）★
13　中西医结合妇科学（尤昭玲主编）★
14　中西医结合骨伤科学（石印玉主编）★
15　中西医结合危重病学（熊旭东主编）★
16　中西医结合肛肠病学（陆金根主编）★
17　免疫学与病原生物学（刘燕明主编）
18　中医诊断学（陈家旭主编）
19　局部解剖学（聂绪发主编）
20　诊断学（戴万亨主编）
21　组织学与胚胎学（刘黎青主编）
22　病理生理学（张立克主编）
23　系统解剖学（杨茂有主编）
24　生物化学（温进坤主编）
25　病理学（唐建武主编）
26　医学生物学（王望九主编）
27　药理学（苏云明主编）
28　中医基础理论（王键主编）
29　中药学（陈蔚文主编）
30　方剂学（谢鸣主编）
31　针灸推拿学（梁繁荣主编）
32　中医经典选读（周安方主编）
33　生理学（张志雄主编）
34　中西医结合思路与方法(何清湖主编)(改革教材)

（五）药学类专业

1　分子生物学（唐炳华主编）
2　工业药剂学（胡容峰主编）
3　生物药剂学与药物动力学（林宁主编）
4　生药学（王喜军主编）
5　天然药物化学（董小萍主编）
6　物理药剂学（王玉蓉主编）
7　药剂学（李范珠主编）
8　药物分析学（甄汉深　贾济宇主编）
9　药物合成（吉卯祉主编）
10　药学文献检索（章新友主编）
11　药学专业英语（都晓伟主编）
12　制药工艺学（王沛主编）
13　中成药学（张的凤主编）
14　药用高分子材料学（刘文主编）

（六）管理专业

1　医院管理学（黄明安　袁红霞主编）
2　医药企业管理学（朱文涛主编）
3　卫生统计学（崔相学主编）
4　卫生管理学（景琳主编）★
5　药事管理学（孟锐主编）
6　卫生信息管理（王宇主编）
7　医院财务管理（程薇主编）
8　卫生经济学（黎东生主编）
9　卫生法学（佟子林主编）
10　公共关系学（关晓光主编）
11　医药人力资源管理学（王悦主编）
12　管理学基础（段利忠主编）
13　管理心理学（刘鲁蓉主编）
14　医院管理案例（赵丽娟主编）

（七）护理专业

1　护理学导论（韩丽沙　吴瑛主编）★
2　护理学基础（吕淑琴　尚少梅主编）★
3　中医护理学基础（刘虹主编）★
4　健康评估（吕探云　王琦主编）★
5　护理科研（肖顺贞　申杰主编）
6　护理心理学（胡永年　刘晓虹主编）
7　护理管理学（关永杰　宫玉花主编）
8　护理教育（孙宏玉　简福爱主编）
9　护理美学（林俊华　刘宇主编）★
10　内科护理学（徐桂华主编）上册★
11　内科护理学（姚景鹏主编）下册★
12　外科护理学（张燕生　路潜主编）
13　妇产科护理学（郑修霞　李京枝主编）
14　儿科护理学（汪受传　洪黛玲主编）★
15　骨伤科护理学（陆静波主编）
16　五官科护理学（丁淑华　席淑新主编）★
17　急救护理学（牛德群主编）
18　养生康复学（马烈光　李英华主编）★
19　社区护理学（冯正仪　王珏主编）
20　营养与食疗学（吴翠珍主编）★
21　护理专业英语（黄嘉陵主编）
22　护理伦理学（马家忠　张晨主编）★

（八）七年制

1　中医儿科学（汪受传主编）★
2　临床中药学（张廷模主编）○★
3　中医诊断学（王忆勤主编）○★
4　内经学（王洪图主编）○★
5　中医妇科学（马宝璋主编）○★
6　温病学（杨进主编）★
7　金匮要略（张家礼主编）○★
8　中医基础理论（曹洪欣主编）○★
9　伤寒论（姜建国主编）★
10　中医养生康复学（王旭东主编）★
11　中医哲学基础（张其成主编）★
12　中医古汉语基础（邵冠勇主编）★
13　针灸学（梁繁荣主编）○★
14　中医骨伤科学（施杞主编）○★
15　中医医家学说及学术思想史（严世芸主编）○★
16　中医外科学（陈红风主编）○★
17　中医内科学（田德禄主编）○★
18　方剂学（李冀主编）○★

（九）中医临床技能实训教材（丛书总主编　张伯礼）

1　诊断学基础技能实训（蒋梅先主编）★
2　中医诊断学技能实训（含病例书写）（陆小左主编）★
3　中医推拿学技能实训（金宏柱主编）★
4　中医骨伤科学技能实训（褚立希主编）★
5　针灸学技能实训（面向中医学专业）（周桂桐主编）★
6　经络腧穴学技能实训（面向针灸学专业）（路玫主编）★
7　刺法灸法学技能实训（面向针灸学专业）（冯淑兰主编）★
8　临床中药技能实训（于虹主编）★
9　临床接诊与医患沟通技能实训（周桂桐　马铁明主编）

（十）计算机教材

1　SAS统计软件（周仁郁主编）
2　医院信息系统教程（施诚主编）
3　多媒体技术与应用（蔡逸仪主编）
4　计算机基础教程（陈素主编）
5　网页制作（李书珍主编）
6　SPSS统计软件（刘仁权主编）
7　计算机技术在医疗仪器中的应用（潘礼庆主编）
8　计算机网络基础与应用（鲍剑洋主编）
9　计算机医学信息检索（李永强主编）
10　计算机应用教程（李玲娟主编）
11　医学数据仓库与数据挖掘（张承江主编）
12　医学图形图像处理（章新友主编）

（十一）中医、中西医结合执业医师、专业资格考试相关教材

1　医学心理学（邱鸿钟主编）
2　传染病学（陈盛铎主编）
3　卫生法规（田侃主编）
4　医学伦理学（樊民胜　张金钟主编）

新世纪全国高等中医药院校创新（教改）教材

1　病原生物学（伍参荣主编）
2　病原生物学实验指导（伍参荣主编）
3　杵针学（钟枢才主编）
4　茶学概论（周巨根主编）
5　大学生职业生涯规划与就业指导（王宇主编）
6　方剂学（顿宝生主编）
7　分子生药学（黄璐琦　肖培根主编）
8　妇产科实验动物学（尤昭玲主编）
9　国际传统药和天然药物（贾梅如主编）
10　公共营养学（蔡美琴主编）
11　各家针灸学说（魏稼　高希言主编）
12　解剖生理学（严振国　施雪筠主编）
13　局部解剖学（严振国主编）
14　经络美容学（傅杰英主编）
15　金匮辩证法与临床（张家礼主编）
16　临床技能学（蔡建辉　王柳行主编）
17　临床中药炮制学（张振凌主编）
18　临床免疫学（罗晶　袁嘉丽主编）
19　临床医学概论（潘涛　张永涛主编）
20　美容应用技术（丁慧主编）
21　美容皮肤科学（王海棠主编）
22　人体形态学（李伊为主编）
23　人体形态学实验指导（曾鼎昌主编）
24　人体机能学（张克纯主编）
25　人体机能学实验指导（李斌主编）
26　神经解剖学（白丽敏主编）
27　神经系统疾病定位诊断学（五年制、七年制用）（高玲主编）
28　生命科学基础（王蔓莹主编）
29　生命科学基础实验指导（洪振丰主编）
30　伤寒论思维与辨析（张国骏主编）
31　伤寒论学用指要（翟慕东主编）
32　实用美容技术（王海棠主编）
33　实用免疫接种培训教程（王鸣主编）
34　实验中医学（郑小伟　刘涛主编）
35　实验针灸学（郭义主编）
36　推拿学（吕明主编）
37　卫生法学概论（郭进玉主编）
38　病原生物学（刘文泰主编）
39　瘟疫学新编（张之文主编）
40　外感病误治分析（张国骏主编）
41　细胞生物学（赵宗江主编）★
42　组织细胞分子学实验原理与方法（赵宗江主编）
43　西医诊疗学基础（凌锡森主编）
44　线性代数（周仁郁主编）
45　现代中医心理学（王米渠主编）
46　现代临床医学概论（张明雪主编）
47　性医学（毕焕洲主编）
48　医学免疫学与微生物学（顾立刚主编）
49　医用日语阅读与翻译（刘群主编）
50　药事管理学（江海燕主编）
51　药理实验教程（洪缨　张恩户主编）
52　应用药理学（田育望主编）
53　医学分子生物学（唐炳华　王继峰主编）★
54　药用植物生态学（王德群主编）
55　药用植物学野外实习纲要（万德光主编）
56　药用植物组织培养（钱子刚主编）
57　医学遗传学（王望九主编）
58　医学英语（魏凯峰主编）
59　药用植物栽培学（徐良）
60　医学免疫学（刘文泰主编）
61　医学美学教程（李红阳主编）
62　药用辅料学（傅超美）
63　中药炮制学（蔡宝昌主编）★
64　中医基础学科实验教程（谭德福主编）
65　中医医院管理学（赵丽娟主编）（北京市精品教材）
66　中医药膳学（谭兴贵主编）
67　中医文献学（严季澜　顾植山主编）★
68　中医内科急症学（周仲瑛　金妙文主编）★
69　中医统计诊断（张启明　李可建主编）★
70　中医临床护理学（谢华民　杨少雄主编）
71　中医食疗学（倪世美　金国梁主编）

72 中药药效质量学（张秋菊主编）	98 正常人体解剖学（严振国主编）
73 中西医结合康复医学（高根德主编）	99 针刀治疗学（吴绪平主编）
74 中药调剂与养护学（杨梓懿主编）	100 中医药论文写作（丛林主编）
75 中药材鉴定学（李成义）	101 中医气功学（吕明主编）
76 中药材加工学（龙全江主编）★	102 中医护理学（孙秋华　李建美主编）
77 中药成分分析（郭玫主编）	103 针刀医学（吴绪平主编）
78 中药养护学（张西玲主编）	104 中医临床基础学（熊曼琪主编）
79 中药拉丁语（刘春生主编）	105 中医运气学（苏颖主编）★
80 中医临床概论（金国梁主编）	106 中医行为医学（江泳主编）
81 中医美容学（王海棠主编）	107 中医文化入学教育（毛嘉陵主编）
82 中药化妆品学（刘华钢主编）	108 中医外科特色制剂（艾儒棣主编）
83 中医美容学（刘宁主编）	109 中药性状鉴定实训教材（王满恩　裴慧荣
84 中医药数学模型（周仁郁主编）	主编）
85 中医药统计学与软件应用（刘明芝　周仁郁	110 中医康复学（刘昭纯　郭海英主编）
主编）	111 中医哲学概论（苏培庆　战文翔主编）（供高
86 中医四诊技能训练规范（张新渝主编）	职高专用）
87 中药材 CAP 与栽培学（李敏　卫莹芳主编）	112 中药材概论（阎玉凝　刘春生主编）
88 中医误诊学（李灿东主编）	113 中医诊断临床模拟训练（李灿东主编）
89 诊断学基础实习指导（戴万亨主编）	114 中医各家学说（秦玉龙主编）
90 中医药基础理论实验教程（金沈锐主编）	115 中国民族医药学概论（李峰　马淑然主编）
91 针刀医学（上、下）（朱汉章主编）	116 人体解剖学（英文）（严振国主编）（七年
92 针灸处方学（李志道主编）	制）★
93 中医诊断学（袁肇凯主编）（研究用）	117 中医内科学（英文教材）（高天舒主编）
94 针刀刀法手法学（朱汉章主编）	118 中药学（英文教材）（赵爱秋主编）
95 针刀医学诊断学（石现主编）	119 中医诊断学（英文教材）（张庆红主编）
96 针刀医学护理学（吴绪平主编）	120 方剂学（英文教材）（都广礼主编）
97 针刀医学基础理论（朱汉章主编）	121 中医基础理论（英文教材）（张庆荣主编）

新世纪全国高等中医药院校规划教材配套教学用书

（一）习题集

1 医古文习题集（许敬生主编）	14 伤寒学习题集（熊曼琪主编）
2 中医基础理论习题集（孙广仁主编）	15 金匮要略选读习题集（范永升主编）
3 中医诊断学习题集（朱文锋主编）	16 温病学习题集（林培政主编）
4 中药学习题集（高学敏主编）	17 中医耳鼻咽喉科学习题集（王士贞主编）
5 中医外科学习题集（李曰庆主编）	18 中医眼科学习题集（曾庆华主编）
6 中医妇科学习题集（张玉珍主编）	19 中医急诊学习题集（姜良铎主编）
7 中医儿科学习题集（汪受传主编）	20 正常人体解剖学习题集（严振国主编）
8 中医骨伤科学习题集（王和鸣主编）	21 组织学与胚胎学习题集（蔡玉文主编）
9 针灸学习题集（石学敏主编）	22 生理学习题集（施雪筠主编）
10 方剂学习题集（邓中甲主编）	23 病理学习题集（黄玉芳主编）
11 中医内科学习题集（周仲瑛主编）	24 药理学习题集（吕圭源主编）
12 中国医学史习题集（常存库主编）	25 生物化学习题集（王继峰主编）
13 内经选读习题集（王庆其主编）	26 免疫学基础与病原生物学习题集（杨黎青主编）

（二）易学助考口袋丛书

中医执业医师资格考试用书